护理管理与临床护理技术规范系列

临床护理技术规范:内科护理

王华芬　胡斌春　黄丽华 主编

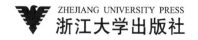

ZHEJIANG UNIVERSITY PRESS
浙江大学出版社

图书在版编目(CIP)数据

临床护理技术规范. 内科护理 / 王华芬, 胡斌春,
黄丽华主编. —杭州:浙江大学出版社, 2022.5(2022.11重印)
ISBN 978-7-308-22198-6

Ⅰ. ①临… Ⅱ. ①王… ②胡… ③黄… Ⅲ. ①内科学
—护理学—技术操作规程 Ⅳ. ①R47-65

中国版本图书馆 CIP 数据核字(2021)第278080号

临床护理技术规范：内科护理

主 编 王华芬 胡斌春 黄丽华

责任编辑	殷晓彤(yinxiaotong@zju.edu.cn)
责任校对	潘晶晶
封面设计	续设计—黄晓意
出版发行	浙江大学出版社
	(杭州市天目山路148号 邮政编码310007)
	(网址:http://www.zjupress.com)
排 版	杭州朝曦图文设计有限公司
印 刷	浙江省邮电印刷股份有限公司
开 本	889mm×1194mm 1/16
印 张	25.75
字 数	650千
版 印 次	2022年5月第1版 2022年11月第2次印刷
书 号	ISBN 978-7-308-22198-6
定 价	129.00元

《临床护理技术规范:内科护理》
编 委 会

主　编:王华芬　胡斌春　黄丽华

副主编:冯志仙　许骁玮

编　委(按姓名拼音排序):

蔡秋琴	蔡学联	陈　俭	陈朔辉	陈肖敏	冯　芳
冯洁惠	冯素文	冯　怡	冯志仙	高春华	顾利慧
国秀娣	胡斌春	胡叶文	黄金文	黄丽华	金爱云
金建美	金静芬	李益民	李忠丽	刘彩霞	刘丽华
吕张红	潘琳琳	邵乐文	邵丽芳	邵荣雅	沈丽娜
沈玉萍	汤菊萍	王华芬	王惠琴	王晓燕	魏　巍
温燕玲	吴金艳	吴婉英	徐　红	徐鑫芬	许骁玮
许　瑛	杨方英	杨丽萍	杨　苏	叶慧娟	叶素娟
叶志弘	殷晓红	俞　伶	俞素芬	俞雪珍	俞玉娣
袁　静	袁静云	张露莎	张晓群	章梅云	赵雪红
朱雪琼	庄一渝				

前　言

　　护理工作是医疗卫生事业的重要组成部分,在保障医疗安全、提高服务水平、促进医患和谐等方面发挥着重要的作用。医疗机构要全面深化"以患者为中心"的服务理念,持续推进优质护理。优质护理服务需要进一步勇于实践,主动作为。在责任制整体护理的工作模式下,体现护理服务的人性化、专业化和规范化。护士要进一步做实责任制整体护理,根据患者的疾病特点、生理、心理和社会需求,运用专业知识和技能为患者提供医学照顾、病情观察、医疗护理、心理护理、健康指导等服务。要增强主动服务和人文关怀意识,加强与患者的沟通交流,尊重和保护患者隐私,关注患者的不适和诉求,并及时提供帮助。由于医疗技术的迅速发展,原来的护理常规内容已经不能满足临床护士实际工作的需要。因此,浙江省护理中心组织临床一线专家重新修改、编写了护理常规。对原来常规的整个框架结构进行调整,对护理评估、病情观察、健康教育、出院指导、康复锻炼、心理干预等方面予以更多的关注。

　　《临床护理技术规范:内科护理》是浙江省护理中心最新编撰的"护理管理与临床护理技术规范系列"之一。本书基于系统理论,根据临床一线护理专家丰富的工作经验和循证原则,对护理常规按层次进行共性问题的高度萃取,使护士在临床护理的实际工作过程中能举一反三,融会贯通。

　　本书的编写共分为三个层次。第一层次,即常见护理措施部分。该内容应该是所有护士必须掌握的基本部分,也是临床护理工作中各科护士经常会面临的普遍问题。第二层次,即各个系统疾病的护理常规,这里概括了本专科共性的护理内容。通过这部分内容的学习,护士对各个系统的专科护理特色会有比较清晰的认识,有利于提高护士的专科护理水平。第三层次,即各个疾病在护理过程中需要关注的特殊部分,体现了各个疾病的护理特色。本书的编写还结合了临床护理工作中的实际工作流程、重点、难点问题,充分关注内容编排的逻辑性、条理性,不仅方便临床护士学习、记忆,而且有利于护士快速提高护理专科水平,有利于护士分层培训的实施。同时,引领护士以系统观、整体观来分析和解决临床护理问题。希望本书能够为各级各类医院广大护理工作者提供参照学习资料,不断规范临床护理实践行为,提高护理质量,为患者提供优质护理服务。

　　本书在编写过程中得到了浙江大学医学院附属第一医院、浙江大学医学院附属第二医院、浙江大学医学院附属邵逸夫医院、浙江大学医学院附属妇产科医院、浙江大学医学院附属儿童医院、浙江省人民医院、浙江省立同德医院、浙江省肿瘤医院、浙江医院、杭州市第一人民医院、杭州市第三人民医院等护理部的大力支持,在此深表谢意。

由于编者水平有限,本书难免存在疏漏和不当之处,希望广大护理工作者批评指正,以便不断完善。

浙江省护理中心

2021 年 9 月

目　　录

第一章

常见护理措施

第一节　电解质与酸碱失衡的护理

一、低血钾的护理

(一)目　的

促进钾离子的平衡及预防血清钾离子过低引起的合并症。

(二)评估要点

1. 监测血电解质、肾功能和动脉血气分析。

2. 了解低血钾的原因。有无体内钾离子分布异常的情况,如碱中毒、过量使用胰岛素、β肾上腺活性增加、低钾性周期性瘫痪、血细胞生成明显增多、低温、钡中毒、氯喹中毒等;有无血清钾离子摄入减少的情况,如长期禁食或厌食、偏食等;有无钾离子排出增加的情况,如肾功能不全多尿期、长期或大量使用利尿剂、呕吐、腹泻、持续胃肠减压等;有无体液稀释的情况,如给予低渗溶液以及水潴留等。

3. 监测各系统症状。有无神经/运动症状和体征,如肌无力、四肢乏力、软瘫、意识改变、嗜睡、淡漠、记忆力减退等;有无心血管系统症状和体征,各种心律失常和传导阻滞,如T波变宽、双向或倒置,ST段降低,出现U波,心率加快及脉搏细弱、室早、室速或室颤等;有无泌尿系统症状和体征,如酸性尿、尿液渗透压减低、夜尿症、多尿及剧渴等;有无消化系统症状和体征,如厌食、恶心、呕吐、便秘及麻痹性肠阻塞等;有无呼吸系统症状和体征,如换气减少、呼吸无力等,以及氧分压降低、呼吸肌疲劳等呼吸衰竭的症状和体征。

(三)措　施

1. 心电监护。

2. 遵医嘱补钾。对于轻度低钾的患者,可鼓励多食含钾较多的食物,如马铃薯、南瓜、橘子、香蕉等。静脉补钾适用于不能口服药物的患者及急性严重低钾血症导致心律失常、肢体软瘫、横纹肌溶解等情况。

补钾原则:

(1)尽量选择中心静脉,合并代谢性酸中毒时先补钾后纠酸。

(2)补钾速度不宜过快,一般限制在10～20mmol/h。

（3）氯化钾浓度不宜过高，一般不超过40mmol/L。

（4）尿量在30～40ml/h或500ml/24h以上，才能补钾。

（5）剂量不宜过大，一般24h限制在80～100mmol，ICU患者可控制在200mmol以下。

3. 避免摄入碱性物质，如静脉输注碳酸氢钠或口服制酸剂等。

4. 遵医嘱记录24小时出入量。

5. 告知患者及其家属低血钾治疗的相关知识。

6. 促进胃肠功能恢复，并记录腹泻的频率、量及性状。少量多餐，避免高纤维饮食，勿摄入刺激肠蠕动的食物，必要时遵医嘱使用止泻药。

二、高血钾的护理

（一）目　的
促进钾离子的平衡及预防血清钾离子过高引起的合并症。

（二）评估要点
1. 监测血电解质、动脉血气分析及肾功能。

2. 了解高血钾的原因。有无体内钾离子分布异常的情况，如酸中毒、输注精氨酸、毒物、高钾性周期性瘫痪、溶血、高渗透压血症、严重挤压伤和烧伤等；有无进入体内的钾离子增多的情况，如大量输入库存血、服用含钾药物、青霉素钾等；有无钾离子排出减少的情况，如肾功能衰竭、盐皮质激素不足、使用保钾利尿药等。

3. 监测各系统症状有无神经系统症状和体征，如意识淡漠、肌肉酸痛、肢体软弱无力疲乏感及感觉异常等；有无心血管系统症状和体征，如心律不齐、心率减慢、T波高尖、PR间期延长、传导阻滞等。

（三）措　施
1. 立即停止摄入一切含钾药物和食物。

2. 心电监护。

3. 遵医嘱使用降低血清钾浓度的药物，如50%葡萄糖及胰岛素、碳酸氢钠、葡萄糖酸钙、呋塞米等；避免使用阻止钾离子排泄的药物，如螺内酯等。

4. 若患者必须接受输血，则使用最新鲜的血液制品。

5. 遵医嘱记录24小时出入量。

6. 协助医生做好透析治疗的准备，必要时尽快实施

7. 告知患者及其家属高血钾治疗的相关知识。

三、低血钠的护理

（一）目　的
促进钠离子的平衡及预防因血清钠离子过低引起的合并症。

（二）评估要点
1. 监测血电解质、动脉血气分析和肾功能。

2. 了解失钠的途径。非肾源性钠丢失:胃肠道消化液持续性丧失,如反复呕吐、腹泻、慢性肠梗阻等;皮肤失液,如大量出汗、大创面慢性渗液等;第三间隙积液、大量放胸腔积液、腹腔积液等。肾脏排钠增多:肾源性钠丢失包括使用利尿剂(呋塞米)、失盐性肾病、慢性肾衰、肾小管上皮细胞损伤、对醛固酮反应下降、钠重吸收下降、肾上腺皮质功能减退、肾小管性酸中毒、严重糖尿病时渗透性利尿等。

3. 监测各系统症状有无液体过多或潴留的征兆,如肺部湿啰音、中心静脉压升高、肺毛细血管/动脉楔压升高、组织水肿、颈静脉怒张、腹腔积液等。有无消化系统症状和体征,如厌食、恶心、呕吐、腹泻、腹部痉挛等;有无心血管系统症状和体征,如皮肤湿冷、脉搏细速、血压下降、脉压缩小等;有无神经/肌肉症状和体征,如颅内压升高、头痛、倦怠、意识不清、昏迷、肌肉痉挛、肌肉无力、腱反射减弱或消失等。

(三)措 施

1. 监测生命体征,必要时监测中心静脉压、平均动脉压、肺动脉压及肺毛细血管楔压等。

2. 监测体重变化。

3. 遵医嘱补钠,避免快速或过度矫正低血钠。

4. 鼓励患者摄取含钠高的食物,适当地限制水的摄取。

5. 遵医嘱记录24小时出入量。

6. 定期翻身,时常变换体位,保持皮肤黏膜完整。

7. 告知患者及其家属低血钠的相关知识。

四、高血钠的护理

(一)目 的

促进钠离子的平衡及预防血清钠离子过高引起的合并症。

(二)评估要点

1. 监测血电解质、动脉血气分析和肾功能。

2. 了解高血钠的原因。有无水分摄入不足的情况,如禁食、禁饮、危重患者补液不足、昏迷、拒食、消化道病变引起饮水困难、脑外伤及脑血管意外导致渴感中枢迟钝或渗透压感受器不敏感等;有无水分丧失过多的情况,如高热、腹泻、大量出汗、烧伤暴露疗法、糖尿病昏迷、过度换气、中枢性尿崩症、使用高渗性药物脱水等;有无水转入细胞内,如剧烈运动、抽搐、乳酸酸中毒;有无钠输入过多,如静脉滴注碳酸氢钠、过多输入高渗性氯化钠溶液;有无肾排钠减少,如肾前性少尿、肾性少尿、库欣综合征、原发性醛固酮增多症、使用排钾保钠类药物;有无特发性高钠血症。

3. 监测各系统症状有无脱水的征兆,如出汗减少、尿量减少、皮肤弹性降低或黏膜干燥等;有无心血管系统症状和体征,如心搏过速或体位性低血压等;有无神经/肌肉症状和体征,如肢体疲乏,尤以下肢偏重,昏睡、疲惫、抽搐、昏迷、肌肉强直、震颤及过度反射等。

（三）措　施

1. 监测生命体征,必要时监测中心静脉压、平均动脉压、肺动脉压及肺毛细血管楔压等。

2. 治疗原则为积极治疗原发病,控制钠摄入和不适当的钠输入。

3. 监测体重变化。

4. 遵医嘱经静脉、消化道补液,避免快速矫正高血钠。

5. 避免使用含钠高的药物,如碳酸氢钠、高渗生理盐水等。

6. 限制钠盐,避免含钠丰富的食物及药物,如罐头食品及某些制酸剂等。保持口腔清洁。

7. 遵医嘱记录24小时出入量。

8. 定期翻身,保持皮肤黏膜完整。

9. 告知患者及其家属高血钠的相关知识。

五、低血钙的护理

（一）目　的

促进钙离子的平衡及预防因血清钙离子过低引起的合并症。

（二）评估要点

1. 监测血电解质、肾功能。

2. 了解低血钙的原因,如维生素D代谢障碍、急性胰腺炎、坏死性筋膜炎、肾衰竭、胰瘘、小肠瘘、甲状旁腺受损、摄入治疗高血钙及骨吸收过多的药物。

3. 监测各系统症状。有无神经/肌肉症状和体征,如肌肉抽搐、强直、痉挛、深部肌腱反射改变等;有无消化系统症状和体征,如恶心、呕吐、便秘等;有无心血管系统症状和体征,如心率减慢、传导阻滞、QT间期延长等;有无中枢神经系统症状和体征,如情绪改变、焦虑、躁动、抑郁及认知能力减退等。

（三）措　施

1. 心电监护。

2. 若低血钙症状明显,如伴手足抽搐、喉头痉挛,则应立即处理,必要时给予紧急呼吸道处理。

3. 遵医嘱补充钙盐,如碳酸钙、氯化钙、枸橼酸钙、乳酸钙、葡萄糖酸钙等。避免使用可能降低血清钙离子的药物,如碳酸氢钠等。静脉补钙时,应观察心脏情况,以防止严重心律失常的发生。

4. 鼓励患者摄取含钙丰富的食物,如乳制品、海鲜、钙片等,适当补充维生素D。

5. 疼痛时提供缓解疼痛的措施。

6. 遵医嘱记录24小时出入量。

7. 告知患者及其家属低血钙的相关知识。

六、高血钙的护理

(一)目　的

促进钙离子的平衡及预防因血清钙离子过高引起的合并症。

(二)评估要点

1. 监测血电解质、肾功能。

2. 了解高血钙的原因。有无肠道钙吸收增加,如慢性肾脏病同时接受活性维生素D治疗、大量服用牛奶或碳酸钙引起的高钙血症、代谢性碱中毒、肾功能不全;有无骨钙吸收过多,如原发性甲状腺功能亢进、肢端肥大症、嗜铬细胞瘤以及某些肾上腺皮质功能不全、严重脱水、骨转移癌等。

3. 监测各系统症状。有无消化系统症状和体征,如厌食症、恶心、呕吐、腹痛、便秘等;有无神经/肌肉症状和体征,如疲乏无力失眠、肌肉痛、肌张力减弱、深腱反射减低等;有无心血管系统症状和体征,如PR间隔延长、T波高尖、高血压及心跳停止等;有无中枢神经系统症状和体征,如头痛、精神不易集中、记忆力丧失、昏睡、昏迷等;有无由于钙质累积而导致肾结石的征象;有无骨骼系统症状和体征,如骨痛、畸形、病理性骨折、类似痛风的症状。

(三)措　施

1. 心电监护。

2. 遵医嘱补液及使用降钙药物,如降钙素、二磷酸盐、呋塞米、等渗盐水及肾上腺促糖皮质激素等。避免使用阻止肾脏排泄钙的药物,如碳酸锂等,避免使用促进肠道吸收钙的药物,如维生素D制剂等。对于肾功能下降或心功能不全患者使用低钙透析液进行透析。

3. 限制钙的摄取,如乳制品、海鲜、钙片等。鼓励患者多摄取水果以酸化尿液及减少结石的形成,如梅子、李子等。

4. 遵医嘱记录24小时出入量。

5. 告知患者及其家属高血钙的相关知识。

七、代谢性酸中毒的护理

(一)目　的

促进酸碱平衡和预防血清碳酸值过低引起的合并症。

(二)评估要点

1. 监测动脉血气分析、肾功能和血电解质。

2. 了解代谢性酸中毒的原因。有无腹泻、肠瘘等胃肠道碳酸氢盐流失的情况;有无肾衰竭、糖尿病酮症酸中毒、组织缺氧引起的乳酸性酸中毒、饥饿等致非挥发性酸积聚的情况;有无酸性物质摄入过多的情况;有无药物或毒物引起的,如大量服用水杨酸类,同时服用碱性药;有无慢性肾功能不全,如尿毒症性。

3. 监测各系统症状。血清pH从7.4降到7.0时,心血管系统表现为心率过快,若pH继续下降,则心率逐渐减慢,严重酸中毒可伴随心律失常,心肌收缩力降低,心排出量减少,微血管扩张;呼吸系统表现为呼吸增快加深,典型者为库氏莫尔呼吸;消化系统表现为轻微腹痛、腹泻、恶心、呕吐、胃纳下降;其他表现如意识障碍、精神状态改变等。有无代谢性酸中毒引起的电解质不平衡,如低血钠症、高或低血钾症、低血钙症、低血磷症和低血镁症等。

(三)措 施

1. 心电监护。

2. 保持呼吸道通畅,减少氧气的消耗量,如促进舒适、控制发热和减少焦虑等,必要时卧床休息。

3. 遵医嘱补液及使用碳酸氢钠等碱性药物,注意观察有无低血钙导致的手足抽搐,合并低钾时应先补钾后纠酸。

4. 流质或半流质饮食,保持口腔清洁。

5. 遵医嘱记录24小时出入量。

6. 协助医生做好透析治疗的准备。

7. 告知患者及其家属代谢性酸中毒的治疗方法。

八、代谢性碱中毒的护理

(一)目 的

促进酸碱平衡和预防血清碳酸值过高引起的合并症。

(二)评估要点

1. 监测动脉血气分析、肾功能和血电解质。

2. 了解代谢性碱中毒的原因。有无幽门、十二指肠梗阻和呕吐、腹泻、胃肠减压、先天性失氯性腹泻等胃肠道流失酸的情况;有无先天性醛固酮增多症、长期使用利尿剂、先天性肾上腺皮质增生或肿瘤等肾脏流失酸的情况;有无低钾血症、低氯血症、高碳酸血症等电解质紊乱情况;有无碱性物质摄入过多的情况。

3. 监测各系统症状。有无神经/肌肉症状和体征,如烦躁不安、精神错乱、谵妄等中枢神经系统兴奋的表现,神经肌肉应激性增高,表现为面部和肢体肌肉抽动、腱反射亢进及手足抽搐;有无心血管系统症状和体征,如血钾低可出现心律失常,血镁低可使细胞膜ATP活力下降,患者出现血压下降、心脏传导阻滞,甚至心搏暂停;有无呼吸系统症状和体征,如抑制呼吸中枢、换气量减少、PCO_2上升;有无消化系统症状和体征,如恶心、呕吐、腹泻。

(三)措 施

1. 遵医嘱补液,使用盐酸精氨酸等酸性药物和纠正低钾血症、低氯血症。

2. 避免给予含碱的物质,如静脉输入碳酸氢钠、口服或由鼻胃管给予制酸剂等。

3. 减少酸性物质的丢失,必要时遵医嘱暂停或减少胃肠减压。

4. 流质或半流质饮食,保持口腔清洁。

5. 遵医嘱记录24小时出入量。

6. 告知患者及其家属代谢性碱中毒的相关知识。

九、呼吸性酸中毒的护理

（一）目　的

促进酸碱平衡,预防血清二氧化碳分压过高引起的合并症。

（二）评估要点

1. 监测动脉血气分析和血电解质。

2. 了解呼吸性酸中毒的原因,如喉或支气管痉挛、肺气肿、慢性阻塞性肺病、重症肌无力、周期性瘫痪等急性发作、严重低钾低氯血症、脊髓灰质炎、肌萎缩侧束硬化症、严重黏液性水肿、严重胸廓畸形等。

3. 监测意识状态、精神状态、呼吸型态、呼吸频率、心率、辅助呼吸肌的使用及盗汗等情况;监测慢性呼吸性酸中毒的征象,如桶状胸、杵状指、噘嘴式呼吸、辅助呼吸肌的驱动情况等。

4. 评估胃肠道功能及胀气情况。

5. 有无呼吸衰竭的征象,如胸闷、气促、氧分压降低、经皮血氧饱和度下降等;有无神经系统症状和体征,如意识不清、头痛等。

6. 听诊呼吸音,评估咳嗽和排痰情况,观察痰液的颜色、性状、量、粘滞度等。

（三）措　施

1. 协助半卧位或床头抬高,促进换气。

2. 保持呼吸道通畅,协助翻身叩肺,必要时吸痰。

3. 遵医嘱持续低浓度吸氧或文丘里吸氧(合并氧分压下降时),危重患者还可使用低浓度高流量加温加湿给氧,必要时气管插管机械通气,监测通气量。

4. 遵医嘱给予低碳水化合物、高蛋白饮食,以减少二氧化碳的产生。保持大便通畅,保持口腔清洁。

5. 保证充分休息,集中护理操作,限制访客,协调会诊,以减少呼吸肌疲劳。

6. 指导患者做腹式和缩唇呼吸,及有效咳嗽,以排出体内过多的二氧化碳。

7. 告知患者及其家属呼吸性酸中毒的相关知识。

十、呼吸性碱中毒的护理

（一）目　的

促进酸碱平衡和预防血清二氧化碳分压过低引起的合并症。

（二）评估要点

1. 监测动脉血气分析和血电解质。

2. 了解呼吸性碱中毒的原因,如血氧分压过低(肺炎、肺梗死、支气管哮喘、间质性肺病、高原反应)、中枢神经受损(脑血管病变、脑炎、脑外伤、脑肿瘤)、新陈代谢过度、疼痛和压力过大、呼吸机使用不当等。

3. 监测意识状态、精神状态、呼吸型态、呼吸频率及有无胸闷、气促、氧分压降低、经皮血氧饱和度下降等呼吸衰竭的征象。

4. 有无呼吸性碱中毒引起的神经和肌肉病变,如眩晕、四肢及口周感觉异常、意识障碍、强直和痉挛等;有无呼吸性碱中毒引起的心肺并发症,如心律不齐、心率减慢、换气过度等。

(三)措 施

1. 保持呼吸道通畅。

2. 遵医嘱给氧,必要时机械通气。

3. 可用面罩罩住口鼻,增加呼吸道无效腔,减少二氧化碳排出。

4. 机械通气辅助呼吸患者,遵医嘱适当给予镇痛、镇静或肌松药物,监测是否存在过度通气。

5. 减少易致换气过度的因素,可采取促进舒适感、控制发热和减少不安等措施。

6. 遵医嘱给予流质或半流质、低脂饮食,保持口腔清洁。

7. 遵医嘱记录24小时出入量。

8. 保证充分休息,集中护理操作,限制访客,协调会诊,以减少呼吸肌疲劳。

9. 癔症患者行暗示疗法。

10. 告知患者及其家属呼吸性碱中毒的相关知识。

第二节 血糖异常的护理

一、低血糖的护理

(一)目 的

预防及处置血糖低于正常值的状况。

(二)评估要点

1. 监测血糖。

2. 了解低血糖的原因。内分泌性低血糖,如胰岛素瘤、垂体功能减退症、肾上腺皮质功能减退症、生长激素缺乏、甲状腺功能减退等。肝源性低血糖,如严重弥漫性肝病、重度心功能衰竭伴肝脏淤血、肝糖原累积病、半乳糖血症、糖原合成酶缺乏症。血糖过度消耗或摄入不足,如妊娠、慢性腹泻、长期饥饿、过度饮酒、肾功能衰竭晚期、严重营养不良。

3. 有无低血糖表现,如脸色苍白、出汗、心悸、饥饿感、注意力无法集中、说话含糊不清、视觉模糊、意识改变、认知障碍、抽搐、昏迷。

(三)措 施

1. 对意识清醒者,协助进食糖水、糖果、糕点等或遵医嘱静脉注射葡萄糖液。

2. 卧床休息,保持呼吸道通畅。

3. 告知患者随时预备单糖类碳水化合物,以备不时之需。

4. 避免患者单独活动。

5. 告知患者及其家属有关低血糖症的预防及危害(低血糖昏迷6小时以上,脑细胞会受到不可逆损害,导致痴呆甚至死亡)、自我监测、判断及处置方法。

6. 评价低血糖处置效果。

二、高血糖的护理

(一)目　的
预防及处置血糖高于正常值的状况。

(二)评估要点

1. 监测血糖、尿糖、血酮体、尿酮体、血气分析、血电解质。

2. 了解高血糖的原因,如胰腺炎、应激状态、糖尿病病史、接受皮质醇激素治疗、肥胖、老年患者、肝硬化、全身感染、低温、低血氧、尿毒症、外科手术或肿瘤患者等。

3. 有无高血糖表现,如多饮、多尿、体重下降、口渴、虚弱、倦怠、视力模糊等。

(三)措　施

1. 遵医嘱补液及使用降糖药,鼓励患者经口摄取水分。

2. 协助患者制订饮食及运动计划,鼓励患者采取低热量、低糖饮食,禁烟、忌酒,严格控制体重。空腹血糖＞16.7mmol/L时,禁忌运动,尤其在尿酮出现时。

3. 维持体液平衡,遵医嘱记录24小时出入量。

4. 保持口腔清洁。

5. 告知患者及其家属有关高血糖症的预防、自我监测、判断、处置以及低血糖的紧急应对方法。

6. 评价降糖效果。

第三节　出血的护理

一、出血的预防措施

(一)目　的
减少引起患者出血的高危因素。

(二)评估要点

1. 评估出血可能的诱因以及相关疾病。

2. 监测血常规、凝血功能常规等。

3. 密切监测患者的出血情况,有无持续性出血的征象。

(三)措　施

1. 监测生命体征、肢体活动及意识状态的变化。

2. 适当限制下床活动,避免遭受外伤,必要时卧床休息,更换体位时动作应缓慢,介入术后遵医嘱制动相应肢体。

3. 遵医嘱用药,如制酸剂、维生素 K_1、凝血酶原复合物、纤维蛋白原等,避免使用阿司匹林制剂或其他抗凝剂。

4. 必要时遵医嘱输血小板、新鲜冷冻血浆等血液制品。

5. 尽量避免侵入性操作,若必须执行,在超声引导下,实施辅助穿刺以提高穿刺成功率,拔管后延长局部按压时间,密切观察有无出血,合理调配侵入性治疗与输注血小板或新鲜冰冻血浆的时间。

6. 保持情绪稳定,避免剧烈咳嗽、用力解大便、提取重物等动作。

7. 鼓励进食富含维生素 K 的食物,门脉高压患者避免进食粗糙刺激性食物,禁烟酒。

8. 定时翻身、变换体位,使用气垫床,避免皮肤受损。

9. 穿棉质贴身衣物,避免褶皱擦伤,全身皮肤禁止用力擦洗,以免引起皮下出血。

10. 告知患者使用软毛牙刷和电动剃须刀。

11. 教会患者或家属观察出血的征象及出血时应采取的紧急措施,并嘱其及时告知医护人员。

12. 女性患者月经量增多或时间明显延长,请及时告知医务人员。

二、出血的控制

(一)目 的

及时发现出血情况,减少血液的流失量。

(二)评估要点

1. 监测血常规、凝血功能常规、网织红细胞等。

2. 确认出血的原因、部位及量。

3. 密切监测患者的全身情况。

(三)措 施

1. 根据不同的出血原因,对因处理。

2. 吸氧,保持呼吸道通畅。开通两条粗大静脉通路,必要时遵医嘱送实验室检验及交叉配血。

3. 遵医嘱禁食。

4. 维持静脉输液的通畅,遵医嘱用止血药、输血及配合应用其他止血措施。

5. 监测生命体征、经皮血氧饱和度,必要时监测中心静脉压、尿量、意识、毛细血管再充盈时间、口渴情况和末梢循环状况等。

6. 保持各引流管引流通畅,严密观察出血的速度、量、颜色、性状等。

7. 遵医嘱记录24小时出入量。

8. 教会患者有关活动上的限制。

9. 处理后观察止血效果,必要时做好术前准备。

10. 合理处理被血液污染的物品。

11. 教会患者或家属观察出血征兆及出血时应采取的适当措施,并嘱其及时告知护理人员。

第四节　休克的护理

一、低血容量性休克的护理

(一)目　的
增加血容量严重不足患者的有效循环血量与心排血量,提高组织器官灌注。

(二)评估要点
1. 了解低血容量性休克的原因,如严重创伤失血、上消化道大出血等。

2. 评估意识、生命体征、经皮血氧饱和度、尿量、毛细血管再充盈时间、口渴情况和末梢循环状况等,必要时监测中心静脉压、心排血量和每搏输出量等。

3. 评估有无组织缺氧、代谢性酸中毒、呼吸性酸中毒、心肌梗死、肾功能衰竭、脑水肿、败血症、成人型呼吸窘迫综合征、弥散性血管内凝血等并发症。

4. 监测动脉血气分析、血乳酸、混合静脉血氧饱和度、血常规、血电解质、凝血功能常规等。

(三)措　施
1. 迅速查明原因,控制出血,外伤患者可直接压迫伤处,必要时做好术前准备。

2. 取休克卧位,抬高头胸部10°～20°,抬高下肢20°～30°。

3. 保持呼吸道通畅,遵医嘱予以吸氧,必要时建立人工气道。

4. 维持血流动力学稳定,按医嘱维持目标血压。建立两条粗大静脉通路,遵医嘱补液、用药及备血,补液遵循"先快后慢,先晶后胶"的原则,必要时给予血管活性药物。

5. 维持水电解质和酸碱平衡。

6. 遵医嘱记录24小时出入量。

7. 监测补液治疗的效果,有无活动性出血。

二、心源性休克的护理

(一)目　的
增加心脏泵血功能障碍患者的有效组织灌注量。

(二)评估要点
1. 了解心源性休克的原因,如大面积急性心梗、心肌炎、严重心律失常等。

2. 评估患者意识、生命体征、经皮血氧饱和度、毛细血管再充盈时间、尿量及末梢循环状况等,必要时监测中心静脉压、肺毛细血管楔压、心排血量和每搏输出量等。

3. 有无心排血量减少的征象,如心律不齐、心率减慢等;有无冠状动脉灌注不足的征象,如心电图ST段改变、心绞痛等;肺部听诊有无杂音。

4. 评估患者有无肾功能衰竭、心功能衰竭、感染、肺水肿等并发症。

5. 监测动脉血气分析、血乳酸、心肌酶谱、心电图、超声心动图、血常规、血电解质、凝血功能常规等。

（三）措　施

1. 取休克卧位,绝对卧床休息,遵医嘱镇痛镇静。

2. 保持呼吸道通畅,遵医嘱予以吸氧,必要时无创通气或建立人工气道。

3. 建立两条粗大静脉通路,遵医嘱补液,严密控制输液量及速度。

4. 心电监护,遵医嘱使用强心、利尿、扩血管等药物。

5. 维持水电解质酸碱平衡。

6. 必要时配合医生施行主动脉内球囊反搏技术及做好外科手术准备。

7. 遵医嘱记录24小时出入量。

8. 监测抗休克治疗的效果。

三、感染性休克的护理

（一）目　的

控制感染,保证足够的组织灌注量。

（二）评估要点

1. 积极寻找感染的原因及部位。

2. 评估患者意识、生命体征、经皮血氧饱和度、毛细血管再充盈时间、尿量及末梢循环状况等,必要时监测中心静脉压、心排血量和每搏输出量等。

3. 评估有无肾功能衰竭、成人型呼吸窘迫综合征、弥散性血管内凝血等并发症发生。

4. 监测动脉/中心静脉血血气分析、血乳酸、血糖、血液/尿液/分泌物培养加药物敏感试验、血常规、血电解质、凝血功能常规、心肌酶谱、尿常规、肾功能等。

（三）措　施

1. 协助患者取休克卧位。

2. 保持呼吸道通畅,遵医嘱予以吸氧,必要时建立人工气道。

3. 建立两条粗大静脉通路,遵医嘱补液,根据血流动力学情况控制输液量和速度。

4. 确诊感染性休克后,1小时内开始使用抗生素,使用之前先留取血培养,进行动、静脉血气分析,必要时使用激素、血管活性药物等,维持水电解质酸碱平衡,补充营养。

5. 配合医生尽快发现并处理原发感染灶。

6. 急性肾功能损伤患者及时给予连续肾脏替代治疗。

7. 控制血糖,维持正常体温。体温过高时,积极给予对症处理,有效降温。

8. 遵医嘱记录24小时出入量。

9. 监测抗休克治疗的效果。重点监测每小时尿量、中心静脉压、血乳酸水平等。

四、过敏性休克的护理

（一）目　的

积极抗过敏,保证足够的有效组织灌注量。

（二）评估要点

1. 确认过敏源，去除致敏因素。

2. 监测过敏反应的早期征象，如哮喘、胸闷、呼吸困难、瘙痒、荨麻疹、风疹块、胃肠道不适、焦虑及坐立不安等。

3. 评估患者意识、生命体征、经皮血氧饱和度、毛细血管再充盈时间、尿量及末梢循环状况等，必要时监测中心静脉压、肺毛细血管楔压、心排血量和每搏输出量等。

4. 监测动脉血气分析、血常规、免疫功能全套、血电解质、凝血功能常规等，必要时行过敏源筛查实验。

（三）急救措施

1. 去除过敏源，停止一切可疑的过敏源或致敏药物进入体内。

2. 就地平卧，患者未脱离危险期前不宜搬动。

3. 立即肌内注射0.1%盐酸肾上腺素0.3～0.5mg。

4. 保持呼吸道通畅，遵医嘱予以吸氧，必要时建立人工气道。

5. 建立两条粗大静脉通路，遵医嘱纠正酸中毒及使用血管收缩剂、激素、抗组胺类药物等。

6. 持续心电监护，如发生心搏骤停，立即行心肺复苏。

7. 注意保暖。

8. 遵医嘱记录24小时出入量。

9. 监测抗休克治疗的效果。

五、神经原性休克的护理

（一）目　的

纠正因调节循环功能的自主神经受到刺激或破坏引起的低血压状态。

（二）评估要点

1. 监测动脉血气分析、心肌酶谱、血常规、血生化、凝血功能常规、心电图等。

2. 了解神经原性休克的原因，如脊髓损伤、头部外伤、剧痛、严重精神创伤等。

3. 评估患者意识、生命体征、经皮血氧饱和度、毛细血管再充盈时间、尿量及末梢循环状况等，必要时监测中心静脉压、肺动脉压及肺毛细血管楔压等。

4. 评估有无膀胱及肠道功能异常，如大小便失禁、腹胀、尿潴留等；有无受伤部位以下的运动、感觉、反射及自主神经系统功能缺失的情况。

5. 评估有无肾功能衰竭、心功能衰竭、成人型呼吸窘迫综合征、弥散性血管内凝血等并发症发生。

（三）措　施

1. 协助患者取平卧位，禁用头低仰卧位，脑水肿患者抬高床头20°～30°取低斜坡卧位。

2. 教导患者保持安静，情绪稳定，必要时适当镇痛、镇静，如对精神紧张患者遵医嘱给予地西泮等药物。

3. 心电监护,维持血流动力学稳定,建立两条粗大静脉通路,当出现心动过缓时,遵医嘱给予阿托品。

4. 保持呼吸道通畅,遵医嘱予以吸氧,颈椎受损者应建立人工气道。

5. 减轻神经系统损伤,如遵医嘱使用皮质类固醇药物等。

6. 必要时留置导尿防止尿潴留。

7. 维持水电解质酸碱平衡。

8. 遵医嘱记录24小时出入量。

9. 对因治疗,如有可能,移除引发神经原性反应的刺激,如疼痛、环境刺激等。

10. 监测抗休克治疗的效果。

第五节 静脉麻醉的护理

静脉麻醉(intravenous anesthesia)是一种将麻醉药物注入静脉,通过血液循环作用于中枢神经系统而产生全身麻醉作用的方法。

一、麻醉前护理要点

(一)评估要点

1. 评估患者意识、精神状态和生命体征,心、肺、肝、肾等重要脏器及水电解质酸碱平衡状况。

2. 评估近期有无呼吸道及肺部感染。

(二)护理措施

1. 术前禁食、禁饮。成人固体食物8小时,易消化食物(如面包、牛奶等)6小时,透明液体(如清水、果汁等)2小时。小儿固体食物8小时,牛奶、配方奶6小时,母乳4小时,清饮料2小时。

2. 女性患者擦去指甲油、口红,去除指甲贴。

3. 取下义齿、手表、眼镜、饰品等,贵重物品交予家属或双人清点保管。

4. 准备各种抢救药及抢救设备,如心电监护仪、吸引器、喉镜、气管导管、加压面罩、呼吸皮囊等。

5. 送患者至手术室,与手术室护士交接并填写交接单。

二、麻醉后护理要点

(一)评估要点

1. 了解术中情况,如麻醉药种类和剂量,术中有无心跳呼吸骤停等异常情况发生。

2. 严密监测意识变化,有无异常兴奋、意识模糊、躁动、幻觉等。

3. 严密监测生命体征及血氧饱和度变化。

（二）护理措施

1. 保持呼吸道通畅。根据病情及手术方式采取合适体位。若患者有呕吐,则头侧向防止误吸。一旦发生误吸,应立即采取头低位,用吸引器清除口鼻腔内残余呕吐物,保持呼吸道通畅。

2. 饮食管理。根据手术方式及医嘱选择进食时间和饮食种类。

第六节　全身麻醉的护理

全身麻醉（general anesthesia）是指麻醉药经呼吸道吸入、静脉或肌内注射,产生可逆性中枢神经系统抑制,使患者意识消失、痛觉消失、反射抑制和一定程度的肌肉松弛。

一、麻醉前护理要点

（一）评估要点

1. 评估患者意识、精神状态和生命体征,心、肺、肝、肾等重要脏器及水电解质酸碱平衡状况。

2. 近期有无呼吸道及肺部感染。

3. 有无牙齿缺少或松动,是否有义齿,评估患者张口度及颈部活动情况。

（二）护理措施

1. 术前禁食、禁饮。成人脂肪类固体食物8小时,淀粉类固体食物（如面包、面条、米饭等）和牛奶等液体乳制品6小时,清饮料（如清水、糖水、碳酸饮料、清茶、不加奶的黑咖啡、无渣果汁等,但不能含酒精）2小时。小儿脂肪类固体食物8小时,牛奶、配方奶6小时,母乳4小时,清饮料2小时。若有高血压、心脏病、癫痫等慢性疾病,可用少量温开水送服相关药物（禁服降血糖药）。

2. 术晨,测体温、脉搏、呼吸、血压,观察有无病情变化,发现异常及时汇报医生。

3. 男性患者剃须;女性患者擦去指甲油、口红,去除指甲贴。

4. 取下义齿、手表、眼镜、饰品等,贵重物品交予家属或双人清点保管。

5. 送患者至手术室,与手术室护士交接并填写交接单。

6. 病室及物品准备。按手术、麻醉方式备好术后用物,如麻醉床、吸氧装置、心电监护,必要时准备吸引器、拉舌钳、开口器、压舌板等。

二、麻醉后护理要点

（一）评估要点

1. 了解术中情况。麻醉方式、麻醉药种类和剂量、失血量、输血量和补液量;术中有无麻醉药的全身中毒反应或心跳呼吸骤停等异常情况发生。

2. 监测中枢神经系统情况。每10~15分钟评估患者意识、瞳孔大小及对光反射情况、运动反应及对疼痛的知觉等。

3. 监测呼吸系统情况：

(1)评估患者呼吸频率、节律、幅度。评估气管导管的刻度、固定情况等,肺部听诊判断气管导管是否移位,有无肺不张及气道分泌物积聚等情况。

(2)监测脉搏、血氧饱和度,以了解组织供氧情况。

4. 监测循环系统情况：

(1)监测心率、脉搏、心电图变化。

(2)监测血压,必要时监测中心静脉压、肺动脉压等,了解患者循环血容量。

(3)观察毛细血管再充盈时间,了解末梢循环情况。

(4)观察每小时尿量,了解循环灌注情况。

5. 监测消化系统情况。评估肠蠕动恢复情况,患者有无恶心、呕吐等。

6. 监测体温变化。

7. 镇静评分。

8. 监测导管情况。输液管道及各引流管是否通畅,评估引流液的颜色、量、性状等。

9. 监测伤口及伤口周围敷料情况。评估伤口有无红肿、疼痛,敷料有无渗血、渗液等。

10. 监测皮肤情况,如皮肤颜色及温度,有无发绀、肢端冰冷等。

(二)护理措施

1. 麻醉复苏期护理：

(1)保持呼吸道通畅。有效固定气管导管,根据肺部听诊情况及时吸痰,了解拔管指征,协助医生拔除气管导管,遵医嘱予以吸氧。若患者有呕吐,可用吸引器清除口鼻腔内残余呕吐物,保持呼吸道通畅。

(2)体位管理。根据病情及手术方式采取合适体位。

(3)维持循环稳定。注意保暖,保证输液通畅,合理控制输液速度。

(4)导管护理。保持各引流管引流通畅。

(5)安全护理。患者在苏醒过程中可能出现躁动不安或幻觉等,易发生意外伤害,应注意适当防护,必要时加以约束,防止坠床、意外拔管等情况发生。

2. 麻醉恢复期护理：

(1)体位管理。全麻清醒后,根据病情及手术方式采取合适体位,若患者有呕吐,应将头偏向一侧,防止误吸。一旦发生误吸,应立即采取头低位,使声门裂高于食管入口,呕吐物流向鼻咽腔然后从口角流出,此时可用吸引器清除口鼻腔的残余呕吐物,保持呼吸道通畅。

(2)遵医嘱予以吸氧,做好呼吸道护理,防止舌后坠及呼吸道梗阻等。

(3)维持循环稳定。注意保暖,保证输液通畅,合理控制输液速度。

(4)导管护理。保持各引流管引流通畅。

(5)安全护理。患者苏醒过程中可出现躁动不安或幻觉等,易发生意外伤害等,应注意适当防护,必要时加以约束,防止坠床、意外拔管等情况发生。

(6)疼痛管理。麻醉作用消失后,患者仍感到疼痛者,正确进行疼痛评分,并遵医嘱给予镇痛措施。使用PCA者,按PCA护理常规。

（7）饮食管理。根据手术方式及医嘱选择进食时间和饮食种类。

(三)并发症护理

1. 呼吸系统并发症主要有窒息、误吸、呼吸道梗阻、急性肺不张等。应立即清除呼吸道异物，保持呼吸道通畅，给氧，鼓励患者深呼吸和有效咳嗽，病情许可时鼓励患者早期下床活动。

2. 循环系统并发症主要有低血压、高血压、心律失常和心搏骤停等。密切监测血压、脉搏、心率变化，必要时监测中心静脉压、肺动脉压等，遵医嘱对症处理，必要时行心肺复苏。

3. 中枢神经系统并发症主要有体温异常、麻醉苏醒延迟或不醒等。应维持呼吸循环稳定，查明并纠正中枢神经系统缺血、缺氧的原因，积极进行脑复苏。监测体温变化，遵医嘱给予降温或保温等对症处理。

第七节　椎管内麻醉的护理

椎管内麻醉(intrathecal anesthesia)是将局麻药注入椎管的蛛网膜下隙或硬脊膜外间隙，从而使部分脊神经传导功能发生可逆性阻滞的麻醉方法。将局麻药注入蛛网膜下隙产生阻滞作用，称为蛛网膜下隙阻滞(简称"腰麻")；将局麻药注入硬脊膜外间隙产生阻滞作用则称为硬脊膜外隙阻滞(简称"硬膜外麻醉"或"硬麻")。

一、麻醉前护理

(一)评估要点

1. 评估患者的意识、精神状态和生命体征，心、肺、肝、肾等重要脏器及水电解质酸碱平衡状况，有无严重心脏病及休克未得到控制等情况。

2. 近期有无呼吸道及肺部感染，有无呼吸功能不全。

3. 有无中枢神经疾病，如脊髓或神经根疾病、外周神经感觉和运动异常。

4. 有无腰椎外伤或畸形、严重腰痛病或脊椎结核等。

5. 有无全身感染或穿刺部位感染。

6. 有无凝血功能障碍。

7. 患者合作程度。

(二)护理要点

1. 术前禁食、禁饮。成人脂肪类固体食物8小时，淀粉类固体食物(如面包、面条、米饭等)和牛奶等液体乳制品6小时，清饮料(如清水、糖水、碳酸饮料、清茶、不加奶的黑咖啡、无渣果汁等，但不能含酒精)2小时。小儿脂肪类固体食物8小时，牛奶、配方奶6小时，母乳4小时，清饮料2小时。若有高血压、心脏病、癫痫等慢性疾病，可用少量温开水送服相关药物(禁服降血糖药)。

2. 术晨测体温、脉搏、呼吸、血压，观察有无病情变化，发现异常及时汇报医生。

3. 男性患者剃须；女性患者擦去指甲油、口红，去除指甲贴。

4. 取下义齿、手表、眼镜、饰品等，贵重物品交予家属或双人清点保管。

5. 送患者至手术室,与手术室护士交接并填写交接单。

6. 病室及物品准备。按手术、麻醉方式备好术后用物,如麻醉床、吸氧装置、心电监护,必要时准备吸引器、拉舌钳、开口器、压舌板等。

二、麻醉后护理

(一)评估要点

1. 了解术中情况,如麻醉方式、麻醉药种类和剂量、失血量、输血量和补液量;术中有无麻醉药的全身中毒反应或心跳呼吸骤停等异常情况发生。

2. 评估意识状态、麻醉平面消退情况。

3. 监测生命体征及血氧饱和度情况。

4. 评估肠蠕动恢复情况,患者有无恶心、呕吐等。

5. 评估有无脊神经根损伤或受压情况,如局部麻木、刺痛、肢体活动障碍等。

6. 评估有无头痛、尿潴留、马尾神经综合征、脊神经根损伤、硬膜外血肿等并发症发生。

7. 评估输液管道及各引流管是否通畅,以及引流液的颜色、量、性状等。

8. 评估伤口有无红肿、疼痛,敷料有无渗血渗液等。

(二)护理措施

1. 硬麻术后平卧位6小时,腰麻术后去枕平卧位6小时,6小时后生命体征平稳视病情取舒适体位。感觉活动未恢复前卧床休息。

2. 硬麻术后平卧位6小时后根据手术方式及医嘱选择进食时间和饮食种类。

(三)并发症护理

1. 蛛网膜下腔阻滞麻醉并发症护理:

(1)头痛一般出现在麻醉作用消失后6～24小时,抬头或坐起时加重,平卧时减轻,2～3天消失,一般不超过1周。保持患者平卧,轻度头痛者,2～3天自行消失;中度头痛者,每天补液或饮水2500～4000mL,应用小剂量镇痛或镇静药。

(2)尿潴留,可经针刺足三里、三阴交等穴位,或热敷、按摩下腹部、膀胱区的方法促进排尿,必要时进行导尿处理。

(3)马尾神经综合征表现为会阴区及下肢远端感觉和运动障碍,大小便失禁及尿道括约肌麻痹。遵医嘱使用营养神经的药物。如为穿刺损伤,则一般数周或数月后可自愈;如为化学性损伤,则神经功能较难恢复。

2. 硬膜外阻滞麻醉并发症护理:

(1)脊神经根损伤表现为受损神经分布区疼痛或麻木,典型症状为伴咳嗽、打喷嚏、用力憋气时疼痛或麻木加重等脑脊液冲击症。3天内神经根痛最为剧烈,一般2周内多能缓解或消失,但麻木感可遗留过数月,可行对症治疗。

(2)硬膜外血肿表现为术后剧烈背痛,硬膜外腔末次注药2小时后肢体运动、感觉及反射功能未恢复,呼吸困难伴大便失禁等。8小时内行椎板切开减压术,清除血肿,症状多可缓解或恢复。

第八节　患者自控镇痛的护理

患者自控镇痛(patient-controlled analgesia,PCA)是由医生根据患者个体情况事先设定药物、浓度、给药时间等各类参数,通过使用电子镇痛泵或输液泵由患者自我控制给药来镇痛的技术。按给药途径可分为静脉PCA(PCIA)、硬膜外PCA(PCEA)、皮下PCA(PCSA)和外周神经根丛PCA(PCNA)。

一、评估要点

1. PCA的类型、镇痛方案、给药途径和速度。

2. PCA导管固定情况及给药通道是否通畅。

3. 患者意识水平、呼吸频率、血压、脉搏等。

4. 穿刺部位局部情况。

5. PCA的镇痛效果及不良反应。

6. 评估要求每4小时评估一次。在开始使用PCA、更改方案、调整剂量、转科时,需立即评估。

二、护理要点

1. 认真交接。患者返回病房后,病房护士应与麻醉医生认真交接镇痛方案、给药途径和速度等,确认PCA泵给药装置运行正常,检查导管固定情况。

2. 有效固定。避免脱落、移位、牵拉、扭曲、断裂,加强巡视。PCEA患者翻身时采用先侧后移的方法可延长硬膜外镇痛泵的留置时间,减少导管意外滑脱。对PCIA患者,注意观察静脉通路有无滑脱、阻塞,三通是否关闭等,治疗中需防止药液外渗和静脉炎的发生。

3. 开通给药通道。尽可能使用单独的静脉通道。

4. 防止感染。严格无菌操作,PCEA导管留置时间一般不超过2周。

5. 健康宣教:

(1)实施PCA前,向患者及其家属解释PCA的相关知识,教会患者正确使用PCA,提高患者对治疗的依从性。

(2)保持穿刺部位干燥,防止导管牵拉、滑脱、扭曲等,出现不适及时告知医护人员。

(3)自控键应由患者选定何时按压,家属和护士不得随意按压,除非患者要求帮助。

(4)使用PCA患者未经医生同意不得离开病房。

6. 不良反应的观察和处理:

(1)若镇痛效果不理想,则应检查止流夹是否打开、管道连接是否通畅、硬膜外腔导管有无滑出等,评估患者及其家属自控键按压方法是否正确。排除以上情况后,通知医生,必要时请麻醉科会诊。

(2)若发现患者感觉异常或运动异常、过度镇静、呼吸频率<10次/min、血氧饱和度<

90%,血压低于基础值20%时,则立即关闭止流夹,开放气道,刺激患者并报告医生,监测血氧饱和度和呼吸频率、呼吸幅度的变化,必要时请麻醉科会诊,使用药物对症处理。

（3）尿潴留发生于镇痛治疗后24～48小时内,表现为排尿困难、耻区胀满。

（4）排除其他原因引起的恶心和呕吐,可遵医嘱使用甲氧氯普胺等止吐药。

（5）对于皮肤瘙痒患者,护理上要注意保持皮肤清洁,使用中性肥皂,禁用碱性肥皂,修剪指甲,避免皮肤抓伤。必要时给予抗组胺类药物,可缓解症状,严重者停用。

第九节　呼吸道管理

呼吸道管理的目的是维持呼吸道通畅,保证有效的肺通气和换气功能,改善缺氧状况,避免并发症。

一、保持呼吸道通畅

1. 根据病情协助患者取去枕平卧位或半卧位。

2. 遵医嘱予以雾化吸入、高流量湿化氧疗,病情允许时鼓励患者多饮水。

3. 根据肺部听诊、咳嗽和排痰情况,定时协助翻身、拍背,帮助排痰。

4. 指导患者深呼吸、有效咳嗽,必要时经口、鼻行气道内吸痰。

5. 保持病室内适宜的温度与湿度。

6. 必要时使用口咽、鼻咽通气管或气管插管。

二、人工气道的建立与维持

1. 选择合适型号的气管导管及牙垫。

2. 遵医嘱给予镇痛、镇静,必要时给予肌松药物。

3. 协助医生气管插管或气管切开,及时吸净气道内痰液,正确有效固定,松紧适宜,记录插管深度(口插管记录导管尖端距门齿距离,鼻插管记录导管尖端距鼻尖距离),专用气囊测压表定时监测气囊压力至适宜的范围。

4. 呼吸皮囊鼓肺情况下,观察胸廓起伏,听诊双肺呼吸音是否对称,以确定插管有效性。

三、人工气道护理

（一）经口气管插管护理

1. 每隔4小时监测气囊压力,维持气囊压25～30cmH$_2$O。

2. 定时检查插管位置、固定情况、口腔黏膜及周围皮肤状况,记录插管深度。如使用带声门下吸引的气管导管,按要求定时抽吸或持续低负压吸引。

3. 听诊双肺呼吸音性质、是否对称。

4. 根据肺部听诊情况,痰液颜色、性状、黏稠度以及咳嗽情况,决定翻身、拍背等气道护理频次,必要时行气道内吸引。

5. 使用含葡萄糖氯己定含漱液口腔护理至少每4~6小时一次。

6. 必要时更换牙垫。

7. 无禁忌证,保持头胸部抬高≥30°。

8. 遵医嘱使用镇痛、镇静或肌松药物,每2~4小时用重症监护疼痛观察工具(critical-care pain observation tool,CPOT)评估镇痛效果、用Richmond躁动-镇静评分(Richmond aqitation sedation scale,RASS)评估镇静深度。根据医嘱调整镇痛、镇静药物的剂量,达到镇痛镇静目标。根据需求选择合适的约束工具,定时评估,保证使用安全。

9. 加强人工气道的温、湿度管理。

10. 密切监测生命体征、经皮血氧饱和度、血气指标等。

11. 有效落实预防呼吸机相关性肺炎的措施。

12. 护理机械通气管道,调整合适的呼吸机万向支架高度,及时清理积水杯及呼吸管路内冷凝水。固定呼吸机管道时,应给患者头部预留足够的活动范围;患者翻身或移位时,应将呼吸机管道从固定架上取下,以免牵拉导管刺激患者呛咳或发生导管移位甚至意外拔管。

13. 每日评估气管插管的必要性,尽早脱机或拔管。

(二)气管切开护理

1. 每隔4小时监测气囊压力,维持气囊压25~30cmH$_2$O。

2. 定时检查气切导管固定的位置,评估气切口周围有无渗血、渗液、红肿等,及时换药。

3. 监测颈部皮肤受压情况,妥善固定气切套管,固定带松紧适宜,以能容纳两指为宜。

4. 听诊双肺呼吸音性质、是否对称。

5. 根据肺部听诊情况,痰液颜色、性状、黏稠度以及咳嗽情况决定翻身拍背等气道护理的内容与频次,必要时行气道内吸引。

6. 使用含葡萄糖氯己定含漱液口腔护理至少每4~6小时一次,可自主进食者增加餐后漱口或使用牙膏加软毛牙刷刷牙。

7. 遵医嘱尽早停用镇痛、镇静或肌松药物,加强沟通交流,增加床上、床边及床下活动,尽量满足患者需求,尽早去除约束具,关注患者夜间睡眠,必要时使用助眠药物,预防谵妄的发生。

8. 无禁忌证,保持头胸部抬高≥30°。喂食时亦可让患者保持坐姿。喂食前应检查气囊压力,如使用带声门下吸引的气管导管,间歇手动抽吸或持续低负压吸引(吸引负压-100mmHg左右),观察气囊上方引流液的状况。

9. 加强人工气道的温、湿度管理,未使用机械通气的患者,可以使用高流量、湿化器湿化或间歇雾化湿化,定时评估痰液黏滞度,保持气道引流通畅。

10. 密切监测生命体征、经皮血氧饱和度及血气指标等。

11. 有效落实预防呼吸机相关性肺炎的措施。

12. 护理机械通气管道,调整合适的呼吸机万向支架高度,及时清理接水器及呼吸管路内冷凝水。固定呼吸机管道时,应给患者头部预留足够的活动范围;翻身或移动时,应将呼吸机管道从固定架上取下,以免牵拉导管刺激患者呛咳或发生导管移位甚至意外拔管。

13. 每日评估气切导管的必要性,尽早脱机或拔管。

(三)气管导管拔除

1. 告知患者拔管的步骤和配合方法。

2. 抬高床头,拔管前予以高浓度吸氧和气管内吸痰。

3. 协助医生拔除气管导管。

4. 拔管后指导患者有效咳嗽咳痰,给予合适氧疗工具吸氧,并评估患者有无声音嘶哑、呼吸困难、吞咽疼痛等。

5. 做好口腔护理。

6. 告知患者拔管后4~6小时内禁食、禁饮。

四、氧疗护理

氧疗的目的是提高肺泡内氧分压,增加氧的弥散能力,提高动脉血氧分压和血氧饱和度,增加机体的可利用氧。

(一)氧疗分类

1. 根据氧浓度的控制程度:

(1)非控制性氧疗。

(2)控制性氧疗。

2. 根据吸入氧浓度的高低:

(1)低浓度氧疗(氧浓度<40%)。

(2)中浓度氧疗(40%≤氧浓度≤60%)。

(3)高浓度氧疗(氧浓度>60%)。

3. 根据氧流量的大小:

(1)低流量氧疗(氧流量<4L/min)。

(2)高流量氧疗(氧流量≥4L/min)。

注:高流量与低流量并不等同于高浓度与低浓度,不同氧疗装置氧流量与氧浓度之间的关系不同。

(二)吸氧方式

1. 鼻导管吸氧,流量一般为1~3L/min。

2. 普通面罩吸氧,流量一般为5~8L/min。

3. 氧袋面罩吸氧,给氧浓度较高。流量一般为10L/min以上。

4. 文丘里面罩吸氧,可严格控制给氧浓度,减少体内二氧化碳蓄积的可能。流量根据医嘱进行调节。

5. 氧帐适用于婴幼儿。

(三)措　施

1. 吸氧前解释治疗的目的、方法、意义、配合要点及注意事项。

2. 按操作规程吸氧。

3. 操作鼻导管吸氧前先清洁患者鼻腔,观察有无鼻中隔扭曲和鼻黏膜出血、干燥等。

4. 保持气道通畅,氧流量<5L/min者无需湿化,氧流量≥5L/min应做好气道湿化。如定时气道雾化,高流量湿化等。

5. 湿化者每天更换吸氧用具。

6. 观察氧疗的效果。呼吸困难减轻、呼吸频率减慢、经皮血氧饱和度上升、发绀缓解、生命体征平稳、血气分析示氧分压上升,提示氧疗有效。根据医嘱氧疗目标滴定调节吸入氧浓度。

7. 观察氧疗的不良反应。鼻黏膜出血、肺不张、氧中毒(在吸氧过程中出现胸骨后不适、鼻塞、咽喉痛、肺活量减少,提示可能出现氧中毒)等应及时报告医生。

第十节　疼痛管理

疼痛管理的目的是缓解或减轻疼痛至患者可以接受的程度。

一、评估要点

1. 疼痛的诱因、性质、部位、程度、持续时间、发生频率及有无伴随症状、加重和缓解。

2. 通过对生命体征、面部表情、躯体姿势、声音、情绪等方面的评估,客观地评价患者的疼痛。疼痛引起的生理反应,如心率加快、出汗等。观察患者不舒适的非语言暗示,尤其是无法进行有效沟通的患者。

3. 确认疼痛对生活品质所造成的影响,如睡眠、食欲、活动、认知、情绪、人际关系、工作表现及角色责任等。

4. 患者对疼痛的认知反应,如焦虑、恐惧、疼痛的危害性、应对方式等。

5. 患者以往与疼痛相关的经验,包括慢性疼痛的个人或家族史。

6. 患者过去曾使用过的有效的疼痛控制措施。

7. 文化因素对疼痛认知和疼痛反应的影响。

8. 疼痛治疗的效果及不良反应。

9. 患者对疼痛控制的目标。

二、疼痛评估工具

1. 对有自主交流能力的患者可采用0~10分数字评分法(numerical rating scale,NRS)、语言描述法(verbal rating scale,VRS)、视觉模拟法(visual analog scale,VAS)、脸谱法(faces pain scale,FPS)等评估工具。

2. 对于不具备自主交流能力的患者,可采用行为疼痛评估量表(face,leg,activity,cry and consolability pain assessment tool,FLACC)等评估工具。

3. 对于监护室内有人工气道的患者,可使用CPOT进行有效评估。

三、措　施

1. 提供疼痛相关的信息,解释疼痛的原因,有效预防和控制疼痛的重要性,告知患者应在疼痛发生时和当疼痛性质、程度发生改变时,告知医护人员。

2. 在执行可能造成疼痛的措施前、患者活动前、疼痛加剧前,考虑患者的参与意愿、参与能力、喜好、重要亲友对此方法的支持,以及禁忌证等。及时使用疼痛控制措施,如药物、非药物以及心理护理的方法,以有效缓解疼痛。非药物疼痛缓解方法包括催眠、冥想、放松、音乐疗法、转移注意力、游戏疗法、活动疗法、热疗法、冷疗法、针灸和按摩等,或配合其他疼痛缓解方法一同使用。根据患者的反应及时调整疼痛控制方法,监测患者疼痛控制效果。

3. 根据患者情况实施个性化的镇痛方案,与患者一起完成缓解疼痛的目标。遵医嘱及时使用止痛药及PCA,做好PCA护理以达到最佳镇痛效果。

4. 为患者提供安静、舒适的休息环境,给予舒适的体位,控制可能影响患者疼痛的环境因素,如室内温度、光线及噪声等。

5. 解除诱发或加重疼痛的因素,如焦虑、烦躁、紧张及认知缺失等。

6. 促使患者获得充足的休息和睡眠,以协助缓解疼痛。

7. 鼓励患者自我监测疼痛的情况,指导患者正确学会疼痛评估方法。向其进行宣教,不需要忍耐疼痛,若发生疼痛可以积极寻求帮助。

8. 预防和处理镇痛药物不良反应,并做好患者宣教。

第十一节　营养管理

一、管　饲

管饲的目的是经由胃(肠)管提供患者营养素及水分。

(一)评估要点

1. 评估胃(肠)管位置、留置深度。

2. 评估有无胃潴留及导管堵塞等情况。

3. 评估管饲液的种类、温度、浓度、剂量等。

4. 评估患者体液平衡情况。

5. 评估患者的肠鸣音情况,大便的次数、量、性状等,以及有无恶心、呕吐、腹胀感等不适。

6. 评估患者有无吸入性肺炎、急性腹膜炎、肠道感染等并发症发生。

7. 了解血常规、血生化、细胞免疫功能、血糖等检查结果。

(二)措　施

1. 遵循容量从少到多、速度从慢到快、浓度从低到高的原则。

2. 安全护理:

(1)有效固定胃(肠)管,做好标识。每次管饲前确认管道的位置。

(2)采用滴注法管饲时应单独悬挂营养液,醒目标识,与静脉输液通路严格区分。

(3)烦躁、精神症状等患者,遵医嘱使用镇静剂,适当约束,防止意外拔管。

(4)每24小时更换一次管饲用物,如注食器、输注管路等。

3. 注意事项:

(1)管饲(特别是经胃管饲)时,协助患者采取头高位或半卧位,最好达到上胸部抬高30°~45°,管饲结束后30~60分钟方可将床头摇低。

(2)管饲时应保持气管插管或气切导管的气囊压力适宜。同时观察气囊上方吸引的分泌物的颜色、性质和量。

(3)管饲液应复温至38~40℃或者室温。

(4)口服药管饲时需每种药品分别充分研碎,禁止与营养液相混,以免影响药效或堵塞管腔。

(5)连续管饲过程中每4~6小时冲洗胃(肠)管一次,管饲前后、灌入口服药前后均应使用温开水20~30ml冲洗胃(肠)管。

(6)若胃内残留食物量大于200ml,则暂时停止管饲。

(7)打开但未使用的营养制剂,放于冰箱2~6℃储存,保质期为24小时。正在使用的营养液,保质期为24小时,自制营养液保质期根据具体要求定。

4. 基础护理:

(1)保持口腔清洁。

(2)保持管饲导管周围皮肤清洁干燥。经鼻置管者,每天用油膏涂拭鼻腔黏膜。

(3)观察管饲导管固定处的皮肤,定时更换,防止器械相关性的压力性损伤。

5. 一旦发生不良反应或并发症,应减慢速度或停止管饲,通知医生并协助处理。

二、胃肠外营养护理

胃肠外营养的目的是经静脉途径提供患者所需要的营养素及水分。

(一)评估要点

1. 评估胃肠外营养液的种类、性质、渗透压等。

2. 评估静脉导管的位置、固定情况、管道是否通畅。对中心静脉导管,需评估导管深度。

3. 评估导管敷料有无渗血、渗液、潮湿、完整性受损等。

4. 评估患者体液平衡情况。

5. 评估患者意识,及有无恶心、呕吐、体温升高、头痛、面红、头晕眼花等不良反应。

6. 评估患者有无与感染、代谢相关的并发症发生。

7. 了解血常规、血生化、细胞免疫功能、血糖等检查结果。

(二)措　施

1. 监测生命体征,必要时监测中心静脉压、平均动脉压、肺动脉压及肺毛细血管楔压等。

2. 在配置及输入胃肠外营养液过程中,必须严格执行三查七对及无菌操作,注意配伍禁忌,遵守配置顺序。

3. 根据胃肠外营养液的种类、性质、渗透压等,选择合适的静脉通路,如预计输注胃肠外营养超过10~14天,建议采用CVC或PICC置管。

4. 合理安排输注顺序,调整输注速度,开始的输注速度<40ml/h,以后按20ml/(h·d)递增,直至达到所需速度,一般不超过120ml/h。单瓶输注脂肪乳剂时,开始10分钟控制在每分钟20滴以内,若无不适,可逐渐增加滴速,30分钟后稳定在每分钟30滴以内。

5. 营养液应现配现用,一般在24小时内均匀输注。对于单瓶输注的脂肪乳剂,应在12小时内完成输注。如果考虑到输液量较大而需要较多时间,那么应该在24小时内完成输注。

6. 在停止胃肠外营养液输注时,需用生理盐水或肝素盐水进行静脉管路的冲洗。

7. 每24小时更换输液管路,如疑有污染或当输液产品、输液系统的完整性受到破坏时,应立即更换。

8. 遵医嘱记录24小时出入量。

9. 一旦发生不良反应或并发症,应调整输液速度或停止输液,通知医生并协助处理。

第十二节　感染护理

一、切口感染护理

(一)目　的

控制切口感染。

(二)评估要点

1. 评估切口愈合情况、红肿程度及局部渗液及引流液情况,有无合并局部脓肿。

2. 监测体温变化。

3. 评估患者的营养状况。

4. 监测血常规、C反应蛋白(C-reactive protein,CRP)、切口分泌物培养加药物敏感试验等。

(三)措　施

1. 保持切口敷料清洁干燥,及时换药。

2. 遵医嘱使用抗生素。

3. 病情允许者,鼓励高蛋白、高维生素饮食,加强营养,或遵医嘱予静脉营养支持治疗。

4. 若切口已形成脓肿者,遵医嘱做好切开引流的准备。

二、肺部感染护理

（一）目 的

控制肺部感染,预防并发症。

（二）评估要点

1. 评估患者体温、呼吸频率、经皮血氧饱和度变化,严密观察有无胸闷、气促、氧分压降低、经皮血氧饱和度下降等呼吸衰竭的征象。

2. 评估患者咳嗽、咳痰能力及肺部听诊情况。

3. 监测血常规、痰液培养加药物敏感试验、肺部 X 线、肺部 CT 等。

4. 评估有无肺不张等并发症发生。

5. 评估患者痰液颜色、性状、量。

（三）措 施

1. 协助患者取半卧位。给予吸氧,监测患者呼吸状态和血气情况。

2. 根据肺部听诊情况翻身拍背。

3. 适当补充水分,遵医嘱予以雾化吸入。

4. 指导患者深呼吸及有效咳嗽。

5. 协助患者排痰,必要时经口鼻气道内吸痰。

6. 根据痰液培养加药物敏感试验结果,遵医嘱使用抗生素。

7. 保持合适的病室温度与湿度。

三、尿路感染护理

（一）目 的

控制尿路感染。

（二）评估要点

1. 评估患者尿频、尿急、尿痛情况。

2. 留置导尿患者,评估导尿管留置时间,尿液是否黄色澄清。

3. 监测血常规、尿常规、尿液培养加药物敏感试验等。

（三）措 施

1. 在病情允许情况下,鼓励患者多饮水,每天 2000ml 以上。

2. 根据尿液培养加药物敏感试验结果,遵医嘱使用抗生素。

3. 做好会阴护理,至少每天 2 次。定时更换引流袋。

4. 必要时遵医嘱膀胱冲洗。

5. 及时评估拔管指征,及早拔管。

第十三节 安全护理

一、约束的护理

约束的目的是使用合适的约束工具约束患者的身体或四肢,保障患者的安全,并确保治疗、护理措施顺利进行。

(一)评估要点

1. 评估患者使用约束工具的必要性。

2. 评估约束工具使用的有效性。

3. 约束后评估约束部位皮肤及血液循环情况,至少每2小时一次。

(二)措 施

1. 告知患者和(或)家属约束的必要性,签署知情同意书,取得配合。

2. 告知患者和(或)家属约束措施的实施步骤、目的及注意事项。

3. 选用合适的约束工具,约束松紧适宜,方法正确每2小时放松约束部位3~5分钟。正确使用各类约束用具,约束用具在紧急情况下应易于取下。

4. 为患者提供安静、安全、舒适的环境,有利于患者更有效地得到治疗。

5. 约束时,注意肢体的摆放位置,经常协助患者变换体位,做好皮肤护理预防压力性损伤的发生,做好相应的记录。

6. 观察患者对约束的反应,有需要随时呼叫护士。

7. 必要时遵医嘱使用药物以减少焦虑和躁动。

8. 给予患者心理上的支持与安慰。

9. 定期评估患者持续约束或终止约束的必要性,及时停止约束。

二、跌倒的护理

预防跌倒是指有效防范与减少患者跌倒事件的发生,保障患者诊疗过程安全,减少意外损伤。

(一)评估要点

1. 筛查门诊高跌倒风险患者和住院患者。

2. 根据医院不同的特点,选择合适的跌倒风险评估工具,准确评估患者跌倒风险。

3. 常用的跌倒风险评估量表有:

(1)成人:中文版约翰霍普金斯医院跌倒危险评定量表、Morse跌倒危险因素评估量表、Hendrich Ⅱ跌倒风险评估量表、托马斯跌倒风险评估表进行跌倒风险的评估并记录等。

(2)儿童:改良版 Humpty Dumpty 儿童跌倒风险量表等。

(3)门诊患者目测法:凡发现醉酒、步态不稳、使用助行器(非独立行走)视力受损、特殊诊疗后(手术、接受镇静和麻醉操作)、2岁以下儿科患者为高风险患者。

4. 跌倒风险的评估要求:

(1)门诊患者:对有跌倒风险的门诊患者进行评估并落实相应的预防措施。

(2)住院患者:住院患者入院8小时内首次评估,以后每日评估一次、患者转科、病情变化、手术或跌倒后需再次评估并记录。

(二)护理措施

1. 住院患者护理干预措施:

(1)低跌倒风险住院患者的干预措施:

1)保持病房和通道的通畅,移走多余的设备,保持床单位与卫生间之间的过道通畅。

2)保证病房照明充足,尤其是夜晚。

3)保证走廊、房间、卫生间和浴室有合适的栏杆和扶手;洗手间安装紧急呼叫装置。

4)及时处理病房内或走廊上的污渍,保持地面干燥;若不能(如下雨天时),则使用防滑垫,并及时放置警示标志。

5)保持患者呼叫系统和求救报警系统的有效性,妥善放置呼叫器,并将常用物品放在患者易取位置,及时应答患者呼叫。

6)嘱患者穿合适的衣裤和防滑拖鞋。

7)保持病床处于最低位置。

8)患者卧床时应将床栏拉起;行走时使用与行走能力相适应的辅助器具,如拐杖、步行器、轮椅。

9)妥善固定床单位、平车和轮椅。

10)灵活使用轮椅上的固定带和防滑效果较好的垫子,以保证坐姿安稳。过斜坡时要倒推轮椅。

11)向患者宣教病房环境,包括卫生间的位置、如何使用床单位和呼叫器。

12)鼓励患者及其家属在需要时寻求帮助。

(2)中跌倒风险住院患者的干预措施:

1)实施低危跌倒风险患者的干预措施。

2)在转运患者过程中,需交接患者跌倒风险情况。

3)患者床边坐起、个人卫生的清洁、步行或如厕时,在必要的情况下给予协助或监管。

(3)高跌倒住院风险患者的干预措施:

1)实施低跌倒风险患者的干预措施。

2)为中、高跌倒风险患者制订护理计划,并在患者腕带、床头卡/床头显示屏上做好标记,签署预防跌倒告知书。

3)在转运患者过程中,需交接患者跌倒风险情况。

4)患者床边坐起、清洁个人卫生、步行或如厕时,需有人陪同。

5)需在医务人员或经过培训的照护者的协助下完成患者转运。

6)需要24小时陪护。

2. 住院患儿跌倒的预防干预措施:

(1)低跌倒风险住院患儿的预防干预措施:

1)指导患儿和(或)照顾者熟悉环境、病床。

2)与家长签署预防跌倒告知书。

3)将病床放置在低位,使用双面床栏,任何时候保证制动。

4)根据年龄和诊断提供适合的床。

5)检查设施是否完好(如制动轮、安全带、床栏功能等)。

6)评估照顾者是否能正确使用床栏。

7)无人陪伴时,保证双面床栏处于拉起状态。

8)呼叫铃放在合适位置,教会患儿和(或)照顾者正确使用。

9)水杯、纸巾、毛巾、眼镜或助听器等常用物品必须放置在患儿或照顾者能够触及的范围内。

10)合理限制患儿活动,如禁止跳、跑、爬高。

11)嘱给会走动的患儿穿防滑鞋,着尺寸合适的衣裤,防止绊倒。

12)清除无用的设备和危险物品;保证通往卫生间的通道没有障碍,地面不滑。湿性拖地后放警示牌,避免不必要地走动。

(2)高跌倒风险住院患儿的预防干预措施:

1)执行低跌倒风险患儿预防措施。

2)床边挂预防跌倒警示标记。

3)任何时间均须有人陪伴,特别是走动或去卫生间时。

4)评估患儿和(或)照顾者的依从性,对低依从性的患儿和(或)照顾者再教育强调安全隐患。

5)必要时将患儿迁床至护士站附近。

6)因安置管道或设备需拉低床栏时,给予必要约束并加强观察。

7)转运时医务人员陪伴,系好安全带,拉起床栏。

8)根据病情给予约束。

3. 门诊患者跌倒的预防干预措施:

(1)保持光线充足、通道无障碍物、地面干净不潮湿;卫生间地面要放置警示标志。

(2)高跌倒风险患者在诊疗期间由家属陪同或者使用轮椅等转运措施。正确安全使用床、轮椅等转运设施,加强防护,预防跌倒。

(四)跌倒发生后的处理流程

患者不慎跌倒后应立即监测生命体征、评估损伤程度,同时妥善安置患者,通知医生,进行必要的检查(如X线检查等),遵医嘱进行处理,做好护理记录(时间、地点、患者情况和处理经过),并向上级部门汇报。

三、自我伤害的护理

(一)目 的

协助患者减少或停止自我伤害或自我虐待的行为。

(二)评估要点

1. 评估自我伤害行为的动机或原因。

2. 评估患者的认知能力、自我控制能力及预期行为和表现。

3. 评估患者所处环境的安全性。

(三)措 施

1. 观察患者是否有导致自杀等自我伤害行为的冲动和情绪。

2. 及时监测,告知家属加强陪护避免患者发生自我伤害行为。指导家属多与患者进行沟通,及早发现患者情绪的变化。

3. 将患者环境中的危险物品移除。

4. 提供适当的手套、约束带、头盔或其他约束来限制活动及行为,以减少自我伤害。

5. 遵医嘱给予适当的药物治疗以镇静情绪、减少焦虑和自我刺激,并监测药物使用的疗效。

6. 及时观察患者情绪变化,并报告相关部门。

7. 提供患者适当的应对策略,如语言表达训练,控制强迫性行为训练及促进肌肉放松等。

9. 指导患者有效的行为解决方式及适当地表达自我感受。

10. 指导患者在感受到自我伤害行为快要发生时,应及时告知家属。

11. 指导患者及其家属处理患者自我伤害行为的方法。

12. 告知患者及其家属有关疾病的知识。

第十四节 体温异常的护理

一、体温过高的护理

(一)目 的

预防并及时处置体温高于正常值的状况。

(二)评估要点

1. 监测体温变化规律,评估热型、热程及脉搏、呼吸、血压等。

2. 监测血常规、血电解质、血生化、C反应蛋白等。

3. 积极寻找体温过高的原因,如伤寒、感染等。

4. 评估有无伴随症状及体征,如畏寒、寒颤、出汗、皮疹、淋巴结肿大、咳嗽、咳痰、恶心、呕吐、腹痛、腹泻等。

(三) 措 施

1. 高热患者代谢消耗多,但摄入少,应减少活动,保证充足的休息。

2. 以易消化的流质、半流质食物为主,少量多餐。

3. 遵医嘱物理降温或药物降温,评价降温效果。

4. 观察生命体征,定时测量体温,一般每日测量4次,高热时应每4小时测量1次,降温后30分钟测量体温评价降温效果待体温恢复正常3天后,改为每日测量2次。

5. 维持体液平衡,遵医嘱记录24小时出入量,特别是出汗量。

6. 保持皮肤清洁,及时更换衣裤。

7. 落实口腔护理。

8. 保持合适的环境温度和湿度。

9. 寒战高热时遵医嘱留取微生物培养,如血培养、痰培养、尿培养、引流液培养等。

二、体温过低的护理

(一) 目 的

预防及积极处置体温低于正常值的状况。

(二) 评估要点

1. 监测体温变化规律,了解体温过低的原因,如颅脑外伤、体外循环、长时间手术等。

2. 评估肢体末梢及皮肤黏膜颜色、温度。

3. 监测血常规、血电解质和血气分析。

(三) 措 施

1. 监测生命体征变化,必要时监测心排量、肺毛细血管楔压、系统性循环血管阻力及右心房压等。

2. 将患者从低温处移至温暖的环境,去除患者身上的湿冷衣物。

3. 加盖棉被保暖,谨慎使用热水袋、电热毯升温,防止烫伤。必要时使用控温仪、热空气暖风装置升温。

4. 静脉输入的液体、血液制品提前复温,有条件时使用专用的加温设备加热。

5. 维持体液平衡,遵医嘱记录24小时出入量。

6. 指导及协助患者摄取温热的食物。

7. 告知患者到寒冷的环境时,必须穿着温暖及保护类的衣物。

8. 告知患者警惕体温过低的早期警示征象,如发冷、皮肤发绀等。

9. 监测体温,评价复温效果。

第十五节 排尿、排便异常的护理

一、尿失禁的护理

（一）目 的

协助促进排尿控制并维持会阴部皮肤的完整性。

（二）评估要点

1. 积极寻找尿失禁的原因，如骨盆骨折、前列腺疾病等。

2. 评估尿液气味、量、颜色、性质以及排尿频率、持续性等。

3. 定时评估会阴部皮肤的完整性。

（三）措 施

1. 调整衣物、用具及环境以方便患者随时如厕。

2. 患者排泄时保护其隐私。

3. 合理安排给予利尿剂的时间，以减少对患者生活的影响。

4. 定期清洁外阴部周围皮肤，勤换衣裤，保持床单和衣物清洁、干燥。

5. 必要时应用接尿装置引流尿液或者留置导尿。

6. 遵医嘱记录24小时尿量。

7. 如病情允许，告知患者每日白天摄入2000～3000ml的液体，睡前2～3小时适当地限制液体的摄取。

8. 指导患者循序渐进进行膀胱功能训练。合理安排排尿时间，定时使用便器，建立规则的排尿习惯。初始白天每隔1～2小时使用便器一次，夜间每隔4小时使用便器一次。以后逐渐延长间隔时间，以促进排尿功能恢复。使用便器时，用手按压膀胱，协助排尽尿液。

9. 指导患者进行盆底肌的锻炼。患者取立位、坐位或卧位，试做排尿动作，先慢慢收缩肛门，再收缩阴道、尿道，产生盆底肌上提的感觉，在肛门、阴道、尿道收缩时，大腿和腹部肌肉保持放松，每次缩紧不少于3秒，然后缓慢放松，每次10秒左右，连续10遍，以不觉疲乏为宜，每天进行5～10次。同时训练间断排尿，即在每次排尿时停顿或减缓尿流，以及在任何"尿失禁诱发动作"（如咳嗽、弯腰等）之前收缩盆底肌，从而减轻排尿紧迫感、频率和溢尿量。如病情许可，鼓励患者做抬腿运动或下床走动，以增强腹部肌肉张力。

二、尿潴留的护理

（一）目 的

协助患者及时解除膀胱的膨胀。

（二）评估要点

1. 了解尿潴留的原因，如活动受限、麻醉、手术、尿路感染、前列腺增生等。

2. 评估尿液气味、量、颜色和性质，排尿频率、持续性以及膀胱充盈程度。

（三）措　施

1. 调整衣物及环境以方便患者如厕。

2. 调整体位和姿势,尽可能使患者以习惯姿势排尿。

3. 对需绝对卧床休息或某些术后需要卧床的手术患者,术前训练床上排尿。

4. 患者排泄时保护其隐私。

5. 利用听流水声、马桶冲水声,用温水冲洗会阴部,冷敷和按摩腹部等方法促进排尿。

6. 遵医嘱给药,监测用药效果。

7. 必要时行导尿术,建议执行间歇性导尿。第一次引流尿液不要超过1000ml。

8. 对尿潴留需留置导尿的患者,指导并保持导尿管通畅,固定妥当,防止尿液反流。长期留置导尿的患者拔管前建议进行夹管训练,以利于膀胱功能恢复。

9. 遵医嘱记录24小时尿量。

10. 指导患者进行盆底肌锻炼(方法同前)。尿潴留患者不做提肛锻炼。

三、便秘的护理

（一）目　的

预防并减轻便秘的情况。

（二）评估要点

1. 了解便秘的原因,如肛门直肠病变、肠梗阻、腹腔或盆腔疾病及妊娠、精神因素、结肠运动功能紊乱、排便动力不足、肠道所受刺激不足、肠壁反应性减弱、药物不良反应、全身性疾病、不良生活习惯等。

2. 评估肠鸣音情况、排便次数、排便频率、排便难易度,以及大便性状、量及颜色,有无腹部饱胀感、残便感等。

3. 评估患者有无口臭、失眠、不安、注意力不集中、头重感等情况。

（三）措　施

1. 调整衣物,改善环境,以方便患者如厕。

2. 调整体位和姿势,尽可能使患者以习惯姿势排便。

3. 对需绝对卧床休息或某些术后需要卧床的手术患者,术前训练床上使用便盆。

4. 选择一天中较充裕的时间定时如厕,协助患者建立正常的排便习惯。

5. 患者排泄时保护其隐私。

6. 做适度的运动计划,建立规律的运动时间表。

7. 非功能性便秘患者多食蔬菜、水果等高纤维食物。如病情允许,每日液体摄入量不少于2000ml。

8. 为功能性便秘患者详细解释排便的生理机制,尤其强调"自我暗示法"。

9. 遵医嘱给予口服缓泻剂及通便剂,必要时遵医嘱灌肠。

10. 告知患者及其家属食物、运动、水分摄取与便秘之间的关系。

11. 若发现患者有过度使用腹压引起疲劳,特别是心脏病患者因用力排便感到不适,应立即扶其卧床休息,予以对症处理。

12. 病情允许可给予药物灌肠或大肠水疗法。

四、腹泻的护理

(一)目　的
预防及减轻腹泻的情况。

(二)评估要点

1. 了解腹泻的原因,如过敏性结肠、肠易激综合征、吸收不良、乳糖不耐受症、食物中毒、肠道感染、肠道炎症、肠道肿瘤、肠内营养、药物不良反应、化学物质重度、内分泌及代谢疾病、精神神经因素等。

2. 评估诱因及伴随症状。饮食不当,受凉、过劳、精神创伤等常诱发腹泻。伴随症状包括呕吐、腹痛、里急后重、发热、腹胀等。

3. 评估患者肠鸣音情况,有无腹痛、腹胀,评估排便次数、排便频率以及大便性状、量、气味、颜色。

4. 评估患者有无营养不良、食欲不振、发热、失眠、头晕、全身倦怠等情况。

5. 评估患者体液、酸碱、电解质平衡状况。

6. 评估患者肛周皮肤状况,特别是不能自行如厕或大便失禁的患者,评估有无发生失禁性皮炎。

(三)措　施

1. 监测生命体征,观察有无脱水。

2. 记录大便次数、量、性状,及时送检大便标本,监测电解质和酸碱情况,维持内环境稳定。

3. 调整衣物,改善环境,以方便患者如厕,注意腹部保暖。

4. 患者排泄时保护其隐私。

5. 鼓励患者多饮水,饮食宜清淡易消化,避免油腻、辛辣、刺激性食物,严重腹泻时可暂禁食。

6. 遵医嘱补液及用药。

7. 保持肛周皮肤清洁、干燥,必要时应用皮肤保护剂。

8. 向患者讲解有关腹泻的知识,指导患者注意饮食卫生习惯。

9. 一旦考虑艰难梭状杆菌感染,及时送检大便标本,注意做好隔离措施。

五、大便失禁的护理

(一)目　的
促进大便控制及保持肛门周围皮肤的完整性。

(二)评估要点

1. 了解大便失禁的原因。解剖学异常包括肛门撕裂、直肠脱垂、内痔脱出等;先天性异常包括直肠肛门发育不全、脊柱裂等;神经原性原因包括老年性痴呆脊柱损伤、多发性神经炎药物等;平滑肌功能异常包括放射性肠炎、炎性肠病等,骨骼肌疾病等。

2. 评估患者肠鸣音情况,有无腹痛、腹胀,评估排便次数、排便频率以及大便性状、量、气味、颜色。

3. 评估患者会阴部、尾骶部、肛周皮肤状况。

4. 评估患者精神心理状态。

(三)措　施

1. 改善环境,以方便患者如厕,注意腹部保暖。

2. 患者排泄时保护其隐私。

3. 了解患者排便规律,训练排便及如厕技巧。

4. 鼓励患者多饮水,饮食宜高热量、高蛋白、低纤维素、易消化。

5. 与医生沟通,采取营养管理、液体管理。遵医嘱药物治疗。

6. 保持肛周皮肤清洁、干燥,预防失禁相关性皮炎。应用结构化皮肤护理方案,如清洁、保湿、保护。建议至少每天1次或每次大便失禁之后用温水或中性洗剂清洁皮肤,合理选择润肤剂和保护剂。

7. 保持床垫、床单及衣裤清洁。

9. 指导患者进行肛门括约肌及骨盆底部肌肉的锻炼。

10. 评估肛门失禁原因,协助医生进行病因治疗。

第十六节　压力性损伤的护理

压力性损伤(pressure injury)是指发生于皮肤和(或)皮下组织的局限性损伤,通常发生在骨隆突处,或与医疗设备等接触相关,可表现为表皮完整或开放性溃疡,可能伴有疼痛。强烈和(或)长期的压力或压力联合剪切力可导致压力性损伤。软组织对压力和剪切力的耐受性受微环境、营养、灌注、合并症和软组织状态等的影响。

一、评　估

(一)风险因素

1. 内在因素,如感觉异常、移动和活动受限、营养不良、组织灌注状态差、高龄、肥胖、体温异常、大小便失禁等。

2. 外在因素,如压力、剪切力、摩擦力、潮湿。压力是最主要的因素。

(二)好发部位

压力性损伤好发于缺乏脂肪组织保护、无肌肉包裹或肌层较薄的骨突处及受压部位。

(三)皮肤评估

1. 评估内容包括全面的皮肤检查,特别关注骨突处、医疗器械直接接触部位、习惯性体位下的皮肤。查看受压部位皮肤是否有红斑、皮疹、损伤、瘢痕、局部过热、水肿、硬结,注意任何可能引起压力性损伤的疼痛信息,并记录下所有的评估内容。皮肤颜色较黑者,出现局部热感、水肿、受检组织相对周围组织硬度的改变是评估早期压力性损伤的重要指标。检查时按从头到脚的顺序,足跟处可借助镜子等工具。

2. 入院后尽快评估。当患者病情变化、手术、转科等情况时,及时评估。此后根据不同的危险程度确定再次评估的间隔时间。对于医疗器械下方和受压的皮肤,至少每天2次评估;对于局部或全身水肿的患者,在皮肤受压或器械接触区进行每天2次以上的皮肤评估。

(四)风险评估

1. 常用的评估工具有 Braden 和 Braden Q 评估表(见表1-16-1)、Norton 评估表、Waterlow 评估表等,Braden 评估表使用最广泛。

表1-16-1 成人压力性损伤风险评估 Braden 评估表

项目/评分	1分	2分	3分	4分
感觉	完全受限	非常受限	轻度受限	没有改变
潮湿	持续潮湿	非常潮湿	偶尔潮湿	很少潮湿
活动方式(身体活动程度)	卧床	轮椅	偶尔行走	经常行走
活动能力(控制或改变姿势的能力)	完全不能移动	重度受限	轻度受限	没有改变
营养	非常差	可能不足	充足	非常好
摩擦/剪切力	已存在问题	潜在问题	无明显问题	
评分标准:最高23分,最低6分,15~18低度危险,13~14分中度危险,10~12分高度危险,≤9分非常危险				

2. 入院后尽快评估。当患者病情变化、手术、转科等情况时,及时评估。此后根据不同的危险程度确定再次评估的间隔时间。再评估频率取决于护理程序环境。提供预防措施时,不可仅依赖风险评估工具的评估结果,临床仍需要进行全面的皮肤检查。

3. 其他风险评估,如脆弱的皮肤,现存的压力性损伤,已经愈合的压力性损伤,血管疾病、糖尿病引起的血流障碍等情况。

三、预防措施

(一)减压技术

1. 应用减压支撑面。理想的支撑工具应具备3个特征:有效缓解或减轻皮肤组织承受的压力,避免压力集中及持续受压;减轻剪切力及摩擦力;良好的透气和散热性能。

(1)局部减压支撑面:各类减压椅垫、枕垫、足跟垫等,根据使用的部位不同选择各种不同的形状。根据材质可分为气垫、凝胶垫、海绵垫、泡沫垫、凝胶海绵垫等。不建议使用以下器械来抬高足跟,如合成羊皮垫、纸板、环形或圈形器械、静脉输液袋、充水手套等。

（2）全身减压支撑面：静态减压床垫（非电力减压床垫）包括静态充气床垫、高密度泡沫床垫、硅胶床垫、充气或充水床垫；动态减压床垫（电力减压床垫）包括普通气垫床、交替式减压气垫床、喷气式减压气垫床、电动持续两侧翻身气垫床、空气悬浮床、液体流动床等。

2. 变换体位减压法是实现间歇减压最简单有效的方法。

（1）制订体位管理计划：结合患者一般情况、治疗目标、活动和移动能力、总体医疗状况、减压设备以及舒适需求，制订体位管理计划。

（2）体位变换频率：传统频率为每2小时一次。临床结合病情、选择的减压支撑面、患者休息等情况，可延长患者的体位变换间隔时间。在每一次体位改变时，需要观察皮肤状况。若出现皮肤改变，则应缩短间隔时间。

（3）体位管理技巧：

1）所有体位均以患者舒适、安全为主旨。

2）在体位改变时，采用"抬起减压法"。

3）对不耐受经常更换体位的患者，考虑使用更为缓慢的速度逐步翻动，以保证生命体征平稳，让受压部位得到再灌注。

4）体位变换时需避免肢体压迫在医疗设备上，如管道、引流系统等。

5）体位摆放注意卧床患者床头抬高角度应限制于30°内（除非有医疗禁忌证）。抬高床头前，先将床尾抬高30°或者屈曲膝关节，将枕头等减压设备垫于双臂、小腿下及双膝关节间。侧卧位时采用30°卧位（右侧、仰卧、左侧交替进行）。体位改变后，要维持各关节正常的功能位置，抚平衣物及床单。

3. 局部自我减压法（主动减压法），即有能力的患者采取一定的方式使局部受压处定期得到舒缓减压。如长期坐轮椅的患者，每15分钟用上臂支撑抬起臀部，每次坚持1~3分钟。

4. 敷贴局部减压法，即将各类敷料应用于需要保护的部位，可分散剪切力、减少摩擦力、重新分布压力以及保持局部皮肤适宜的微环境。

（二）预防器械相关性压力性损伤

1. 易导致压力性损伤的医疗设备包括各类氧疗工具、气管插管或气管切开固定装置、各类经鼻导管、外固定器材、各类监护导线及引流管道等。

2. 器械相关压力性损伤预防：

（1）选择形状、大小合适和材质舒适的器械，以避免过度受压或固定不稳所致的损伤。

（2）每天至少观察2次与医疗器械相接触的皮肤情况。如果患者有水肿等问题，需要增加观察次数。条件允许的，可建议对其进行松动，更换器械使用位置、重置或去除。

（3）只要临床治疗允许，尽早去除可能引起压力性损伤的医疗器械。

（4）检查患者是否直接放置在管道及其他医疗设备或异物上，除非无法避免，体位改变前后都应重新调整和检查。有效固定设备，同时避免局部增加额外压力。

（5）使用合适的预防性敷料，但避免放置过多的敷料而增加皮肤与器械接触面的压力。

（6）保持器械接触的皮肤清洁干燥。

（7）检查并清除皮肤下不必要的物品。

（三）皮肤护理

1. 预防性皮肤护理：

（1）每天检查全身皮肤状况。

（2）个体化沐浴频率,选择性质温和的清洗剂,避免用力擦拭,禁止使用酒精溶液擦洗。

（3）干燥皮肤使用保湿剂,如润肤露或润肤油。禁止使用过油的油膏,因其容易堵塞皮肤毛孔。

（4）可使用设备来减少潮湿,考虑使用能够让气流在皮肤表面流动的装置,有利于皮肤表面液体的蒸发,如气垫床等。

（5）感觉障碍的患者禁用热水袋,慎用冰袋,防止烫伤或冻伤。

（6）避免将爽身粉、滑石粉拍到皮肤皱褶处。

（7）避免按摩有压力性损伤风险部位的皮肤,如骨突处、发红的皮肤及周边组织。

2. 失禁患者皮肤护理：

（1）为大小便失禁患者制订排便、排尿训练计划。

（2）保持患者处于干爽、干净的环境,避免尿液和粪便的刺激,大小便失禁时要及时用温水或弱酸性清洗剂清洁皮肤,并更换床单和衣裤。尿失禁患者可使用高吸收性的护理产品。

（3）使用皮肤屏障保护用品,局部使用防潮垫,使用隔离剂或皮肤保护霜剂、膏剂等。

（4）使用大小便引流装置。

（5）皮肤发生霉菌感染要及时使用抗霉菌药物。

（四）营养支持

1. 全面评估患者的营养状况和水分状况,给予合适的热量和蛋白质摄入。

2. 识别并纠正各种影响患者营养摄入的因素。

3. 营养缺乏者需营养师会诊。

4. 定期监测营养指标、肝肾功能等。

（五）健康教育

为长期卧床患者、脊髓损伤患者及老年人等压力性损伤的高危人群及其照护者,提供压力性损伤预防的健康资讯。对发生压力性损伤的患者及其照护者做好健康教育。

四、压力性损伤分类和处理

根据《压力性损伤的预防和治疗:临床实践指南》的分级系统将压力性损伤分为六期（类）。器械易导致相应部位黏膜出现压力性损伤,由于这些损伤组织的解剖特点,这一类损伤无法进行分期（类）,在去除器械后,大部分损伤会非瘢痕性愈合。

（一）1期（类）压力性损伤

1. 临床表现为局部组织表皮完整,出现非苍白性发红;深色皮肤表现可能不同,感觉、皮温、硬度的改变可能比观察到的皮肤改变更先出现。此类的颜色改变不包括紫色或栗色变化。

2. 处理：①保护性使用敷料,可选用软聚硅酮泡沫、水胶体敷料等。②不要对发红部位进行按摩。

(二)2期(类)压力性损伤

1. 临床表现为部分皮层损伤伴随真皮层暴露。伤口床有活性、湿润、呈粉色或红色,也可表现为完整的或破损的浆液性水疱。脂肪及深部组织未暴露。无肉芽组织、腐肉、焦痂。

2. 处理:①水疱直径＜2cm,可自行吸收,局部透明薄膜保护皮肤。②水疱直径≥2cm,予以常规消毒,无菌针筒抽吸后使用透明薄膜、薄型水胶体敷料或泡沫敷料。③水疱破裂,用生理盐水或者创面清洁剂轻柔地清洗伤口,根据渗液情况选择合适的敷料和更换频次。

(三)3期(类)压力性损伤

1. 临床表现为全层皮肤缺失,常可见脂肪、肉芽组织和边缘内卷、腐肉和(或)焦痂。不同解剖部位的组织损伤深度存在差异,可能出现潜行或窦道。无筋膜、肌肉、肌腱韧带、软骨和(或)骨暴露。如果腐肉或焦痂掩盖组织缺损的深度,则为不可分类压力性损伤。

2. 处理:①清除坏死组织。②控制感染,行伤口分泌物培养,局部使用抗菌敷料,必要时全身抗感染。③渗液管理,选择合适的敷料。④存在潜行或窦道者,清除部分坏死组织,选择合适的敷料填充或引流。⑤必要时考虑辅助疗法。

(四)4期(类)压力性损伤

1. 临床表现为全层皮肤和组织缺失,伤口可见或可直接触及筋膜、肌肉、肌腱、韧带、软骨或骨,可见腐肉和(或)焦痂,常出现边缘内卷、窦道和(或)潜行。不同解剖位置的组织损伤深度存在差异。

2. 处理:同3期(类)压力性损伤处理。

(五)不可分期(类)压力性损伤

1. 临床表现为因腐肉和焦痂掩盖而不能确认组织缺损的程度。如果去除腐肉和(或)焦痂,就能揭示损伤是3期(类)还是4期(类)。缺血肢端或足跟的稳定型焦痂(表现为干燥、紧密黏附、完整无红斑和波动感)不应去除。

2. 处理:①对于肢体远端稳定的焦痂,应清洁伤口,保持其干燥,暂不去除。②若出现痂下渗液,则按3、4期(类)压力性损伤处理。

(六)深层组织损伤

1. 临床表现为完整或破损的局部皮肤出现持续指压不变白的深红色、栗色或紫色,或表皮分离呈现暗红色的伤口床或充血水疱。疼痛和温度变化通常先于颜色改变出现。深色皮肤的颜色表现可能不同。

2. 处理:①出现血水疱或紫水疱,同2期(类)水疱处理方案。②若焦痂局部干燥,则按干痂处理;若焦痂有渗液及坏死组织,则按3、4期(类)压力性损伤处理。

五、压力性损伤动态管理

在压力性损伤的处理过程中需要动态评估患者整体情况、伤口进展和影响其愈合的因素,及时调整护理方案。尤其关注合理减压、营养补充、失禁管理、基础疾病的治疗。

（一）减　压

预防压力性损伤发生的减压技术可用于压力性损伤患者。

（二）多学科联合诊疗

联合相关专科医生、营养师、康复理疗师、临床护士、伤口专科护士等多学科人员，共同参与压力性损伤治疗和护理方案的制订与实施。

（三）伤口处理

进行局部伤口处理，监测伤口愈合情况，1～2周评估一次，以调整处理方案。监测伤口愈合的方法包括使用压力性损伤愈合计分量表等。根据需要运用负压封闭辅助闭合技术，完善植皮或转皮瓣等外科手术术后伤口护理。

（四）健康教育

对压力性损伤患者及其照护者进行减压技术、皮肤护理、伤口处理、营养支持等方面的健康教育。

第十七节　引流管的护理

（一）目　的

保证引流安全有效，符合治疗要求。

（二）评估要点

1. 引流液的颜色、量、性质、特殊气味以及气体引流情况。

2. 引流管的留置时间，置管深度，有无扭曲、阻塞、移位、滑脱、受压等，连接处有无松动。

3. 局部有无脱出，有无发红、肿胀等感染征象，敷料有无渗血、渗液。

4. 生命体征及全身状态有无异常，有无不适主诉等。

5. 导管固定是否妥善，标识是否清晰。

（三）措　施

1. 根据管道放置的部位及风险程度做好相应的标识。

2. 有效固定引流管，严防患者活动时拉出或误拔。

3. 保持引流通畅，避免管道扭曲、折叠，定期挤捏。

4. 观察记录引流液颜色、性质、量，如有异常及时汇报医生。

5. 严格无菌操作。定期更换引流装置，普通非抗反流引流袋应避免引流袋位置高于插入口部位，防止逆行感染。

6. 保持引流管口敷料干燥，做好局部护理，如有液体渗出及时更换，必要时用氧化锌软膏保护周围皮肤。

7. 尽量把管道所接的引流装置放在同一侧的床边，以便于观察。

8. 了解拔管指征，注意观察拔管后有无不适主诉及局部有无渗出，发现异常及时处理。

9. 进行安全教育，告知患者翻身及活动时注意引流袋的位置，防止引流管扭曲滑脱，告知患者滑脱后的应急方法等。

10. 一旦发生导管脱出,应及时通知医生处理,按导管滑脱管理流程上报相关部门。

第十八节　下肢深静脉血栓形成的护理

(一)目　的

减少患者因下肢血液循环障碍引起的合并症。

(二)评估要点

1. 了解下肢深静脉血栓形成的原因,如盆腔术后、下肢制动、深静脉置管等。

2. 评估患肢深静脉血栓形成的类型,分为周围型、中央型、混合型。

3. 评估有无患肢疼痛、肿胀等情况。

4. 评估有无肺栓塞等并发症发生。

5. 了解多普勒血管超声检查、静脉造影术、凝血功能常规、血常规等检查结果。

(三)护理措施

1. 充分抗凝的情况下根据医嘱进行适当活动,活动时避免动作幅度过大,患肢严禁按摩、挤压、热敷,注意保暖,防止血栓脱落。

2. 患肢抬高高于心脏平面20~30cm,膝关节屈曲,使髂股静脉置于松弛不受压状态,有助于静脉回流。

3. 遵医嘱使用溶栓、抗凝、祛聚药,定期监测凝血功能全套,密切观察有无出血情况。一旦出现,及时通知医生,遵医嘱停药或减药。

4. 采取低脂、高纤维素饮食,病情允许的情况下每日饮水2000ml以上,保持大便通畅,吸烟者应戒烟。

5. 对股青肿和股白肿的患者行筋膜切开术的护理,术后创面持续负压吸引,做好引流管的护理,防止感染。抬高肿胀肢体,患肢置于功能位,防止足下垂。

6. 对行滤器植入术或血栓取出术的患者做好相应的术后护理。

7. 密切观察患者患肢疼痛部位、程度、动脉搏动、皮肤的温度、色泽和感觉等,每日测量、记录双下肢不同平面的周径。

8. 对患者进行健康教育,指导患者遵医嘱正确服用抗凝药,自我监测出血情况,正确穿戴医用弹力袜,避免长时间行走或站立,避免剧烈咳嗽等增加腹压的动作,防止血栓再发生。

9. 如患者突然出现胸痛、气急、咳嗽、咯血等肺栓塞表现,则立即通知医生,予高流量吸氧,开通静脉通路,遵医嘱使用溶栓、解痉药,并配合抢救。

第十九节 综合性医院常见临床心理问题及护理常规

一、一般心理护理常规

1. 建立良好的护患关系,如热情接待,主动介绍病房环境、相关制度,告知责任护士、经治医生姓名。

2. 耐心倾听患者的述说,理解患者担心、求助的心情,对患者的问题表现出接受、理解的态度,并用表情或言语给予反馈。

3. 安排适宜的治疗环境,帮助患者适应新的角色。

4. 提供适当的心理支持,以热情关怀的态度、真诚关注的表情、主动体贴的护理措施给患者提供心理援助。

5. 帮助患者获得家庭社会关系的支持,调动患者家属及社会关系成员给予关注和理解,减轻患者的心理压力,指导家属尊重患者的自理愿望,防止患者产生过分依赖心理。

6. 加强健康教育。通过医学相关知识的宣教,提高患者对疾病的认识,使其勇敢地接受患者角色,树立战胜疾病的信心,预防疾病的复发。

二、住院患者常见心理问题

(一)焦虑的心理护理

焦虑是患者面临不够明确的、模糊的或即将出现的威胁或危险时,所感受到的一种不愉快的情绪体验。

焦虑主要表现:①患者自述有忧虑、担心、紧张,对自己过分注意。②情绪行为反应,如害怕、激动易怒、坐立不安、自卑或自责、神经过敏、失控感等。③自主神经功能失衡,如出汗、口干、胸闷气短、呼吸加快、心悸、血压升高、手脚发冷、恶心呕吐、尿频尿急、头痛、眩晕、面部潮红、疲乏等。

1. 心理评估

(1)评估患者年龄、受教育程度、职业、宗教信仰

(2)采用观察、访谈等方法,必要时使用心理评定量表,评估患者的焦虑水平。

(3)评估患者对疾病、对治疗的态度、反应方式和行为表现。

2. 心理护理措施

(1)耐心倾听患者的诉说,分析焦虑的原因。探讨焦虑对身心健康和人际关系带来的不良影响。

(2)帮助患者降低现有的焦虑水平,如创造安静的环境,尽量减少不良环境刺激。有针对性地进行疏导或提供支持、知识、保证等。

(3)明确及时回答患者提出的问题。对患者的激动、自责等异常情绪予以理解、安慰。

(4)帮助患者了解当前的应对方式对焦虑的存在或消除的作用,指导患者以有效的应对

方式代替不良的应对方式,并及时提供反馈意见,对患者的合作与进步给予及时肯定与鼓励。

(5)进行健康教育和指导。及时提供正确的知识,用患者可以理解的方式讲解相关的医学知识。

(6)鼓励患者活动。在不影响患者生理功能情况下,鼓励患者参加力所能及的活动,如散步、下棋、看电视、聊天等。

(7)指导患者运用放松技巧,如深呼吸放松、渐进性肌肉放松等。

(8)对于焦虑情绪严重的患者,可配合医生使用一定量的抗焦虑药,并使患者明白药物只是辅助方法,关键是调整自己面对现实。

(二)恐惧的心理护理

恐惧是患者面临某种具体而明确的威胁或危险时所产生的一种心理体验。

恐惧主要表现:①患者自述有恐慌、惊恐、心神不宁。②情绪行为反应,如哭泣、逃避、疑问增多,注意力和警惕性增高,活动能力减低,挑衅性行为和冲动性行为增多。③自主神经功能失衡,如脉快、呼吸短促、血压升高、瞳孔散大、厌食等。

1. 心理评估

(1)评估患者年龄、受教育程度、职业、宗教信仰。

(2)评估患者的恐惧程度。采用观察、访谈的方法,必要时使用心理评定量表。

(3)评估患者对疾病、对治疗的态度、反应方式和行为表现。

2. 心理护理措施

(1)鼓励患者表达感受,耐心倾听患者述说原因。

(2)减少和消除引起患者恐惧的各种医源性相关因素,避免患者看到抢救过程或接触到危重抢救患者。

(3)讲解有关治疗、护理、康复知识,帮助患者正确面对现实与未来。

(4)指导患者学习增加舒适和松弛的方法(深呼吸、肌肉放松技巧)。

(5)提供书、报、电视、棋等文化娱乐活动条件,鼓励患者参与活动。

(6)对疾病晚期患者给予周到、细致的生活照顾,降低患者的无助感。

(三)哀伤的心理护理

哀伤是由分离、丧失和失败引起的情绪反应,包含沮丧、失望、气馁、意志消沉、孤独和孤立等情绪体验。

哀伤主要表现:①患者自述有失落、悲痛的心情,对自己的信仰、价值观出现怀疑,对生死特别关注,寻求精神上的寄托与慰藉。②情绪行为反应,如否认、自责、恐惧、愤怒、敌视,哭泣、忧伤、丧失生活兴趣,退缩行为或矛盾心态、注意力不集中、活动减少、行为退化等。③生理功能改变,如饮食习惯改变、睡眠障碍。

1. 心理评估

(1)评估患者年龄、受教育程度、职业、宗教信仰。

(2)评估患者的哀伤程度。采用观察、访谈或心理评定量表。

（3）评估因疾病的折磨与威胁，以及对患者生命意义、个人信仰、价值观造成的干扰程度。

2. 心理护理

（1）增加与患者沟通、接触的次数与时间，鼓励患者正视自己的情绪，用语言或非语言的方式表达自己哀伤的感受，说出忧虑的、害怕的事情。

（2）关心并协助患者安排日常生活起居与饮食情况，协助患者制订每天的生活计划，调整饮食、睡眠、活动、休息、娱乐和休闲等日常生活。

（3）与患者共同讨论面临的问题以及可能的解决方法，帮助患者改变对问题的认识，鼓励患者选择有效的应对方式、方法，面对客观现实，树立新的生活目标。

（4）协助患者及其家属寻找有效的支持力量（单位、社会、亲友），建议亲友增加探视次数，必要时要求家人陪伴。

（5）讲解有关疾病的治疗、护理、康复知识和意义，帮助患者认识到自身的力量和资源，提高患者战胜困难的自信心，介绍康复期患者与其接触，现身说法提供信息与信心。

（6）提供适当的休闲娱乐条件与环境，鼓励参与群体活动。对患者在改善过程中的进步及时提供反馈和强化。

（7）注意识别患者的病理性哀伤反应，如自杀、抑郁症等。

（四）绝望的心理护理

绝望是患者面对所期望的事情或需要解决的问题，认为没有任何的机会或办法，无法实现目标时产生的一种消极的情绪状态。

绝望主要表现：①言语中流露出"不能""活着没意思""想死"等消极情绪。缺乏进取心和兴趣感，对以前非常重视或感兴趣的事情变得漠不关心。②情绪行为反应，如意志消沉、思维混乱、记忆减退、反应缓慢、行为退化、社交退缩、寡言少语、表情冷漠。③生理功能改变，如厌食、消瘦、活动减少、睡眠紊乱等。

1. 心理评估

（1）评估患者年龄、受教育程度、职业、宗教信仰。

（2）评估患者的绝望程度。采用观察、访谈等方法，必要时使用心理评定量表。

（3）评估患者情绪行为反应和生理功能改变情况。

2. 心理护理

（1）对处于否认期的患者，不可过早地勉强患者放弃他的否定去面对现实。对于失去理智的患者，多给予理解和照顾，并注意保护患者。

（2）鼓励患者表达出绝望情绪，正视自己的情绪，用语言或合适的方式宣泄情绪，说出忧虑的、害怕的事情。

（3）唤起患者的希望和求生的信念。与患者共同讨论面临的问题以及可能的解决方法，帮助患者改变对问题的认识，认识到自身的力量和资源。

（4）在进行各项治疗前，认真做好解释工作，使患者理解治疗的作用，简要步骤，可能出现的副作用，需要配合的事项，对患者在改善过程中的进步及时提供反馈和强化。

（5）增强社会支持系统，增加患者的人际交往，鼓励亲友多与患者进行情感交流，提供心理支持,鼓励患者主动与他人交往,积极建立自己的社会支持体系。

(6)鼓励患者承担力所能及的生活事项,尽可能下床活动,减少卧床时间,防止过早地卧床不起。

(7)给予必要的支持疗法,力求改善全身状况,减轻痛苦与不适。

(五)孤独的心理护理

孤独是患者感受到需要或希望与他人接触,但却无力实现这种状态而产生的一种消极的情绪。

孤独主要表现:①述说无用感、被遗弃感、无安全感等消极感受。希望与他人交往但又表现出退缩、胆怯。②情绪行为反应,如情绪低落、忧郁、焦虑,表情哀伤、呆滞,活动减少、注意力分散、无法做决定、易激惹。③生理功能改变,如睡眠紊乱、饮食改变。

1. 心理评估

(1)评估患者年龄、受教育程度、职业、宗教信仰。

(2)评估患者的孤独程度。采用观察、访谈方法。

(3)评估导致患者孤独的直接原因和促发因素。

2. 心理护理

(1)评估鼓励患者表达孤独的感受,宣泄内心的痛苦;与患者讨论产生孤独情绪的原因,如社交接触的障碍、社会支持资源的不足、近期生活的变化等。

(2)帮助患者认识到自身在孤独情绪的发生和缓解中所起的作用,与患者讨论改善孤独情绪的可能方法,寻找改善的资源。

(3)排除社交障碍,促进社会接触。指导患者消除阻碍社会接触的相关因素,改变对人际交往的认知,学习社会交往技巧。

(4)增加社会支持系统,鼓励患者与病友交往,主动参加社会活动;鼓励患者的家属、朋友、同事等增加与患者的接触和情感交流;鼓励患者发展适合自己的兴趣爱好,增大社会交往范围等。

三、围手术期心理护理

(一)术前心理护理

1. 心理评估

(1)评估患者年龄、受教育程度、职业、既往手术经历。

(2)评估患者的害怕、担心程度及相关内容。

(3)评估患者因害怕或担心而导致的情绪行为反应和生理功能改变,如饮食、睡眠。

2. 心理护理

(1)介绍手术医生和护士情况,树立手术医生的威信,以增加患者的安全感。

(2)介绍术前相关检查及意义、手术过程及术后可能会出现的情况及应对方法,减轻不可预知情况而加重心理负担。

(3)邀请已手术的患者介绍自己的亲身体验与有效应对经验。

(4)鼓励并倾听患者述说其内心的感受,注意强调患者本人在术中的有利条件。

(5)及时处理患者的睡眠、不适等问题。

(二)术后心理护理

1.心理评估

(1)评估患者疼痛阈值、耐受能力和对疼痛的经验。

(2)评估患者疼痛、焦虑的程度及原因。

(3)评估患者因疼痛、焦虑而导致的情绪行为反应。

2.心理护理

(1)及时告知手术效果,协助指导患者咳嗽排痰和适当的活动。

(2)帮助患者缓解疼痛,控制噪声、强光等环境因素,及时给予药物止痛,减轻患者的疼痛。注意在疼痛情形恶化前使用止痛药物。

(3)帮助患者克服抑郁反应,指导患者及时进行主动或被动活动,改善情绪。

(4)对术后效果不好、预后不良、躯体缺陷的患者主动关心和体贴,提供心理支持与鼓励,让他们勇敢地承认现实、接纳现实。

四、传染科患者的心理护理

1.心理评估

(1)评估患者对传染性疾病的认知。

(2)评估患者有无自卑、孤独、恐惧、敌对和愤懑情绪。

(3)评估患者因疾病、认知等导致的情绪行为反应。

2.心理护理

(1)针对患者的具体情况,讲解传染病具体知识和隔离的重要性,并耐心指导患者适应隔离生活。

(2)耐心细致地讲述所患传染病的病程规律,让患者安心住院。

(3)做某项处理时,注意讲清楚目的和意义,尽量消除患者的顾虑和猜疑。

(4)尊重患者,保护患者隐私,不可泄露涉及个人隐私的有关信息、资料。

(5)对严重抑郁或恐惧情绪、有自杀企图和言行的患者,关键是唤起患者的希望和求生的信念,用坚定的表情、不容置疑的语言和微小的病情改善事实,来帮助患者缓解不良的心理状态,提高患者的自我效能感。

五、肿瘤患者的心理护理

1.心理评估

(1)评估患者的心理活动,如是否处于否认期、愤怒期、妥协期、抑郁期、接受期。

(2)评估患者有无忧郁、仇恨、悲观、绝望等心情。

(3)评估患者因疾病、认知等导致的情绪行为反应。

2. 心理护理

（1）关心体贴患者,告诉患者保持"一定能战胜疾病"的积极心态可提高机体免疫力,改善疾病的后果。

（2）及时了解患者的心理变化,对患者的职业、文化、家庭、配偶以及个人生活背景有所了解。

（3）了解患者心理活动处于哪一期,给予适当的护理。

（4）集体心理治疗,通过集中讲课,让恢复良好、预后较好的患者谈谈自己的体会,增加其他患者的康复信心。

六、临终患者的心理护理

1. 心理评估

（1）评估患者的心理活动,如是否处于否认期、愤怒期、妥协期、抑郁期、接受期。

（2）评估患者有无人格、情绪的改变。

（3）评估患者因疾病、认知等导致的情绪行为反应。

2. 心理护理

（1）对处于否认期的患者,劝说家属不可当着患者面表现出难过。

（2）对处于愤怒期的患者,谅解宽容患者,真诚相待,说服家属不要计较和难过,并与医护合作,帮助患者度过愤怒期。

（3）对处于妥协期的患者,安慰患者,为之解除疼痛,缓解症状,使之身心舒适。

（4）对处于抑郁期的患者,尽量满足患者的需求,允许亲人陪护和亲友探望,让患者同亲人在一起度过不可多得的时刻。嘱咐亲人要控制情感,不再增加患者的悲痛情绪。

（5）对处于接受期的患者,协助患者安详、肃穆地离开人世,不提及不利于患者心情的话题,不在患者面前耳语。

七、内科慢性疾病患者的心理护理

1. 心理评估

（1）评估患者疾病的病程、对疾病的认知以及对疾病治疗的信心。

（2）评估患者的主诉与体征是否相符。

（3）评估患者对患者角色是否习惯化,家属对患者的理解程度。

（4）评估因病情而导致的情绪行为反应。

2. 心理护理

（1）建立良好的护患关系,当疾病部分症状缓解时,要及时给予肯定,树立战胜疾病的信心。

（2）告知家属要耐性、热情地照顾,给予患者心理上的支持,要防止矛盾激化。

（3）内科慢性病病程长,常反复发作,药物疗效差,有的患者对疾病的恢复缺乏信心,有的患者甚至会产生轻生的念头,需要帮助患者正确和对待疾病。

（4）帮助患者树立回归社会的信心。

八、器官移植患者(受者)的心理护理

1. 心理评估

(1)评估患者有无生理或心理排斥反应。

(2)评估患者对器官移植的认知。

(3)评估患者因器官移植而导致的情绪行为反应。

(4)评估患者经济承受能力。

2. 心理护理

(1)术前患者对即将进行的移植手术,既抱有极大期望又存在各种担忧,要帮助患者以良好的心理状态面对术前的各项准备。为患者讲解器官移植相关知识。

(2)为术后患者讲解器官移植治疗原理、如何配合治疗与护理等知识,鼓励患者树立信心。

(3)邀请已器官移植的患者介绍亲身体验,讲解有效应对经验。

(4)根据移植术后生理、心理排斥反应的轻重以及个人的文化水平、个性特点,给予相应的处理。

(5)家庭成员的支持可以影响患者的行为,共同面对疾病,让患者体会到人间充满温情,消除绝望、悲观心理,重新塑造自我。

知 识 链 接

常用的放松技巧

1. 深呼吸放松 请选择一个舒适的姿势躺下,双腿不要交叉,双臂变得沉重,松散地摆在身体的两侧,让头有很好的支撑。用鼻子深吸气保持1秒,停顿,心里默数1-2-3,然后用嘴呼气(嘴保持吹口哨状),心里默数1-2-3-4-5。再用鼻子深吸气保持1秒,停顿,心里默数1-2-3,用嘴呼气,默数1-2-3-4-5,反复几次,同时想象不快、烦恼、压力都随着每一次的呼气慢慢地呼出了。这样身体越来越放松,心情平静了。

2. 渐进性肌肉放松 选择一个安静的环境,取最舒适的体位,集中注意想一个情景或物体,摒弃心中杂念。深吸气后缓缓地呼气,将身体分为15个部位,每次紧缩该部位的肌肉7秒,再尽量放松,依次做完15个部位(集中注意→肌肉紧张→保持紧张→解除紧张→肌肉放松)。15个部位的顺序:优势侧手及前臂→优势侧上臂→非优势手及前臂→非优势侧上臂→前额→颊及鼻→腭→唇和舌→颈→肩和背→胸→腹→大腿和臀→小腿→足。

如手臂的放松引导:伸出右手,紧握拳,使劲儿握,就好像要握碎什么东西一样,注意手臂紧张的感觉(集中注意和肌肉紧张)……坚持一下……再坚持一下(保持紧

张）……好，放松……现在感到手臂很放松了……（解除紧张和肌肉放松）。这种紧张和充分松弛的感觉交替进行，可有效减轻焦虑。

常用的心理评定量表及评分方法

表1 抑郁症筛查量表（PHQ-9）

姓名：_____ 性别：_____ 年龄：_____

填表日期：_____

指导语：根据过去两周的状况，请您回答是否存在下列描述的状况及频率，请看清楚问题后在符合您的选项前的数字上面画"√"

	完全不会	好几天	超过一周	几乎每天
1. 做事时提不起劲或没有兴趣	0	1	2	3
2. 感到心情低落、沮丧或绝望	0	1	2	3
3. 入睡困难、睡不安稳或睡眠过多	0	1	2	3
4. 感觉疲倦或没有活力	0	1	2	3
5. 食欲不振或吃太多	0	1	2	3
6. 觉得自己很糟——或觉得自己很失败，或让自己和家人失望	0	1	2	3
7. 对事物专注有困难，例如阅读报纸或看电视时	0	1	2	3
8. 动作或说话速度缓慢到别人已经察觉？或正相反——烦躁或坐立不安、动来动去的情况更胜于平常	0	1	2	3
9. 有不如死掉或用某种方式伤害自己的念头	0	1	2	3

表2 广泛性焦虑量表（GAD-7）

姓名：_____ 性别：_____ 年龄：_____

填表日期：_____

指导语：根据过去两周的状况，请您回答是否存在下列描述的状况及频率，请看清楚问题后在符合您的选项前的数字上面画"√"

	完全不会	好几天	超过一周	几乎每天
1. 感觉紧张，焦虑或急切	0	1	2	3
2. 不能够停止或控制担忧	0	1	2	3
3. 对各种各样的事情担忧过多	0	1	2	3
4. 很难放松下来	0	1	2	3
5. 由于不安而无法静坐	0	1	2	3

续表

6. 变得容易烦恼或急躁	0	1	2	3
7. 感到似乎将有可怕的事情发生而害怕	0	1	2	3

表3　抑郁自评量表(SDS)

姓名:＿＿＿＿＿＿＿　　　性别:＿＿＿＿＿＿＿　　　年龄:＿＿＿＿＿＿＿

评定日期:＿＿＿＿＿＿＿

填表注意事项:下面有二十条文字,请仔细阅读每一条,把意思弄明白,然后根据您最近一星期的实际感觉,在适当的方格里画一个"√",每一条文后有四个方格,没有或很少的时间,计1分;小部分时间,计2分;相当多时间,计3分;绝大部分或全部时间,计4分;*条目为反向计分条目。

	没有或很少时间	小部分时间	相当多时间	绝大部分或全部时间	工作人员评定
1. 我觉得闷闷不乐,情绪低落	□	□	□		□
*2. 我觉得一天之中早晨最好	□	□	□		□
3. 我一阵阵哭出来或觉得想哭	□	□	□		□
4. 我晚上睡眠不好	□	□	□		□
*5. 我吃得跟平常一样多	□	□	□		□
*6. 我与异性密切接触时和以往一样感到愉快	□	□	□		□
7. 我发觉我的体重在下降	□	□	□		□
8. 我有便秘的苦恼	□	□	□		□
9. 我心跳比平时快	□	□	□		□
10. 我无缘无故地感到疲乏	□	□	□		□
*11. 我的头脑跟平常一样清楚	□	□	□		□
*12. 我觉得经常做的事情并没有困难	□	□	□		□
13. 我觉得不安而平静不下来	□	□	□		□
*14. 我对将来抱有希望	□	□	□		□
15. 我比平常容易生气激动	□	□	□		□
*16. 我觉得作出决定是容易的	□	□	□		□
*17. 我觉得自己是个有用的人,有人需要我	□	□	□		□
*18. 我的生活过得很有意思	□	□	□		□
19. 我认为如果我死了别人会生活得好些	□	□	□		□
*20. 平常感兴趣的事我仍然照样感兴趣	□	□	□		□

总分:

表4　焦虑自评量表(SAS)

姓名：_____　　　性别：_____　　　年龄：_____

评定日期：_____

填表注意事项：下面有二十条文字，请仔细阅读每一条，把意思弄明白，然后根据您最近一星期的实际感觉，在适当的方格里划一个"√"，计4分；每一条文后有四个方格，没有或很少的时间，计1分；小部分时间，计2分；相当多时间，计3分；绝大部分或全部时间，计4分；*条目为反向计分条目。

	没有或很少时间	小部分时间	相当多时间	绝大部分或全部时间	工作人员评定
1.我觉得比平常容易紧张和着急	□	□	□	□	□
2.我无缘无故地感到害怕	□	□	□	□	□
3.我容易心里烦乱或觉得惊恐	□	□	□	□	□
4.我觉得我可能将要发疯	□	□	□	□	□
*5.我觉得一切都很好，也不会发生什么不幸	□	□	□	□	□
6.我手脚发抖打颤	□	□	□	□	□
7.我因为头痛、头颈痛和背痛而苦恼	□	□	□	□	□
8.我感觉容易衰弱和疲乏	□	□	□	□	□
*9.我觉得心平气和，并且容易安静坐着	□	□	□	□	□
10.我觉得心跳得很快	□	□	□	□	□
11.我因为一阵阵头晕而苦恼	□	□	□	□	□
12.我有晕倒发作，或觉得要晕倒似的	□	□	□	□	□
*13.我吸气呼气都感到容易	□	□	□	□	□
14.我的手脚麻木和刺痛	□	□	□	□	□
15.我因为胃痛和消化不良而苦恼	□	□	□	□	□
16.我常常要小便	□	□	□	□	□
*17.我的手常常是干燥温暖的	□	□	□	□	□
18.我脸红发热	□	□	□	□	□
*19.我容易入睡并且一夜睡得很好	□	□	□	□	□
20.我做噩梦	□	□	□	□	□

总分：

表5 社会支持评定量表

姓名:_____ 性别:_____ 年龄:_____

评定日期:_____

1. 您有多少关系密切,可以得到支持和帮助的朋友?(只选一项)
   (1)一个也没有　　　　　　　　　　　　(2)1~2个
   (3)3~5个　　　　　　　　　　　　　　(4)6个或6个以上
2. 近一年来您:(只选一项)
   (1)远离家人,且独居一室　　　　　　　　(2)住处经常变动,多数时间与陌生人住在一起
   (3)和同学、同事或朋友住在一起　　　　　(4)和家人住在一起
3. 您与邻居:(只选一项)
   (1)相互之间从不关心,只是点头之交　　　(2)遇到困难可能稍微关心
   (3)有些邻居很关心您　　　　　　　　　　(4)大多数邻居都很关心您
4. 您与同事:(只选一项)
   (1)相互之间从不关心,只是点头之交　　　(2)遇到困难可能稍微关心
   (3)有些同事很关心您　　　　　　　　　　(4)大多数同事都很关心您
5. 从家庭成员得到的支持和照顾(在合适的框内画"√")

	无	极少	一般	全力支持
A 夫妻(恋人)				
B 父母				
C 儿女				
D 兄弟姐妹				
E 其他成员				

6. 过去,在您遇到急难情况时,曾经得到的经济支持和解决实际问题的帮助的来源有:
   (1)无任何来源
   (2)下列来源(可选多项)
   　A. 配偶　　　　　　B. 其他家人　　　　　C. 亲戚　　　　　　　　D. 同事
   　E. 工作单位　　　　F. 党团工会等　　　　G. 宗教、社会团体等非官方组织　　H. 其他(请列出)
7. 过去,在您遇到急难情况时,曾经得到的安慰和关心的来源有:
   (1)无任何来源
   (2)下列来源(可选多项)
   　A. 配偶　　　　　　B. 其他家人　　　　　C. 亲戚　　　　　　　　D. 同事
   　E. 工作单位　　　　F. 党团工会等　　　　G. 宗教、社会团体等非官方组织　　H. 其他(请列出)
8. 遇到烦恼时的倾诉方式:(只选一项)
   (1)从不向任何人诉说　　　　　　　　　　(2)只向关系极为密切的1~2个人诉说
   (3)如果朋友主动询问您会说出来　　　　　(4)主动诉说自己的烦恼,以获得支持和理解
9. 遇到烦恼时的求助方式:(只选一项)
   (1)只靠自己,不接受别人帮助　　　　　　(2)很少请求别人帮助
   (3)有时请求别人帮助　　　　　　　　　　(4)有困难时经常向家人、亲友、组织求援
10. 对于团体(如党团组织、宗教组织、工会、学生会等)组织活动,您:(只选一项)
   (1)从不参加　　　　　　　　　　　　　　(2)偶尔参加
   (3)经常参加　　　　　　　　　　　　　　(4)主动参加并积极活动

总分:

表6　医院焦虑抑郁量表(HAD)

姓名:＿＿＿＿＿＿　　　　　　性别:＿＿＿＿＿＿　　　　　　年龄:＿＿＿＿＿＿
填表日期:＿＿＿＿＿＿
指导语:情绪在大多数疾病中起着重要作用,如果医生了解您的情绪变化,他们就给您更多的帮助。请您阅读以下各个项目,在其中最符合您上个月以来的情绪评分上画一个圈(O)。对这些问题的回答不要做过多的考虑,立即作出的回答会比考虑后再回答更切合实际。

问题	回答	评分
1. 我感到紧张(或痛苦)(A)		
	几乎所有时候	3
	大多数时候	2
	有时	1
	根本没有	0
2. 我对以往感兴趣的事情还是有兴趣(D)		
	肯定一样	0
	不像以前那样多	1
	只有一点儿	2
	基本上没有	3
3. 我感到有点害怕,好像预感到有什么可怕要发生(A)		
	非常肯定和十分严重	3
	是有,但并不太严重	2
	有一点,但并不使我苦恼	1
	根本没有	0
4. 我能够哈哈大笑,并看到事物好的一面 我经常这样(D)		
	现在已经不大这样了	1
	现在肯定是不太多了	2
	根本没有	3
5. 我的心中充满烦恼(A)		
	大多数时间	3
	常常如此	2
	时时,但并不经常	1
	偶然如此	0
6. 我感到愉快(D)		
	根本没有	3
	并不经常	2
	有时	1
	大多数	0
7. 我能够安闲而轻松地坐着(A)		
	肯定	0
	经常	1
	并不经常	2
	根本没有	3
8. 我对自己的仪容(打扮自己)失去兴趣(D)		
	肯定	3
	并不象我应该做到的那样关心	2
	我可能不是非常关心	1
	我仍像以往一样关心	0

9. 我有点坐立不安,好像感到非要活动不可(A)

确实非常多	3
是不少	2
并不很多	1 0
根本没有	0

10. 我对一切都是乐观地向前看(D)

差不多是这样做的	0
并不完全是这样做的	1
很少这样做	2
几乎从来不这样做	3

11. 我突然发现恐慌感(A)

确实很经常	3
时常	2
并非经常	1 0
根本没有	0

12. 我好像感到情绪在渐渐低落(D)

几乎所有的时间	0
很经常	3
有时	2 1
根本没有	1

13. 我感到有点害怕,好像某个内脏器官变坏了(A)

根本没有	0
有时	1
很经常	1 2
非常经常	3

14.我能欣赏一本好书或一项好的广播或电视节目(D)

常常	0
有时	1
并非经常	1 2
很少	3

A 总评分:

D 总评分:

第二章

呼吸系统疾病护理常规

第一节 呼吸系统疾病护理常规概述

一、入院护理

1. 病区接到入院通知后,做好新患者入院准备。

2. 热情接待新患者,双人核对患者身份,正确佩戴腕带,责任护士进行自我介绍。

3. 通知主管医生接诊新患者。

4. 进行入院护理评估,包括患者心理、生理及社会状况的评估,测量生命体征、血氧饱和度、疼痛、身高、体重等,并按要求书写入院护理记录。

5. 给予入院指导,并进行安全告知。

6. 保持病房安静、整洁、舒适、安全。避免放置花草等易致敏的物品,避免烟雾及灰尘的刺激,吸烟患者应戒烟。

二、病情观察

1. **全身情况** 评估患者意识、生命体征,评估心、肺、肝、肾等重要脏器的状况及水电解质酸碱平衡、全身营养状况等。

2. **专科情况** 评估呼吸道的净化功能(咳嗽咳痰、肺部啰音等)、通气功能(呼吸次数、模式、深度,肺功能,动脉血二氧化碳分压等)、氧合功能(动脉血氧分压、经皮血氧饱和度、发绀等)、自我保健功能(日常生活、活动、睡眠、精神等)等。

3. **辅助检查** 了解血常规、血生化全套、动脉血气分析、痰液检查、肺功能、胸片、CT、支气管镜检查、经皮肺穿刺等阳性结果。

三、呼吸道管理

参见第一章常见护理措施。

四、用药护理

观察药物疗效及不良反应。对烦躁不安、昏迷、谵妄患者禁用吗啡、巴比妥等抑制呼吸的药物;对呼吸衰竭患者慎用镇静剂。

五、症状护理

1. 咳嗽咳痰

（1）评估要点

1）评估咳嗽的原因及诱因。

2）评估咳嗽的性质、发生与持续的时间、规律、程度、音色、伴随症状,咳嗽与体位、气候变化的关系,有无效咳嗽以及患者的用药史、职业史。

3）评估咳嗽引发的身心症状及其程度,是否对患者日常生活及睡眠造成影响。

4）评估痰液的颜色、量、性状、气味及有无肉眼可见的异物等。

5）评估意识、生命体征、经皮血氧饱和度、体位、面容与表情、皮肤黏膜情况、营养状况等。

6）监测动脉血气分析、痰液检查、肺功能测定、影像学检查、病理学检查等。

7）胸部的专科体检,包括胸廓外形、气管位置、有无三凹征及颈静脉怒张等,评估呼吸音情况、有无干湿啰音等。

（2）护理措施

1）保持室内空气新鲜,温湿度适宜,注意通风。

2）采取舒适的姿势和体位。

3）避免寒冷刺激、剧烈运动、吸入刺激性气体等诱因。

4）避免油腻、辛辣刺激性食物。若病情允许,每天饮水 1500～2000ml,保持口腔清洁,戒烟酒。

5）指导深呼吸及有效咳嗽,遵医嘱胸部叩击、雾化吸入,必要时吸痰。

6）协助患者进行体位引流。①适应证为肺脓肿、支气管扩张等有大量痰液且排出不畅者。②禁忌证为有明显呼吸困难和发绀、近 1～2 周内有大咯血史、严重心血管疾病或年老体弱不能耐受的患者等。③根据分泌物潴留部位和患者耐受程度选择合适的引流体位。原则上应抬高病灶部位的位置,使引流支气管开口向下,有利于潴留的分泌物随重力作用排出。④根据病变部位、病情和患者的状况,每次 15～20 分钟,1～3 次/d,一般于饭前或餐后 1～2 小时进行。⑤向患者解释体位引流的目的、过程和注意事项,测量生命体征,听诊肺部,明确病变部位。引流前 15 分钟遵医嘱给予支气管舒张药。引流时指导患者进行腹式呼吸,同时辅以胸部叩击或震荡等措施,观察患者咳痰情况。⑥体位引流过程中,应严密观察病情。若出现面色苍白、出冷汗、头晕、心率＞120次/min、心律失常、高血压、低血压、咯血、发绀、呼吸困难、疲劳等情况,应立即停止引流,并通知医生。

7）遵医嘱使用抗炎、止咳、祛痰药物,观察药物的疗效及不良反应。告知患者不可自行服用强镇咳药。

8）安慰患者,解除紧张不安情绪,减少机体氧耗量。

2. 肺源性呼吸困难

临床上分为吸气性呼吸困难、呼气性呼吸困难、混合性呼吸困难 3 种类型。

（1）评估要点

1）评估呼吸困难的缓急、诱因、伴随症状、严重程度、心理反应。

2）评估患者的意识、面容与表情；呼吸的频率、节律、深度，呼吸困难的发生时间、持续时间等，有无咳嗽咳痰、胸痛、发热、意识改变等伴随症状。评估呼吸音情况，是否有桶状胸和辅助呼吸肌参与呼吸等。

3）评估意识、心率、心律、脉搏、血压、经皮血氧饱和度、体位、皮肤黏膜情况等。

4）监测动脉血气分析、影像学检查、肺功能测定等。

（2）护理措施

1）保持室内空气新鲜，温湿度适宜，注意通风。哮喘患者避免室内湿度过高，避免接触过敏原，如花粉、刺激性气体等。

2）保持呼吸道通畅，促进有效排痰，指导呼吸训练，必要时建立人工气道。

3）采取合适的体位。避免衣服过紧、盖被过厚。

4）遵医嘱予以吸氧、心电监护。根据呼吸困难类型、严重程度不同，进行合理氧疗或机械通气，以缓解呼吸困难症状。观察氧疗的效果及不良反应。

5）遵医嘱使用支气管舒张药、呼吸兴奋剂等药物，观察药物的疗效及不良反应。

6）安慰患者，给予心理支持，避免不良情绪致呼吸困难加重。

7）宜选择高纤维素、易消化、不易产气的饮食，以防发生便秘及腹部胀气。

3. 咯血

（1）评估要点

1）评估咯血的病因及诱因。

2）评估咯血的量、颜色、性质及出血的速度咯血量一般可分为痰中带血、小量咯血（24小时内咯血量＜100ml）、中量咯血（24小时内咯血量为100～500ml）和大量咯血（24小时内咯血量＞500ml或一次咯血量＞100ml）。

3）评估意识、面色、生命体征、经皮血氧饱和度等。

4）评估有无窒息征象，如胸闷、气促、呼吸困难、咯血突然减少或中止、发绀、面色苍白、大汗淋漓、烦躁不安等。

（2）护理措施

1）小量咯血患者以静卧休息为主，大量咯血患者应绝对卧床休息，取患侧卧位，尽量避免搬动。

2）大咯血患者应暂时禁食，小量咯血患者可遵医嘱进少量温凉流质饮食，多饮水，多食含纤维素食物，保持大便通畅。

3）选择合适氧疗工具，保持呼吸道通畅，指导并协助患者通过咳嗽自我清除气道积血，嘱患者不要屏气，以免诱发喉头痉挛，使血液引流不畅形成血块，以致窒息，床边应备吸引器。

4）建立静脉通路，遵医嘱使用止血药物（如垂体后叶素），观察药物的疗效及不良反应。

5）监测血常规、血电解质、凝血功能等，必要时做好输血和支气管动脉栓塞术准备。

6）做好心理护理，安慰患者，解除患者的恐惧感。

7)窒息抢救。①取头低脚高俯卧位,头向下倾斜 45°,面向一侧,轻拍背部,迅速排出气道和口咽部的血块。②口内放张口器,用吸引器粗口径管吸出口内血块。③高流量吸氧或呼吸皮囊加压给氧,若无效应立即气管插管或气管切开。④遵医嘱使用呼吸兴奋剂,如可拉明、洛贝林等。如心搏、呼吸骤停,应立即予以心肺复苏抢救。⑤窒息解除后,应继续各种相应治疗,如纠正酸中毒、补充血容量、控制休克,注意发生肾功能衰竭和再度大咯血的可能。

六、休息与活动

(1)根据病情、耐受程度适当活动,以不引起心悸、气促、呼吸困难为原则。注意保暖,避免受凉。加强安全防护措施,防止坠床或跌倒。

(2)呼吸衰竭、休克型肺炎、肺性脑病、支气管哮喘重度发作、肺栓塞急性期、大咯血等危重患者,应绝对卧床休息。

(3)慢性呼吸系统功能障碍的患者,在体力能承受的情况下,可从事一定的活动和体育运动,以提高机体抵抗力,改善呼吸功能。

七、饮食管理

(1)宜选择高热量、高蛋白、高维生素、易消化饮食,少量多餐,避免食用油腻、辛辣刺激及产气的食物,少吃含糖量高的食物。

(2)若病情允许,应保证充足的饮水量,每天饮水 1500~2000ml。

八、排便护理

保持大便通畅,养成良好的排便习惯,避免用力排便。若发生便秘或大便干结,应及时通知医生。

九、皮肤黏膜护理

(1)评估患者皮肤及口腔黏膜情况。
(2)根据病情做好皮肤黏膜护理。

十、心理护理

呼吸系统疾病具有病程时间长、病情容易反复等特点,患者需要长期预防及治疗。对于患者而言,长时间的病痛及治疗过程,极易引起焦虑、抑郁等负性情绪,医护人员应积极关注患者的心理状态,了解患者在疾病治疗康复过程中的关切点,针对患者存在的焦虑、抑郁负性心理情绪,采取个性化心理疏导干预护理措施,帮助患者正确认识疾病,树立战胜疾病的信心,配合日常治疗护理措施,最终实现治疗效果提升。

(1)采取多样化的心理支持手段。借助个体交流形式与患者建立起良好的护患关系,鼓励患者说出心中的感受,告知患者不良情绪对自身疾病(情绪与免疫力的关系、免疫力和病情康复关系)、家庭关系的影响,指导患者利用理性的观点进行克制、自觉调整;教导患者如何宣泄感情,减少负性情绪对自身的影响。

(2)指导患者采用腹式呼吸、冥想等方法缓解自身的不良情绪。

(3)做好家属的思想工作,让家属知晓自身的责任和义务,在对患者的护理中引入家属的支持,创造支持型的家庭环境。加强患者之间的相互交流,让治疗时间长、自我护理能力较高的患者传授经验,帮助患者建立战胜疾病的信心,启发其正面、积极地评价自己,唤起患者对生活的勇气,提高治疗信心。

(4)医护人员运用心理相关的筛查工具对患者进行评估,如果患者的心理问题得不到解决时,则需要精神卫生科进一步干预。

十一、出院指导

宣教自我监测、休息与活动、饮食、服药及复诊等注意事项。

第二节 社区获得性肺炎护理

【定义】

社区获得性肺炎(community acquired pneumonia,CAP)是指在医院外罹患的感染性肺实质(含肺泡壁,即广义上的肺间质)炎症,包括具有明确潜伏期的病原体感染在入院后潜伏期内发病的肺炎。常见症状为发热、咳嗽咳痰和(或)原有呼吸道症状加重,并出现脓性痰或血痰,伴或不伴胸痛。重症CAP可伴有呼吸困难、缺氧、休克、少尿,甚至肾衰竭等。

【治疗原则】

抗感染治疗是CAP治疗的最主要环节。

【护理】

一、护理常规

按呼吸系统疾病护理常规。

二、与本病相关的其他护理

(一)评估要点

1. 健康史及相关因素

(1)有无慢性阻塞性肺疾病、糖尿病等慢性基础疾病史,有无上呼吸道感染史等。

(2)有无着凉、淋雨、劳累等诱因。

(3)是否长期使用激素、免疫抑制剂等药物。

(4)是否吸烟及吸烟量情况。

2. 症状体征

(1)症状,如寒战、高热、咳嗽咳痰、胸痛、呼吸困难等。

(2)体征,如有无三凹征;有无胸膜摩擦音、触觉语颤增强;叩诊有无浊音或实音;听诊可否闻及肺泡呼吸音减弱或消失、异常支气管呼吸音、胸膜摩擦音和干湿啰音等。

(3)重症肺炎可表现为意识障碍、呼吸困难、缺氧、休克、少尿,甚至肾衰竭。

3. 并发症 胸腔积液、肺脓肿、气胸、肺栓塞、感染性肺外播散、急性呼吸窘迫综合征、多器官功能障碍综合征等。

4. 辅助检查 了解血常规、血沉、动脉血气分析、C反应蛋白、病原学、胸片、CT检查等阳性结果。

5. 心理社会支持状况 医护人员应积极关注患者的心理状态,了解患者在疾病治疗康复过程中的关切点,针对患者存在的焦虑、抑郁负性心理情绪,采取个性化心理疏导干预护理措施,以帮助患者正确认识疾病,帮助患者树立战胜疾病的信心,配合日常治疗护理措施,最终实现效果提升。

(二)护理措施

1. 发热护理 参见第一章常见护理措施。

2. 咳嗽咳痰护理 参见第二章第一节呼吸系统疾病护理常规概述。

3. 呼吸困难护理 参见第二章第一节呼吸系统疾病护理常规概述。

4. 氧疗护理 参见第一章常见护理措施。

5. 重症肺炎护理

(1)密切观察患者意识、生命体征、经皮血氧饱和度、尿量、皮肤黏膜色泽、24小时出入量、关注检验、影像学等报告结果。

(2)绝对卧床休息,休克时取中凹卧位。

(3)遵医嘱予以中、高流量吸氧,必要时建立人工气道。

(4)补充血容量,纠正水电解质和酸碱平衡。

(5)遵医嘱使用多巴胺、间羟胺等血管活性药物时,根据血压调整用药速度,收缩压以维持在90～100mmHg为宜,保证重要器官的血液供应,输注过程中注意防止液体外渗,以免引起局部组织坏死。有明显酸中毒时,可应用5%碳酸氢钠静滴,宜单独输入。联合使用广谱抗菌药物控制感染时,应注意药物疗效和不良反应。

(三)并发症护理

1. 胸腔积液 表现为呼吸困难、胸痛、咳嗽。听诊肺部呼吸音减弱或消失,胸片或B超显示胸腔积液。一旦发生,根据病情,协助医生进行胸穿或胸腔置管引流。

2. 呼吸衰竭 参见第二章第十二节呼吸衰竭护理。

3. 脓毒性休克 参见第一章常见护理措施之感染性休克。

4. 多器官功能障碍综合征 指在机体在遭受急性严重感染、严重创伤、大面积烧伤等突然打击后,同时或先后出现2个或2个以上器官功能障碍,以致在无干预治疗的情况下,不能维持内环境稳定的综合征。一旦发生多器官功能障碍综合征,应做好人工气道护理及各脏器功能的监测和护理。

【出院指导】

1. **自我监测**　若出现发热、心率加快、咳嗽咳痰等,应及时就诊。

2. **休息与活动**　注意休息,劳逸结合,防止过度劳累。适当锻炼身体,增强机体抵抗力。

3. **疾病知识宣教**　预防和治疗上呼吸道感染,避免受凉、淋雨等,戒烟酒。有皮肤痈、疖、伤口感染、毛囊炎、蜂窝组织炎时应及时治疗。保证充足营养、保持口腔健康和良好手卫生习惯,有咳嗽、喷嚏等呼吸道症状时戴口罩或用纸巾、肘部衣物遮挡口鼻;可接种肺炎链球菌疫苗和流感疫苗。

4. **用药指导**　遵医嘱用药,不得擅自停药或随意增减剂量。

5. **定期复诊**　遵医嘱按时复查血常规、C反应蛋白、胸部CT等。

第三节　肺脓肿护理

【定义】

肺脓肿(lung abscess)是多种病原菌引起的肺部化脓性炎症,组织坏死、液化继而形成空洞,在影像学上可表现为空洞伴液平。根据发病机制可分为吸入性肺脓肿、继发性肺脓肿、血源性肺脓肿3种类型。主要临床表现为高热、咳嗽、咳大量脓臭痰。

【治疗原则】

抗生素治疗,脓液引流,必要时手术治疗。

【护理】

一、护理常规

按呼吸系统疾病护理常规。

二、与本病相关的其他护理

(一)评估要点

1. **健康史及相关因素**

(1)吸入性肺脓肿患者有无误吸因素,如意识障碍、全身麻醉、气管插管、药物过量、癫痫、醉酒或食管、神经系统疾病所致的吞咽困难、有无蛀牙等。

(2)继发性肺脓肿患者有无肺部邻近器官化脓性病灶,如膈下脓肿等;有无肺部疾病,如细菌性肺炎、支气管扩张、空洞性肺结核、支气管囊肿等;有无支气管异物阻塞气道。

（3）血源性肺脓肿患者有无皮肤创伤感染、疖、痈、化脓性骨髓炎等；有无泌尿道、腹腔或盆腔感染等。

2. 症状体征

（1）畏寒、高热（体温高达39～40℃），伴咳嗽、咳黏液痰或黏液脓痰。炎症累及胸膜可引起胸痛。病变范围较广泛时，可出现气急。同时伴有精神不振、全身乏力、食欲减退等全身中毒症状。约1/3的患者有痰血或小量咯血，偶有中、大量咯血。

（2）肺部叩诊浊音或实音，听诊可闻及湿啰音。肺部体征与肺脓肿的大小和部位有关。

3. 并发症 脓气胸或脓胸、支气管胸膜瘘等。

4. 辅助检查 了解血常规、痰和血细菌学检查、影像学检查、纤维支气管镜检查等阳性结果。

5. 心理社会支持状况 医护人员应积极关注患者的心理状态，了解患者在疾病治疗康复过程中的关切点，针对患者存在的焦虑、抑郁负性心理情绪，采取个性化心理疏导干预护理措施，以帮助患者正确认识疾病，树立战胜疾病的信心，使患者配合日常治疗护理措施，最终实现效果提升。

（二）护理措施

1. 咳嗽咳痰护理 参见第二章第一节呼吸系统疾病护理常规。

2. 呼吸困难护理 参见第二章第一节呼吸系统疾病护理常规。

3. 发热护理 参见第一章常见护理措施。

4. 体位引流护理 参见第二章第一节呼吸系统疾病护理常规之咳嗽咳痰护理。

5. 咯血护理 参见第二章第一节呼吸系统疾病护理常规。

（三）并发症护理

1. 脓气胸或脓胸 表现为气急加重、高热、胸闷、胸痛，听诊呼吸音减弱等，应协助医生予胸腔穿刺抽气、抽液或行胸腔闭式引流术。

2. 支气管扩张 参见第二章第四节支气管扩张护理。

【出院指导】

1. 自我监测 若出现咳嗽咳痰加剧、高热、咯血、呼吸困难等，应立即就诊，警惕大咯血、窒息的发生。

2. 休息与活动 加强营养，锻炼身体，提高机体抗病力。

3. 饮食指导 宜高热量、高蛋白、高维生素、易消化饮食，避免辛辣刺激性食物，多饮水，戒烟酒。

4. 疾病知识宣教 指导患者使用有效排痰及体位引流方法，保持呼吸道通畅；彻底治疗口腔、上呼吸道慢性感染病灶，防止病灶分泌物吸入肺内，注意口腔卫生；积极治疗皮肤外伤感染、疖、痈、骨髓炎等，防止血源性肺脓肿的发生。

5. 用药护理 遵医嘱坚持足疗程规范使用药物，不得擅自停药或随意增减剂量。

6. 定期复诊 遵医嘱按时复查血常规、C反应蛋白、痰培养、胸部CT等。

第四节 支气管扩张症护理

【定义】

支气管扩张症(bronchiectasis)简称支扩,是各种病因引起的反复发生的化脓性感染,导致中小支气管反复损伤和(或)阻塞,致使支气管壁结构破坏,引起支气管异常和持久性扩张,临床表现为慢性咳嗽、大量咳痰和(或)间断咯血、伴或不伴气促和呼吸衰竭等轻重不等的症状。

【治疗原则】

治疗基础疾病,控制感染,改善气流受限,清除气道分泌物,止血,必要时手术治疗。

【护理】

一、护理常规

按呼吸系统疾病护理常规。

二、与本病相关的其他护理

(一)评估要点

1. 健康史及相关因素 有无感染、免疫缺陷、先天性疾病、先天性结构缺损和其他因素(气道阻塞、毒性物质吸入等)。

2. 症状体征

(1)慢性咳嗽,咳大量脓痰,痰液静置后,可见分层现象,上层为泡沫和下悬脓性成分,中层为混浊黏液,下层为坏死组织沉淀物。

(2)反复咯血,可以是痰中带血或大量咯血。

(3)反复肺部感染,可出现发热、咳嗽加剧、痰量增多、胸闷、胸痛等症状。

(4)慢性感染中毒症状,如发热、盗汗、食欲下降、消瘦及贫血等,儿童可影响发育。

(5)病变部位可闻及固定而持久的局限性湿啰音,有时可闻及哮鸣音、症状反复发作者可出现杵状指等。

3. 并发症 大咯血窒息、呼吸衰竭、肺气肿、肺动脉高压等。

4. 辅助检查 了解影像学检查、纤维支气管镜、肺功能、血常规、痰液检查等阳性结果。

5. 心理社会支持状况 医护人员应积极关注患者的心理状态,了解患者在疾病治疗康复过程中的关切点,针对患者存在的焦虑、抑郁负性心理情绪,采取个性化心理疏导干预护理措施,以帮助患者正确认识疾病,帮助患者树立战胜疾病的信心,使患者配合日常治疗护理措施,最终实现效果提升。

（二）护理措施

1. 保持呼吸道通畅　根据病情予气道廓清治疗,包括主动循环呼吸技术、自主或体位引流、胸部叩击振动等,遵医嘱给予祛痰治疗。

2. 休息与活动　根据病情轻重,合理安排休息。合并感染及咯血时应卧床休息,大咯血者绝对卧床休息,缓解期患者可适当进行户外活动,但要避免过度劳累。

3. 饮食管理　进食营养丰富的饮食,尤其是优质蛋白,勤漱口,保持口腔清洁,增进食欲。吸烟者应戒烟。

4. 用药护理　遵医嘱使用抗生素、祛痰剂、止血药物等,观察药物疗效及不良反应。使用垂体后叶素时速度宜慢,监测血压变化,注意有无腹痛、腹泻、出汗、心悸等情况。

5. 氧疗护理　参见第一章常见护理措施。

6. 咯血护理　参见第二章第一节呼吸系统疾病护理常规。

（三）并发症护理

1. 大咯血窒息　参见第二章第一节呼吸系统疾病护理常规之症状护理。

2. 呼吸衰竭　参见第二章第十二节呼吸衰竭护理。

3. 肺动脉高压　部分支扩患者可合并肺动脉高压,一旦出现肺动脉高压则意味着预后不良。长期氧疗适用于合并低氧血症的患者。目前没有太多的证据推荐靶向药物可用于治疗此类肺动脉高压。

【出院指导】

1. 自我监测　若出现发热、咳嗽咳痰加剧、胸闷、咯血等情况,应及时就诊。

2. 饮食指导　高热量、高蛋白、高维生素饮食,多饮水。

3. 疾病知识宣教　及时治疗上呼吸道慢性病灶,加强锻炼,避免受凉,预防感冒,减少刺激性气体吸入。鼓励深呼吸及有效咳嗽。

4. 用药指导　遵医嘱服用抗生素、祛痰剂、免疫调节剂等药物,不得擅自停药或随意增减剂量。

5. 定期复诊

（1）根据支气管扩张严重程度进行随访监测。

诊断时,评估病因、合并症、胸部CT、痰培养。

轻度支气管扩张:每年随访BMI、急性发作情况、痰培养、症状评分、肺功能、血氧饱和度。

中重度支气管扩张:除BMI、肺功能,其他指标每半年随访。

（2）根据患者定期随访的情况,采用分级管理适时调整治疗方案。

第一级:针对所有支气管扩张患者(治疗潜在病因,气道廓清治疗、必要时肺康复治疗,酌情接种流感疫苗,急性加重时及时给予抗生素治疗,患者自我管理)

第二级:经过第一级治疗,患者仍AE≥3次/年(建议重新评估痰微生物,考虑使用黏液活性药物,建议长期口服大环内酯类抗生素治疗)

第三级:经过第二级治疗,患者仍 AE≥3 次/年(视情况而定,可参考英国胸科协会指南建议每 2~3 个月给予静脉抗生素治疗,有条件的建议定期行支气管镜廓清治疗)。

若患者经过某一级的治疗,症状仍然明显,即使没有达到 AE 的程度,也可考虑进行下一级治疗。

第五节 肺结核护理

【定义】

肺结核(pulmonary tuberculosis)是由结核分枝杆菌引起的肺部慢性传染性疾病。属乙类传染病。临床上常有低热、盗汗、乏力、消瘦等全身症状及咳嗽、咯血、胸痛、呼吸困难等呼吸道症状。

【流行病学】

1. 传染源 痰中带菌的肺结核患者,尤其是痰涂片呈阳性、未经治疗者。

2. 传播途径 空气传播 飞沫传播。

3. 易感人群 机体免疫功能低下、婴幼儿、老年人、人类免疫缺陷病毒(human immuno-deficiency virus,HIV)感染者、免疫抑制剂使用者、慢性疾病患者、血糖控制不理想的糖尿病患者;生活贫困、居住拥挤、营养不良等人群。

【治疗原则】

1. 抗结核化学治疗 原则为早期、规律、适量、联合、全程。

2. 对症治疗 结核毒性症状一般在有效抗结核治疗 1~3 周内消退,不需特殊处理。若中毒症状重者,可在应用有效抗结核药的基础上短期加用糖皮质激素,以减轻中毒症状和炎症反应。如出现咯血,嘱患者卧床休息,根据病情选择止血药物。

3. 手术治疗 适用于经合理化学治疗无效、多重耐药的厚壁空洞、大块干酪灶、结核性脓胸、支气管胸膜瘘和大咯血保守治疗无效者。

【护理】

一、护理常规

按呼吸系统疾病护理常规。

二、与本病相关的其他护理

(一)评估要点

1. 健康史及相关因素 是否有结核患者接触史。有无糖尿病、肿瘤等慢性基础疾病,是否长期使用激素、免疫抑制剂等药物。

2. 症状体征

(1)午后低热、乏力、消瘦、盗汗、食欲不振等全身毒性症状。

(2)咳嗽咳痰、咯血、胸痛、呼吸困难等呼吸系统表现。

(3)可有肺实变体征,如触觉语颤增强、叩诊浊音,听诊闻及支气管呼吸音和细湿啰音等。

3. 并发症 自发性气胸、支气管扩张、大咯血窒息、慢性肺源性心脏病等。

4. 辅助检查 了解痰结核菌分枝杆菌检查(是确诊肺结核的主要依据)、影像学检查、结核菌素试验、支气管镜检查、γ-干扰素释放试验、结核分枝杆菌核酸检测、结核分枝杆菌耐药检测、分枝杆菌菌种鉴定等阳性结果。

5. 心理社会支持状况 评估患者有无因担心疾病传染及隔离带来的负性心理体验,评估患者及其家属对疾病的认识和态度。

(二)护理措施

1. 隔离措施 在标准预防的基础上,还应采用空气隔离和飞沫隔离的方式至痰菌阴性。

2. 休息与活动 活动期或咯血时应卧床休息,恢复期患者可以参加户外活动并适当进行体育锻炼。

3. 饮食管理 宜高热量、高蛋白、高维生素、高钙易消化饮食,忌食辛辣刺激性食物,禁烟酒。

4. 用药护理 遵医嘱用药,观察药物疗效,注意有无肝功能损害、周围神经炎等副作用发生。

5. 咳嗽咳痰护理 参见第二章第一节呼吸系统疾病护理常规。

6. 呼吸困难护理 参见第二章第·节呼吸系统疾病护理常规。

7. 咯血护理 参见第二章第一节呼吸系统疾病护理常规。

8. 发热护理 参见第一章常见护理措施。

(三)并发症护理

1. 大咯血窒息 参见第二章第一节呼吸系统疾病护理常规之症状护理。

2. 自发性气胸 参见第二章第十一节自发性气胸护理。

3. 支气管扩张 参见第二章第四节支气管扩张护理。

4. 慢性肺源性心脏病 参见第二章第八节慢性肺源性心脏病护理。

【出院指导】

1. 自我监测 若出现咳嗽咳痰加剧、发热、乏力、咯血等,应及时就诊。

2. 饮食指导 宜高热量、高蛋白、高维生素、高钙饮食,忌食辛辣刺激性食物,禁烟酒。

3. 疾病知识宣教 呼吸道隔离至痰菌阴性。痰菌阴性前,日常生活用品应与家人分开使用。注意通风,勤晒衣被,患者的分泌物及用物应焚毁或消毒。告知患者不可随地吐痰,避免对着他人咳嗽或打喷嚏。合理安排生活,保证充足的睡眠和休息。

4. 用药指导 向患者强调坚持规律、全程、合理用药的重要性,遵医嘱用药,不得擅自停药或随意增减剂量,注意观察药物疗效及有无肝功能损害、周围神经炎等副作用发生。

5. 定期复诊 使用抗结核药物治疗期间1~2周复查肝、肾功能,1~3个月复查胸部CT。如出现药物不良反应及时就诊。

第六节 慢性阻塞性肺疾病护理

【定义】

慢性阻塞性肺疾病(chronic obstructive pulmonary disease,COPD),简称慢阻肺,是一种以持续性呼吸症状和气流受限为特征的慢性气道疾病,通常由长期暴露于有毒颗粒或气体中引起的气道或肺泡异常所致,以慢性咳嗽、咳痰和活动后气促为主要症状,其会导致患者生活质量下降,甚至造成死亡。

【治疗原则】

1. 急性加重期的治疗 确定急性加重期的原因,给予支气管舒张剂、低流量吸氧、抗生素、糖皮质激素、祛痰剂,必要时机械通气。

2. 稳定期的治疗 教育与管理;控制职业性或环境污染;药物治疗,如支气管舒张剂、糖皮质激素、中药、其他药物(祛痰药、抗氧化剂、免疫调节剂)等;氧疗;康复治疗。

3. 外科治疗 肺大疱切除术、肺减容术、肺移植术。

【护理】

一、护理常规

按呼吸系统疾病护理常规。

二、与本病相关的其他护理

(一)评估要点

1. 健康史及相关因素

(1)有无吸烟史,有无长期接触污染的空气。

(2)有无职业性粉尘和化学物质接触史。

(3)有无长期、反复上呼吸道感染病史等。

(4)有无个体易患因素(遗传因素、气道高反应性、肺脏发育或生长不良等)。

2. 症状体征

(1)慢性咳嗽咳痰、气促或呼吸困难,可伴有喘息和胸闷,晚期患者常有疲乏、体重下降、食欲减退等。

（2）典型体征有桶状胸、呼吸变浅、频率增快,严重者可有缩唇呼吸,触诊语颤减弱。叩诊肺部过清音,心浊音界缩小,肺下界和肝浊音界下降。听诊两肺呼吸音减弱,部分患者可闻及干性啰音和(或)湿性啰音。

3. 并发症 慢性呼吸衰竭、自发性气胸、慢性肺源性心脏病等。

4. 辅助检查 了解肺功能检查、影像学检查、动脉血气分析、血常规、痰培养检查等阳性结果。

5. 心理社会支持状况 评估患者有无因长期患病、社会活动减少、经济收入降低等因素引起的焦虑、抑郁的心理状态。评估患者及其家属对疾病的认识和态度。

（二）护理措施

1. 环境护理 保持室内空气流通,温湿度适宜。

2. 体位与活动 急性加重期协助患者取端坐位或半卧位休息,稳定期可适当活动。

3. 氧疗护理 一般采用鼻导管持续低流量吸氧或文丘里面罩可控式给氧。

4. 咳嗽咳痰护理 参见第二章第一节呼吸系统疾病护理常规。

5. 呼吸困难护理 参见第二章第一节呼吸系统疾病护理常规。

6. 呼吸功能锻炼 缩唇呼吸和腹式呼吸,见第十四章第三节呼吸训练护理常规。

7. 用药护理 遵医嘱应用抗生素、支气管舒张药、祛痰止咳药治疗,观察药物疗效及不良反应。如使用氨茶碱时需观察有无心律失常、血压下降、烦躁、恶心等,用药速度宜慢。

（三）并发症护理

1. 慢性呼吸衰竭 参见第二章第十二节呼吸衰竭护理。

2. 自发性气胸 参见第二章第十一节自发性气胸护理。

3. 慢性肺源性心脏病 参见第二章第八节慢性肺源性心脏病护理。

【出院指导】

1. 自我监测 若出现发热、咳嗽加剧、痰量增多、上呼吸道感染、呼吸困难加重等,应及时就诊。

2. 疾病知识宣教 使患者了解COPD的危险因素和常见症状,讲解吸烟的危害,劝其戒烟。在呼吸道传染病流行期间,尽量避免出入人群密集的公共场所。天气变化时及时增减衣物,避免感冒。

3. 用药护理 遵医嘱用药,强调长期规律用药的重要性,正确掌握吸入剂的使用方法和注意事项。

4. 康复期指导 指导患者全身运动与呼吸锻炼相结合,可步行、骑自行车、练气功、打太极拳、家庭劳动等,锻炼时速度、强度根据患者身体状况决定。坚持缩唇呼吸和腹式呼吸锻炼。加强营养,达到理想的体重。保持乐观的情绪。

5. 家庭氧疗 指导患者和家属了解氧疗的目的、方法、必要性及注意事项,氧疗装置定期更换、清洁、消毒,注意用氧安全。告知患者1～2L/min吸氧,每天吸氧时间≥15小时。

6. 定期复诊 早期随访安排在患者出院4周内,晚期随访安排在患者出院12周内。

(1)1~4周随访内容:评估患者在日常环境中的应对能力;回顾和了解治疗方案;重新评估吸入器技术;重新评估对长期氧气的需求;记录身体活动和日常生活活动的能力;用COPD评估测试(COPD assessment test,CAT)或改良呼吸困难指数(modified medical research council,mMRC);记录症状确定共病的状态。

(2)12~16周随访内容:评估患者在日常环境中的应对能力;回顾了解治疗方案;重新评估吸入器技术;重新评估对长期氧气的需求;记录身体活动和日常生活活动的能力;测量肺活量;CAT或mMRC记录症状;确定共病的状态。

第七节 支气管哮喘护理

【定义】

支气管哮喘(bronchial asthma)简称哮喘,是由多种细胞以及细胞组分参与的慢性气道炎症性疾病,临床表现为反复发作的喘息、气急、伴或不伴胸闷或咳嗽等症状,同时伴有气道高反应性和可变的气流受限,随着病程延长可导致气道结构改变,即气道重塑。

【治疗原则】

目前无特效的根治手段,长期规范化治疗以控制哮喘临床症状。

1. 急性发作期的治疗 尽快缓解气道痉挛,纠正低氧血症,恢复肺功能,预防进一步恶化或再次发作,防治并发症。

2. 慢性持续期的治疗 在评估和监测患者哮喘控制水平的基础上,定期根据长期治疗分级方案做出调整,以维持患者的控制水平。

【护理】

一、护理常规

按呼吸系统疾病护理常规。

二、与本病相关的其他护理

(一)评估要点

1. 健康史及相关因素

(1)有无哮喘家族史。

(2)有无接触与哮喘相关的诱发因素,如室内变应原(尘螨、家养宠物、蟑螂)、室外变应原(花粉、草粉)、职业性变应原(油漆、饲料、活性染料)、食物(鱼、虾、蛋类、牛奶)、药物(阿司匹林、抗生素)和非变应原性因素,如大气污染、吸烟、运动、肥胖等。

(3)了解起病时间、治疗经过、病情控制等情况。

2. 症状体征

(1)症状:发作期伴有哮鸣音的呼气性呼吸困难常于夜间、凌晨发作或加重。也可表现为发作性咳嗽、胸闷或其他症状。

(2)体征:非发作期可无阳性体征;发作期肺呈过度充气体征,双肺可闻及广泛的哮鸣音,呼气音延长,严重时呈沉默肺。

3. 并发症　气胸、纵隔气肿、肺不张、慢性阻塞性肺疾病、支气管扩张和肺源性心脏病等。

4. 辅助检查　了解血常规、动脉血气分析、痰液检查、血 IgE、FeNO、肺功能检查、影像学检查及特异性变应原检测等阳性结果。

5. 心理社会支持状况　评估患者有无因疾病引起的焦虑、抑郁、恐惧、性格改变等心理反应。评估患者及家属对疾病的认知和态度。

(二)护理措施

1. 重度哮喘发作(原称哮喘持续状态)的急救

(1)协助患者取端坐位,注意安全。

(2)立即通知医生,备急救器械及药物。

(3)吸氧(可较高浓度给氧),根据动脉血气分析结果及经皮血氧饱和度调节氧流量。

(4)建立静脉通路,根据失水及心功能情况补液(静脉补液量一般为2500~3000ml/d)。

(5)遵医嘱使用支气管舒张剂、糖皮质激素等药物。

(6)监测生命体征、经皮血氧饱和度等。

(7)稀释痰液,促进排痰,必要时吸痰。

(8)纠正酸碱失衡和电解质紊乱。

(9)必要时气管插管行机械通气。

(10)心理护理。

2. 饮食管理　饮食宜清淡、易消化、足够热量,避免进食硬、冷、油煎食物及烟、酒、咖啡、浓茶等,禁食可能诱发哮喘的食物,如鱼、虾、蟹、牛奶及蛋类等。

3. 环境管理　有明确过敏原者应尽快脱离,保持室内环境整洁,空气流通,温湿度适宜,不放花草,避免使用皮毛、羽绒或蚕丝织物等。协助患者取舒适体位。

4. 氧疗护理　参见第一章常见护理措施。

5. 加强排痰,保持气道通畅

(1)药物祛痰。

(2)病情允许情况下,指导患者多饮水(2500~3000ml/d)。

(3)胸部物理疗法,如指导有效咳嗽,给予翻身、扣肺、雾化吸入等。

(4)必要时吸痰。

6. 用药护理　遵医嘱使用抗生素、支气管舒张剂、糖皮质激素等药物,观察药物的疗效与不良反应。指导患者正确使用吸入剂,如使用激素类吸入剂后应正确漱口等。

（三）并发症护理

1. 气胸 表现为呼吸困难加重、胸痛、胸廓饱满、肋间隙增宽等，听诊呼吸音减弱或消失。应立即于胸腔排气，具体参见本章第十一节自发性气胸护理常规。

2. 纵隔气肿 表现为胸闷不适、咽部梗阻感，胸骨后疼痛并向两侧肩部和上肢放射，严重者可出现呼吸困难、烦躁不安等。治疗的关键在于采取积极措施控制原发疾病，根据积气量多少和临床症状轻重决定治疗方案。

3. 肺不张 症状和体征主要取决于原发病因、阻塞的程度、发生的速度、受累的范围以及是否合并感染。可有呼吸困难、发绀、疼痛甚至血压下降、心动过速、发热。治疗上应尽快去除病因，治疗原发疾病。

4. 慢性阻塞性肺疾病 参见第二章第六节慢性阻塞性肺疾病护理。

5. 支气管扩张 参见第二章第四节支气管扩张症护理。

6肺源性心脏病 参见第二章第八节慢性肺源性心脏病护理。

【出院指导】

1. 自我监测 哮喘行动计划包括患者自我监测，对治疗方案和哮喘控制水平进行周期性评估，在症状和呼气流量峰值（peak expiratory flow，PEF）提示哮喘控制水平变化时如何及时调整治疗方案以达到并维持哮喘控制，如何及时接受治疗等。正确使用峰流速仪和准确记录哮喘日记是哮喘患者自我管理的重要内容之一。识别哮喘发作的先兆征象，若出现鼻痒、咽痒、干咳、胸闷、呼吸不畅等，应及时采取预防措施。

2. 疾病知识宣教

（1）避免诱发因素。哮喘危险因素集中在营养、过敏原（包括吸入和摄入）、污染（特别是环境中的烟草烟雾和交通相关空气污染）、微生物和社会心理因素等方面。避免摄入容易引起过敏的食物；避免强烈的精神刺激和剧烈运动；避免持续喊叫等过度换气的动作；避免接触刺激性气体；预防呼吸道感染；戴围巾或口罩避免冷空气刺激；减少室内过敏原的种类和数量，如不铺地毯、草垫，不放花草，不养宠物等。缓解期加强体育锻炼，提高机体免疫力。

（2）学会哮喘发作时简单的紧急自我处理方法及如何测定呼气流量峰值、如何记录哮喘日记等。与患者及家属共同制定长期管理、防止复发的计划。

3. 用药指导 哮喘患者应了解药物的名称、用法、用量及注意事项，了解药物的主要不良反应及采取相应的措施来避免，指导患者或家属掌握正确的药物吸入方法。

4. 定期复诊 定期对哮喘患者进行随访，包括患者主动按医嘱定期门诊随访或医护人员通过电话进行随访。

（1）评估哮喘控制：检查患者的症状或PEF日记，评估症状控制水平，如有加重应帮助分析加重的诱因；评估有无并发症。

（2）评估治疗问题：评估治疗依从性及影响因素；检查吸入装置使用情况及正确性，必要时进行纠正；询问对其他有效干预措施的依从性（如戒烟）；检查哮喘行动计划，如果哮喘控制水平或治疗方案变化时应及时更新哮喘行动计划。

5. 心理指导 精神心理因素在哮喘的发生发展过程中起重要作用,培养良好的情绪和战胜疾病的信心是哮喘治疗和护理的重要内容。给予患者心理疏导,使患者保持规律生活和乐观情绪,积极参加体育锻炼,最大程度保持劳动能力。

第八节　慢性肺源性心脏病护理

【定义】

慢性肺源性心脏病(chronic pulmonary heart disease),简称慢性肺心病,是肺动脉压力逐渐升高导致右室做功增加而引发的心脏病,以右室肥厚为主,同时也可伴有右室扩张,多由COPD引起,慢性心脏缺血是关键。

【治疗原则】

积极控制感染,保持呼吸道通畅,改善呼吸功能,纠正缺氧和二氧化碳潴留,控制呼吸衰竭和心力衰竭,积极处理并发症。

【护理】

一、护理常规

按呼吸系统疾病护理常规。

二、与本病相关的其他护理

(一)评估要点

1. 健康史及相关因素

(1)有无支气管、肺疾病,如慢性阻塞性肺疾病、哮喘、支气管扩张等。

(2)有无胸廓运动障碍性疾病,如严重胸廓、脊椎畸形、脊椎结核等。

(3)有无肺血管疾病,如慢性栓塞性肺动脉高压、肺小动脉炎以及各种原因引起的肺动脉高压等。

2. 症状体征

(1)心肺功能代偿期表现为咳嗽咳痰、气促、活动后心悸、呼吸困难、乏力、劳动耐力下降等。查体有发绀,肺气肿体征,闻及干、湿性啰音,听诊肺动脉瓣区第二心音增强,大于主动脉瓣区第二心音,三尖瓣可闻及收缩期杂音。

(2)心肺功能失代偿期主要表现为呼吸衰竭和右心衰竭。呼吸困难加重,夜间为甚,常有肺性脑病的表现。右心衰竭时表现为明显气促、心悸、食欲不振、腹胀、恶心等。查体发绀明显、球结膜充血水肿、颈静脉怒张、心率增快、心律失常、肝脏增大、肝颈静脉回流征阳性、下肢水肿,严重者可有腹腔积液。

3. 并发症 肺性脑病、水电解质酸碱平衡紊乱、心律失常、休克、消化道出血、弥散性血管内凝血等。

4. 辅助检查 了解血常规、血生化全套、凝血功能全套、血尿钠肽、动脉血气分析、胸片、心电图、超声心动图检查等阳性结果。

5. 心理社会支持状况 评估患者有无长期患病、社会活动减少等因素引起的焦虑、抑郁的心理状态。评估患者及其家属对疾病的认识。

(二)护理措施

1. 休息与活动 心肺功能失代偿期应卧床休息,取舒适体位,如坐位或半卧位,代偿期可适当活动。

2. 饮食管理 高热量、高蛋白、高维生素、易消化饮食,少量多餐。水肿时应摄入低盐低脂饮食,钠盐摄入量<3g/d,水分摄入量<1500ml/d,每天热量达到125kJ/kg,其中蛋白质摄入量为1.0～1.5g/(kg·d)。避免高糖饮食。

3. 咳嗽咳痰护理 参见第二章第一节呼吸系统疾病护理常规。

4. 呼吸困难护理 参见第二章第一节呼吸系统疾病护理常规。

5. 心源性水肿护理 参见第三章第一节心血管系统疾病护理常规。

6. 氧疗护理 参见第一章常见护理措施。

7. 用药护理 遵医嘱使用抗生素、支气管舒张药、祛痰剂、利尿剂、强心剂、血管扩张剂等,观察疗效及不良反应。

(三)并发症护理

1. 肺性脑病 表现为头痛、兴奋、烦躁不安、嗜睡、抽搐、意识丧失甚至昏迷等。一旦发生,应遵医嘱持续低流量低浓度吸氧,避免高浓度吸氧,氧流量1～2L/min,以防抑制呼吸。保持呼吸道通畅,增加肺通气量,遵医嘱使用呼吸兴奋剂,慎用镇静剂,禁用麻醉剂。监测意识、生命体征、动脉血气分析等。意识障碍者,使用床栏、约束带进行安全保护。

2. 水电解质酸碱平衡紊乱 参见第一章常见护理措施。

3. 心律失常 多表现为房性期前收缩及阵发性室上性心动过速,其中以紊乱性房性心动过速最具特征性。一般的心律失常通过控制呼吸道感染及纠正缺氧、二氧化碳潴留、水电解质酸碱平衡失调可自行消失,如持续存在,根据心律失常类型遵医嘱选择药物治疗。

4. 休克 参见第一章常见护理措施。

5. 消化道出血 参见第四章第八节上消化道出血护理。

6. 弥散性血管内凝血 主要表现为出血倾向、休克或微循环衰竭、微血管栓塞、微血管病性溶血等。以治疗基础疾病及消除诱因,抗凝治疗、替代治疗等为主。

【出院指导】

1. **自我监测** 若出现体温升高、呼吸困难、咳嗽剧烈、咳痰不畅、尿量减少、水肿明显或意识变化等,应及时就诊。

2. **家庭氧疗** 向患者及其家属宣教氧疗的目的、方法、必要性及注意事项,说明氧疗装置应定期更换、清洁、消毒,注意用氧安全。

3. 休息与活动 根据心、肺功能及体力情况适当体育锻炼,以不出现胸闷、气急、呼吸困难为宜,注意劳逸结合。

4. 疾病知识宣教 积极预防、治疗上呼吸道感染,戒烟,保暖。教会患者有效咳嗽,进行缩唇呼吸及腹式呼吸锻炼。饮食宜清淡易消化,少量多餐,限制钠盐摄入。

5. 用药指导 遵医嘱正确服药,口服利尿剂患者应定期监测血电解质。

6. 定期复诊 定期门诊随访,3~6个月至少一次,进行肺功能、血常规、心脏彩超等相关检查,了解病情变化,并在医生指导下维持或修改原有治疗计划。

第九节　肺血栓栓塞症护理

【定义】

肺血栓栓塞症(pulmonary thromboembolism,PTE)是指来自静脉系统或右心的血栓阻塞肺动脉或其分支所致的以肺循环和呼吸功能障碍为主要临床和病理生理特征的疾病。急性肺血栓栓塞症为内科急症之一,病情凶险。

【治疗原则】

1. 一般治疗处理与呼吸循环支持治疗 严密监护,监测生命体征及心电图、动脉血气分析的变化;绝对卧床休息,改善氧合指数和通气功能,纠正心衰,防治休克。保持大便通畅,防止用力解大便引起栓子脱落,可适当使用镇静、止痛、镇咳等相应的对症治疗。

2. 抗凝治疗 抗凝治疗可有效预防血栓再形成和复发,遵医嘱给予普通肝素(unfractionated heparin,UFH)、低分子肝素(low-molecular-weight,LMWH)、磺达肝癸钠(fondaparinux sodium)、华法林(warfarin))、利伐沙班等新型的直接口服抗凝药物进行抗凝治疗。抗凝治疗的时间因人而异,一般口服华法林的时间是至少3个月;部分病例的危险因素短期可以消除,治疗3个月即可;对于栓子来源不明的首发病例,需至少给予6个月的抗凝治疗;对复发性静脉血栓栓塞症(venous thromboembolism,VTE)或危险因素长期存在者,抗凝治疗更为延长,达12个月或以上,甚至终身抗凝。

3. 溶栓治疗 排除溶栓禁忌证后,有明确溶栓指征的病例应尽早溶栓。遵医嘱给予溶栓药物,常用的溶栓药物有尿激酶(urokinase,UK)、链激酶(streptokinase,SK)和重组织型纤溶酶原激活剂(recombinant tissue type plasminogen activator,rt-PA)。溶栓治疗的主要并发症是出血,最常见的出血部位是血管穿刺处,最严重的出血包括腹膜后出血和颅内出血。

4. 其他治疗 如肺动脉血栓摘除术、肺动脉导管碎解和抽吸血栓、放置腔静脉滤器等。

【护理】

一、护理常规

按呼吸系统疾病护理常规。

二、与本病相关的其他护理

(一)评估要点

1. 健康史及相关因素

(1)有无原发危险因素,如先天性异常纤维蛋白原血症、抗凝血酶缺乏等。

(2)有无继发危险因素,如长期卧床、下肢骨折、恶性肿瘤、外伤、手术、糖尿病、妊娠等。

2. 症状体征

(1)症状:不明原因的呼吸困难及气促、胸痛、晕厥、烦躁不安、惊恐甚至濒死感、咯血、咳嗽、心悸等。

(2)体征:呼吸急促,发绀,发热,肺部可闻及哮鸣音及细湿啰音;心率加快,肺动脉瓣区第二心音亢进或分裂,三尖瓣区收缩期杂音,严重时可出现血压下降甚至休克。

3. 并发症 右心衰竭、慢性肺源性心脏病等。

4. 辅助检查 了解血气分析、血浆D-二聚体、心电图、胸片、多排CT、肺血管造影、肺动脉造影、超声心动图检查、下肢静脉彩超等阳性结果。

5. 心理社会支持状况 询问患者对肺栓塞疾病的发生、发展以及预后是否了解;突发不明原因的呼吸困难、胸痛,患者是否存在焦虑和恐惧等不良情绪;了解患者的个人史、是否存在长期久坐久站等不良的生活方式、是否有家族遗传史以及家庭组成、经济状况、医保情况等。

(二)护理措施

1. 病情监测 监测意识、生命体征、经皮血氧饱和度、心电图及动脉血气变化等,评估患者有无胸痛、咳嗽、咯血等。

2. 休息与活动 肺栓塞急性期绝对卧床休息,防止活动致静脉血栓脱落而发生再次肺栓塞。

3. 呼吸困难护理 参见第二章第一节呼吸系统疾病护理常规。

4. 氧疗护理 参见第一章常见护理措施。

5. 疼痛管理 参见第一章常见护理措施。

6. 抗凝溶栓护理 遵医嘱及时、正确给予溶栓及抗凝制剂,监测疗效及不良反应。抗凝、溶栓治疗期间宜使用软毛刷刷牙及电动剃须刀刮胡须;如病情允许应多饮水,保持大便通畅,避免坚硬、粗糙、富含维生素K的食物,避免创伤、碰撞;观察有无出血症状和体征,监测凝血时间,尽量减少有创治疗。急性肺栓塞溶栓后,卧床时间较长,应注意保护皮肤,避免压疮。

7. 下肢静脉血栓形成护理 参见第一章常见护理措施。

(三)并发症护理

1. 右心衰竭 参见第三章第二节慢性心力衰竭护理。

2. 慢性肺源性心脏病 参见第二章第八节慢性肺源性心脏病护理。

【出院指导】

1. 自我监测 若出现呼吸困难、胸痛、咯血等,应立即就诊。

2. 疾病知识宣教 适当活动,避免久坐,长期卧床者适当增加肢体活动。学会自我监测出血征象,抗凝、溶栓治疗期间宜使用软毛刷刷牙及电动剃须刀刮胡须,如病情允许应多饮水,保持大便通畅,避免坚硬、粗糙、富含维生素 K 的食物,避免创伤、碰撞,定期复查凝血功能全套、肝肾功能等。

3. 用药指导 按医嘱服用抗凝剂,不可擅自停药,定期测量 INR,一旦观察到出血,应立即到医院复诊。

4. 定期复诊 出院后定期复查肺部 CT 和肺动脉造影,监测血常规、肝肾功能、凝血功能,必要时行超声心动图、双下肢彩超以及动脉血气分析等,避免复发。如有不适,应及时就诊。

第十节 原发性支气管肺癌护理

【定义】

原发性支气管肺癌(primary bronchogenic carcinoma)简称肺癌,为起源于支气管黏膜或腺体的恶性肿瘤。临床表现与肿瘤大小、类型、发展阶段、所在部位、有无并发症或转移有密切关系。常见症状为咳嗽、咯血、胸痛等。肺癌按解剖学部位可分为中央型肺癌和周围型肺癌两种;按组织病理学可分为非小细胞肺癌(non-small cell lung cancer,NSCLC)和小细胞肺癌(small cell lung cancer,SCLC)两种。

【治疗原则】

治疗方案主要根据肿瘤的组织学决定。通常 SCLC 发现时已转移,难以通过外科手术根治,主要依赖化疗或放化疗综合治疗。相反,NSCLC 可为局限性,外科手术或放疗可根治,但对化疗的反应较 SCLC 差。

一、非小细胞肺癌

(一)局限性病变

1. 手术 可耐受手术的Ⅰ、Ⅱ期患者首选手术治疗。若Ⅲa期患者年龄、心肺功能和解剖位置合适,也可考虑手术。术前化疗(新辅助化疗)可使不能手术者降级而能够手术。

2. 根治性放疗 Ⅲ期及拒绝或不能耐受手术的Ⅰ、Ⅱ期患者均可考虑根治性放疗。

3. 根治性综合治疗 对产生Horner综合征的肺上沟瘤可采用放疗和手术联合治疗。对于Ⅲa期患者,N_2期病变可选择手术加术后放化疗、新辅助放化疗加手术等治疗。

(二)播散型病变

不能手术的NSCLC患者中,70%预后较差,可根据行动状态评分为0级(无症状)、1级(有症状,完全能走动)、2级(<50%的时间卧床)、3级(>50%时间卧床)和4(卧床不起)级,选择适当化疗和放疗或支持治疗。

1. 化疗 联合化疗可提高生存率、缓解症状及提高生活质量,可使30%~40%的患者部分缓解,近5%的患者完全缓解。

(1)基础化疗方案:紫杉醇或白蛋白紫杉醇+卡铂或顺铂、多西紫杉醇+顺铂或卡铂、吉西他滨+顺铂或卡铂等。

(2)适当的支持治疗:止吐护胃、护肝药,用顺铂时补充液体,需要时给予促红细胞生成素等,并根据粒细胞计数调整化疗剂量。

2. 放疗 患者的原发瘤阻塞支气管引起阻塞性肺炎、上呼吸道或上腔静脉阻塞等症状时,应考虑放疗。通常一个疗程2~4周。

3. 靶向治疗 肿瘤分子靶向治疗是以肿瘤组织或细胞中所具有的特异性分子为靶点,利用分子靶向药物特异性阻断该靶点的生物学功能,选择性从分子水平来逆转肿瘤细胞的恶性生物学行为,从而达到抑制肿瘤生长甚至消退的目的。部分药物在晚期NSCLC治疗中显示较好的临床疗效,如吉非替尼、厄洛替尼等。

4. 转移灶治疗 伴脑转移者在全身治疗的基础上进行针对性脑转移治疗,包括外科手术、全脑放疗、立体定向放疗,对于脑膜转移者可植入Ommaya储液囊行脑室内化疗对合并交通性脑积水的患者,可行脑室-腹腔分流术以降低颅内压,但也可能增加肿瘤腹腔转移的风险。气管内肿瘤复发可激光治疗。

二、小细胞肺癌

以化疗为主的综合治疗以延长患者的生存期。

1. 化疗 常用方案为依托泊苷+顺铂(或卡铂),或伊立替康+顺铂(或卡铂),每3周1个周期,初始治疗4~6个周期后,应重新分期以决定是否进入完全临床缓解(所有临床明显的病变和副肿瘤综合征完全消失)、部分缓解、无反应或无进展。治疗后无反应或无进展应该重新调换治疗方案。

2. 放疗 放射线对癌细胞有杀伤作用,对明确有颅脑转移的患者和有症状且胸部或其他部位有病灶进展的患者,应给予全剂量放疗。放疗对小细胞肺癌效果较好,其次为鳞癌和腺癌。

三、免疫治疗

近年来,越来越多的临床研究结果初步表明,免疫治疗应用于肺癌可以获得显著的临床疗效。目前,这些研究主要集中在两个方向,即免疫检测点抑制剂和肿瘤疫苗。其中,免疫检测点抑制剂,针对PD-1、PD-L1的治疗性抗体。

四、生物反应调节剂

作为辅助治疗,如干扰素、转移因子、左旋咪唑、胸腺肽等,能增加机体对化疗和放疗的耐受性,提高疗效。

五、中医中药治疗

在巩固、促进、恢复机体功能中起到辅助作用。

【护理】

一、护理常规

按呼吸系统疾病护理常规。

二、与本病相关的其他护理

(一)评估要点

1. 健康史及相关因素

(1)有无吸烟史或长期处于污染的空气中。

(2)有无长期接触石棉、氡、无机砷化合物、二氯甲醚、焦油、大剂量电离辐射等。

(3)是否较少食用含β胡萝卜素的蔬菜和水果。

(4)是否有慢性肺部疾病(如肺结核、病毒感染、真菌毒素等)。

(5)有无家族遗传史。

2. 症状体征

(1)由原发肿瘤引起的症状和体征,如咳嗽、痰血或咯血、呼吸困难或喘鸣、发热、体重下降等。

(2)肿瘤局部扩展引起的症状和体征,如胸痛、声音嘶哑、咽下困难、胸腔积液、上腔静脉阻塞综合征、Horner综合征、臂丛神经压迫症等。

(3)由肿瘤远处转移引起的症状和体征。最常见的转移有转移至中枢神经系统、骨骼、转移至腹部、转移至淋巴结等。

(4)胸外表现为肥大性肺性骨关节病、异位促性腺激素、分泌促肾上腺皮质激素样物、分泌抗利尿激素、神经肌肉综合征、高钙血症、类癌综合征等。

3. 辅助检查 影像学检查、血肿瘤标志物、痰脱落细胞学、支气管镜检查、针吸细胞学检查、纵隔镜、胸腔镜检查等阳性结果。

4. 心理社会支持状况 评估患者对疾病的发生、病程、预后和相关保健知识以及病情的知晓程度;评估患者的心理承受能力,是否有恐惧、焦虑和抑郁倾向和病耻感;了解患者的家庭组成、经济状况、教育背景、医保方式,以及家属对疾病和患者的关心和支持程度和患病后的角色功能与社会交往有无改变;评估患者出院后定期复查和继续就医的条件。

（二）护理措施

1. 咳嗽咳痰护理 参见第二章第一节呼吸系统疾病护理常规。

2. 呼吸困难护理 参见第二章第一节呼吸系统疾病护理常规。

3. 咯血护理 参见第二章第一节呼吸系统疾病护理常规。

4. 疼痛护理 参见第一章常见护理措施。

5. 上腔静脉阻塞综合征护理 评估头面部、颈部、上肢的水肿程度,评估有无前胸壁静脉曲张,有无头痛、头晕、眩晕等。选择下肢静脉输液,控制输液量及输液速度,遵医嘱使用利尿剂等药物,注意药物的疗效及不良反应。

6. 用药护理 掌握化疗药物的剂量、用法、疗程及副作用等,准确用药,防止药液外渗（参见第十三章化学治疗护理常规）。

【出院指导】

1. 自我监测 若出现体温升高、呼吸困难、咯血、咳嗽咳痰加重等,应立即就诊。

2. 康复指导 适当活动,避免劳累。戒烟及减少被动吸烟,尽量避免出入公众场所,防止感冒。合理饮食,增加营养。保持乐观情绪,提高自身免疫力。

3. 用药指导 指导患者正确应对放疗、化疗的副作用,定期监测血常规、肝功能等。

4. 心理指导 指导患者尽快脱离过激的心理反应,保持良好的精神状态,增强治疗疾病的信心。

5. 定期复诊 肺癌术后1个月,复查胸部增强CT;术后4个月,第二次复查;术后2年内,三个月复查一次;术后2～5年,每半年复查一次;术后5年以上,每年复查一次。每次复查的项目为胸部CT、腹部和颈部B超、血化验肿瘤标志物,脑部磁共振,骨骼ECT等。其他内科治疗的患者出院后每周检测2次血常规、1次肝肾功能。2个疗程后行第3周期化疗前需要全面评估。4～6个疗程结束后,第1个月、第3个月进行全面评估,后依肿瘤进展情况而定。如有不适,应及时就诊。

第十一节 自发性气胸护理

【定义】

自发性气胸(spontaneous pneumothorax)是肺部疾病使肺组织及脏层胸膜破裂,或靠近肺表面的微小泡和肺大疱破裂,肺和支气管内空气进入胸膜腔所致。根据脏层胸膜破口的情况和气胸发生后对胸膜腔内压力的影响,通常将气胸分为闭合性气胸（单纯性）、交通性气胸（开放性）、张力性气胸（高压性）3种类型。

【治疗原则】

治疗目的是促进患肺复张,消除病因及减少复发。

1. 保守治疗　适用于稳定型小量闭合性气胸(肺压缩<20%),卧床休息,给氧,积极治疗肺基础疾病,酌情给予止咳、镇痛药物。

2. 排气治疗

(1)胸腔穿刺排气:适用于小量气胸(肺压缩在20%以下)、呼吸困难较轻、心肺功能尚好的闭合性气胸的患者。

(2)胸腔闭式引流:对于呼吸困难明显、肺压缩程度较大的稳定型气胸患者,包括交通性气胸、张力性气胸和气胸反复发作的患者,无论气胸量多少,均应尽早行胸腔闭式引流。

(3)化学性胸膜固定术:对于气胸反复发生,肺功能欠佳,不宜手术的患者,可胸腔内注入硬化剂,如多西环素、米诺环素、滑石粉等,产生无菌性胸膜炎症,使两层胸膜发生粘连,胸膜腔闭合,达到预防气胸复发的目的。

3. 手术治疗　对于复发性气胸、长期气胸、张力性气胸引流失败,双侧自发性气胸、血气胸、胸膜增厚致肺膨胀不全或影像学有多发性肺大疱的患者,可经胸腔镜下行粘连带烙断术,促使破口关闭。也可开胸行破口修补术、肺大疱结扎术或肺叶肺段切除术。

【护理】

一、护理常规

按呼吸系统疾病护理常规。

二、与本病相关的其他护理

(一)评估要点

1. 健康史及相关因素　评估是否有胸腔内压力骤然升高的因素,如抬举重物、剧烈运动、剧烈咳嗽、用力过猛、屏气或大笑等;评估有无肺部基础疾病,如肺结核、COPD、肺癌等。

2. 症状体征

(1)症状:突发一侧胸痛、刺激性咳嗽和胸闷或呼吸困难,张力性气胸可出现严重的呼吸循环障碍。

(2)体征:大量气胸时,气管向健侧移位,患侧胸部隆起,肋间隙增宽,呼吸运动与触觉语颤减弱;叩诊呈鼓音,肝浊音界、心浊音界缩小或消失,听诊呼吸音减弱或消失,张力性气胸可有纵隔移位。

3. 并发症　血气胸、脓气胸、皮下气肿和纵隔气肿等。

4. 辅助检查　了解胸片、肺部CT、动脉血气分析检查等阳性结果。

5. 心理社会支持状况　询问患者对气胸的发生、发展以及预后是否了解;突发不明原因的呼吸困难、胸痛,患者是否存在焦虑和恐惧等不良情绪;了解患者的个人史、既往是否有肺部基础疾病病史、家庭组成、经济状况以及医保情况等。

(二)护理措施

1. 休息与活动 卧床休息,避免屏气、剧烈活动及用力排便、咳嗽、打喷嚏等增加胸腔内压的活动。

2. 氧疗护理 参见第一章常见护理措施。

3. 胸腔闭式引流护理

(1)评估胸管留置日期、深度、固定情况及置管局部有无渗液、出血、皮下气肿等;评估水柱波动及气泡溢出情况,如有引流液引出,则评估引流液的颜色、量、性状;评估患者的呼吸情况及有无出血、感染等并发症发生。

(2)取半卧位,保持引流通畅,避免折叠、受压、扭曲等。引流瓶水平面低于胸腔引流出口平面不少于60cm。

(3)及时更换水封瓶,胸管长管保持在液面下2~3cm,严格执行无菌操作。

(4)一旦胸管滑脱,应立即压住敷料或将管口两边的皮肤向中间挤压,以免空气进入胸膜腔,并立即通知医生。如胸管不慎与水封瓶接口脱开,应立即将上段胸管反折,更换水封瓶,鼓励患者多讲话或轻轻咳嗽,以排出胸膜腔内气体。

(5)鼓励患者每2小时进行一次深呼吸、咳嗽和吹气球练习,协助患者经常更换体位,病情允许时可协助患者床上坐起或下地走路,以促进肺复张。

(6)引流管中无气体排出,且患者无呼吸困难等症状1~2天后,夹闭引流管1天患者无呼吸困难、无气急,24小时胸腔引流量在100ml以下,引流管中液面波动小或固定不动,听诊呼吸音清晰,胸部X线片显示肺复张良好,即可拔除胸管。拔管后24小时内观察患者的呼吸情况及局部有无渗液、出血、漏气、皮下气肿等。发现异常,及时处理。

(三)并发症护理

1. 皮下气肿和纵隔气肿 皮下气肿表现为皮下组织肿胀、触之有海绵样感觉、捻发音及踏雪感等,无需特殊处理即能自行吸收,但须预防感染,高浓度的吸氧可以促进皮下气肿的吸收和消散;纵隔气肿表现为胸闷不适、咽喉梗阻感、胸骨后疼痛并向两侧肩部和上肢放射等,张力过高时可作锁骨上窝切开和穿刺排气治疗。

2. 脓气胸 由结核分枝杆菌、金黄色葡萄球菌、肺炎杆菌、厌氧菌等引起的干酪性肺炎、坏死性肺炎及肺脓肿可并发脓气胸。发生脓气胸时,应紧急排脓和排气,并选择有效的抗菌药物治疗。

3. 血气胸 表现为胸腔引流管引出血性液体,听诊呼吸音减弱或消失,严重时可出现休克征象。保持胸腔引流管引流通畅,监测意识、生命体征及引流液的量、颜色、性状等,必要时做好术前准备。

【出院指导】

1. 自我监测 指导患者及其家属掌握气胸复发先兆,一旦出现胸痛、呼吸困难等,应立即就诊。

2. 避免诱因 气胸痊愈后1个月内,应避免剧烈运动、坐飞机、抬举重物、屏气等,以防复发;预防上呼吸道感染。

3. 饮食指导 多食含膳食纤维丰富的食物,保持排便通畅,避免用力屏气,2天以上未排便遵医嘱使用乳果糖等通便药物。应采取有效措施。

4. 定期复诊 遵医嘱1个月左右复查胸片或胸部CT扫描,如有不适,应及时就诊。

第十二节 呼吸衰竭护理

【定义】

呼吸衰竭(respiratory failure)是指各种原因引起的肺通气和(或)换气功能严重障碍,使静息状态下亦不能维持足够的气体交换,导致低氧血症伴或不伴高碳酸血症,进而引起一系列病理生理改变和相应临床表现的综合征。Ⅰ型呼吸衰竭是换气功能障碍所致,有缺氧($PaO_2 < 60mmHg$),但不伴有二氧化碳潴留($PaCO_2$正常或下降);Ⅱ型呼吸衰竭是肺泡通气不足所致,有缺氧($PaO_2 < 60mmHg$),伴有二氧化碳潴留($PaCO_2 > 50mmHg$)。

【治疗原则】

加强呼吸支持,包括保持呼吸道通畅、纠正缺氧和改善通气等;呼吸衰竭病因和诱因的治疗;加强一般支持治疗以及对其他重要脏器功能的检测与支持。

【护理】

一、护理常规

按呼吸系统疾病护理常规。

二、与本病相关的其他护理

(一)评估要点

1. 健康史及相关因素

(1)有无气道阻塞性疾病,如慢性阻塞性肺疾病、哮喘等。

(2)有无肺组织病变,如肺炎、肺气肿等。

(3)有无肺血管疾病,如肺栓塞、肺血管炎等。

(4)有无心脏疾病,如各种缺血性心脏疾病、心肌病等。

(5)有无胸廓与胸膜病变,如气胸、脊柱畸形、大量胸腔积液等。

(6)有无神经肌肉疾病,如脑血管疾病、重症肌无力等。

2. **症状体征**

（1）呼吸困难、呼吸浅快、呼气延长、三凹征，听诊呼吸音降低、双肺干性啰音及湿性啰音，呼吸中枢受损可有潮式呼吸等。

（2）发绀。

（3）精神-神经系统可出现精神错乱、躁狂、昏迷、抽搐等症状，合并二氧化碳潴留可出现嗜睡、淡漠、扑翼样震颤，甚至呼吸骤停。

（4）循环系统表现表现为心动过速、周围循环衰竭、血压下降、心律失常、心搏骤停等。

（5）消化、泌尿系统为消化不良、食欲不振，胃肠黏膜糜烂、出血，肾功能不全等。

3. **并发症** 消化道出血、心力衰竭、肾功能不全、水电解质酸碱平衡紊乱等。

4. **辅助检查** 了解动脉血气分析、肺功能检测、胸部影像学检查、支气管镜检查、血生化全套等阳性结果。

5. **心理社会支持状况** 询问患者对疾病的发生、发展以及预后是否了解；对于不断加重的呼吸困难、胸闷气急，患者是否存在紧张、焦虑和恐惧等不良情绪；了解患者的个人史、既往是否有肺部慢性疾病病史、家庭组成、经济状况以及医保情况等。

（二）护理措施

1. **保持呼吸道通畅** 是最基本、最重要的治疗措施，参见第一章常见护理措施。

2. **氧疗护理** 原则上Ⅱ型呼吸衰竭应予以低浓度持续吸氧，Ⅰ型呼吸衰竭应予以较高浓度持续吸氧。

3. **增加通气量、减少二氧化碳潴留** 使用呼吸兴奋剂，必要时可采用机械通气。

4. **休息与活动** 急性呼吸衰竭应绝对卧床休息，取半卧位或坐位。

5. **呼吸功能锻炼** 指导患者进行缩唇呼吸、腹式呼吸锻炼，以增强胸、膈呼吸肌肌力和耐力，改善呼吸功能。

6. **用药护理** 遵医嘱使用抗生素、呼吸兴奋剂、支气管扩张药物、糖皮质激素、利尿剂等，观察疗效及不良反应。

（三）并发症护理

1. **消化道出血** 参见第四章第八节上消化道出血护理。

2. **心力衰竭** 以右心衰竭为主，参见第三章第二节慢性心力衰竭护理。

3. **肾功能不全** 参见第五章第五节急性肾损伤护理。

4. **水电解质酸碱平衡紊乱** 参见第一章常见护理措施。

【出院指导】

1. **自我监测** 若出现胸闷、气急、呼吸困难、发绀加重等，应立即就诊。

2. **休息与活动** 教会患者减少氧耗量的休息、活动方法，坚持适当的室外活动，鼓励患者进行耐寒锻炼和呼吸功能锻炼，增强体质。

3. **家庭氧疗** 指导患者及其家属了解氧疗的目的、方法、必要性及注意事项，氧疗装置定期更换、清洁、消毒，注意用氧安全。

4. 疾病知识宣教 积极预防、治疗上呼吸道感染,戒烟,保暖。教会患者有效咳嗽,并进行缩唇呼吸和腹式呼吸锻炼,改善通气。饮食宜进食易消化软食,少量多餐,加强营养。

5. 定期复诊 遵医嘱每3个月复查心、肺功能、血气分析指标等,如出现呼吸困难、心悸等症状不适,及时就诊。

第三章

心血管系统疾病护理常规

第一节　心血管系统疾病护理常规概述

一、入院护理

1. 病区接到入院通知后,做好新患者入院准备。

2. 热情接待新患者,双人核对患者身份,正确佩戴腕带,责任护士进行自我介绍。

3. 通知主管医生接诊新患者。

4. 进行入院护理评估,包括患者心理、生理及社会状况的评估,测量生命体征、体重等,并按要求书写入院护理记录。

5. 给予入院指导,并进行安全告知。

6. 保持病房安静、整洁、舒适、安全。

二、病情观察

1. **全身情况**　评估意识、生命体征、疼痛评分,评估心、肺、肝、肾等重要脏器的状况及水电解质酸碱平衡、全身营养状况、康复筛查、压力性损伤风险、跌倒风险等。

2. **专科情况**　密切观察患者心肌缺血状态(有无胸闷、胸痛等),心肌传导功能(有无意识障碍、头晕、痉挛、发绀等),心脏泵血功能(有无呼吸困难、咳嗽、咳痰、水肿等)。

3. **辅助检查**　了解血常规、血电解质、血心肌酶谱、血肌钙蛋白、血脑钠肽(brain natriuretic peptide,BNP)、凝血功能全套、心电图、超声心动图、平板运动试验检查等阳性结果。

三、氧　疗

根据医嘱及病情选择合适的氧疗,注意观察疗效。

四、用药护理

掌握心血管常用药物的剂量、方法、作用及副作用。使用洋地黄类药物时,应正确掌握剂量,用药前后密切观察心率、心律及血电解质情况,注意有无洋地黄中毒表现,如恶心、呕吐、视力模糊、色视、心律失常等;使用利尿剂时,应注意尿量及血电解质变化;使用扩血管药物时,应观察血压变化;使用溶栓、抗凝、抗血小板聚集药物时,应注意有无出血征象;神经内分泌抑制治疗时,应注意血压、心率、血电解质变化及心功能是否耐受等,建议维持血钾水平在4.0mmol/L以上。

五、症状护理

1. 心源性呼吸困难 常表现为劳力性呼吸困难、夜间阵发性呼吸困难和端坐呼吸。

(1)评估要点

1)评估呼吸困难的原因及诱因。

2)评估呼吸的频率、节律、深浅度,呼吸困难的发生时间、持续时间等,有无咳嗽、咳痰、乏力等伴随症状。

3)评估意识、生命体征、心率、心律、经皮血氧饱和度、体位、面容与表情、皮肤黏膜情况等。

4)评估心音及呼吸音变化。

5)监测动脉血气分析、胸片、超声心动图等。

(2)护理措施

1)发作时绝对卧床休息,取半卧位或端坐位,注意体位的舒适与安全。避免衣服过紧、盖被过厚。

2)遵医嘱予以吸氧、心电监护及抗心衰、抗感染治疗,静脉输液时严格控制滴速在20~30滴/min,防止诱发急性肺水肿。

3)宜高纤维素、易消化、不易产气饮食,以防便秘及腹部胀气。

2. 胸痛 多种循环系统疾病均可出现胸痛症状。

(1)评估要点

1)评估胸痛的原因及诱因。

2)评估胸痛的性质、部位、程度、持续时间,以及有无面色改变、大汗淋漓、恶心、呕吐等伴随症状。

3)评估意识、生命体征、心率、心律变化等。

4)患者过去曾使用过的有效的疼痛控制措施。

5)评估疼痛治疗的效果及不良反应。

6)监测血心肌酶谱、肌钙蛋白及心电图变化等。

(2)护理措施

1)胸痛发作或加重时应立即停止活动,卧床休息,协助患者取舒适体位。

2)遵医嘱予以吸氧、心电监护,建立静脉通道,保持输液通畅。

3)遵医嘱使用硝酸酯类药物,注意血压、心率变化。疼痛剧烈者,遵医嘱使用镇痛药物,如吗啡,使用时应监测血压、呼吸等情况。

4)避免过度劳累、情绪激动、寒冷刺激等诱发因素;保持大便通畅,戒烟酒等。

5)心理护理,安慰患者,解除紧张不安情绪,以减少心肌耗氧量。

6)必要时做好溶栓或经皮冠状动脉介入术的准备。

3. 心悸

(1)评估要点

1)评估心悸的原因及诱因。

2)评估心悸发生的时间、频率、持续时间及有无头晕、胸闷、心前区不适、心绞痛、呼吸困难等伴随症状。

3)评估心悸发作时的生命体征,尤其是心率和心律变化。

4)监测心电图、超声心动图、胸片、甲状腺功能等。

(2)护理措施

1)心悸发作时,取高枕卧位、半卧位,尽量避免左侧卧位。症状缓解后根据患者病情及心脏功能水平适当活动。

2)遵医嘱选择合适的氧疗。

3)遵医嘱用药,观察药物疗效与不良反应,监测心率、心律、血压变化,注意有无恶性心律失常的发生。

4. 心源性水肿
最常见的病因是右心衰竭,其特点是首先出现在身体最低垂的部位。

(1)评估要点

1)评估水肿的原因及诱因;患者的钠盐摄入量,24小时出入量(尤其是尿量),容量平衡状态等;水肿与饮食、体位、活动的关系。

2)评估水肿出现的部位、时间、程度、特点、对称性及消长情况,压之是否凹陷,皮肤是否完整。

3)评估意识、生命体征、体重、颈静脉充盈程度等。

4)监测血生化全套、胸片、心电图、B超等。

(2)护理措施

1)根据病情及心脏功能水平适当活动,休息时抬高下肢,重度水肿者应卧床休息,伴胸腔积液或腹腔积液的患者宜取半卧位。

2)宜高蛋白、低盐、易消化饮食,根据病情适当限制液体摄入量。

3)遵医嘱使用利尿剂,观察用药后尿量、体重(空腹、同衣服、同磅秤、排尿后测量)的变化及水肿消退情况。

4)遵医嘱记录24小时出入量或尿量,伴腹腔积液患者每天测量腹围。

5)预防压力性损伤,保持皮肤清洁,衣着柔软宽松,经常变换体位,翻身时忌用拖、拉、扯等动作,必要时使用减压措施。

5. 心源性晕厥

(1)评估要点

1)评估晕厥发作前有无诱因及先兆症状。

2)评估晕厥发作时的体位、持续时间和伴随症状。

3）评估生命体征、心律、经皮血氧饱和度、心电图等变化。

（2）护理措施

1）卧床休息，床上排便，加强生活护理。

2）避免剧烈活动、情绪激动或紧张、快速改变体位等诱因，一旦出现头晕、黑矇等先兆，应立即下蹲或平卧，以免摔伤。

3）必要时可植入心脏记录仪以明确病因。

4）心率显著缓慢者可遵医嘱使用阿托品、异丙肾上腺素等药物，观察药物疗效及不良反应，必要时行人工心脏起搏治疗。

六、休息与活动

1. 心功能Ⅰ级患者，应避免过度活动或重体力劳动。

2. 心功能Ⅱ级患者，可进行一般日常活动，但需增加休息时间。

3. 心功能Ⅲ级患者，以卧床休息为主。

4. 心功能Ⅳ级患者急性发作时，应绝对卧床休息，取半卧位或坐位，必要时双腿下垂。稳定期可适当床上活动，以不引起心悸、气促、呼吸困难等症状为原则。注意保暖，避免受凉。加强安全防护措施，防止坠床跌倒。

5. 长期卧床患者进行床上主动、被动运动，心功能改善后鼓励患者尽早活动，并逐渐增加活动量。

七、饮食管理

宜低盐、低脂、高维生素、清淡、易消化饮食，少量多餐，避免过饱。

八、排便护理

保持大便通畅，养成良好的排便习惯，避免用力排便。便秘或大便干结者，及时遵医嘱处理。

九、皮肤黏膜护理

评估患者皮肤及口腔黏膜情况，根据病情做好皮肤黏膜护理。

十、心理护理

理解和尊重患者，正确评估患者心理社会状况，满足患者对疾病知识的需求，宣教心理对疾病的影响，及时给予心理疏导，引导家庭和社会共同给予患者心理支持，必要时请精神卫生科会诊，酌情使用药物干预。

十一、出院指导

宣教自我监测、休息与活动、饮食、服药及复诊等注意事项。

第二节　慢性心力衰竭护理

【定义】

心力衰竭(简称心衰)是(heart failure)各种心脏结构或功能性疾病导致心室充盈和(或)射血功能受损,心排血量不能满足机体组织代谢需要,以肺循环和(或)体循环淤血,器官、组织血液灌注不足为临床表现的一组综合征,主要表现为呼吸困难、体力活动受限和体液潴留。慢性心力衰竭是心血管疾病的终末期表现和最主要的死因。

【治疗原则】

采取综合性治疗,阻止或延缓心室重塑,防止或减慢心衰的发生发展,降低病死率或致残率。

1. **病因治疗**　去除基本病因及诱发因素,改善生活方式。

2. **减轻心脏负荷**　休息;控制钠盐和水分摄入;使用利尿剂、镇静剂和血管扩张剂。

3. **增加心脏排血量**　使用洋地黄类药物、非强心苷类正性肌力药物。

4. **神经内分泌抑制治疗**　使用血管紧张素转换酶抑制剂、β受体阻滞剂、醛固酮拮抗剂、血管紧张素Ⅱ受体拮抗剂。

5. **新型抗心力衰竭药物**　使用左西孟旦、血管紧张素受体-脑啡肽酶抑制剂(angiotensin receptor neprilysin inhibitor,ARNI)、依伐布雷定等。

6. **其他**　心脏再同步化治疗、左心辅助装置(left ventricular assist device,LVAD)、心脏移植等。

【护理】

一、护理常规

按心血管系统疾病护理常规。

二、与本病相关的其他护理

(一)评估要点

1. 健康史及相关因素

(1)有无高血压、心律失常、心肌梗死、肺心病、糖尿病等相关病史。

(2)发病前有无诱因,如感染、心律失常、过度劳累、情绪激动、用力排便等。

2. 症状体征

(1)左心功能不全表现为呼吸困难、咳嗽、咳痰、咯血、乏力、夜尿增多甚至少尿,听诊可闻及舒张早期奔马律、肺底湿啰音等。

（2）右心功能不全表现为纳差、腹胀、恶心、呕吐、发绀、少尿、呼吸困难、颈静脉怒张、水肿、胸腹腔积液等。

（3）全心衰见于心脏病晚期,同时具有左心衰和右心衰表现。

①心功能分级（NYHA分级）：

Ⅰ级 体力活动不受限,日常活动不引起过度的乏力、呼吸困难或心悸。即心功能代偿期。

Ⅱ级 体力活动轻度受限,休息时无症状,日常活动即可引起乏力、心悸、呼吸困难或心绞痛。亦称Ⅰ度或轻度心衰。

Ⅲ级 体力活动明显受限,休息时无症状,轻于日常活动即可引起上述症状,亦称Ⅱ度或中度心衰。

Ⅳ级 不能从事任何体力活动,休息时亦有充血性心衰或心绞痛症状,任何体力活动后加重。亦称Ⅲ度或重度心衰。

Ⅳa 无需静脉给药,可在室内或床边活动。

Ⅳb 不能下床,并需静脉给药支持。

②6分钟步行试验 患者在平直走廊里尽可能快地行走,测定6分钟步行距离。

6分钟步行距离＜150m 重度心衰

6分钟步行距离为150～450m 中度心衰

6分钟步行距离＞450m 轻度心衰

③心功能分期：

阶段A 心衰高危人群,但无结构性心脏病或心衰症状。

阶段B 有结构性心脏病,但无心衰症状或体征。

阶段C 有结构性心脏病,曾有或现有心衰症状。

阶段D 存在需要特殊干预治疗的顽固性心衰。

3. 并发症 肺部感染、血栓形成、栓塞、心源性肝硬化、电解质紊乱等。

4. 辅助检查 了解血常规、BNP、超声心动图、血生化全套、动脉血气分析、心电图、胸片检查等阳性结果。

5. 心理社会支持状况 评估患者心理状态,有无焦虑、抑郁、孤独、绝望甚至对死亡的恐惧等,了解患者家庭和社会支持水平,包括长期照护者的身心负担及心理感受。

（二）护理措施

1. 饮食管理 根据患者心功能水平、水肿程度、尿量及血电解质情况限制钠盐的摄入,钠摄入量在2g/d以下为宜,液体摄入量符合"量出为入"的原则,严重心衰的患者液体摄入量限制在1.5～2.0L/d。伴营养不良风险者应给予营养支持。

2. 氧疗护理 根据病情选择合适的氧疗方式,观察发绀情况,监测经皮血氧饱和度和血气分析结果。

3. 用药护理 使用利尿剂时,应观察患者有无低血钾的表现,定时复查血电解质浓度,必要时遵医嘱补钾;使用洋地黄药物时,警惕发生洋地黄中毒;使用非强心苷类正性肌力药物时,观察心率、心律变化;使用新型抗心力衰竭药物时,应密切关注血电解质水平、心律、心率、血压等变化。

4. 排便护理 饮食中适当增加粗纤维食物,避免用力排便,必要时遵医嘱使用缓泻剂或开塞露。

(三)并发症护理

1. 肺部感染 可表现为咳嗽、咳痰、发热、胸闷等。参见第一章常见护理措施。

2. 血栓形成 以下肢深静脉血栓形成最为常见。参见第一章常见护理措施。

3. 栓塞 参见第三章第八节急性冠状动脉综合征并发症护理。

4. 心源性肝硬化 表现为呼吸困难、食欲减退、黄疸、大量腹腔积液、脾脏增大等。一旦发生,应根据病情合理安排休息与活动,饮食宜高蛋白、高维生素、易消化,少量多餐,限制水钠摄入,遵医嘱使用利尿剂,监测血电解质酸碱平衡情况,必要时协助医生行腹腔穿刺引流术。

5. 电解质紊乱 以低血钾和失盐性低钠综合征最为多见。参见第一章常见护理措施。

【出院指导】

1. 自我监测 每天测量体重,当发现体重增加或出现胸闷、气急、呼吸困难、不能平卧、足踝部水肿、夜尿增多、厌食、上腹饱胀感等症状时,应及时就诊。

2. 休息与活动 保证充足睡眠和休息,活动时以不出现心悸、气急为原则。

3. 饮食指导 低盐、高维生素、易消化饮食,少量多餐,不宜过饱,忌烟酒;适当限制水分,睡前不宜喝浓茶、咖啡等。

4. 用药指导 遵医嘱用药,避免擅自停药及随意增减剂量。服洋地黄类药物时,应学会自测脉搏。若脉率<60次/min,则不可服药;若脉率增快、节律改变并出现厌食,则应警惕洋地黄毒性反应,须及时就医。服用利尿剂时,应观察尿量变化,定时复查血电解质。

5. 避免诱因 少量多餐,避免过饱,根据患者心功能水平、水肿程度、尿量及血电解质情况限盐限水,戒烟限酒,保持大便通畅;注意保暖,预防感冒,必要时接种流感和肺炎球菌等疫苗。

6. 定期复诊 积极治疗原发病,控制诱因,遵医嘱定期复诊,病情加重时(如疲乏加重、水肿再现或加重、静息心率增加15~20次/min、活动后气急加重等)及时就诊。

第三节 急性心力衰竭护理

【定义】

急性心力衰竭(acute heart failure,AHF)是指心衰的症状和体征急性发作或急性加重的一种临床综合征。临床以急性左心衰竭较为常见,表现为急性肺水肿或心源性休克,属于严重的急危重症。

【治疗原则】

控制心衰,改善临床症状;确定并治疗诱因;诊断和治疗基本病因。

【护理】

一、护理常规

按心血管系统疾病护理常规。

二、与本病相关的其他护理

(一)评估要点

1. 健康史及相关因素

(1)有无急性冠状动脉综合征、急性心肌损害、慢性心力衰竭、心脏瓣膜狭窄、感染性心内膜炎等心脏疾病。

(2)有无甲亢危象、贫血、败血症、哮喘、急性肺栓塞、快速大量输液、手术、吸毒、酗酒等。

2. 症状体征

(1)患者突然出现严重呼吸困难、端坐呼吸、烦躁不安、面色苍白、皮肤湿冷、大汗淋漓、频繁咳嗽,严重时咳粉红色泡沫样痰。

(2)听诊心率增快,甚至可闻及两肺湿啰音和哮鸣音。心尖部可闻及舒张期奔马律。

3. 辅助检查 了解血常规、血生化全套、BNP、动脉血气分析、心肌酶谱、肌钙蛋白、心电图、超声心动图、胸片检查等阳性结果。

4. 心理社会支持状况 评估患者有无恐惧或焦虑等心理问题,急救时保持镇静,提供情感支持,使患者产生信任与安全感,避免在患者面前讨论病情,以减少误解。

(二)护理措施

1. 体位管理 绝对卧床休息,协助患者取端坐位,双腿下垂,注意安全,谨防跌倒。

2. 呼吸道管理 保持呼吸道通畅,遵医嘱予以面罩吸氧或无创正压通气吸氧,维持经皮血氧饱和度在94%～98%(慢性阻塞性肺疾病患者≥90%)。

3. 维持循环稳定

(1)遵医嘱予以心电监护,严密观察意识、面色、心率、心律、呼吸、血压、血氧饱和度、尿量、出入量等情况。

(2)迅速建立静脉通道,控制输液速度和输液量,防止心衰加重。

(3)遵医嘱正确使用镇静、利尿、血管扩张剂及正性肌力药,并观察药物疗效及不良反应。

【出院指导】

1. 自我监测 每天测量体重,当发现体重增加或出现胸闷、气急、呼吸困难、不能平卧等,应及时就诊。

2. 疾病知识宣教 针对基础病因继续治疗;指导患者及家属掌握疾病相关知识,告知急救电话号码、紧急就诊的途径和方法;输液前主动向医护人员说明病情。

3. 饮食指导 宜清淡易消化饮食,限制钠盐和水的摄入,忌饱食。避免心脏前后负荷加重的因素。

4. 休息与活动 鼓励患者适当活动,动静结合,循序渐进增加活动量。

5. 用药指导 遵医嘱用药,不可擅自停药或随意增减剂量。

6. 定期复诊 同慢性心力衰竭。

第四节　房颤护理

【定义】

心房颤动(atrial fibrillation,AF)简称房颤,是指规则有序的心房电活动丧失,被快速无序的心房颤动波所取代,是最严重的心房电活动紊乱,也是常见的快速性心律失常之一。按发作情况可分阵发性房颤、持续性房颤和永久性房颤,临床主要表现为胸闷、心悸。

【治疗原则】

寻找和纠正诱因与病因,室率控制、节律控制(恢复窦性心律)、预防血栓栓塞并发症。

1. 药物治疗 坚持抗凝、复律、控制心室率的药物治疗。

2. 电复律 如选用电复律治疗,应提前几天给予抗心律失常药物,预防复律后房颤复发。房颤持续发作伴血流动力学障碍者首选电复律。

3. 介入治疗 导管射频消融术、冷冻球囊消融术、经皮左心耳封堵术、人工心脏起搏器植入术。

4. 外科迷宫手术 Ⅲ型迷宫手术、微创迷宫手术等。

【护理】

一、护理常规

按心血管系统疾病护理常规。

二、与本病相关的其他护理

(一)评估要点

1. 健康史及相关因素

(1)有无器质性心脏病病史。

(2)有无诱发因素,如全身感染、肺部疾病、肺栓塞、甲状腺功能亢进等。

(3)对所有确诊房颤的患者,应了解其 $CHA_2DS_2-VAS_c$ 栓塞风险评分及 HAS-BLED 出血风险评分。

2. 症状体征

(1)胸闷、心悸、头晕、气急和乏力等表现,严重者可有晕厥、急性肺水肿、心绞痛或心源性休克等。

(2)心脏听诊第一心音强弱不等,心律绝对不整,脉搏短绌。

3. 并发症 栓塞等。

4. 辅助检查 了解凝血功能、甲状腺功能全套、超声心动图、经食管超声心动图、心电图、24小时动态心电图检查等阳性结果。心电图表现为 P 波消失,代之以大小、形态、间距不一的 f 波,频率 350～600 次/min,心室率通常在 100～160 次/min,心室律极不规则,QRS 波形态一般正常。

5. 心理社会支持状况 理解和尊重患者,评估其心理需求,满足患者对房颤疾病知识相关需求,宣教心理、生理、病情相互转化、相互作用的知识,树立正确的疾病观。

(二)护理措施

1. 休息与活动 急性发作期卧床休息,症状缓解逐渐增加活动量。

2. 复律护理

(1)药物复律,临床常用 β 受体阻滞剂、非双氢吡啶类钙拮抗剂(维拉帕米和地尔硫草)以及洋地黄类药物等控制心室率,ⅠA 类(如奎尼丁)、ⅠC 类(如普罗帕酮)、Ⅲ类(胺碘酮、索他洛尔)等控制节律,使用时应严密观察心率、心律、血压、脉搏、呼吸、意识等变化。

(2)电复律,参见第三章第十四节心血管系统常用诊疗技术及护理。

(3)导管消融术,参见第三章第十四节心血管系统常用诊疗技术及护理。

3. 抗凝治疗护理 除华法林外,还可以选择新型抗凝药如利伐沙班、达比加群、阿哌沙班等抗凝药物。严密观察患者有无出血倾向,刷牙时使用软毛牙刷,避免碰撞,避免粗纤维饮食等,延长穿刺点按压时间,使用华法林抗凝时,应定期监测凝血酶原时间或国际标准化比值(international normalized ratio, INR);使用新型抗凝药物如利伐沙班、达比加群、阿哌沙班等无需监测 INR。

4. 人工心脏起搏护理 参见第三章第十四节心血管系统常用诊疗技术及护理。

5. 经皮左心耳封堵术的护理 参见第三章第十四节心血管系统常用诊疗技术及护理。

(三)并发症护理

可发生体循环栓塞,以脑栓塞最为常见。参见第十章第五节脑梗死护理。

【出院指导】

1. 自我监测 宣教房颤复发以及并发症发生的基本观察方法和主要急救措施,告知安装起搏器患者起搏器相关知识。一旦出现头晕、晕厥、失语、吞咽困难、胸痛、气促、水肿、肢体功能障碍等,应及时就诊。

2. 饮食指导 低盐、低脂、清淡饮食,少量多餐,华法林治疗期间限制食用含维生素 K

的食物,如菠菜、芦笋、花椰菜、包心菜等。戒烟限酒。

3. 休息与活动 保证充分休息,避免劳累和过度活动。

4. 用药指导 遵医嘱正确服药,不可擅自停药或随意增减剂量。使用华法林期间应定期监测凝血酶原时间、INR 及有无出血倾向。

5. 生活习惯指导 吸烟、饮酒、缺乏活动、高脂饮食、肥胖等都是房颤的高危因素。根据患者个体化特征进行针对性指导干预。

6. 定期复诊 积极控制合并症,如高血压、糖尿病、心衰、冠心病、心脏瓣膜病、慢性肾病等,遵医嘱定期复诊。

第五节 室性心动过速护理

【定义】

室性心动过速(ventricular tachycardia)简称室速,是指发生在希氏束分叉以下的束支、心肌传导纤维、心室肌的快速性心律失常。频率超过 100 次/min,连续 3 个或 3 个以上的自发性室性电除极活动。按室速发作时 QRS 波群的形态可将其分为单形性室速和多形性室速;按心动过速分为持续性室速和非持续性室速;根据患者临床症状可分为血流动力学稳定的室速和血流动力学不稳定的室速。非持续性室速通常无明显症状,持续性室速可出现低血压、气促、心绞痛和晕厥等表现。

【治疗原则】

立即终止室性心动过速的发作,纠正并治疗诱因和病因。

1. 去除病因和诱因 病因治疗有助于长期治疗策略的选择和判断预后。大多数合并有器质性心脏病,如冠心病、高血压、心肌病、风湿性心脏病等,其他病因包括缺氧、电解质紊乱、药物中毒(如洋地黄、磺胺类等)。

2. 心脏电复律 若患者已发生晕厥、低血压、休克、心绞痛、心力衰竭,则首选电复律。药物治疗无效的室性心动过速亦可选择电复律。

3. 药物复律治疗 如胺碘酮、利多卡因、普鲁卡因胺等。胺碘酮是急诊终止室性心动过速最常用的药物,一般静脉负荷剂量+静脉滴注维持(静脉负荷:150mg,用 5% 葡萄糖溶液稀释,注射时间大于 10 分钟;静脉维持:第一个 24 小时内一般用量为 1200mg,但不超过2000mg)。期间密切观察血压、心电、血氧情况。

4. 介入治疗 导管消融对不同类型的室性心动过速疗效有差异。经心腔内电生理检查,明确室性心动过速的机制,可行导管射频消融以治疗室性心动过速。

5. 埋藏式心脏复律除颤器(implantable cardiac defibrillator,ICD) 对反复发作,药物治疗无效者,置入 ICD 可降低猝死风险,提高生存率。

【护理】

一、护理常规

按心血管系统疾病护理常规。

二、与本病相关的其他护理

(一)评估要点

1. 健康史及相关因素

(1)有无冠心病、心肌炎、心肌病等器质性心脏病病史,有无基因突变引起离子通道异常,如 Brugada 综合征、长-QT 综合征等。

(2)有无药物中毒、电解质紊乱、代谢障碍等。

2. 症状体征

(1)持续性室速患者可出现低血压、气促、心绞痛和晕厥等症状,反复发作可诱发或加重心力衰竭、心源性休克及心室颤动。

(2)心脏听诊时心律略不齐,心音强弱不一,偶可闻及第一、第二心音分裂。

3. 辅助检查 了解血常规、血电解质、凝血功能、甲状腺功能全套、超声心动图、心电图、24 小时动态心电图、电生理检查等阳性结果。心电图表现为异位激动起源于希氏束分叉以下,连续 3 个或以上的室性期前收缩,心室率多在 150~250 次/min,持续性室速是指持续＞30 秒或出现血流动力学障碍的室速。

4. 并发症 室颤等。

5. 心理社会支持状况 积极引导患者重视疾病、重视尽早干预,最大限度地降低恶性心血管事件的发生风险。

(二)护理措施

1. 病情监测 评估患者有无头晕、晕厥、心悸、胸闷、胸痛等表现,严密观察心率、心律、血压等,必要时监测心电图、血电解质等变化。

2. 活动与安全 保持环境安静,发作时以卧床休息为主,症状缓解逐渐增加活动量。避免剧烈活动、情绪激动或紧张、快速改变体位等,一旦出现头晕、黑矇等,应立即平卧,以免跌伤。

3. 氧疗护理 根据病情及医嘱采取合适的氧疗方式。

4. 用药护理 遵医嘱按时按量使用抗心律失常药,使用时严密观察患者意识、生命体征、心电图。注意用药前、用药中及用药后心律、心率、PR 间期、QT 间期。

5. 电复律护理 参见第三章第十四节心血管系统常用诊疗技术及护理。

6. 导管射频消融术护理 参见第三章第十四节心血管系统常用诊疗技术及护理。

7. 植入型心律转复除颤器护理 参见第三章第十四节心血管系统常用诊疗技术及护理之人工心脏起搏护理常规。

（三）并发症护理

室颤表现为意识丧失、抽搐、呼吸停止,甚至死亡(触诊大动脉搏动消失,听诊心音消失,血压无法测到);心电图表现为波形、振幅及频率均不规则,无法辨认 QRS 波群、ST 段与 T 波。一旦发生室颤,应立即进行胸外按压,除颤仪到位后马上除颤。

【出院指导】

1. **自我监测** 学会自测脉搏,告知室性心动过速的主要急救措施,安装起搏器患者告知起搏器相关知识。一旦出现头晕、晕厥、黑矇等,应及时就诊。

2. **饮食指导** 宜富含纤维素和钾的饮食,少量多餐,戒烟酒,避免摄入刺激性食物。保持大便通畅,避免排便时过度屏气。

3. **休息与活动** 劳逸结合、生活规律,保证充足的休息和睡眠,保持乐观、稳定的情绪。改变生活方式,避免竞技性体育活动,避免快速改变体位等,一旦出现头晕、黑矇等,应立即平卧。

4. **用药指导** 遵医嘱服药,避免擅自停药或随意增减剂量。

5. **定期复诊** 积极治疗原发性器质性心脏病,如冠心病、心肌病、心脏瓣膜病、先天性心脏病等,遵医嘱定期复诊。

第六节 房室传导阻滞护理

【定义】

房室传导阻滞(atrioventricular block,AVB)是指房室交界区脱离了生理不应期后,心房冲动传导延迟或不能传导至心室。根据阻滞程度不同分为一度、二度和三度,其中二度分为 Ⅰ 型(文氏传导)和 Ⅱ 型(莫氏传导)两种。临床常表现为心悸、乏力、晕厥,甚至发生阿-斯综合征而猝死。

【治疗原则】

病因治疗、抗缓慢性心律失常药物治疗、人工心脏起搏治疗。一度或二度 Ⅰ 型房室传导阻滞者无需特殊治疗,二度 Ⅱ 型伴明显症状或三度房室传导阻滞应给予心脏起搏治疗。

【护理】

一、护理常规

按心血管系统疾病护理常规。

二、与本病相关的其他护理

(一)评估要点

1. 健康史及相关因素

(1)有无冠心病、心肌炎、心肌病等器质性心脏病病史。

(2)有无药物中毒、电解质紊乱、结缔组织病、原发性传导系统变性疾病等。

2. 症状体征

(1)一度房室传导阻滞常无症状,听诊常有第一心音减弱。心电图示 PR 间期超过 0.20 秒。

(2)二度房室传导阻滞常有心悸、乏力等不适,听诊常有心搏脱漏。二度Ⅰ型心电图表现为 PR 间期进行性延长,相邻 RR 间期进行性缩短,直至一个 P 波受阻不能下传至心室,RR 间期小于窦性 PP 间期的 2 倍。二度Ⅱ型心电图表现为 P 波规则出现,QRS 波群周期性脱落,PR 间期固定,长 RR 间期等于短 RR 间期的 2 倍。

(3)三度房室传导阻滞常有心功能不全、心绞痛、晕厥,甚至发生阿-斯综合征而猝死。听诊第一心音强弱不等,可闻及大炮音。心电图表现为 PP 之间和 RR 之间各有其固定的规律,两者之间毫无关系,形成完全的房室分离,心房率快于心室率。

3. 并发症 阿-斯综合征、猝死等。

4. 辅助检查 了解心肌酶谱、血电解质、心电图、超声心动图、24 小时动态心电图检查等阳性结果。

5. 心理社会支持状况 安慰患者控制情绪,加强病房巡视,及时了解患者需要,耐心解答与疾病相关的护理问题,消除患者紧张、焦虑、恐惧心理。

(二)护理措施

1. 病情监测 观察患者有无头晕、晕厥、心悸、胸闷、胸痛等表现,注意意识、心率、心律、呼吸、血压变化,必要时监测心电图。

2. 活动与安全 高度房室传导阻滞患者需卧床休息,症状缓解逐渐增加活动量。避免剧烈活动、情绪紧张或激动、快速改变体位等,一旦出现头晕、黑矇等先兆,应立即平卧,以免跌伤。

3. 用药护理 遵医嘱正确用药。如异丙肾上腺素需稀释后微泵静脉推注,心电监护,根据心率调节用药速度,此药半衰期短(1分钟至数分钟),在微泵出现"注射完毕"报警之前须准备好药物,避免快速推注药物。

4. 人工心脏起搏护理 参见第三章第十四节心血管系统常用诊疗技术及护理。

(三)并发症护理

因心室率过慢或出现长停搏(>3秒)可导致脑缺血而出现暂时性意识丧失、晕厥,甚至发生阿-斯综合征,严重者可发生猝死。当患者出现晕厥、抽搐、发绀、呼吸困难时,立即配合医生抢救,进行胸外心脏按压、人工呼吸、电复律。

【出院指导】

1. 自我监测 学会自测脉搏,告知房室传导阻滞的主要急救措施。一旦出现头晕、晕厥、黑矇等,应及时就诊。安装起搏器患者告知其起搏器相关知识。

2. 饮食指导 富含纤维素饮食,少量多餐,避免刺激性食物,戒烟酒。保持大便通畅,避免过度屏气。

3. 休息与活动 劳逸结合、生活规律,保证充足的睡眠与休息,保持乐观、稳定的情绪。

4. 用药指导 遵医嘱用药,不可擅自停药或随意增减剂量。

5. 起搏器指导 参见第三章第十四节心血管系统常用诊疗技术及护理之人工心脏起搏护理出院指导。

6. 定期复诊 遵医嘱定期随访,起搏器置入患者定期程控检测,一般按出院后第1个月、第3个月、第6个月、第12个月定期随访,如有不适,随时随访。

第七节 风湿性心脏病护理

【定义】

风湿性心脏病(rheumatic heart disease)是风湿性炎症过程所致的瓣膜损害的一种疾病,表现为瓣膜口狭窄和(或)关闭不全。主要发病人群为40岁以下人群,女性多发。以二尖瓣受损最为常见,也可以同时累及多个瓣膜,称为联合瓣膜病变。

【治疗原则】

预防风湿热复发和感染性心内膜炎,治疗并发症,介入治疗,外科手术治疗。

【护理】

一、护理常规

按心血管系统疾病护理常规。

二、与本病相关的其他护理

(一)评估要点

1. 健康史及相关因素

(1)有无遗传病史、家族史、风湿病史。

(2)有无诱因,如咽峡炎、发热等。

2. 症状体征

(1)呼吸困难、咳嗽、咯血、声音嘶哑。

（2）重度二尖瓣狭窄者常有"二尖瓣面容"，双颧绀红。心尖区可触及舒张期震颤，听诊可闻及舒张中晚期隆隆样杂音。

（3）风湿活动时可出现皮肤环形红斑、皮下结节、关节红肿及疼痛不适等。

3. 并发症 心房颤动、急性肺水肿、栓塞、心力衰竭、感染性心内膜炎、肺部感染等。

4. 辅助检查 了解血常规、血沉、C反应蛋白、免疫学检查、胸片、心电图、超声心动图、经食管超声心动图检查等阳性结果。

5. 心理社会支持状况 该病病程长，易反复，指导患者控制情绪，及时了解患者需要，耐心解答与疾病相关的护理问题，消除患者紧张、焦虑、恐惧心理。

（二）护理措施

1. 休息与活动 按心功能水平情况及是否有风湿活动安排休息与活动，左房有血栓形成者以卧床休息为主，长期卧床休息者在病情允许时可进行床上主动、被动运动，预防栓塞。

2. 预防感染

（1）保持病室空气流通、温度适宜。

（2）增强体质，注意保暖，防止呼吸道感染引起风湿活动。

（3）积极有效地治疗链球菌感染，如根治扁桃体炎、龋齿和鼻旁窦炎等慢性病灶。如需拔牙或行内窥镜检查等，术前、术后应予以抗生素，预防感染。

3. 用药护理 遵医嘱使用抗生素、抗风湿药及抗凝溶栓药等，观察药物疗效及不良反应。

4. 经皮球囊二尖瓣成形术护理 参见第三章第十四节心血管系统常用诊疗技术及护理。

（三）并发症护理

1. 心房颤动 参见第三章第四节心房颤动护理。

2. 急性肺水肿 参见第三章第三节急性心力衰竭护理。

3. 栓塞 参见第三章第八节急性冠状动脉综合征并发症护理。

4. 心力衰竭 参见第三章第二节慢性心力衰竭护理和第三节急性心力衰竭护理。

5. 感染性心内膜炎 参见第三章第十二节感染性心内膜炎护理。

6. 肺部感染 参见第一章常见护理措施。

【出院指导】

1. 自我监测 自我监测体温变化、有无栓塞表现。若出现体温升高、意识改变、失语、胸闷、气促、胸痛、下肢肿胀等，应及时就诊。

2. 预防感染 预防呼吸道感染，避免出入人群聚集处。积极治疗链球菌感染，如根治扁桃体炎、龋齿、鼻旁窦炎等。如需拔牙或行内镜检查等，术前术后均应遵医嘱合理使用抗生素。

3. 休息与活动 在心功能允许的情况下，可进行适量的轻体力劳动或工作。在风湿活动期及心功能不全时，应多卧床休息。

4. 饮食指导 饮食宜富有营养、高维生素、低盐、清淡,少量多餐。

5. 用药护理 遵医嘱用药,避免擅自停药或随意增减剂量。

6. 定期复诊 风湿性心脏病患者病程漫长,反复的风湿活动,可使心脏瓣膜发生病变,在提高自我管理水平的基础上,强调及时、密切随访复查。根据医嘱门诊复查,并进行心电图、心超、血常规、抗链球菌抗体、血沉、C反应蛋白、免疫学检查等检查化验。若出现胸闷不适发作频繁,血压降低,需随时就诊。

第八节 急性冠状动脉综合征护理

【定义】

急性冠状动脉综合征(acute coronary syndrome,ACS)是指冠状动脉内不稳定的粥样斑块破裂或糜烂引起血栓形成导致的心脏急性缺血综合征,涵盖了不稳定型心绞痛(unstable angina,UA)、非ST段抬高型心肌梗死(non-ST segment elevation myocardial infarction,NSTEMI)和ST段抬高型心肌梗死(ST segment elevation myocardial infarction,STEMI)。

【治疗原则】

对于STEMI患者,应尽快恢复心肌的血液灌注(到达医院后30分钟内开始溶栓或90分钟内开始介入治疗);对于UA或STEMI患者,应即刻缓解缺血和预防严重不良事件(即死亡或心肌梗死或再梗死),包括抗缺血治疗、抗血栓治疗和根据危险度分层进行有创治疗。

1. 一般治疗 卧床休息、吸氧、镇痛、心电监护、饮食控制。

2. 药物治疗 包括抗心肌缺血治疗、抗血小板治疗、抗凝治疗、调脂治疗及改善心肌重塑等。

3. 再灌注心肌 溶栓疗法、经皮冠状动脉介入治疗、冠状动脉旁路移植术等。

【护理】

一、护理常规

按心血管系统疾病护理常规。

二、与本病相关的其他护理

(一)评估要点

1. 健康史及相关因素

(1)了解有无冠心病、高血压、糖尿病、高血脂等病史。

(2)发病前有无诱因,如饱餐、过度劳累、情绪激动、用力排便等。

(3)了解年龄、性别、性格、职业、饮食习惯、生活习惯、吸烟史、体重指数、家族史等。

2. 症状体征

(1)持久的胸骨后剧烈疼痛、烦躁不安、大汗、呼吸困难、恐惧或有濒死感,部分患者疼痛放射至左上臂、下颌、颈部或肩背部上方。

(2)全身症状有发热、心动过速等,一般在疼痛发生24~48小时出现,体温一般在38℃左右。

(3)消化系统表现为可伴频繁恶心、呕吐和上腹胀痛。

(4)心律失常多见于24小时内,可伴乏力、头晕、晕厥等症状,以室性心律失常最多见。

(5)心力衰竭主要是急性左心衰竭,可出现呼吸困难、咳嗽、发绀、烦躁等症状。右心室心肌梗死者一开始即可出现右心衰竭表现,伴血压下降。

(6)低血压和休克

3. 并发症 乳头肌功能失调或断裂、心室游离壁破裂、室间隔穿孔、栓塞、室壁瘤、心肌梗死后综合征等。

4. 辅助检查 了解血常规、心肌酶谱、血清肌钙蛋白、BNP、血沉、C反应蛋白、血脂、血糖、凝血功能全套、D-二聚体、心电图、胸片、超声心动图检查等阳性结果。

5. 心理社会支持状况 ACS患者心理影响较大,常常表现为焦虑、紧张,尤其是心肌梗死后可以表现为惊恐、忧虑、抑郁等情绪波动。医护人员应以周到细致的服务、和蔼可亲的态度安慰患者,耐心倾听患者的主诉,允许亲人陪伴;护士要关注患者的心理状态,适时主动地介绍疾病知识、治疗方法,让其明白情绪波动对本病的不良影响,保持情绪稳定积极配合治疗非常重要,争取早日康复出院;部分患者出院后会担心对今后的工作能力和生活质量的影响,应予以充分理解并指导患者保持情绪乐观、心情平和,避免情绪激动,正确对待自己的病情。鼓励家属和同事对患者给予理解和支持,在工作、生活中避免对其施加压力,并创造一个良好的身心修养环境。

(二)护理措施

1. 氧疗护理 根据医嘱选择合适的氧疗,维持经皮血氧饱和度在94%~98%。

2. 疼痛管理 心肌再灌注治疗开通梗死相关血管、恢复缺血心肌的供血是解除疼痛最有效的方法。遵医嘱给予解除疼痛的药物,如吗啡、哌替啶、硝酸酯类等,观察药物疗效及不良反应。给予心理支持,解除恐惧感。

3. 休息与活动 发病12小时内应绝对卧床休息,保持环境安静,限制探视。目前主张早期运动,实现早期康复。制定个体化运动处方时必须综合考虑患者的实际情况,结合患者的年龄、疾病进展、心肺功能、运动习惯等因素制定运动处方。

4. 心肌梗死再灌注护理

(1)溶栓护理

1)迅速建立静脉通路。

2)遵医嘱使用溶栓药物,观察有无出血等不良反应。一旦出血,应紧急处理。

3)可根据下列指标间接判断溶栓成功:胸痛2小时内缓解;心电图ST段于2小时内回降>50%;2小时内出现再灌注性心律失常;血清CK-MB峰值提前出现(14小时以内)。

（2）紧急经皮冠状动脉介入术,参见第三章第十四节心内科常用诊疗技术及护理。

5. 饮食管理 心肌梗死急性期予清淡易消化流质或半流质饮食,避免过饱,避免刺激性饮食及过冷过热食物,伴心功能不全者适当限制钠盐。

6. 排便护理 保持大便通畅,避免用力排便,大便干结时遵医嘱使用缓泻剂,尽量避免灌肠。

7. 抗血小板、抗凝治疗护理 严密监测有无出血倾向,使用软毛牙刷,避免碰撞,避免粗纤维饮食,延长穿刺点按压时间。

（三）并发症护理

1. 乳头肌功能失调或断裂 表现为听诊心尖区出现收缩期杂音,严重者可出现心力衰竭表现,可给予利尿剂和血管扩张剂,并联合主动脉内球囊反搏辅助循环,有助于改善症状。护理参见第三章第二节慢性心力衰竭护理和第三节急性心力衰竭护理,宜尽早进行外科手术治疗。

2. 心室游离壁破裂 少见,常在起病24小时内及1周左右出现,典型表现为持续性心前区疼痛,可迅速发生循环衰竭、急性心脏压塞而猝死,心电图呈电机械分离,一旦发生,应立即行胸外按压,紧急外科手术。

3. 室间隔穿孔 见于0.5%～2%的心肌梗死患者,多发生于心肌梗死后24小时内。表现为胸骨左缘突然出现粗糙的全收缩期杂音或可触及收缩期震颤,伴有心源性休克或心衰。一旦发生,遵医嘱对症治疗,必要时行介入治疗或外科手术治疗。

4. 栓塞 发生率为1%～6%,见于起病后1～2周。如为左心室附壁血栓脱落所致,可引起脑、肾、脾、四肢等动脉栓塞。如下肢静脉血栓脱落可导致肺栓塞。一旦发生,遵医嘱予以抗凝、溶栓等治疗。

5. 室壁瘤 主要见于左心室,发生率为5%～20%。表现为听诊心搏广泛、心音减弱,可有收缩期杂音,心电图ST段持续抬高,超声心动图示局部心缘突出、搏动减弱或有反常搏动,严重时出现心律失常和心衰。以外科手术治疗最佳。

6. 心肌梗死后综合征 发生率约为10%,于心肌梗死后数周至数月内出现,可反复发生,表现为发热、胸闷、胸痛等心包炎、胸膜炎或肺炎症状。遵医嘱使用类固醇或非甾体类药物等。

【出院指导】

1. 自我监测 指导患者及其家属掌握心绞痛的发作先兆、教会缓解方法,告知急救电话号码、紧急就诊的途径和方法。若出现心慌、出冷汗、发热、胸闷、胸痛等,应及时就诊。控制体重,建议体重指数（BMI）<24kg/m²;控制糖尿病,糖化血红蛋白（HbA1c）<7%。

2. 疾病知识宣教 生活方式的改变是冠心病治疗的基础。

（1）合理膳食。低盐、低脂、低胆固醇饮食,多食蔬菜、水果和粗纤维食物,避免暴饮暴食,忌食辛辣刺激性食物,少量多餐,避免过饱。戒烟限酒。

（2）适量运动,运动方式应以有氧运动为主,注意运动的强度和时间因病情和个体差异而异,必要时在监测下进行。运动目标为每周至少5天,每次30～60分钟,活动量以不引起呼吸困难、胸闷、胸痛、身体不适为宜,运动锻炼应循序渐进,避免诱发心绞痛和心力衰竭。无并发症的患者心肌梗死后6～8周可逐渐恢复性生活,性生活应适度,关注自觉症状及心率、呼吸变化。

（3）调整心态,减轻精神压力,逐渐改变急躁易怒性格,保持心理平衡。

3. 避免诱发因素 告知患者及其家属过度劳累、情绪激动、饱餐、用力排便、寒冷刺激都是心绞痛的诱发因素,应注意尽量避免。

4. 用药指导

（1）出院后遵医嘱服药,不得擅自停药或随意增减剂量,自我监测药物的不良反应,如服用抗血小板药物需注意观察有无出血倾向。

（2）外出时随身携带硝酸甘油片以备急需,胸痛发作时应立即停止活动,舌下含服硝酸甘油。硝酸甘油见光易分解,应放在棕色瓶内存放于干燥处,以免失效。药物开瓶后每6个月更换1次,以确保疗效。

5. 定期复诊 ACS患者病程漫长,病因复杂,引起的心肌缺血、坏死程度也不一致,在提高自我管理水平的基础上,强调及时、密切随访复查。至少每月门诊复查,并进行心电图、心超、血常规、心肌酶谱、肌钙蛋白、血脂等检查化验。冠脉介入术后患者还应在9个月至1年左右再次行冠脉造影复查。若出现胸闷胸痛发作频繁,程度加重,时间变长,需随时就诊。

第九节　原发性高血压护理

【定义】

原发性高血压（essential hypertension）是以体循环动脉压持续升高为主要临床表现的综合征,通常简称高血压。目前,我国高血压定义为未使用降压药物的情况下诊室收缩压≥140mmHg和(或)舒张压≥90mmHg。

表3-9-1　血压水平分类和定义

分类	收缩压/mmHg	条件	舒张压/mmHg
正常血压	＜120	和	＜80
正常高值	120～139	和(或)	80～89
高血压	≥140	和(或)	≥90
1级高血压(轻度)	140～159	和(或)	90～99
2级高血压(中度)	160～179	和(或)	100～109
3级高血压(重度)	≥180	和(或)	≥110
单纯收缩期高血压	≥140	和	＜90

注:当收缩压和舒张压分属于不同级别时,以较高的分级为准。

表3-9-2　高血压患者心血管风险水平分层

其他危险因素和病史	血压/mmHg		
	1级高血压	2级高血压	3级高血压
无	低危	中危	高危
1～2个其他危险因素	中危	中危	很高危
3个及3个以上其他危险因素或靶器官损害	高危	高危	很高危
临床并发症或合并糖尿病	很高危	很高危	很高危

【治疗原则】

干预患者存在的危险因素,有效、平稳、持久降压。一般高血压患者血压降至140/90mmHg以下。冠心病患者如果能耐受可降至130/80mmHg以下,应注意舒张压不宜降得过低;下肢动脉疾病伴高血压患者,血压应控制在140/90mmHg以下。

冠心病或高龄患者舒张压<60mmHg时,应在密切监测血压的情况下逐渐实现降压达标,最大限度地降低心血管发病和死亡的总危险。

一、非药物治疗

非药物治疗主要指生活方式干预,即去除不利于身体和心理健康的行为和习惯。主要措施:低盐、低脂饮食,减少钠盐摄入,增加钾盐的摄入;减少高脂肪、高胆固醇食物的摄入;控制体重,适当锻炼;减少精神压力,保持心理平衡。

二、药物治疗

1. 应用降压药物治疗应遵循小剂量开始、优先选择长效制剂、联合用药、个性化原则。

2. 降压过程中,应兼顾糖代谢、脂代谢、尿酸代谢等其他心血管危险因素的控制,注意改善靶器官的损害(如减轻左室肥厚)。

【护理】

一、护理常规

按心血管系统疾病护理常规。

二、与本病相关的其他护理

(一)评估要点

1. 健康史及相关因素

(1)有无高血压、糖尿病、血脂异常、冠心病、脑卒中或肾脏病等家族史。

（2）有无冠心病、心力衰竭、脑血管病、糖尿病、血脂异常、肾脏病等病史，了解治疗情况。

（3）有无肥胖、从事精神高度紧张的职业及吸烟酗酒、饮食中摄盐过多等不良生活习惯。

（4）了解起病时间、治疗经过、病情控制等情况。

2. 症状体征

（1）初期血压呈波动性，血压可暂时升高，但仍可自行下降和恢复正常。随病程迁延血压逐渐呈稳定和持续性升高，患者可有头痛、头晕、头胀、耳鸣、眼花、心悸、失眠等症状。

（2）听诊可闻及主动脉瓣区第二心音亢进、主动脉瓣区收缩期杂音等。

（3）恶性或急进型高血压发病急骤，血压显著升高，舒张压可持续高于130mmHg，伴有头痛、视力模糊、检查可发现眼底病变、肾损害。

3. 并发症 高血压危象、脑血管疾病、心力衰竭、肾功能衰竭、主动脉夹层等。

4. 辅助检查 了解血压、动态血压、血糖、血脂、肾功能、尿常规、眼底检查、胸片、心电图、超声心动图检查等阳性结果。

5. 心理社会支持状况 高血压患者因长期精神压力过大会导致心理障碍，常以抑郁和焦虑为主要表现。护士要及时掌握患者的心理活动，主动与其交流，保持良好的心理平衡，鼓励说出内心感受，提供必要的心理社会支持。主动介绍疾病知识、治疗方法，并说明不良情绪影响本病的治疗效果；鼓励家属陪护，对患者充分理解、宽容和安慰，给予情感上和心理上的慰藉，消除不良情绪；指导患者掌握必要的放松疗法。出院后，患者学会自我监测血压以外，也可以寻求社区医院的帮助和支持。

（二）护理措施

1. 病情监测 密切监测患者血压变化，观察有无头晕、眼花、耳鸣、视力模糊等症状。

2. 活动与安全 急性期患者需要卧床休息，保持环境安静，限制探视。血压稳定后，可适当活动，活动过程中监测患者心率、血压变化。患者有头晕、眼花、耳鸣、视力模糊等症状时，应卧床休息，指导患者改变体位动作宜慢，预防体位性低血压的发生。

3. 饮食管理

（1）限制钠盐摄入，不超过6g/d，补充钙和钾盐，营养要均衡，适当补充蛋白质，增加新鲜蔬菜和水果，增加钙的摄入。

（2）限制总热量，避免高脂肪、高胆固醇及高热量饮食，少量多餐，增加蔬菜、水果及粗纤维食物的摄入，控制体重。

（3）戒烟限酒，避免大量饮水及食用刺激性的饮料。

4. 排便护理 保持大便通畅，避免用力排便，大便干结或便秘者，遵医嘱使用缓泻剂。

5. 用药护理 遵医嘱按时按量使用降压药物，监测血压变化，观察药物疗效及不良反应。使用钙离子拮抗剂时，应观察有无面部潮红、踝部水肿、头痛、房室传导阻滞等；使用血管紧张素转换酶抑制剂时，应观察有无干咳、头痛、头晕、乏力、血钾升高、血管性水肿等；使用硝酸酯类药物时，应观察有无面红、出汗、头痛、胃肠道反应、低血压等。老年患者服降压药后宜平卧片刻，缓慢改变体位，以免发生体位性低血压。

（三）并发症护理

高血压急症指原发性或继发性高血压患者,血压突然和明显升高(一般超过 180/120mmHg),伴有进行性心、脑、肾等重要靶器官功能不全的表现,包括高血压脑病、颅内出血、脑梗死、急性心力衰竭、急性冠脉综合征、主动脉夹层、急性肾损伤等。一旦发生,需严密监测生命体征,建立静脉通路,绝对卧床休息,避免一切不良刺激和不必要的活动,协助生活护理;遵医嘱进行控制性降压,用药过程中注意监测血压变化,避免出现血压骤降。

【出院指导】

1. 自我监测　教会患者及其家属正确的家庭血压监测方法。患者每次就诊携带血压记录,作为医生调整药量或选择用药的依据。若有血压过高、剧烈头痛、头晕、视力模糊、肢体运动障碍等,应及时就诊。

2. 疾病知识宣教　指导患者及其家属了解自身疾病情况,告知控制血压的重要性和终身治疗的必要性。患者减轻精神压力,避免情绪激动;生活作息规律,衣领避免过紧,避免泡热水浴;控制 BMI($<24kg/m^2$);随身携带健康卡片,注明高血压诊断、药名、剂量、紧急联络人及联络电话等。

3. 饮食指导　参见本病护理措施之饮食管理。

4. 休息与活动

(1)根据患者年龄及病情选择适宜的运动方式,如步行、慢跑、太极拳等,避免竞技性和力量型运动。运动强度因人而异,常用指标为运动时最大心率(运动时最大心率＝170－年龄),运动频率一般每周3~5次,每次30~60分钟。

(2)改变体位动作宜慢,遵循"三部曲"。

5. 用药指导　遵医嘱用药,强调长期坚持服药的重要性,避免擅自停药或随意增减剂量。

6. 定期复诊

(1)随诊目的是评估治疗反应,了解患者对药物的耐受情况,分析血压是否稳定达标和其他危险因素的状况,建立医患相互信任的良好关系。

(2)随诊内容为测量血压(建议每天早上和晚上测血压,每次测2~3遍,取平均值)和(或)动态血压,了解血压数值及达标状态,询问服药的依从性,根据血压的波动以及药物的不良反应进行高血压治疗药物的调整,嘱咐患者按时服药,指导患者改善生活方式、坚持长期治疗,不随意停药。

(3)根据患者的心血管总体风险及血压水平决定随诊时间。正常高值或高血压1级,危险分层属低危、中危或仅服1种药物治疗的患者,每1~3个月随诊1次。新发现的高危及较复杂病例随诊的间隔时间应较短,高危患者血压未达标或临床有症状的患者,可考虑缩短随诊时间(2~4周)。血压达标且稳定者,每月1次或者延长随访时间。对使用了3种及以上降压药,血压仍未达标的患者,应考虑将其转至高血压专科诊治。

第十节　病毒性心肌炎护理

【定义】

病毒性心肌炎（viral myocarditis）是指嗜心肌性病毒感染引起的,以心肌非特异性间质性炎症为主要病变的心肌炎,包括无症状的心肌局灶性炎症和心肌弥漫性炎症所致的重症心肌炎。临床表现取决于病变的广泛程度和严重程度,大多数患者经适当治疗后痊愈,极少数患者在急性期因严重心律失常、急性心力衰竭和心源性休克死亡。部分患者可演变为扩张型心肌病。

【治疗原则】

1. **非药物治疗**　减轻心脏负担,急性期以卧床休息为主,注意营养。

2. **药物治疗**　抗病毒治疗,控制心力衰竭,防治心律失常,使用改善心肌营养与代谢的药物、糖皮质激素类药物等。重症患者(暴发性心肌炎患者)可能需要心室辅助装置或体外膜肺氧合（extracorporeal membrane oxygenation,ECMO）来作为过渡。高度房室传导阻滞或窦房结功能受损时,可考虑使用临时心脏起搏器治疗。

【护理】

一、护理常规

按心血管系统疾病护理常规。

二、与本病相关的其他护理

(一)评估要点

1. 健康史及相关因素

(1)有无柯萨奇B组病毒、孤儿病毒（enteric cytopathic human orphan virus,ECHO）、脊髓灰质炎病毒等病毒感染的前驱症状,有无流感、腮腺、风疹、单纯疱疹、肝炎、HIV等病毒感染史。

(2)有无诱因,如劳累、紧张、营养不良、酗酒、妊娠、寒冷、缺氧等。

2. 症状体征　约半数发病前1～3周出现病毒感染前驱症状,如发热、全身酸痛,乏力或恶心、呕吐、腹泻等消化道症状。心脏受累患者常有心悸、胸闷、呼吸困难、胸痛、水肿等,严重者甚至出现阿-斯综合征、心源性休克、猝死。临床常分为暴发性心肌炎、急性心肌炎、慢性活动性心肌炎、慢性持续性心肌炎。暴发性心肌炎指病毒感染前驱症状后两周内出现急性心力衰竭,病死率高。

3. 并发症　充血性心力衰竭、心律失常、心源性休克或猝死等。部分患者可演变为扩张型心肌病等。

4. 辅助检查 了解心肌酶谱、血沉、血常规、血 C 反应蛋白、血电解质、血清学病毒检测、血病原学检查、超声心动图、心电图、心脏磁共振、心内膜心肌活检检查等阳性结果。

5. 心理社会支持状况 帮助患者树立战胜疾病的信念,消除焦虑、紧张、恐惧的心理,保持乐观的心态,积极配合治疗。心肌炎好发于年轻人,患病常影响患者日常活动、工作或学习,易产生焦虑、烦躁等情绪。应根据患者的情绪及性格特点宣教疾病的演变过程及预后,争取患者及家属的配合,减轻焦虑,安心养病。

（二）护理措施

1. 饮食管理 宜高蛋白、高维生素、营养丰富、清淡易消化饮食,少量多餐,避免过饱,戒烟戒酒及刺激性食物,心力衰竭者予以低盐饮食。保持大便通畅。适当进食粗纤维食物,保持大便通畅,便秘时可使用开塞露或缓泻剂通便。

2. 休息与活动 保持环境安静,限制探视,急性发作期患者应卧床休息,限制体力活动直至完全恢复,协助其做好生活护理,待症状消失、血液学指标恢复正常后根据心功能逐渐增加活动量。

3. 用药护理 遵医嘱使用抗病毒、糖皮质激素类药物及改善心肌营养与代谢的药物等,控制输液速度,观察药物疗效及不良反应。

（三）并发症护理

1. 充血性心力衰竭 参见第三章第三节急性心力衰竭护理。

2. 心律失常 常见室性心动过速、房室传导阻滞等,参见第三章第五节室性心动过速护理和第六节房室传导阻滞护理。

3. 心源性休克或猝死 一旦发生猝死,应紧急行心肺复苏。心源性休克参见第一章常见护理措施。

4. 扩张型心肌病 参见第三章第十一节扩张型心肌病护理。一旦出现并发症,应立即开放至少两条静脉通路,配合医生积极进行抢救。

【出院指导】

1. 自我监测 指导患者及其家属了解心衰和心律失常的表现、预防和主要急救措施,教会其测量脉搏的方法。患者一旦出现胸闷、心悸、黑矇、呼吸困难、咳嗽咳痰等,应立即就诊。

2. 饮食指导 宜高蛋白、富含维生素、易消化饮食,少量多餐,荤素搭配,避免过饱或进食刺激性食物,禁烟限酒。

3. 休息与活动

（1）出院后需继续休息 3～6 个月,无并发症者可考虑恢复学习或轻体力工作,6 个月至 1 年内避免剧烈运动、重体力劳动、妊娠等。

（2）劳逸结合,保证充足的睡眠与休息。适当锻炼身体,增强机体抵抗力,运动宜循序渐进,以患者能承受且不感疲劳为度,可进行气功、太极拳、散步等有氧活动。注意劳逸结合,应避免情绪突然激动或体力活动过度而引起身体疲劳。

4. 排便指导 保持大便通畅,注意定时排便,避免用力屏气等。

5. 预防感染 注意保暖及饮食卫生,防止呼吸道和肠道感染。注意家庭居室的清洁卫生,尽量避免接触感染人群,可适当运动,提高身体抗病能力,住室经常开窗通风,保持空气新鲜。

6. 定期复诊 对于没有完全缓解的患者,可能发展成为扩张型心肌病,应长期随访,复查心电图、超声心动图,监测心脏射血分数等。

第十一节 扩张型心肌病护理

【定义】

扩张型心肌病(dilated cardiomyopathy,DCM)是以左心室、右心室或双侧心室腔扩大及心脏收缩功能障碍为特征的心肌病,常伴有心力衰竭和心律失常。

【治疗原则】

阻止基础病因介导引发的心肌损伤,有效控制充血性心力衰竭和各种心律失常,预防栓塞,提高生活质量和生存率。

一、非手术治疗

1. 改善心功能 注意休息,避免劳累;采用正性肌力、利尿和扩血管药物,慎用洋地黄类药物。

2. 控制心律失常 药物、ICD。

3. 防治栓塞 使用抗凝药物,及时监测凝血酶原时间。如用华法林抗凝,控制国际标准化比值(international normalized ratio, INR)在2~3为宜。

4. 心脏再同步化治疗(cardiac resynchronization therapy,CRT) 在传统的双腔起搏基础上增加了左心室起搏,左心室起搏电极经右心房的冠状静脉窦开口,进入冠状动脉左心室后壁侧壁支起搏左心室,通过左、右心室电极起搏恢复心室同步收缩,减少二尖瓣反流。

二、外科手术治疗

心脏移植术。

【护理】

一、护理常规

按心血管系统疾病和心力衰竭护理常规。

二、与本病相关的其他护理

(一)评估要点

1. 健康史及相关因素

(1)有无持续性病毒感染史。

(2)有无家族遗传史。

(3)有无酒精中毒、心肌能量代谢紊乱和神经激素受体异常等。

(4)是否处于围产期。

2. 症状体征

(1)呼吸困难、乏力、水肿、肝肿大等心力衰竭表现。

(2)心律失常以室性心律失常、房颤、房室传导阻滞及束支传导阻滞多见。

(3)心脏扩大,心率快时呈奔马律。

3. 并发症 栓塞、猝死等。

4. 辅助检查 了解血电解质、肝功能、BNP、心电图、胸片、超声心动图检查等阳性结果。

5. 心理社会支持状况 患者因长期担心愈后而致心理障碍,常以抑郁和焦虑为主要表现。护士要主动与患者交流,鼓励其保持良好的心态,说出内心感受,提供必要的心理社会支持。主动介绍疾病知识、治疗方法,并说明不良情绪对治疗效果的负性影响;鼓励家属对患者充分理解、宽容和安慰,给予情感和心理上的慰藉,消除不良情绪;指导患者掌握必要的放松疗法。

(二)护理措施

1. 休息与活动 无明显症状的早期患者避免紧张劳累;心力衰竭患者经药物治疗症状缓解后可轻微活动,但应避免剧烈运动。合并严重心力衰竭、心律失常及阵发性晕厥的患者,应绝对卧床休息。

2. 预防感染 季节更替和气温骤变时,尤其注意防寒保暖,避免受凉,保持口腔清洁。

3. 用药护理 使用利尿剂时,应观察患者有无乏力、心悸等表现,监测血电解质变化,必要时遵医嘱补钾;使用洋地黄类药物时,应警惕洋地黄中毒;使用华法林时,应监测凝血酶原时间及有无出血倾向,使用软毛牙刷,避免碰撞,避免粗纤维饮食,延长穿刺点按压时间;使用新型抗心力衰竭药物时,应密切关注血电解质水平、心律、心率、血压等变化。

4. ICD或CRT护理 参见第三章第十四节心血管系统常用诊疗技术及护理之人工心脏起搏护理。

(三)并发症护理

1. 栓塞 参见第三章第八节急性冠状动脉综合征并发症护理。

2. 猝死 是本病最严重的并发症,也是主要死亡原因,发生率在30%以上。一旦发生,应行紧急心肺复苏。

【出院指导】

1. 自我监测　每天测量体重,当发现体重增加或出现胸闷、气急、呼吸困难、不能平卧、足踝部水肿、夜尿增多、厌食、上腹饱胀感等症状,应及时就诊。

2. 饮食指导　低盐、高维生素、易消化饮食,少量多餐,不宜过饱,忌烟酒;适当限制水分,睡前不宜喝浓茶、咖啡等。

3. 休息与活动　保证充足睡眠,适当活动,注意保暖,预防感染。

4. 用药指导　遵医嘱用药,服用华法林期间定期复查凝血酶原时间及INR,限制含维生素K丰富的食物,监测出血征象,避免剧烈活动,防止受伤。

5. 定期复诊　该病病程漫长,容易因感染、心衰等造成心功能持续恶化,应长期随访,复查心电图、超声心动图,监测心脏射血分数等。

第十二节　感染性心内膜炎护理

【定义】

感染性心内膜炎(infective endocarditis,IE)是指病原微生物循血行途径引起的心内膜、心瓣膜或邻近的大动脉内膜的感染并伴赘生物的形成,主要表现为高热、寒战、进行性贫血、呼吸急促等。可分为急性感染性心内膜炎(acute infective endocarditis,AIE)和亚急性感染性心内膜炎(subacute infective endocarditis,SIE)。

【治疗原则】

1. 药物治疗　连续多次采集血培养标本后早期、联合、大剂量、长疗程地应用有效抗生素,静脉用药4~6周。

2. 手术治疗　药物治疗效果不明显的情况下,应积极考虑手术治疗。

【护理】

一、护理常规

按心血管系统疾病护理常规。

二、与本病相关的其他护理

(一)评估要点

1. 健康史及相关因素

(1)有无基础心脏病变。

(2)有无感染病史。

（3）了解起病时间、治疗经过、病情控制等情况。

2. 症状体征

（1）全身性感染的表现为发热、全身不适、乏力、食欲不振、面色苍白、体重减轻等。

（2）心脏受累表现为心脏存在病理性杂音。

（3）周围体征表现为皮肤瘀斑,指甲下出血,中心白点网膜出血（Roth斑）、Osler结节、詹伟损害（Janeway损害）等。

3. 并发症 心力衰竭、栓塞、急性肾损伤、细菌性动脉瘤等。

4. 辅助检查 了解血培养、血常规、血沉、超声心动图检查等阳性结果。

5. 心理社会支持状况 患者因病程长,住院时间久,精神压力过大,护士要主动与其交流,助其保持良好的心理平衡,鼓励患者说出内心感受,并提供必要的心理社会支持。主动介绍疾病知识、治疗方法,并说明不良情绪影响本病的治疗效果;鼓励家属陪护,对患者予以充分理解、宽容和安慰,给予情感上和心理上的慰藉,消除不良情绪;指导患者掌握必要的放松疗法。

（二）护理措施

1. 发热护理 参见第一章常见护理措施。

2. 正确采集血培养标本

（1）告知患者多次采集血标本的必要性和重要性,取得患者及家属的配合。

（2）遵医嘱采血。急性患者应在应用抗生素前1~2小时内抽取2~3个血标本;未经治疗的亚急性患者应在应用抗生素前每间隔1小时采血1次,共3次;如已经用过抗生素,应至少每天抽取血标本,共3天;要求常规做需氧菌和厌氧菌培养;如血培养阴性患者,更应加强真菌培养。观察时间至少2周,当培养结果阴性时应保持到三周,如需确诊,必须要求两次以上血培养阳性。

3. 休息与活动 伴有心脏赘生物形成的患者,应以卧床休息为主,避免剧烈活动及用力排便、咳嗽、打喷嚏等,以免栓子脱落引起栓塞。

（三）并发症护理

1. 心力衰竭 参见第三章第三节急性心力衰竭护理。

2. 栓塞 参见第三章第八节急性冠状动脉综合征并发症护理。

3. 急性肾损伤 参见第五章第五节急性肾损伤护理。

4. 细菌性动脉瘤 颅内细菌性动脉瘤多发,破裂时可表现为意识障碍、呕吐、头痛、肢体功能障碍等。一旦发生,应立即配合医生抢救,做好手术准备。

【出院指导】

1. 自我监测 自我监测体温变化、有无栓塞表现。若出现体温升高、意识改变、失语、腹痛等,应及时就诊。

2. 休息与活动 保证充分休息,避免劳累和过度活动。

3. 避免感染 注意保暖,预防感冒,少去公共场所,保持室内空气流通。就医时应说明自己的心内膜炎病史,在接受侵入性检查或手术治疗时,应遵医嘱使用抗生素。勿挤压痤疮、疖、痈等感染病灶,保持良好的口腔卫生习惯和定期牙科检查是预防IE的最有效措施。

4. 饮食指导 高热量、高蛋白、高维生素、易消化饮食,少量多餐,避免饱餐。

5. 用药指导 遵医嘱用药,不可擅自停药或随意增减剂量。

6. 定期复诊 感染性心内膜炎病程长,最常见的并发症是充血性心力衰竭和心律失常,赘生物形成后有脱落栓塞的风险,故应定期随访,长期复诊,复查血常规、血沉、超声心动图、心电图等。

第十三节 急性心包炎护理

【定义】

急性心包炎(acute pericarditis)是指心包膜脏层和壁层的急性炎症引起的综合征,常见的原因是非特异性炎症、细菌病毒感染、自身免疫系统疾病、肿瘤累及等。近年来,随着心血管介入诊疗的广泛开展,心脏、血管穿孔或破裂所导致的急性心包炎及心脏压塞也并不少见。

【治疗原则】

病因治疗、解除心脏压塞和对症治疗。

1. 病因治疗 寻找病因,必要时行抗结核、抗炎治疗等。

2. 对症治疗 针对患者胸痛、呼吸困难心悸等症状,给予对症治疗。

3. 心包穿刺 解除心脏压塞,证实心包积液的病因诊断。

【护理】

一、护理常规

按心血管系统疾病护理常规。

二、与本病相关的其他护理

(一)评估要点

1. 健康史及相关因素 有无病毒感染、肿瘤、结核、自身免疫性疾病、尿毒症、心肌梗死、外伤、介入治疗史等病史。

2. 症状体征

(1)胸骨后、心前区疼痛为急性心包炎的主要症状,常见于炎症变化的纤维蛋白渗出期,疼痛性质尖锐,与呼吸运动有关,多在变换体位、咳嗽、深吸气、吞咽时加重。感染性心包炎可伴有发热。部分患者可因心脏压塞出现呼吸困难、水肿等症状。

（2）心包摩擦音是急性心包炎的典型体征,多位于心前区,以胸骨左缘第三、四肋间最为明显。前倾坐位、深吸气或将听诊器胸件加压后可能可以听到摩擦音增强。

3. 并发症 心脏压塞等。

4. 辅助检查 了解血培养、血常规、动脉血气分析、心包穿刺、心电图、超声心动图检查等阳性结果。超声心动图可以确诊并判断积液量。

5. 心理社会支持状况 患者胸痛等症状明显时,护士需耐心向患者解释症状产生的机制,针对患者的主诉,遵医嘱执行药物治疗。

（二）护理措施

1. 休息与活动 保持环境安静舒适,以半卧位休息为主,必要时取前倾坐位。

2. 饮食管理 高热量、高蛋白、高维生素、易消化饮食,限制钠盐摄入。

3. 用药护理 遵医嘱使用抗炎、抗结核、糖皮质激素等药物,观察药物疗效及不良反应。

4. 心包穿刺护理 参见第三章第十四节心血管系统常用诊疗技术及护理。

（三）并发症护理

急性心脏压塞表现为心动过速、发绀、呼吸困难、脉压差变小、收缩压下降甚至休克;慢性心脏压塞表现为静脉压显著升高、颈静脉怒张,常伴有肝大、腹腔积液和下肢水肿,可出现奇脉。一旦发生急性压塞,可予前倾坐位,遵医嘱予以吸氧、心电监护,开放静脉通路,必要时协助医生进行心包穿刺。

【出院指导】

1. 自我监测 若出现头晕、心悸、胸闷、胸痛、下肢水肿等,应及时就诊。

2. 饮食指导 宜高热量、高蛋白、高维生素、易消化饮食,少量多餐,避免过饱或进食刺激性食物。

3. 休息与活动 适当活动,劳逸结合,以不感到胸闷、心悸为度。注意保暖,防止感冒。

4. 用药指导 遵医嘱用药,避免擅自停药或随意增减剂量。

5. 定期复诊 急性心包炎的并发症是急性心包炎渗出增多出现邻近器官压迫症状。如肺部气管、大血管引起气短、呼吸困难;气管受压产生咳嗽、喉返神经受压时声音嘶哑;食管受压,出现吞咽困难;膈神经受牵拉,出现恶心等。若伴有心包积液快速增加或大量心包积液,可出现心脏压塞的表现,主要有呼吸窘迫、面色苍白、出汗、腹胀、恶心、烦躁不安,严重者意识恍惚、休克。有时呼吸困难为心包积液的突出症状。因此,应定期随访,复查血常规、心电图、超声心动图等。必要时做心包穿刺。

第十四节 心血管系统常用诊疗技术及护理

心脏介入术护理常规

【定义】

心脏介入术(cardiac interventional procedures)是一种诊断与治疗心血管疾病的技术,经过穿刺体表血管,在数字减影的连续投照下,送入心脏导管,通过特定的心脏导管操作技术对心脏病进行确诊和治疗的有创诊治方法。

【护理】

一、术前护理要点

(一)评估要点

1. 评估全身情况,包括有无感染性疾病、胃肠道疾病及穿刺部位皮肤的完整性,了解有无药物过敏史等。

2. 评估重要脏器功能,以确定手术耐受性。

3. 评估生命体征、心率、心律等,有无胸闷、胸痛、呼吸困难等情况。

4. 拟行经股动脉穿刺者评估双下肢血液循环情况,拟行经桡动脉穿刺者行Allen试验。

5. 评估血常规、术前四项、凝血功能全套、血电解质、大便隐血试验、超声心动图等情况。

6. 心理和社会支持状况评估患者的心理状况,了解患者对心脏介入手术的接受程度及家庭经济状况。

(二)护理措施

1. 宣教心脏介入手术的目的及相关注意事项,简述过程及方法,告知术后可能出现的情况。

2. 练习床上大小便。

3. 遵医嘱行抗生素。

4. 根据需要行双侧腹股沟及会阴部或上肢、锁骨下静脉穿刺区皮肤准备。

5. 手术环境、器械、急救物品和药品准备,遵医嘱术前用药。

6. 心理和社会支持 鼓励患者说出内心感受,保持良好的心理状态,提供必要的心理和社会支持,消除患者紧张情绪。

二、术中护理要点

(一)评估要点

1. 评估意识、生命体征、心率、心律、经皮血氧饱和度、精神状态、疼痛、有无过敏史等,观察患者有无胸闷、呼吸困难等。

2. 注意可能出现的并发症,如过敏反应、出血、血管迷走反射、心律失常、低血压、心脏骤停、心脏压塞、血胸、气胸、血栓形成和栓塞等。

(二)术中配合

1. 了解患者病情,做好药物准备、耗材准备、仪器准备。

2. 完成患者身份核查,告知术中注意事项,以消除患者紧张情绪。

3. 协助患者取合适卧位,根据检查路径暴露术野,做好保暖。

4. 心电监护,开放静脉通路并保持通畅,遵医嘱予以吸氧,术中用药。

5. 密切监测患者意识、血压、心率、血氧饱和度、呼吸等并做好术中护理记录。

6. 配合医生完成手术并及时处理术中突发事件。

7. 注意患者术中安全,防止坠床跌倒。

9. 宣教术后注意事项,完成护理记录,填写介入手术交接单并安全转运患者回病区。

三、术后护理要点

(一)评估要点

1. 评估意识、生命体征、心率、疼痛等。

2. 评估穿刺处有无渗血、血肿,观察穿刺侧肢体皮肤颜色、温度、肢端动脉搏动情况等。

3. 注意可能出现的并发症及不适,如穿刺血管并发症(出血、血肿、动静脉瘘、假性动脉瘤等)、心律失常、低血压、心脏压塞、血胸、气胸、感染、血栓形成和栓塞、胸痛或胸部不适、胃部不适、尿潴留等。

(二)护理措施

1. 遵医嘱予以吸氧、心电监护。

2. 建议经股动脉穿刺者,宽胶布加压包扎2小时,沙袋压迫4小时,穿刺侧肢体制动至少12小时(血管缝合者仅需6小时),卧床休息24小时;建议经股静脉穿刺者,穿刺侧肢体制动6小时,卧床休息12~16小时;建议经桡动脉穿刺者,腕关节制动24小时,宽胶布加压包扎4小时。

3. 遵医嘱补液、抗炎治疗。

人工心脏起搏器植入术护理

【定义】

人工心脏起搏(articial cardiac pacing)是通过人工心脏起搏器或程序刺激器发放人造的脉冲电流刺激心脏,以带动心脏搏动的治疗方法,主要用于治疗缓慢的心律失常,也用于诊断及治疗快速的心律失常。根据心脏起搏器应用的方式分为临时心脏起搏和植入式心脏起搏。心脏起搏器由脉冲发生器、电极、导线三部分组成。

【起搏器种类】

埋藏式(永久性)心脏起搏器大致分为单腔起搏器、双腔起搏器、三腔起搏器(cardiac-resynchronization-therapy,CRT)、埋藏式律转复除颤器(implantable cardiac defibrillator,ICD)、无导线起搏器。

【护理】

一、术前护理要点

(一)护理常规

按心脏介入术前护理常规。

(二)相关的其他护理

1. 评估基础疾病情况、全身营养状况、起搏器植入部位的皮肤完整性及家庭经济情况,评估有无晕厥史等。

2. 根据医嘱备皮。心电监护粘贴电极时,应避开手术区域,保证术区皮肤清洁、完整。

3. 术前避免饱餐。

4. 术前应用抗凝剂者遵医嘱调整药物。

5. 遵医嘱术前半小时使用抗生素。

二、术中护理要点

(一)护理常规

按心脏介入术中护理常规。

(二)相关的其他护理

1. 术前做好植入物的核对。

2. 除颤仪置于手术床旁,必要时连接体外除颤电极片。

3. 确认起搏器的起搏与感知功能是否良好。

4. 注意可能出现的并发症,如气胸、血胸、心律失常、心肌穿孔、心脏压塞、栓塞等。

三、术后护理要点

(一)护理常规

按心脏介入术后护理常规。

(二)相关的其他护理

1. 评估伤口有无红、肿、疼痛、渗血及皮肤发绀、波动感等。

2. 注意可能出现的并发症,如囊袋出血、起搏器综合征、电极导线脱落或移位、血胸、气胸、栓塞、心律失常等。

3. 根据医嘱心电监护,关注起搏与感知功能。安置临时起搏器者每班床边交接起搏频率、感知灵敏度、输出电压和电流、电池余量等。

4. 永久起搏植入患者手术当天卧床休息为主,次日在护士指导下活动,避免患侧肢体过度活动及快速上举超过肩关节,避免用力咳嗽;安置临时起搏者需卧床休息,术侧肢体避免屈曲和过度活动。卧床期间做好生活护理。

5. 建议伤口处沙袋压迫2～6小时。

【出院指导】

1. **自我监测**　教会患者自测脉搏,出现脉率明显过快、过慢(低于起搏频率5次/min以上)或有头晕、乏力、晕厥、ICD植入患者自觉放电感,起搏器囊袋有红肿等,应及时就诊。

2. **疾病知识宣教**　告知患者起搏器的设置频率及使用年限;安装永久性起搏器患者应随身携带起搏器植入卡片;告知患者避开强磁场和高电压场所,如磁共振、局部理疗、变电站等,起搏器应距手机及电动剃须刀15～20cm;磁共振兼容起搏器植入患者如行磁共振检查,检查前需先到起搏器门诊调试参数,并在检查结束后尽快返回起搏器门诊再次调整;告知患者接触某种环境或电器后一旦出现胸闷、头晕等不适,应立即离开现场或不再使用该种电器。

3. **休息与活动**　衣着宽松,着棉质内衣,避免撞击和摩擦安装起搏器的部位。装有起搏器的一侧肢体应避免过度用力或幅度过大的动作,如打网球、举重物等,以免影响起搏器功能。

4. **定期复诊**　出院后第1月、第3月、第6月、第12月复查。定期随访,测试起搏器功能。

心脏同步电复律护理

【定义】

心脏同步电复律(synchronized cardioversion)是在短时间内向心脏通以高压强电流,使心肌瞬间同时除极,消除异位性快速心律失常,使之转复为窦性心律的方法。

【护理】

一、评估要点

1. 复律前评估患者意识、心率、心律、血压、血电解质、凝血酶原时间等情况。

2. 复律过程中评估患者意识、生命体征、经皮血氧饱和度、面色等情况,注意有无误吸、皮肤灼伤等并发症发生。

3. 复律后评估患者的意识、瞳孔、心率、心律、呼吸、血压及肢体活动等情况,注意有无心律失常、局部皮肤灼伤、栓塞、急性肺水肿、心肌损伤等并发症发生。

二、护理措施

1. 复律前向患者宣教心脏同步电复律的目的及相关注意事项,简述过程及方法,告知可能出现的反应;建立静脉通道,遵医嘱进行抗凝、抗心律失常治疗,观察药物疗效及不良反应;禁食4～6小时,胸前皮肤准备;做好环境、器械、复律用物、急救物品和药品的准备。

2. 复律时,患者取仰卧位,遵医嘱镇静、吸氧、心电监护,贴放电极片时避开除颤部位,配合医生完成电复律,做好静脉麻醉护理。

3. 复律后遵医嘱持续心电监护24小时,卧床休息24小时,清醒后2小时内避免进食,以免恶心呕吐。遵医嘱给予抗心律失常药物以维持窦性心律,做好用药护理。

导管射频消融术护理

【定义】

导管射频消融术(radio frequency catheter ablation,RFCA)是将射频电能导入心脏,通过射频电能的热效应,对心律失常的起源病灶或维持心律失常的关键部位进行消融,从而达到根治心律失常的目的。主要适用于快速心律失常。

【护理】

一、术前护理要点

(一)护理常规

按心脏介入术前护理常规。

(二)相关的其他护理

1. 评估双侧足背动脉搏动情况。房颤患者遵医嘱完善食管超声心动图及肺静脉CTA检查。

2. 心房颤动经导管射频消融治疗患者禁食4～6小时,术前留置导尿。

3. 房颤、房扑患者术前遵医嘱抗凝治疗,监测凝血酶原时间及国际标准化比值(international normalized ratio,INR),观察有无出血倾向,穿刺时延长按压时间。

二、术中护理要点

(一)护理常规

按心脏介入术中护理常规。

(二)相关的其他护理

1. 注意可能出现的并发症,如心脏压塞、栓塞、心律失常、左房食管瘘、肺静脉狭窄、膈神经损伤、血管迷走反射等。

2. 遵医嘱予以吸氧、术中用药。

3. 确保背部电极板粘贴紧密;检查多导电生理仪、射频仪接地线情况,确保牢靠、稳固。

4. 除颤仪置于手术床旁,必要时连接体外除颤电极片。

5. 房颤患者行射频消融时每小时监测激活血凝固时间(activated clotting time of wholeblood,ACT),根据ACT结果使用肝素,使ACT维持在250~300秒。

6. 房颤患者行射频消融时术中予轻–中度镇静(咪达唑仑、吗啡、芬太尼等),密切观察意识、呼吸等情况,每隔10分钟准确填写镇静记录单,PACU评分≥9分准予出室。

三、术后护理要点

(一)护理常规

按心脏介入术后护理常规。

(二)相关的其他护理

1. 监测生命体征,注意可能出现的并发症,如心律失常、心脏压塞、血胸、气胸、栓塞、左房食管瘘等。

2. 遵医嘱使用抗凝剂及抗心律失常药、质子泵抑制剂(proton pump inhibitor,PPI),观察心率、心律变化及有无出血倾向等。

3. 房颤患者术后当天以温凉软食为宜,1个月内避免进食粗糙、坚硬食物。

4. 定期随访,常规3个月后复查,调整治疗方案。

经皮球囊二尖瓣成形术护理

【定义】

经皮球囊二尖瓣成形术(percutaneous balloon mitral valvuloplasty,PBMV)是指将球囊导管从股静脉经房间隔穿刺跨越二尖瓣,用生理盐水和造影剂各半的混合液体充盈球囊,分离瓣膜交界处的粘连融合而扩大瓣口的技术,为缓解单纯二尖瓣狭窄的首选方法。

一、术前护理要点

(一)护理常规

按心脏介入术前护理常规。

(二)相关的其他护理

1. 完善超声心动图、经食管超声心动图检查,评估有无左心房血栓,评估二尖瓣的解剖面积、瓣膜弹性等。

2. 测量身高、体重。

3. 房颤患者遵医嘱接受抗凝治疗。

二、术中护理要点

(一)术中护理常规

按心脏介入术中护理常规。

(二)相关的其他护理

1. 注意可能出现的并发症,如心脏压塞、栓塞、二尖瓣关闭不全、心律失常、房间隔损伤及其所致的左向右分流、球囊破裂等。

2. 房间隔穿刺成功后遵医嘱静脉推注肝素。

三、术后护理要点

(一)术后护理常规

按心脏介入术后护理常规。

(二)相关的其他护理

1. 注意可能出现的并发症,如低心排综合征、心脏压塞、二尖瓣反流、栓塞、感染性心内膜炎、急性肺水肿等。

2. 伴房颤者遵医嘱服用地高辛、华法林等药物。

3. 术后次日遵医嘱行超声心动图,以评价治疗效果。

主动脉球囊反搏护理

【定义】

主动脉内球囊反搏(intra-aortic balloon counterpulsation,IABP)是机械辅助循环方法之一,由球囊导管和驱动控制系统两部分组成,通过动脉系统植入一根带气囊的导管到降主动脉内左锁骨下动脉开口远端,在心脏舒张期气囊充气,在心脏收缩前气囊排气,起到辅助心脏的作用。

【护理】

一、术前护理要点

(一)护理常规

按心脏介入术前护理常规。

(二)相关的其他护理

1. 评估双侧足背动脉及股动脉搏动情况,并做标记,听诊股动脉区有无血管杂音。

2. 遵医嘱使用抗血小板聚集药物及镇静药物。

3. 必要时遵医嘱备血。

4. IABP导管的选择。一般身高＞160cm的中国人选择40ml的气囊;身高＜160cm的中国人选择30ml的气囊。

二、术中护理要点

(一)术中护理常规

按心脏介入术中护理常规。

(二)相关的其他护理

1. 评估意识、生命体征、心排出量、心脏指数、反搏与自主心率之比等。

2. 密切观察双下肢皮肤颜色、温度及足背动脉搏动情况,必要时B超探测血流情况。

3. 注意可能发生的并发症,如栓塞、气囊导管滑脱或移位、主动脉夹层等。

4. 遵医嘱使用升压药、肝素等,密切观察血压变化及有无出血倾向。

三、术后护理要点

(一)术后护理常规

按心脏介入术后护理常规。

(二)相关的其他护理

1. 评估意识、生命体征、尿量、反搏与自主心率之比等,评估心功能情况。

2. 评估穿刺处有无渗血、血肿,观察穿刺侧肢体皮肤颜色、温度、足背动脉搏动等情况,定期测量双侧肢体的周径。

3. 评估测压导管是否通畅、连接是否紧密,评估换能器的位置。

4. 注意可能发生的并发症,如下肢缺血、血栓形成和栓塞、感染、主动脉破裂、气囊破裂等。

5. 卧床休息,置管侧大腿弯曲不应超过30°,防止导管打折或移位。

6. 定时冲洗测压导管,保持管道通畅。

7. 正确粘贴心电图电极片,确保IABP的有效触发。出现系统报警时,应及时查找原因并报告医生。

经皮冠状动脉介入术护理

【定义】

经皮冠状动脉介入术(percutaneous coronary intervention,PCI)是用心导管技术疏通狭窄甚至闭塞的冠状动脉管腔,从而改善心肌血流灌注的治疗技术,包括经皮冠状动脉腔内成形术、经皮冠状动脉内支架植入术、冠状动脉内旋切术、旋磨术和激光成形术。

【护理】

一、术前护理要点

(一)护理常规

按心脏介入术前护理常规。

(二)相关的其他护理

1. 评估足背动脉、桡动脉搏动情况,经桡动脉穿刺者需行Allen试验。

2. 术前遵医嘱口服抗血小板聚集药物。

二、术中护理要点

(一)护理常规

按心脏介入术前护理常规。

(二)相关的其他护理

1. 评估患者有无胸闷、胸痛、心悸等。

2. 注意可能发生的并发症,如心律失常、低血压、血管迷走反射、冠状动脉穿孔、心脏压塞、空气栓塞、血栓栓塞、无复流、支架脱载、对比剂过敏等。

3. 协助患者取仰卧位,穿刺肢体外展平放于床上,充分暴露穿刺处。

4. 遵医嘱备好相应型号的球囊和支架并做好植入物的核对。

5. 遵医嘱术中用药,密切监测有创血压。

三、术后护理要点

(一)护理常规

按心脏介入术后护理常规。

(二)相关的其他护理

1. 评估术侧肢体肢端血运情况及有无肿胀、疼痛等,经桡动脉穿刺者观察有无骨筋膜室综合征发生。

2. 注意可能发生的并发症,如急性心肌梗死、心脏压塞、低血压、心律失常等。

3. 抗凝药物使用期间观察有无出血倾向。

4. 留置鞘管者评估鞘管外露长度及局部有无出血、血肿,一般于术后4~6小时后拔除动脉鞘管,拔鞘前建立静脉通道,准备血管活性药物,拔鞘时严密监测患者意识、生命体征、心率、心律、面色变化,拔鞘后按压穿刺部位15~20分钟,并按心脏介入术后护理常规护理。

5. 若病情允许,鼓励患者多饮水,约1000~2000ml/d,以加速造影剂排泄。伴心功能不全者酌情控制饮水量。

经导管伞片封堵术护理

【定义】

经导管伞片封堵术系经皮穿刺股动脉或股静脉,将封堵器经输送鞘管置入未闭动脉导管内、房间隔、室间隔缺损处,恢复或改善其血流动力学状态。临床上常用于治疗房间隔缺损(atrial septal defect, ASD)、室间隔缺损(ventricular septal defect, VSD)、动脉导管未闭(patent ductus arteriosus, PDA)。

【护理】

一、术前护理要点

(一)护理常规

按心脏介入术前护理常规。

(二)相关的其他护理

1.评估双侧足背动脉搏动情况;遵医嘱完善超声动态图等检查。

2.遵医嘱术前半小时使用抗生素。

二、术中护理要点

(一)护理常规

按心脏介入术中护理常规。

(二)相关的其他护理

1. 注意可能发生的并发症,如栓塞及血栓、一过性心律失常、封堵器脱落、溶血、冠状动脉气栓、房室传导阻滞或束支传导阻滞等。

2. 做好植入物的核对。

3. 术中遵医嘱使用肝素。

4. 协助患者平卧;动脉导管未闭患者手术时,请患者双手上举抱头。

三、术后护理要点

（一）护理常规

按心脏介入术后护理常规。

（二）相关的其他护理

1. 注意尿色变化,遵医嘱复查超声心动图,观察封堵器的位置和手术效果。

2. 注意可能发生的并发症,如急性心脏压塞、残余分流与溶血、栓塞、感染、严重心律失常、封堵器脱落等。

3. 遵医嘱使用抗凝、抗血小板聚集药物,观察有无出血倾向,遵医嘱监测凝血酶原时间。

心包穿刺术护理

【定义】

心包穿刺术(pericardiocentesis)是借助穿刺针和(或)留置导管直接刺入心包腔的诊疗技术。目的是引流心包腔内积液,降低心包腔内压;通过穿刺抽取心包积液以明确积液的性质和病因;心包腔内注射药物进行治疗。

【护理】

一、术前护理要点

（一）评估要点

1. 评估全身情况,包括穿刺部位皮肤的完整性,了解有无药物过敏史等。

2. 评估生命体征、心率、心律等,评估心功能情况。

3. 评估患者有无咳嗽。

4. 评估血常规、凝血功能全套、血电解质、心脏X线及超声心动图等情况。

（二）护理措施

1. 宣教心包穿刺术的目的及相关注意事项,简述过程及方法,告知可能出现的反应。

2. 练习床上大小便。

3. 必要时遵医嘱使用镇静剂。

4. 穿刺环境、器械、急救物品和药品准备。

二、术中护理要点

（一）评估要点

1. 评估意识、生命体征、心率、心律、表情、面色、精神状态等,观察患者有无胸闷、呼吸困难等情况。

2. 注意可能出现的并发症,如心包胸膜反应、心律失常、心脏损伤、心源性休克等。

（二）术中配合

1. 协助患者取坐位、半坐卧位或平躺,充分暴露穿刺部位。

2. 遵医嘱心电监护。

3. 告知患者穿刺过程中避免咳嗽或深呼吸。

4. 配合医生完成穿刺。过程中密切观察患者的病情变化,如患者发生呼吸困难、血压下降、出冷汗等情况时,应立即通知医生终止穿刺。

5. 协助医生固定引流管。

6. 注意患者术中安全,防止跌倒。

三、术后护理要点

（一）评估要点

1. 评估意识、生命体征、心率、心律等,评估患者有无胸闷、胸痛、呼吸困难等情况。

2. 注意可能出现的并发症,如心包胸膜反应、心律失常、急性左心衰、气胸等。

（二）护理措施

1. 卧床休息24小时。

2. 遵医嘱心电监护。

3. 留置心包引流管的患者,应有效固定引流管,防止引流管折叠、扭曲、受压,每班交接置管深度,观察引流液的颜色、量、性状,根据医嘱定期开放和夹管。

经皮左心耳封堵术护理

【定义】

左心耳是房颤（atrial fibrillation, AF）患者血栓栓塞起源的重要部位,经皮左心耳封堵术是通过封堵左心耳来预防房颤时在左心耳内血栓形成的一种介入治疗。

【护理】

一、术前护理要点

（一）护理常规

按心脏介入术前护理常规。

（二）相关的其他护理

1. 评估双侧足背动脉搏动情况。患者遵医嘱完善食管超声心动图及肺静脉CTA检查。

2. 术前禁食、禁饮6～8小时。

3. 遵医嘱术前半小时使用抗生素。

4. 术前留置导尿管。

二、术中护理要点

（一）术中护理常规

按心脏介入术中护理常规。

（二）相关的其他护理

1. 注意可能出现的并发症,如心脏压塞、栓塞、一过性心律失常、封堵器脱落、溶血、冠状动脉气栓、房室传导阻滞或束支传导阻滞、血管迷走反射等。

2. 协助患者平卧位,术中协助麻醉科予全身麻醉或镇静。

3. 遵医嘱使用肝素。

4. 做好术中配合,封堵器放置后需经超声证实位置合适后,才可释放封堵器。

三、术后护理要点

（一）术后护理常规

按心脏介入术后护理常规。

（二）相关的其他护理

1. 监测生命体征,除常见介入并发症之外,还需加强气道管理,严密观察镇静后有无意识改变、误吸、血氧饱和度下降等。

2. 遵医嘱使用抗凝药及抗心律失常药,观察心率、心律变化及有无出血倾向等。

3. 术后当天以软食为宜,1个月内避免进食粗糙、坚硬食物。

4. 术后按医嘱复查心超或经食管心超,观察封堵装置及效果。

5. 定期随访,术后3～6个月常规复查,调整治疗方案。

第四章

消化系统疾病护理常规

第一节　消化系统疾病护理常规概述

一、入院护理

1. 病区接到入院通知后,做好新患者入院准备。

2. 热情接待新患者,双人核对患者身份,正确佩戴腕带,责任护士进行自我介绍。

3. 通知主管医生接诊新患者。

4. 进行入院护理评估,包括患者心理、生理及社会状况的评估,测量生命体征、体重等,并按要求书写入院护理记录。

5. 给予入院指导,并进行安全告知。

6. 保持病房安静、整洁、舒适、安全。

二、病情观察

1. **全身情况**　评估意识、生命体征;评估心、肺、肝、肾等重要脏器的状况及水电解质酸碱平衡、全身营养状况等;评估心理社会状况。

2. **专科情况**　评估有无呕血、黑便、头晕、乏力等消化道出血症状;评估有无腹痛、腹胀、腹泻、便秘、黏液脓血便;评估有无皮肤巩膜黄染、瘙痒;有无乏力、纳差、水肿等。

3. **辅助检查**　了解胃镜、结肠镜、B超、^{13}C/^{14}C呼气试验、血常规、血生化全套、血尿淀粉酶、血网织红细胞计数、X线检查等阳性结果。

三、用药护理

掌握消化内科常用药物的剂量、方法、作用及副作用,如生长抑素类药物、止血药、利尿剂、胃肠动力药、制酸剂等。

四、症状护理

1. 腹痛

（1）评估要点

1）评估腹痛发生的原因或诱因。

2）评估腹痛的性质、部位、程度及发作的时间、频率、持续时间,有无食欲不振、恶心、呕吐、呃逆、便秘、腹泻、黄疸、消化道出血等伴随症状。

3）评估腹痛与进食、活动、体位等因素的关系。

4）评估有无精神紧张、焦虑等心理反应。

5）评估意识、神态、体位、生命体征、营养状况及有关疾病的相应体征,如腹痛伴黄疸者提示与胰腺、胆系疾病有关。

（2）护理措施

1）根据病情协助患者采取舒适体位,病情允许时可适当活动。

2）遵医嘱选择合适的饮食,避免进食易产气食物,如诊断不明应暂禁食。

3）遵医嘱用药,观察药物疗效及不良反应等。未明确诊断前慎用止痛药。必要时遵医嘱予肛管排气。

2. 腹泻 参见第一章常见护理措施。

3. 恶心、呕吐

（1）评估要点

1）评估恶心呕吐的原因及诱因。

2）评估恶心呕吐发生的时间、频率、与进食的关系,有无腹痛、腹胀、头晕、乏力、发热等伴随症状。评估患者精神状态,有无焦虑、抑郁,呕吐是否与精神因素有关。

3）评估呕吐物的颜色、量、性状。

4）评估意识、生命体征、营养状况以及腹部体征。

5）监测水电解质酸碱平衡情况。

（2）护理措施

1）呕吐频繁时宜卧床休息,避免突然起身引起体位性低血压。呕吐时协助坐起或侧卧,以免误吸。

2）清淡、易消化饮食,少量多餐,避免辛辣刺激性食物,避免暴饮暴食。严重、频繁的呕吐遵医嘱暂禁食,静脉补充液体。

3）呕吐后漱口,保持口腔清洁,更换污染衣物被褥,开窗通风。

4）遵医嘱用药,观察药物疗效及不良反应等。

5）给予患者心理疏导,特别是针对呕吐与精神因素有关的患者,耐心解答患者的问题,消除其紧张情绪,必要时使用镇静剂。

4. 呕血、黑便

（1）评估要点

1）评估呕血与黑便的原因及诱因。

2）评估呕血与黑便的颜色、量、性状、次数等，与进食的关系，有无头晕、乏力、腹痛、腹胀、四肢湿冷、脉搏细速等伴随症状。

3）评估意识、生命体征、精神状态、24小时出入量或尿量、皮肤黏膜状况、腹部体征、肠鸣音等。

4）监测血常规、血电解质、血尿素氮、凝血功能全套、动脉血气分析、大便隐血试验等。

（2）护理措施

1）绝对卧床休息，必要时取休克卧位。呕血时头偏向一侧，以免窒息。

2）保持呼吸道通畅，床边备吸引器。

3）立即开通静脉通道，遵医嘱补液、止血治疗，必要时输血，并观察疗效及不良反应。

4）遵医嘱予以吸氧、心电监护、记录24小时出入量或尿量等。

5）急性大出血应禁食，少量黑便且临床无明显活动性出血者可遵医嘱选用温凉、清淡、无刺激性流质饮食，出血停止后逐步过渡到正常饮食。

6）及时清理呕吐物及排泄物，保持口腔清洁及肛周皮肤清洁干燥。

五、休息与活动

急性期应绝对卧床休息；稳定期以卧床休息为主，避免过度劳累；恢复期应劳逸结合，保持身心舒畅。做好安全防护，防止坠床跌倒。

六、饮食管理

根据病情和医嘱选择合适的饮食，宜营养丰富、清淡、易消化饮食，饮食规律、卫生，避免过饥过饱、暴饮暴食，避免辛辣刺激性等食物。

七、皮肤黏膜护理

1. 评估患者皮肤及口腔黏膜情况。
2. 根据病情做好皮肤黏膜护理。

八、心理护理

耐心解答患者及其家属提出的问题，消除其紧张情绪，特别是在发生呕吐、腹泻等与精神因素有关的症状时，紧张、焦虑还会影响食欲和消化能力，而对于治疗有信心和情绪稳定则有利于缓解症状。急骤发生的剧烈腹痛、持续存在或反复出现的慢性腹痛以及预后不良的癌性疼痛，均可造成患者精神紧张、情绪低落，而消极悲观和紧张的情绪又可使疼痛加剧。因此，护士对患者及其家属应进行细致全面的心理评估，取得家属的配合，有针对性地对患者进行心理疏导，以减轻其紧张恐惧心理，稳定其情绪，有利于增强患者对疼痛的耐受性。

九、出院指导

向患者宣教自我监测、休息与活动、饮食、服药及复诊等注意事项。

第二节 消化性溃疡护理

【定义】

消化性溃疡(peptic ulcer)是指胃肠道黏膜被自身消化而形成的溃疡,可发生于食管、胃、十二指肠、胃-空肠吻合口附近以及含有胃黏膜的 Meckel 憩室,但以胃和十二指肠球部最为多见,故分别称胃溃疡(gastric ulcer,GU)和十二指肠溃疡(duodenal ulcer,DU)。

【治疗原则】

治疗目的是消除病因,控制症状,促进愈合溃疡,防止复发,避免并发症。

1. **一般治疗** 生活规律,劳逸结合,戒烟戒酒。
2. **药物治疗** 抑酸药、抗酸药、胃黏膜保护剂、根除幽门螺杆菌治疗等。
3. **手术治疗** 对于经内科治疗无效或出现并发症者选择手术治疗。

【护理】

一、护理常规

按消化系统疾病护理常规。

二、与本病相关的其他护理

(一)评估要点

1. **健康史及相关因素**

(1)有无经常服用非甾体类药物等。

(2)有无应激及心理因素等。

(3)有无不良饮食习惯史,是否嗜烟酒。

(4)有无家族史。

2. **症状体征**

消化性溃疡有慢性病程、周期性发作、呈节律性疼痛三大特点。

(1)上腹部疼痛为主要症状,可为钝痛、灼痛、胀痛甚至剧痛,或呈饥饿样不适感。多位于上腹中部,可偏右或偏左。上腹部可有局限性轻压痛。

1)胃溃疡的疼痛常在进餐后1小时内出现,其典型规律为进食—疼痛—缓解。

2)十二指肠溃疡疼痛往往发生在空腹时,即餐后2～4小时,也可于睡前或半夜出现"午夜痛",其疼痛规律为疼痛—进食—缓解。

(2)其他症状,如反酸、嗳气、上腹饱胀、恶心、呕吐、食欲减退等消化不良症状。也可有失眠、多汗等自主神经功能失调表现。

3. 并发症 出血、穿孔、幽门梗阻、癌变等。

4. 辅助检查 了解胃镜、幽门螺杆菌检测、血常规、粪便隐血试验检查等阳性结果。

5. 心理社会支持状况 耐心解答患者及其家属提出的问题,消除其紧张情绪。急骤发生的病情变化,可造成患者精神紧张、情绪低落,而消极悲观和紧张的情绪又可影响治疗效果。因此,护士对患者及其家属应进行细致全面的心理评估,取得家属的配合,有针对性地对患者进行心理疏导,以减轻紧张恐惧心理,稳定情绪。

(二)护理措施

1. 疼痛管理

(1)帮助患者认识和去除病因。

(2)评估疼痛与进食的关系,疼痛的性质、部位、程度、规律以及有无伴随症状。

(3)观察疼痛的规律和特点,并按其疼痛特点指导缓解疼痛的方法。如十二指肠溃疡患者可指导其在疼痛前和疼痛时进食碱性食物(如苏打饼干等),或服用制酸剂。

2. 饮食管理

(1)指导患者有规律地进食,进餐时细嚼慢咽,不宜过饱。在溃疡活动期,以少量多餐为宜,每天进餐4~5次,避免餐间零食和睡前进食。一旦症状得到控制,应尽快恢复正常的饮食规律。

(2)宜选择营养丰富、易消化饮食。应避免食用生、冷、硬、粗纤维及咖啡、浓茶、辣椒等刺激性食物。

3. 用药护理 遵医嘱用药,观察药物疗效及不良反应。如胶体铋剂服用后要注意观察有无黑便等。

(三)并发症护理

1. 出血 表现为呕血、黑便、头晕、乏力等,严重者可出现周围循环衰竭表现。参见上消化道出血护理。

2. 穿孔 表现为突发上腹剧痛、大汗淋漓、烦躁不安,服制酸药不能缓解。当炎症迅速波及全腹,可出现腹肌紧张呈板状腹,腹部有压痛及反跳痛,肠鸣音减弱或消失,严重者出现休克表现。应遵医嘱禁食、胃肠减压、抗感染、抗休克治疗,并做好术前准备。

3. 幽门梗阻 表现为餐后上腹饱胀、上腹疼痛加重,伴有恶心、呕吐,呕吐物为酸腐性的宿食。大量呕吐后症状可以改善,严重频繁呕吐可致失水和低氯低钾性碱中毒,常继发营养不良。遵医嘱禁食、胃肠减压、补液治疗等。

4. 癌变 少数胃溃疡可发生癌变,粪便隐血试验持续阳性者应怀疑癌变,需进一步检查明确诊断。

【出院指导】

1. 自我监测　若出现腹痛、恶心、呕吐、反酸、嗳气加重,黑便甚至呕血等,应及时就诊。

2. 饮食指导　宜富含营养、高热量、易消化饮食,进食规律、细嚼慢咽,避免过饱及生、冷、硬等刺激性食物,忌烟酒。

3. 用药指导　遵医嘱用药,不可擅自停药或随意增减剂量。指导患者慎用或勿用致溃疡药物,如阿司匹林、咖啡因、泼尼松等。

4. 定期复诊　2周后门诊复诊,必要时复查胃镜。

第三节　溃疡性结肠炎护理

【定义】

溃疡性结肠炎(ulcerative colitis,UC)是一种病因不明的直肠和结肠慢性非特异性的炎性疾病,病变主要局限于大肠的黏膜与黏膜下层。临床表现为腹痛、腹泻、黏液脓血便,多呈反复发作的慢性病程。本病可发生在任何年龄,多见于20~40岁。按病情严重程度可分为轻型、中型、重型;按临床类型可分为初发型、慢性复发型、慢性持续型、急性暴发型。

【治疗原则】

治疗目的是控制急性发作,促进黏膜愈合,维持缓解,减少复发,防治并发症。

1. 一般治疗　强调休息、饮食和营养。

2. 药物治疗　氨基水杨酸制剂、糖皮质激素、免疫抑制剂等。

3. 手术治疗　适用于并发大出血、肠穿孔、中毒性巨结肠、结肠癌或经内科治疗无效且伴有严重毒血症状者。

【护理】

一、护理常规

按消化系统疾病护理常规。

二、与本病相关的其他护理

(一)评估要点

1. 健康史及相关因素

(1)有无免疫因素。

(2)有无精神神经因素。

(3)有无感染史。

（4）有无家族史等。

2. 症状体征

（1）腹泻和黏液脓血便可见于绝大多数患者。黏液脓血便是本病活动期的重要表现。

（2）腹痛表现为左下腹或下腹阵痛，亦可涉及全腹。有"疼痛—便意—便后缓解"的规律，常有里急后重感。左下腹可有轻压痛，重症和暴发型可出现鼓肠、腹部压痛、反跳痛及肌紧张等。

（3）可有腹胀、食欲不振、发热等全身表现及外周关节炎、结节性红斑、坏疽性脓皮病等肠外表现。

3. 并发症 中毒性巨结肠、肠穿孔、直肠结肠癌变等。

4. 辅助检查 了解结肠镜检查、C反应蛋白、血常规、血沉、大便常规、X线钡剂灌肠检查等阳性结果。

5. 心理社会支持状况 由于病因不明，病情反复发作，迁延不愈，常给患者带来痛苦，尤其是排便次数的增加，给患者的精神和日常生活带来很多困扰，易产生自卑、忧虑，甚至恐惧心理。应鼓励患者树立信心，以平和的心态应对疾病，自觉地配合治疗。

（二）护理措施

1. 饮食管理 宜选择质软、易消化、少纤维素、富含营养、有足够热量的食物。急性发作期患者应进食流质或半流质饮食，避免牛奶、乳制品、生冷、含纤维素多的食物。病情严重者遵医嘱禁食并行胃肠外营养。

2. 腹泻护理 参见第一章常见护理措施。

3. 用药护理 遵医嘱用药，观察药物疗效及不良反应。如使用糖皮质激素时，应观察睡眠、血糖、血压情况及有无应激性溃疡等，不可随意停药，防止反跳现象；使用氨基水杨酸时，应观察有无恶心、呕吐、皮疹、白细胞计数减少、关节痛等。

4. 保留灌肠护理

（1）灌肠前排空大小便。

（2）灌肠液温度为39～41℃。

（3）选择粗细合适、柔软的肛管，动作轻柔，缓慢注药。

（4）采用头低臀高左侧卧位，药液注入后，取膝胸卧位15分钟，再取右侧卧位15分钟，然后平卧30分钟以上，直至有便意方可排便。

（5）观察排便情况。

（三）并发症护理

1. 中毒性巨结肠 多发生于暴发型或重型患者，表现为病情急剧恶化，毒血症明显，有脱水与电解质平衡紊乱，出现肠型、腹部压痛等，肠鸣音消失。遵医嘱抗感染、抗休克治疗，并做好手术准备。

2. 肠穿孔 多在中毒性巨结肠基础上发生，部位多在乙状结肠或结肠脾曲处。表现为高热、感染中毒症状、腹部剧痛及左腹为主的广泛肌紧张，腹部压痛及反跳痛。遵医嘱抗感染、抗休克治疗，并做好手术准备。

3. 直肠结肠癌变 多见于广泛性结肠炎、幼年起病而病程漫长者。表现为腹痛、腹胀、大便性状改变等。遵医嘱用药,必要时做好手术准备。

【出院指导】

1. 自我监测 若出现腹痛、腹泻加重或伴出血征象时,应及时就诊。

2. 饮食指导 宜选择质软、易消化、少纤维素、富含营养、有足够热量的食物。避免进食牛奶、乳制品,限制油腻、生冷、辛辣刺激性食物等。少量多餐,避免暴饮暴食。不宜长期饮酒。保持大便通畅。

3. 休息与活动 保证充分休息,避免劳累及过度活动。

4. 用药指导 遵医嘱用药,不得擅自停药或随意增减剂量。

5. 定期复诊 出院2周后复诊,必要时复查肠镜。

第四节　克罗恩病护理

【定义】

克罗恩病(Crohn's disease,CD)是一种原因尚不明确的胃肠道炎性肉芽肿性疾病,可发生于整个胃肠道的任何部位,好发于末段回肠和右半结肠。主要表现为腹痛、腹泻、体重下降、腹部肿块、瘘管形成和肠梗阻,可伴有发热、营养障碍等全身表现及关节、皮肤、眼、口腔黏膜等肠外损害。

【治疗原则】

治疗目的是控制病情,缓解症状,减少复发,防治并发症。

1. 一般治疗 戒烟,补充营养,对症治疗。

2. 药物治疗 氨基水杨酸制剂、糖皮质激素、免疫抑制剂、抗生素、生物制剂等。

3. 手术治疗 主要是针对并发症处理,如完全性肠梗阻,瘘、脓肿形成,急性穿孔或不能控制的大量出血等。

【护理】

一、护理常规

按消化系统疾病护理常规。

二、与本病相关的其他护理

(一)评估要点

1. 健康史及相关因素

(1)有无免疫因素。

(2)有无精神神经因素。

(3)有无感染史。

(4)有无家族史等。

2. 症状体征

(1)腹痛为最常见症状。多位于右下腹或脐周,间歇性发作,常为痉挛性的阵痛伴肠鸣音增加。常于进餐后加重,排便或肛门排气后缓解。体检常在腹部有压痛,多在右下腹。

(2)腹泻亦常见。先是间歇发作,病程后期可转为持续性。粪便多为糊状,一般无脓血和黏液。

(3)瘘管形成是克罗恩病的特征性临床表现,分为内瘘和外瘘,前者可通向其他肠段、肠系膜、膀胱、输尿管、阴道、腹膜后等处,后者通向腹壁或肛周皮肤。

(4)10%～20%的患者可见腹部包块,多位于右下腹与脐周。

(5)全身表现,如间歇性低热或中度热常见,体重下降、贫血、低蛋白血症等营养障碍的临床表现。

3. 并发症 肠梗阻、腹腔内脓肿等。

4. 辅助检查 了解血常规、血生化全套、肠道钡餐造影、内镜检查和黏膜活检、胶囊肠镜检查等阳性结果。

5. 心理社会支持状况 由于病因不明,病情反复发作,迁延不愈,常给患者带来痛苦,尤其是反复腹痛、发热、营养不良等,给患者的精神和日常生活带来很多困扰,易产生自卑、忧虑,甚至恐惧心理。应鼓励患者树立信心,以平和的心态应对疾病,自觉配合治疗。

(二)护理措施

1. 饮食管理 宜质软、易消化、少纤维素又富含营养、有足够热量的食物。急性发作期患者应进食流质或半流质饮食。避免进食生冷、坚硬、油腻、刺激性、产气、富含纤维素食物,奶制品不耐受人群忌食半乳和乳制品,定时定量进餐,细嚼慢咽。戒烟酒。病情严重者应禁食并行胃肠外营养。

2. 腹泻护理 参见第一章常见护理措施。

3. 用药护理 遵医嘱用药,观察药物的疗效及不良反应。如使用糖皮质激素时,需观察睡眠、血糖、血压情况及有无应激性溃疡等;使用柳氮磺胺吡啶时,需观察有无恶心、呕吐、皮疹、白细胞减少、关节痛等;使用解痉、止泻药时,需观察大便及肠鸣音等变化;使用生物制剂需观察过敏反应等。

(三)并发症护理

1. 肠梗阻 表现为恶心、呕吐、腹痛、腹胀、排便排气停止等,遵医嘱予禁食、胃肠减压、抗感染等,必要时手术治疗。

2. 腹腔内脓肿 表现为发热、腹痛等,局部可触及包块。一旦发生,应协助医生行脓肿穿刺引流术,遵医嘱予抗感染治疗等。

【出院指导】

1. 自我监测 若出现腹痛、腹泻、腹部包块、便血等,应及时就诊。

2. 饮食指导 宜选择质软、易消化、少纤维素又富含营养、有足够热量的食物,避免进食生冷、坚硬、油腻、刺激性、产气、富含纤维素食物,奶制品不耐受人群忌食半乳和乳制品,定时定量进餐,细嚼慢咽。戒烟酒。

3. 休息与活动 生活规律,劳逸结合,避免劳累。

4. 用药指导 遵医嘱服药,不可擅自停药或随意增减剂量。

5. 定期复诊 出院2周后复诊,必要时复查胃肠镜。

第五节 肝硬化护理

【定义】

肝硬化(hepatic cirrhosis)是一种常见的慢性、进行性肝病,由一种或几种病因长期或反复作用引起的广泛肝细胞变性坏死、肝细胞结节性再生、结缔组织增生及纤维化,导致正常肝小叶结构破坏和假小叶形成,肝脏逐渐变硬变形。临床上常以肝功能损害和门脉高压为主要表现。

【治疗原则】

现有的治疗尚不能逆转已发生的肝硬化。对于代偿期患者,治疗旨在延缓肝功能失代偿、预防肝细胞肝癌;对于失代偿期患者,则以改善肝功能、治疗并发症、延缓或减少对肝移植需求为目标。

1. 一般治疗 注意休息和合理饮食。

2. 药物治疗 护肝药物、抗纤维化疗法及维生素治疗等。

3. 并发症治疗 积极预防并发症,如上消化道出血、感染、肝性脑病、原发性肝癌、电解质和酸碱平衡紊乱、肝肾综合征、肝肺综合征等,并对症治疗。

4. 肝移植 肝移植是终末期肝硬化的最佳治疗方法。

【护理】

一、护理常规

按消化系统疾病护理常规。

二、与本病相关的其他护理

（一）评估要点

1. 健康史及相关因素

（1）有无肝炎、心力衰竭、胆管疾病史或输血史。

（2）有无慢性肠道感染、消化不良、消瘦、黄疸、出血史等。

（3）有无酗酒史或服用损肝药物。

（4）有无血吸虫病流行区生活史及家族遗传性疾病史。

（5）有无长期化学毒物接触史。

2. 症状体征

（1）肝硬化起病隐匿,病程发展缓慢,可隐伏3～5年或更长时间。早期可无症状或症状轻微。

1）代偿期肝硬化症状轻且无特异性。可有乏力、食欲减退、腹胀不适等。

2）失代偿期肝硬化:①肝功能减退表现为乏力、体重下降、食欲不振、腹痛、腹胀、牙龈及鼻腔出血、男性性功能减退、女性月经失调等;②门静脉高压症状为脾大、侧支循环的建立与开放、腹腔积液。

（2）呈肝病面容,黄疸,肝掌,皮肤可见蜘蛛痣,男性乳房发育。腹壁静脉曲张,严重者脐周静脉突起呈水母状并可闻及静脉杂音。可有腹腔积液,伴或不伴下肢水肿。

3. 并发症　食管胃底静脉曲张破裂出血、自发性腹膜炎、肝性脑病、水电解质酸碱平衡紊乱、原发性肝癌、肝肾综合征、肝肺综合征等。

4. 辅助检查　了解血常规、肝功能、B超、内镜检查等阳性结果。

5. 心理社会支持状况　肝硬化为慢性过程,护士应帮助患者及其家属掌握本病的有关知识和自我护理、并发症的预防及早期发现方法,分析和消除不利于个人和家庭应对的各种因素。而患者应十分注意情绪的调节和稳定,在安排好治疗、身体调节的同时,勿过多考虑病情,遇事豁达开朗,树立治病信心,保持愉快心情。指导家属理解和关心患者,给予患者精神支持和生活照顾。

（二）护理措施

1. 休息与活动　代偿期可参加轻体力活动,失代偿期以卧床休息为主。

2. 饮食管理　代偿期宜高热量、高蛋白、高维生素、易消化、低渣或无渣饮食,避免生、冷、硬、粗糙及刺激性食物,戒烟酒。如有肝性脑病应限制或禁食蛋白质摄入,呕血者应禁饮禁食,腹腔积液者限制水钠的摄入。

3. 避免诱发出血的因素

（1）防止加重肝脏损害的因素,如滥用药物、饮酒等。

（2）进食规律,不宜过饱,避免进食粗糙、坚硬、辛辣刺激性食物。戒烟酒。

（3）避免引起腹压突然增高的因素,如用力排便、剧烈咳嗽、外力撞击腹部、频繁呃逆等。保持大便通畅。

（4）避免疲劳及情绪激动。

（5）使用柔软的牙刷。

4. 腹腔积液护理

（1）评估腹腔积液的程度，有无伴随呼吸困难及腹胀等。观察腹腔积液的消长情况，遵医嘱测腹围、体重，记尿量等。监测血电解质变化。

（2）取半卧位或坐位。

（3）限制钠盐及水的摄入。钠摄入量限制在 $60\sim90mmol/d$（相当于食盐 $1.5\sim2g/d$）；入水量应控制在每天 1000ml 以内。

（4）腹腔置管者做好导管护理。

（5）保持皮肤清洁干燥，使用便器时避免摩擦，以防皮肤破损；保持床单位整洁。

（三）并发症护理

1. 上消化道出血　表现为突发呕血和（或）黑便，常为大量出血，引起出血性休克。参见本章第八节上消化道出血护理常规。

2. 肝性脑病　是本病最严重的并发症。见本章第六节肝性脑病护理常规。

3. 感染　自发性细菌性腹膜炎表现为发热、腹痛、短期内腹腔积液迅速增加，可伴全腹压痛和腹膜刺激征，易诱发肝肾综合征、肝性脑病。遵医嘱使用抗生素、白蛋白等药物，观察腹部体征，监测生命体征、血常规等。

4. 水电解质、酸碱平衡紊乱　可表现为低钠血症、低钾血症、低氯血症、酸碱平衡紊乱。参见第一章常见护理措施。

5. 原发性肝癌　表现为肝脏进行性增大、肝区疼痛、血性腹腔积液、发热等，血清甲胎蛋白升高。一旦发现，应尽早手术治疗。

6. 肝肾综合征　又称功能性肾衰竭，表现为少尿或无尿、氮质血症、血肌酐升高、稀释性低钠血症、低尿钠等。但肾脏无实质性病变。遵医嘱监测肝、肾功能，使用血管活性药物，输注白蛋白等。

7. 肝肺综合征　表现为低氧血症和呼吸困难。遵医嘱给予吸氧。

8. 门静脉血栓形成　表现为腹胀、剧烈腹痛、呕血、便血、休克，脾脏迅速增大、腹腔积液加速形成，常诱发肝性脑病。

【出院指导】

1. 自我监测　若出现双下肢水肿、腹部膨隆、腹痛、呕血、黑便等，应及时就诊。

2. 饮食指导　高热量、高蛋白、高维生素、易消化、低渣或无渣饮食，避免生、冷、硬、粗糙、坚硬及辛辣刺激性食物，戒烟酒。

3. 休息与活动　避免劳累和过度活动，保证充分休息。

4. 用药指导　遵医嘱用药，避免使用阿司匹林、肝损药物和影响凝血功能的药物。

5. 定期复诊　出院 2 周后复诊，定期复查肝功能等。

第六节　肝性脑病护理

【定义】

肝性脑病(hepatic encephalopathy,HE)是严重肝病或门-体分流引起的、以代谢紊乱为基础的中枢神经系统功能失调的综合征,轻者可仅表现为轻微的智力减退,严重者可出现意识障碍、行为失常和昏迷。

【治疗原则】

积极治疗原发肝病,去除引发肝性脑病的诱因、维护肝脏功能、促进氨代谢清除及调节神经递质是治疗肝性脑病的主要措施。

【护理】

一、护理常规

按消化系统疾病护理常规。

二、与本病相关的其他护理

(一)评估要点

1. 健康史及相关因素

(1)有无肝硬化、重症病毒性肝炎、肝功能衰竭史等。

(2)有无进食高蛋白饮食、感染、大量利尿和腹腔放液、便秘、消化道出血、使用催眠药和镇静剂等诱因。

(3)有无门体分流手术史等。

2. 症状体征

肝性脑病的临床过程分为四期(见表4-6-1)。

表4-6-1　肝性脑病的临床过程

分期	意识状态	神经系统改变	脑电图
0期 (潜伏期)	临床上无性格和行为异常	无神经系统病理征	正常
1期 (前驱期)	轻度性格改变和行为失常,但应答准确	可出现扑翼样震颤	多数正常
2期 (昏迷前期)	嗜睡,行为异常(如衣冠不整或随地大小便)、言语不清、书写障碍及定向力障碍	出现扑翼样震颤、肌张力增高、腱反射亢进、病理反射阳性	特征性异常

续表

分期	意识状态	神经系统改变	脑电图
3期 (昏睡期)	昏睡,能唤醒,醒时尚可应答,但常有意识不清、幻觉,理解力、计算力消失	扑翼样震颤、肌张力增高、腱反射亢进、病理反射阳性	明显异常
4期 (昏迷期)	昏迷,不能唤醒	无法引出扑翼样震颤。浅昏迷时,腱反射和肌张力仍亢进;深昏迷时,各种反射消失,肌张力降低	明显异常

3. 辅助检查 了解血氨、肝功能、血电解质、脑电图、影像学检查等阳性结果。

4. 心理社会支持状况 因病情重、病程长、久治不愈、医疗费较高等,患者常出现烦躁、焦虑、悲观等情绪,甚至不配合治疗。因此,针对患者的不同心理问题,要给予耐心的解释和劝导,尊重患者的人格,解除其顾虑及不安情绪,取得信任及合作,鼓励其增加战胜疾病的信心。指导家属给予患者精神支持和生活照顾,帮助患者树立战胜疾病的信心。

(二)护理措施

1. 去除和避免诱发因素

(1)清除胃肠内积血,减少氨的吸收。上消化道出血为最常见的诱因,可用生理盐水或弱酸性溶液灌肠,忌用肥皂水灌肠。

(2)避免使用催眠镇静药、麻醉剂等,以免掩盖病情,同时减少药物对肝脏的损害。

(3)遵医嘱使用抗生素,防止感染。

(4)禁止大量输液,过多液体可引起低血钾、稀释性低血钠、脑水肿等,可加重肝性脑病。

(5)避免快速利尿和大量放腹腔积液,防止水电解质紊乱和酸碱失衡。

(6)保持大便通畅,便秘者遵医嘱使用导泻剂。

2. 饮食管理

(1)给予高热量饮食,保证每天热量供应5～6.7MJ(1200～1600kcal)。

(2)控制蛋白质的摄入:重点不在于限制蛋白质的摄入,而在于保持正氮平衡。①急性起病数日内禁食蛋白质(1、2期肝性脑病可限制在20g/d以内),意识清楚后从20g/d开始逐渐增加至1g/(kg·d)。②慢性肝性脑病患者无禁食蛋白质必要。③植物和奶制品蛋白优于动物蛋白。

(3)不宜用维生素B_6。

3. 安全护理

(1)保持呼吸道通畅,避免舌根后坠、误吸。

(2)使用床栏,必要时使用约束带。

4. 用药护理 遵医嘱用药,观察药物的疗效及不良反应。

【出院指导】

1. **自我监测** 若出现反应迟钝、性格行为异常、手颤、睡眠障碍等,应及时就诊。

2. **休息与活动** 保证充分休息,避免劳累和过度活动。

3. **生活指导** 合理饮食,避免一次摄入大量蛋白质食物,多食新鲜蔬菜水果,保持大便通畅,避免各种感染,戒烟酒等。

4. **用药指导** 遵医嘱用药,不滥用损肝药物,慎用止痛、催眠、麻醉药物等。

5. **定期复诊** 出院2周后复诊,定期复查肝功能等。

第七节 急性胰腺炎护理

【定义】

急性胰腺炎(acute pancreatitis,AP)是指多种病因导致胰酶在胰腺内被激活引起胰腺组织自身消化、水肿、出血甚至坏死的炎症反应。主要表现为急性上腹痛、发热、恶心、呕吐、血和尿淀粉酶增高,重症常继发感染、腹膜炎和休克等多种并发症。临床上根据严重程度可分为轻症急性胰腺炎、中重症急性胰腺炎和重症急性胰腺炎3种。

【治疗原则】

减轻腹痛,减少胰腺分泌,防治并发症。

1. **减少胰液分泌及解痉镇痛** 禁食,胃肠减压,H_2受体拮抗剂及质子泵抑制剂、生长抑素等药物。

2. **抑制胰酶活性** 如加贝酯、抑肽酶等。

3. **抗休克及纠正水电解质酸碱平衡失调** 积极补充液体和电解质,维持有效循环血容量。伴有休克者,应给予白蛋白、鲜血或血浆代用品。

4. **抗感染** 在评估胰腺坏死范围的基础上,对于中重症急性胰腺炎和重症急性胰腺炎患者可酌情使用抗菌药物。

5. **营养支持** 对于中重症急性胰腺炎和重症急性胰腺炎患者,推荐尽早实施肠内营养,肠内营养的途径以鼻空肠管为主。

6. **并发症处理** 对急性出血坏死性胰腺炎伴腹腔内大量渗液者,或伴急性肾损伤者,可采用腹膜透析治疗;急性呼吸窘迫综合征患者除药物治疗外,可作气管切开和应用呼吸机治疗;并发糖尿病者可使用胰岛素。

7. **内镜下治疗** 如内镜下逆行胰胆管造影术(endoscopic retrograde cholangiopancreatography, ERCP)、内镜下括约肌切开术(endoscopic sphincterotomy,EST)。

8. **中医治疗** 如芒硝外敷等。

9. **外科治疗** 腹腔灌洗可清除腹腔内细菌、内毒素、胰酶、炎性因子等。对于重症急性胰腺炎经内科治疗无效,或胰腺炎并发脓肿、假性囊肿、弥漫性腹膜炎、肠穿孔、肠梗阻及肠麻痹坏死时,需实施外科手术治疗。

【护理】

一、护理常规

按消化系统疾病护理常规。

二、与本病相关的其他护理

(一)评估要点

1. 健康史及相关因素

(1)有无胆囊炎、胆石症等胆管疾病史。

(2)有无胰管结石、胰管肿瘤、胰管狭窄等胰腺疾病史。

(3)有无高钙、高脂血症史。

(4)有无流行性腮腺炎等感染史。

(5)有无手术创伤史。

(6)有无糖皮质激素、四环素、磺胺类等服药史。

(7)有无大量饮酒、暴饮暴食、进食油腻食物等。

2. 症状体征

(1)腹痛为本病的主要表现和首发症状,可为钝痛、刀割样痛、钻痛或绞痛,呈持续性,可有阵发性加剧。疼痛多在中上腹,向腰背部呈带状放射,取弯腰抱膝位可减轻疼痛。

(2)恶心、呕吐及腹胀。

(3)多数患者有中度以上发热,持续3~5天。

(4)重症胰腺炎常发生低血压或休克。

(5)患者多有轻重不等的脱水,呕吐频繁可有代谢性碱中毒。重症者尚有明显脱水和代谢性酸中毒、低钾血症、低钙血症,部分伴血糖增高。

(6)重症急性胰腺炎上腹压痛显著,并发腹膜炎时全腹有明显压痛及反跳痛、腹肌紧张,肠麻痹时腹膨隆、肠鸣音减弱或消失。亦可见黄疸、Grey-Turner征、Cullen征。

3. 并发症

(1)局部并发症,如胰腺脓肿、胰腺假性囊肿。

(2)全身并发症,如急性呼吸窘迫综合征、休克、急性肾功能衰竭、心力衰竭、胰性脑病、韦尼克脑病、败血症、高血糖等。

4. 辅助检查 了解血常规、血淀粉酶、尿淀粉酶、血清脂肪酶、C反应蛋白、血生化全套、B超、CT检查等阳性结果。血淀粉酶,在起病后2~12小时开始升高,48小时开始下降,持续3~5天,超过正常值3倍可确诊。尿淀粉酶,在起病后12~14小时开始升高,下降缓慢,持续1~2周。持续空腹血糖高于11.2mmol/L为胰腺坏死表现,提示预后不良。血钙低于2mmol/L

提示预后不良。

5. 心理社会支持状况 急性胰腺炎起病急、病情进展快,且容易复发,故需要通过心理疏导、健康宣教等让患者正确认识疾病、治疗,缓解其紧张情绪,增强治疗信心,进而有助于促进疾病康复。

(二)护理措施

1. 营养支持

(1)急性发作期,遵医嘱予以禁食、胃肠减压、肠内或肠外营养,维持水电解质酸碱平衡。

(2)稳定期,一般在血、尿淀粉酶正常后,可遵医嘱进食无脂流质饮食,如无不适,可改为无脂半流质饮食。

2. 体位与活动 绝对卧床休息。腹痛时患者可取弯腰、前倾坐位或屈膝侧卧位,以减轻疼痛。

3. 用药护理 遵医嘱用药,严格掌握药物的剂量、方法及注意事项,观察药物疗效及不良反应。如使用生长抑素施他宁时,应观察有无恶心、呕吐、眩晕等。施他宁半衰期短(正常人1~3分钟),微泵静脉持续给药时,在微泵出现"注射完毕"报警前应准备好药物。腹痛剧烈者,可遵医嘱给予哌替啶等止痛药,但禁用吗啡,以防引起奥迪括约肌(Oddi's sphincter)痉挛,加重病情。

4. 肠内营养护理 参见第一章常见护理措施。

(三)并发症护理

并发症主要见于重症急性胰腺炎。

1. 局部并发症

(1)胰腺脓肿表现为高热、腹痛、出现上腹肿块和中毒症状等。在充分抗生素治疗后,脓肿不吸收,可行腹腔引流或灌洗,如仍不能控制感染应行坏死组织清除和引流手术。

(2)假性囊肿直径<4cm基本可自行吸收;假性囊肿直径>6cm或者多发囊肿,在观察6~8周后,若无缩小和吸收趋势,需要引流。引流方式包括经皮穿刺引流、内镜引流、外科引流。

2. 全身并发症

(1)急性呼吸窘迫综合征,参见第二章第十三节急性呼吸窘迫综合征护理。

(2)休克,参见第一章常见护理措施。

(3)急性肾功能衰竭,参见第五章第五节急性肾损伤护理。

(4)心力衰竭,参见第三章第三节急性心力衰竭护理。

(5)胰性脑病表现为精神异常(幻觉、幻想、躁狂状态)和定向力障碍。应积极治疗急性胰腺炎,并及时使用脑保护剂治疗(包括降低颅内压和保护脑细胞治疗等)。

(6)韦尼克脑病,一般出现在胰腺炎后期或恢复期,典型的"三联征"为眼外侧肌麻痹、共济失调、精神和意识状态的变化。可遵医嘱予以维生素B_1治疗。

(7)败血症表现为全身感染症状。遵医嘱予以抗感染、抗休克治疗。

(8)重症胰腺炎患者可出现暂时性高血糖,参见第一章常见护理措施。

【出院指导】

1. 自我监测　若出现腹痛、腹胀、恶心、呕吐等,应及时就诊。

2. 饮食指导　规律进食,应从少量低脂、低糖饮食开始逐渐恢复正常饮食,避免暴饮暴食及高脂肪、高蛋白、易产气、刺激性食物,戒烟酒,以防复发。

3. 休息与活动　保证充分休息,避免劳累和过度活动。

4. 定期复诊　根据病情定期门诊随访。

第八节　上消化道出血护理

【定义】

上消化道出血(upper gastrointestinal hemorrhage)是指屈氏韧带以上的消化道(包括食管、胃、十二指肠和胰、胆等)病变引起的出血,以及胃空肠吻合术后的空肠病变出血。最常见的病因是消化性溃疡、食管胃底静脉曲张破裂、急性糜烂出血性胃炎和胃癌。

【治疗原则】

积极控制出血,治疗原发疾病,必要时输血及手术治疗。

1. 一般急救措施　卧床休息;保持呼吸道通畅,避免呕血引起窒息。

2. 药物止血　血管加压素、H_2受体拮抗剂、质子泵抑制剂、生长抑素等。

3. 非曲张静脉大量出血内镜直视下止血　适用于活动性出血或血管暴露的溃疡。包括激光光凝、高频电凝、微波、热探头止血、血管夹钳夹、局部药物喷洒和局部药物注射。

4. 食管胃底静脉曲张破裂出血内镜直视下止血治疗　包括内镜下食管静脉曲张硬化剂治疗、内镜下食管静脉曲张套扎术、内镜下胃底静脉曲张组织黏合剂注射术。

5. 三腔二囊管气囊压迫止血　适用于食管胃底静脉曲张破裂出血。

6. 手术治疗　采取非手术治疗仍不能控制出血者,应行手术治疗。

【护理】

一、护理常规

按消化系统疾病护理常规。

二、与本病相关的其他护理

(一)评估要点

1. 健康史及相关因素

(1)有无溃疡、肿瘤、肝病、血液病史等。

(2)有无非甾体类药物等用药史。

(3)有无大量饮酒史。

(4)既往有无类似出血史。

2. 症状体征

(1)大便隐血试验阳性,提示每天出血量＞5～10ml;出现黑便,提示每天出血量在50～100ml以上;胃内积血量达250～300ml,可引起呕血;每日出血量＞400～500ml,可出现全身症状,如头晕、心悸、乏力等。短期内出血量＞1000ml,可出现急性周围循环衰竭表现,严重者引起失血性休克。

(2)若出血量＞1000ml且出血速度快,可引起失血性周围循环衰竭,出现头晕、心悸、乏力、晕厥、肢体湿冷、心率加快、血压偏低、烦躁不安等表现。

(3)贫血,参见血液科护理常规。

(4)多数患者在24小时内出现低热,持续3～5天。

(5)氮质血症分为肠源性氮质血症、肾前性氮质血症、肾性氮质血症。肠源性氮质血症,血尿素氮一般于出血后数小时上升,24～48小时达到高峰,大多不超过14.3mmol/L,3～4天降至正常。

3. 辅助检查　了解血常规、网织红细胞、血生化全套、出凝血时间、大便隐血试验、尿常规、消化内镜检查等阳性结果。

4. 心理社会支持状况　观察患者有无紧张、恐惧或悲观、沮丧等心理反应,特别是慢性病或全身性疾病致反复出血者,有无对治疗失去信心,不合作。解释安静休息有利于止血,关心、安慰患者。经常巡视,大出血时陪伴患者,使其有安全感。呕血或解黑便后及时清除血迹、污物,以减少对患者的不良刺激。解释各种检查、治疗措施,听取并解答患者或家属的提问,以消除他们的疑虑。

(二)护理措施

1. 大出血急救流程

(1)协助患者取侧卧位,床边备吸引器,稳定情绪。

(2)立即通知医生。

(3)禁食。

(4)建立两条以上大静脉通路,送血交叉备血,遵医嘱留取血标本。

(5)吸氧,心电监护,严密监测意识变化、生命体征、腹部体征、肠鸣音、呕血黑便情况、皮肤黏膜色泽、24小时出入量或尿量等。

(6)遵医嘱给药。

(7)食管胃底静脉曲张破裂出血者备三腔二囊管。

(8)内镜下止血患者做好治疗前准备。

(9)外科手术患者,做好术前准备。

2. 继续出血或再出血的判断

(1)反复呕血,甚至呕吐物由咖啡色转为鲜红色。

（2）黑便次数增多,且粪质稀薄,色泽变为暗红色,伴肠鸣音亢进。

（3）周围循环衰竭的表现经充分补液、输血未改善,或好转后又恶化,血压波动,中心静脉压不稳定。

（4）红细胞计数、血细胞比容、血红蛋白浓度不断下降,网织红细胞计数持续上升。

（5）在补液充足、尿量正常的情况下,血尿素氮持续或再次升高。

（6）脾大的患者出血后脾脏缩小未恢复肿大。

3. **体位与活动**　大量出血患者应绝对卧床休息,休克时取休克卧位,呕血时取合适体位,以防误吸。食管胃底静脉曲张破裂出血的患者避免提重物、剧烈咳嗽、用力屏气和排便等增加腹压的动作。

4. **饮食管理**　活动性出血时应禁食。止血后1~2天渐进高热量、富含维生素流质,限制钠和蛋白质摄入,避免粗糙、坚硬、刺激性食物,且应细嚼慢咽,防止损伤曲张静脉再次出血。

5. **用药护理**　遵医嘱用药,观察药物疗效及不良反应。如口服冰去甲肾上腺素及凝血酶稀释液时,应观察有无恶心、呕吐、血压升高等情况;使用生长抑素时,观察有无恶心、呕吐、眩晕等情况。

6. **三腔二囊管护理**　见本节知识链接。

7. **内镜治疗的护理**　非曲张静脉上消化道大出血内镜止血适用于活动性出血或暴露血管的溃疡。治疗方法包括激光光凝、高频电凝、微波、热探头止血、血管夹钳夹、局部药物喷洒和局部药物注射。内镜下食管静脉曲张硬化剂治疗、内镜下食管静脉曲张套扎术、内镜下胃底静脉曲张组织黏合剂注射术。具体见本章第九节。

【出院指导】

1. **自我监测**　若出现呕血、黑便、头晕、乏力、腹痛等,应及时就诊。

2. **休息与活动**　起居规律,劳逸结合,保持乐观情绪;食管胃底静脉曲张破裂出血的患者避免提重物、剧烈咳嗽、用力屏气和排便等增加腹压的动作。

3. **饮食指导**　清淡易消化饮食,避免过饥或暴饮暴食,避免过冷、过热、产气多、坚硬、粗糙及刺激性食物。戒烟酒。

4. **用药指导**　遵医嘱用药,不可擅自停药或随意增减剂量。

5. **定期复诊**　出院2周后复诊,必要时复查胃镜。

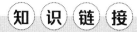
知 识 链 接

三腔二囊管护理

【目的】

治疗食管胃底静脉曲张破裂出血。

【护理】

一、评估要点

1. 评估患者意识及生命体征。

2. 评估三腔二囊管的留置时间、置管深度、气囊充气量,评估管道有无扭曲、胃管腔是否通畅、连接处有无松动。

3. 评估牵引重物的位置和重量。

4. 评估引流液的颜色、量、性状,监测出入量。

5. 评估患者有无呕血、黑便、腹痛等情况。

6. 监测血常规、网织红细胞、血生化全套、凝血功能等变化。

7. 注意可能出现的并发症,如窒息、心律失常、吸入性肺炎、黏膜糜烂等。

二、护理措施

1. 保持有效的牵引 牵引绳与患者水平呈45°,牵引物重量0.5kg,离地10~15cm,勿靠床尾。根据病情遵医嘱定时放松牵引,每12~24小时放松牵引,放气15~30分钟,注意观察出血情况。

2. 标记清晰 气囊充气后,标明注气量及注气时间。充气时先充胃气囊再充食管气囊,放气时先放食管气囊再放胃气囊。

3. 注药护理 注药前抽尽胃内容物,注药后夹闭导管至少30分钟,以利于吸收。

4. 基础护理 置管期间,禁食禁饮,保持口、鼻腔清洁,适时向鼻腔滴入润滑油。

5. 心理护理 留置三腔二囊管时,患者会有不适感,加之出血,患者易出现焦虑、恐惧感,故应多巡视、陪伴患者。

6. 拔管护理 出血停止后,予放松牵引,放出囊内气体,继续观察24小时,如未再出血可考虑拔管。拔管前吞服石蜡油20~30ml,抽尽囊内气体,拔管时动作缓慢、轻巧。气囊压迫一般以3~4天为限,继续出血者可适当延长。

7. 并发症护理

(1)发生窒息时,应立即剪断导管使气囊迅速放气,拔出三腔二囊管。

(2)心律失常表现为恶心、胸骨下不适、频繁期前收缩等,应检查是否有胃气囊进入食管下端挤压心脏的可能,遵医嘱适当调整。

(3)发生食管、胃底黏膜糜烂、坏死时,应定时放松牵引、放气,停止牵拉,口服润滑油。

(4)吸入性肺炎表现为咳嗽、咳痰、发热等,应遵医嘱使用抗生素、化痰药等,鼓励深呼吸、有效咳嗽。

第九节 消化系统常用治疗技术及护理

胃镜检查护理

【定义】

胃镜检查术(endoscopy)是由口腔或鼻腔插入内窥镜检查上消化道黏膜状态的方法,此方法可行组织学或细胞学的病理检查或行息肉摘除等。

【护理】

一、检查前护理要点

(一)评估要点

1. 评估患者全身情况,包括生命体征、心肺功能等,以确定检查耐受性。

2. 评估患者有无恶心、呕吐、腹痛、腹胀、腹泻、黑便等情况。

3. 评估患者有无鼻炎、鼻中隔畸形或肥大等鼻腔病变,有无妊娠、糖尿病、高血压、心脏病、血小板减少、抗凝药物用药史等。

(二)护理措施

1. 宣教胃镜检查的目的及相关注意事项,简述过程及方法,告知检查后可能出现的反应。

2. 禁食禁饮6～8小时。做过X线胃肠钡餐造影者,3天内不宜做胃镜检查。

3. 若经口插管,应取下活动性义齿。

4. 高血压患者检查当日照常口服降压药,待血压平稳后再行胃镜检查。

5. 检查前口服麻醉药。

6. 检查环境、器械、急救物品和药品准备。

二、检查中护理要点

(一)评估要点

1. 评估意识、生命体征、腹部体征、表情、面色、精神状态等。

2. 注意可能出现的并发症,如出血、穿孔等。

(二)术中配合

1. 完成患者核查,告知检查中注意事项。

2. 协助患者取左侧卧位,指导缓慢深呼吸,并根据需要调整。

3. 配合医生完成检查。

4. 注意患者的安全,防止坠床。

5. 检查结束完成记录。

三、检查后护理要点

(一)评估要点

1. 评估生命体征和腹部体征。

2. 注意可能出现的并发症,如出血、穿孔等。

(二)护理措施

1. 禁食禁饮2小时,当日饮食以温凉流质或半流质为宜。

2. 检查后3～4小时内禁止开车,48小时内避免重体力活动。

双气囊小肠镜检查护理

【定义】

双气囊小肠镜(double-ballon enteroscope,DBE)是经口腔或肛门进镜,通过外套管气囊与小肠镜头端气囊的交替膨胀和收缩固定小肠管壁,同时通过外套管和小肠镜的交替插入,以及充气气囊外套管的收、拉等操作,将小肠远侧肠段牵拉到近侧以检查小肠病变。

【护理】

一、检查前护理要点

(一)评估要点

1. 评估患者全身情况,包括生命体征、心肺功能等,以确定检查耐受性。

2. 评估患者有无恶心、呕吐、腹痛、腹胀、吞咽困难等情况,并了解相关既往史。

3. 评估患者病情,既往有无多次腹腔手术、肠粘连史,是否完全性小肠梗阻,有无心脏起搏器植入病史。

(二)护理措施

1. 宣教双气囊小肠镜检查的目的及相关注意事项,简述过程及方法,告知术后可能出现的反应。

2. 经口检查者,检查前禁食12小时。经肛检查者,口服全肠道灌洗液,直至大便变为浅黄色透明水样为止。如灌洗期间出现恶心、呕吐、腹痛等症状,应立即报告医生。肠道准备后即禁食。

3. 建立静脉通路,以备术中用药。

4. 术前适量应用镇静剂及解痉剂。

5. 检查环境、器械、急救物品和药品准备,遵医嘱备好检查中用药。

二、检查中护理要点

(一)评估要点

1. 评估意识、生命体征、表情、面色、精神状态等。

2. 注意可能出现的并发症,如出血、穿孔等。

(二)术中配合

1. 完成患者核查,告知检查中注意事项。

2. 协助患者取合适的体位。经口进镜者,取左侧卧位;经肛进镜者,按结肠镜检查的体位,并根据需要调整。

3. 配合医生完成检查。

4. 注意患者的安全,防止坠床。

5. 检查毕完成记录,待患者清醒后由专人护送至病区。

三、检查后护理要点

(一)评估要点

1. 评估患者意识状态、生命体征和腹部体征。

2. 注意可能出现的并发症,如出血、穿孔等。

(二)护理措施

1. 根据病情适当卧床休息,防止坠床、跌倒。

2. 检查后仍有腹胀者,待麻醉清醒后鼓励患者下床适当活动。

3. 检查结束后遵医嘱进食,3天内进少渣饮食。

4. 告知患者检查当日禁止开车等。

胶囊内镜检查护理

【定义】

胶囊内镜(capsule endoscope,CE)全称"智能胶囊消化道内镜系统",又称"医用无线内镜"。它由一个微型摄像机和传送器组成,发射器发射视频图像的频率为2帧/s。从口腔吞入后,利用胃肠蠕动将到达消化道不同部位的内镜图像,发送到绑在患者腰际的无线感应接受器,利用电脑贮存和分析,能比较清楚地看到胃、小肠、结肠的内镜图像,胶囊工作时间长达8小时。主要适用于消化道隐性出血和其他小肠疾病。

【护理】

一、护理要点

(一)评估要点

1. 检查前评估患者全身情况、平时排便情况;评估患者病情,既往有无胃毕氏Ⅱ式手术史、心脏起搏器植入史、肠梗阻病史、吞咽困难等。

2. 吞服胶囊内镜后评估患者腹部体征及胶囊排出情况。

(二)护理措施

1. 检查前,宣教胶囊内镜检查的目的及相关注意事项。遵医嘱行全肠道灌洗,直至大便呈浅黄色透明水样。如灌洗期间出现恶心、呕吐、腹痛等,应立即报告医生。肠道准备后即禁食,至少禁饮4小时方可进行检查。禁烟24小时,必要时剃去腹部脐上下15cm范围体毛,着装宽松,以利于穿戴背心记录仪。备好检查所需物品,电池充电,数据记录仪初始化,检查腰带、胶囊内镜及电池质量等。

2. 吞服胶囊内镜后,遵医嘱使用促胃动力药,避免剧烈运动、屈体、弯腰及移动腰带等,切勿撞击腰带上的数据记录仪,不能接近任何强电磁波区域,不可做磁共振检查。如出现腹痛、恶心、呕吐或低血糖等情况,应及时汇报医生处理。

3. 吞服胶囊内镜2小时后可进少量水(100ml以下),待实时监视中胶囊进入小肠2小时后,可进少量简单餐食(如面包等)。检查期间每15分钟观察一次记录仪上的指示灯闪烁情况,如闪烁变慢或停止,则立即通知医生。

4. 检查全部结束后恢复正常饮食。

5. 检查后嘱患者观察胶囊内镜排出情况。一般胶囊内镜在胃肠道内8~72小时随粪便排出,若患者出现难以解释的腹痛、呕吐等肠道梗阻症状或检查后72小时仍不能确定胶囊是否还在体内,应及时告知医生。

内镜下食管静脉曲张硬化剂治疗及内镜下食管静脉曲张套扎术护理

【定义】

内镜下食管静脉曲张硬化剂治疗(endoscopic variceal sclerosis,EVS)是使注射局部黏膜和曲张的静脉发生化学性炎症,曲张的静脉内血栓形成,2周后肉芽组织逐渐取代血栓,3个月后肉芽组织逐渐机化,静脉周围黏膜凝固坏死形成纤维化,增强静脉的覆盖层,从而防止曲张静脉破裂出血,同时可以消除已经出现的静脉曲张。

内镜下食管静脉曲张套扎术(endoscopic variceal ligation,EVL)是使用橡皮套圈将曲张静脉连同表面黏膜结扎,使局部发生缺血性炎症,曲张静脉血栓形成而近端曲张静脉闭塞。

【护理】

一、术前护理要点

(一)评估要点

1. 评估患者全身情况,包括生命体征、心肺功能等,以确定手术耐受性。评估患者有无头晕、乏力、呕血、黑便等情况。

2. 评估血常规、出凝血时间、术前四项等情况。

(二)护理措施

(1)宣教 EVS 及 EVL 的目的及相关注意事项,简述过程及方法,告知术后可能出现的反应。

(2)宣教手术配合注意事项。

(3)禁食禁饮6~8小时。

(4)练习床上大小便。

(5)建立静脉通路,按医嘱备血。

(6)遵医嘱术前用药。

(7)手术环境、器械、急救物品和药品准备。

二、术中护理要点

(一)评估要点

1. 评估患者的意识、生命体征、表情、面色、有无恶心、呕吐等。

2. 注意可能出现的并发症,如出血、穿孔等。

(二)护理配合

1. 完成患者核查,告知患者术中注意事项。

2. 协助患者取左侧卧位,指导患者缓慢深呼吸,并根据需要调整。

3. 配合医生完成手术。

4. 注意患者的安全,防止坠床。

5. 术毕完成记录并安全转运患者回病区。

三、术后护理要点

(一)评估要点

1. 评估生命体征。

2. 注意可能出现的并发症,如出血、穿孔等。

3. 评估血常规等情况。

(二)护理措施

1. 卧床休息24小时,2周内避免剧烈活动,避免引起腹压增高的因素,如剧烈咳嗽、用力排便等,保持大便通畅。

2. 禁食24小时,如无出血征象可进温凉流质,并逐渐过渡至半流质及软食。

3. 术后严密观察病情,定时测血压、脉搏,观察有无呕血、便血,注意有无迟发性出血、溃疡、穿孔等并发症。

4. 术后患者可出现短时间的胸骨后疼痛和吞咽不适,持续2～3天可自行缓解。

5. 遵医嘱补液、止血治疗。

食管(贲门)狭窄扩张术及食管狭窄支架植入术护理

【定义】

食管(贲门)狭窄扩张术(dilation of esophageal stenosis)是利用通过胃镜将不同类型的气囊或水囊置入食管、贲门等病变部位,进行逐级扩张,对各种原因所致的食管或贲门狭窄,如贲门失弛缓症、食管贲门炎性狭窄、瘢痕狭窄、放疗后狭窄均有良好疗效。

食管狭窄支架植入术(stent implantation for esophageal stenosis)是利用通过胃镜将食管支架置入食管狭窄部位,缓解梗阻,适用于各种食管良、恶性狭窄的治疗,如术后吻合口狭窄、放疗后狭窄、食管瘘等。

【护理】

一、术前护理要点

(一)评估要点

1. 评估患者全身情况,包括生命体征、心肺功能等,以确定手术耐受性。

2. 评估患者有无恶心呕吐、腹痛腹胀、吞咽困难等情况,并了解相关既往史。

3. 评估血常规、出凝血时间、术前四项等情况。

(二)护理措施

1. 宣教食管(贲门)狭窄扩张及支架植入术的目的及相关注意事项,简述过程及方法,告知术后可能出现的反应。

2. 禁食禁饮6～8小时。

3. 建立静脉通路。

4. 手术环境、器械、急救物品和药品准备。

二、术中护理要点

(一)评估要点

1. 评估意识、生命体征、表情、面色、精神状态等。

2. 注意可能出现的并发症,如出血、穿孔等。

（二）术中配合

1. 完成患者核查,告知术中注意事项。

2. 协助患者取左侧卧位,指导缓慢深呼吸,并根据需要调整。

3. 配合医生完成手术。

4. 注意患者的安全,防止坠床。

5. 术毕完成记录并安全转运患者回病区。

三、术后护理要点

（一）评估要点

1. 评估生命体征,有无胸骨后不适等。

2. 注意可能出现的并发症,如出血、穿孔等。

（二）护理措施

1. 饮食管理

（1）食管（贲门）狭窄扩张术术后,至少禁食2小时,之后若无明显不适可进少量流质,以后逐渐过渡到半流质、正常饮食。

（2）食管狭窄支架植入术术后,至少禁食禁饮2小时,半流质或软食1周,逐渐恢复正常饮食。避免过冷、过热及粗纤维食物,进食时取坐位,进食后饮温水或碳酸饮料冲洗以免堵管,并保持高枕卧位或行走至少30分钟。

2. 自我监测 观察有无胸痛、咳嗽、体温升高、黑便等情况。

内镜下黏膜切除术及内镜下黏膜下剥离术护理

【定义】

内镜下黏膜切除术（endoscopic mucosal resection, EMR）是在胃镜下将病变黏膜剥离,并用高频电流完整切除。适用于癌组织局限于消化道黏膜及黏膜下层的病灶。

内镜下黏膜下剥离术（endoscopic submucosal dissection, ESD）是用特制的针状高频电刀将病变黏膜直接剥离后整块切除,亦称cutting-EMR。

【护理】

一、术前护理要点

（一）评估要点

1. 评估生命体征及心肺功能,以确定手术耐受性。

2. 评估服药史。术前应停用非甾体类抗炎药、抗血小板药物、抗凝剂等药物1周。

3. 评估全身情况,包括患者有无恶心、呕吐、腹痛、腹胀等,并了解相关既往史。

4. 评估血常规、出凝血时间、术前四项等情况。

（二）护理措施

1. 宣教 EMR 及 ESD 术的目的及相关注意事项,简述过程及方法,告知术后可能出现的反应。

2. 练习床上大小便。

3. 禁食禁饮 6～8 小时。经肛治疗者,口服全肠道灌洗液,要求同肠镜检查。

4. 建立静脉通路。

5. 去除金属饰物,活动性义齿。

6. 手术环境、器械、急救物品和药品准备,遵医嘱备好术中用药。

二、术中护理要点

（一）评估要点

1. 评估意识、生命体征、腹部体征、表情、面色、精神状态等。

2. 注意可能出现的并发症,如出血、穿孔等。

（二）术中配合

1. 完成患者核查,告知术中注意事项。

2. 协助患者取左侧卧位,指导缓慢深呼吸,并根据需要调整。

3. 配合医生完成手术。

4. 注意患者的安全,防止坠床。

5. 术毕完成记录并安全转运患者回病区。

三、术后护理要点

（一）评估要点

1. 评估生命体征和腹部体征。

2. 注意可能出现的并发症,如出血、穿孔等。

（二）护理措施

1. 全麻患者按全身麻醉护理常规。

2. 卧床休息 24 小时。

3. 根据治疗情况禁食 24～72 小时,如无出血征象可遵医嘱进流质,并逐渐过渡至半流质及软食。

4. 患者术后可出现剑突下疼痛或不适,持续 2～3 天可自行缓解。

5. 遵医嘱给予患者补液、止血治疗。

6. 留置胃肠减压管者做好相应的导管护理。

第五章

泌尿系统疾病护理常规

第一节　泌尿系统疾病护理常规概述

一、入院护理

1. 病区接到入院通知后,做好新患者入院准备。

2. 热情接待新患者,核对患者身份,正确佩戴腕带,责任护士进行自我介绍。

3. 通知主管医生接诊新患者。

4. 进行入院护理评估,包括患者心理、生理及社会状况的评估,测量生命体征、体重等,并按要求书写入院护理记录。

5. 给予入院指导、卫生处置,并进行安全告知。

6. 保持病房安静、整洁、舒适、安全。

二、病情观察

1. **全身情况**　评估意识、生命体征,评估心、肺、肝、肾等重要脏器的状况及水电解质酸碱平衡、全身营养状况等。

2. **专科情况**　评估有无排尿异常(尿频、尿急、尿痛、排尿困难、尿潴留、尿失禁等)、尿量异常(少尿、无尿、多尿、夜尿增多等)、尿成分异常(血尿、蛋白尿、白细胞尿、脓尿、菌尿和管型尿等);评估水肿的部位、程度、特点、对称性及消长情况;评估有无胸腔、腹腔、心包积液等情况;评估有无肾区叩击痛、腹痛等。水肿明显、行腹膜透析和血液透析患者每日测量体重。评估透析患者的透析通路,如透析导管固定情况、通畅情况、有无感染迹象、有无意外拔管风险等。

3. **辅助检查**　了解血常规、尿常规、动脉血气分析、血生化全套、免疫相关指标、泌尿系B超、肾组织病理学检查等阳性结果。

三、用药护理

掌握肾脏疾病常用药物的剂量、方法、作用及副作用。做好患者用药指导。如使用糖皮质激素时,需观察睡眠、血糖、血压及有无应激性溃疡、水电解质酸碱平衡紊乱等,嘱患者不可突然停药或随意增减药量;使用免疫抑制剂时,注意有无高血压、高血糖、胃肠道症状、尿色改变及血白细胞计数、肝肾功能的变化等,严格掌握给药时间;使用利尿剂时,应注意尿量及水电解质变化;使用降压药时,动态监测血压变化,注意有无头晕、心律失常等情况;使用抗凝药物时,应观察有无出血倾向;应用降脂药物时,应观察有无胃肠道不适,长期应用需监测血清转氨酶变化;应用促红细胞生成素(erythropoietin,EPO)时,注意观察患者有无头痛、高血压及癫痫等不良反应,定期检查血常规。

四、症状护理

1. 肾性水肿 多开始于皮下组织疏松处(如眼睑),以及身体下垂部位(如踝关节和胫前部位),严重时可波及全身,出现胸腔积液、腹腔积液。

根据水肿程度可分为轻、中、重三度。①轻度:水肿仅发生于眼睑、眶下软组织,胫骨前及踝部皮下组织,指压后出现轻度凹陷,平复较快。②中度:全身疏松组织均可见明显水肿,指压后出现较深的组织凹陷,平复缓慢。③重度:全身组织严重水肿,身体低垂部位皮肤张紧发亮,甚至有液体渗出,可伴胸腔、腹腔、心包积液等。

(1)评估要点

1)评估水肿的原因及诱因。评估患者的输液量、饮水量、摄盐量、24小时出入量或尿量、透析超滤量等,水肿与饮食、体位、活动的关系。

2)评估水肿出现的部位、时间、程度、特点、对称性及消长情况,是否出现全身性水肿,压之是否凹陷,皮肤是否完整。

3)有无尿量减少、头晕、乏力、呼吸困难、心率加快、腹胀等伴随症状。

4)评估意识、生命体征、体重等情况,尤其监测血压的变化,防止恶性高血压、脑水肿、心力衰竭、体位性低血压等并发症发生。

5)评估尿常规、尿蛋白定性和定量、血生化、尿浓缩稀释试验、泌尿系B超、尿路平片等检查结果。

(2)护理措施

1)重度水肿患者卧床休息,下肢明显水肿者抬高下肢,阴囊水肿者托起阴囊。

2)低盐(钠2.3g/d或食盐6g/d)、优质蛋白、足够热量的饮食,根据水肿程度和尿量决定液体摄入量。

3)遵医嘱使用利尿剂,观察用药后尿量、体重的变化、电解质水平及水肿消退情况。做好安全宣教,防止跌倒。

4)遵医嘱记录24小时出入量或尿量,定期测量体重。

5)保持皮肤清洁,衣着柔软宽松,经常变换体位,翻身时忌用拖、拉、扯等动作,必要时使用减压措施。

6)为水肿患者进行肌内注射时,应将水肿皮肤推向一侧后进针,拔针后应用无菌干棉球局部按压,以防进针口渗液引起感染。严重水肿者,避免肌内注射。

2.尿异常

（1）评估要点

1)评估尿异常的原因及诱因。

2)评估尿液颜色、性状,有无少尿、多尿、无尿、夜尿增多等。

3)评估血尿是初始血尿、终末血尿还是全程血尿,有无血丝血块,是否伴有腰腹痛。

4)评估蛋白尿(24小时尿蛋白定量＞150mg)的程度,24小时尿蛋白定量可较准确地反映患者蛋白尿的严重程度。

5)发生尿液混浊时,应注意有无白细胞尿、菌尿,有无尿路刺激征。

6)监测尿常规、尿生化、尿红细胞形态、尿四样、尿培养等。

（2）护理措施

1)发生肉眼血尿及大量蛋白尿时,应以卧床休息为主。

2)遵医嘱记录24小时出入量或尿量。

3)遵医嘱补液,维持体液平衡。

4)血尿及菌尿患者适当多饮水,以冲洗尿路,保持尿路通畅。

3.高血压　肾脏疾病常伴有高血压,称肾性高血压,以舒张压升高较为明显。按病因分为肾血管性和肾实质性两大类。

（1）评估要点

1)评估高血压的原因及诱因。

2)评估患者有无头晕、头痛、头胀、耳鸣、眼花、心悸、视物模糊、失眠等情况。

3)评估意识、生命体征、心率、心律变化等。

4)评估有无高血压危象、脑血管疾病、心力衰竭等并发症发生。

（2）护理措施

1)保持环境安静、安全,避免不良情绪的刺激。患者有头晕、眼花、视力模糊等症状时,应卧床休息,避免迅速改变体位,以防发生体位性低血压。

2)限制钠盐摄入,避免大量饮水,避免刺激性食物,禁烟酒。

3)保持大便通畅,避免用力排便,大便干结或便秘者,遵医嘱使用缓泻剂。

4)遵医嘱严格掌握降压药的服用时间和方法,观察药物疗效及不良反应。

4.尿路刺激征

（1）评估要点

1)评估排尿次数及尿液颜色、量、性状等。

2)评估症状的严重程度,有无发热、腰痛、下腹坠痛、排尿不尽等伴随症状,肾区有无压痛、叩击痛等,尿道口有无红肿及分泌物。

3)评估尿常规、尿培养等检查结果。

（2）护理措施

1)急性发作期患者应卧床休息。

2)病情允许时鼓励患者多饮水,每日饮水量＞2000ml,每2～3小时至少排尿一次,保证尿量在1500ml/d以上。

3)遵医嘱用药,观察药物疗效及不良反应。

4)肾区或膀胱区疼痛明显时,可局部热敷或按摩;发生高热时,遵医嘱物理降温或药物降温。

5)做好皮肤黏膜护理,保持会阴部清洁。

5. 肾区痛

(1)评估要点

1)评估腰痛的部位、性质、强度、持续时间和发生频率,有无肾区压痛和叩击痛,有无下腹、外阴及大腿内侧部位放射痛。疼痛是否伴有血尿、脓尿、肾区局部皮肤红肿热症状、肾脏肿大等情况,是否因腰部运动和体位改变而症状加重。了解肾脏B超、X线腹部平片、肾盂造影、CT等辅助检查结果以明确肾区痛原因。

2)评估疼痛引起的生理反应,如心率加快、出汗等。

3)了解患者过去曾使用过的有效的疼痛控制措施。

4)评估疼痛治疗的效果及不良反应。

(2)护理措施

1)进行疼痛评分,评分≥4分时,通知医生,及时使用疼痛控制措施,如药物、非药物(如局部热敷和按摩)以及心理护理等方法。镇痛治疗后及时评价效果并记录。

2)控制可能影响患者疼痛的环境因素,如室内温度、光线及噪声等。

3)解除诱发或加重疼痛的因素,如焦虑、烦躁、紧张及认知缺失等。

4)指导患者学会疼痛评估方法,鼓励患者自我监测疼痛。

五、预防感染

限制探视人数,定时开窗通风,保持室内空气新鲜。养成良好的生活习惯,避免受凉及过度劳累。鼓励深呼吸及有效咳嗽。加强皮肤黏膜护理,注意口腔卫生,保持会阴部清洁,勤换内衣裤,尽可能避免留置导尿及泌尿系创伤性检查。

六、休息与活动

严重水肿、肉眼血尿、低蛋白血症、慢性肾脏病四期(chronic kidney disease,CKD-Ⅳ期)以上、疾病急性期患者,应卧床休息,恢复期或病情稳定后可逐步增加活动,注意劳逸结合,以免病情反复。

七、饮食管理

1. 营养评估 根据患者肾功能、蛋白尿等情况,结合人体测量、饮食调查、生化指标以及主观综合营养评估,全面评估患者的营养状况。CKD患者重点监测蛋白质摄入量、能量摄入量以评估营养治疗依从性。建议营养治疗初期每2~4周监测1次;稳定期每3个月监测1次。

2. 饮食原则

（1）热量供应必须充足，建议 30～35kcal/(kg·d)。

（2）根据医嘱及肾功能调整蛋白质摄入量，其中优质蛋白摄入量应占蛋白质总摄入量的 50% 及以上。

1）CKD Ⅰ～Ⅱ期，非糖尿病患者蛋白质摄入量为 0.8～1.0g/(kg·d)。糖尿病患者蛋白质摄入量为 0.8g/(kg·d)

2）CKD Ⅲ～Ⅳ期，患者蛋白质摄入量为 0.6g/(kg·d)，联合补充酮酸制剂。

3）血液透析患者，蛋白质摄入量为 1.0～1.2g/(kg·d)。低蛋白饮食的血液透析患者可补充酮酸制剂 0.12g/(kg·d)

4）腹膜透析患者，无残余肾功能患者蛋白质摄入量 1.0～1.2g/(kg·d)，有残余肾功能患者蛋白质摄入量 0.8～1.0g/(kg·d)。必要时可补充复方 α 酮酸制剂 0.12g/(kg·d)。

（3）当尿量＞1000ml/d 时，不必严格限水。尿少者，应限制水、钠盐、钾盐的摄入量。饮食中钠摄入量不超过 100mmol/d（钠 2.3g/d 或食盐 6g/d），限制饮食钾摄入量，以保证血钾在正常范围。

（4）高脂血症者，应少食富含饱和脂肪酸的食物（如动物油脂），多食用含不饱和脂肪酸的食物（如植物油和豆油）及富含可溶性纤维的食物（如燕麦）等。

（5）注意补充各种维生素及微量元素（如铁、钙）。

八、排便护理

保持大便通畅，养成良好的排便习惯，避免用力排便。便秘及腹泻者，应及时遵医嘱予以处理。

九、皮肤黏膜护理

评估患者皮肤及口腔黏膜情况，根据病情做好皮肤黏膜护理。

十、心理护理

CKD 为慢性疾病，评估患者对疾病的了解程度、对治疗的配合度、经济情况、心理状态、家庭支持度及社会支持系统情况，做好患者健康教育。在各疾病阶段给予患者相应的心理支持，尤其是终末期肾病阶段，患者将接受透析治疗或肾移植，应介绍肾脏替代治疗方法，鼓励患者树立信心、战胜疾病。

十一、出院指导

宣教自我监测、休息与活动、饮食、服药及复诊等注意事项。

第二节 急性肾小球肾炎护理

【定义】

急性肾小球肾炎(acute glomerulonephritis,AGN)简称急性肾炎,是以急性肾炎综合征(血尿、蛋白尿,水肿和高血压等)为主要临床表现的肾脏疾病,可伴一过性肾功能损害。急性起病,小儿和青少年多发。

【治疗原则】

一、一般治疗

休息,低盐优质蛋白饮食。

二、控制感染病灶

发病时感染灶多数已控制,通常不需使用抗菌药物。若感染灶持续存在,则需选用无肾毒性抗生素,如青霉素、头孢霉素等治疗。

三、对症治疗

1. **利尿消肿** 慎用渗透性利尿剂和保钾利尿剂。
2. **控制血压** 限盐、利尿后血压控制仍不理想者,可选用降压药。高血压脑病者应用速效、高效降压药。
3. **治疗高钾血症** 限制含钾食物、药物摄入,葡萄糖胰岛素静脉滴注可降钾,紧急处理可用碳酸氢钠静脉滴注或葡萄糖酸钙静脉缓慢注射。药物治疗无效可透析治疗。
4. **控制心力衰竭** 限制水的摄入量,使用利尿剂。发生心力衰竭时,给予强心利尿剂,必要时透析治疗。

四、透析治疗

急性肾衰竭且有透析治疗指征者,及时给予短期透析治疗。

【护理】

一、护理常规

按泌尿系统疾病护理常规。

二、与本病相关的其他护理

(一)评估要点

1. 健康史及相关因素

(1)有无上呼吸道感染(多为扁桃体炎)、猩红热、皮肤感染(脓疱疮)等链球菌感染症状。

(2)有无酗酒、药物成瘾、先天性心脏病史等易感因素。

2. 症状体征

(1)尿异常:病初有尿量减少,几乎全部患者均有血尿,可伴有轻中度蛋白尿。

(2)水肿:典型表现为晨起眼睑水肿或伴有下肢轻度凹陷性水肿。

(3)高血压:评估血压增高的程度,有无头痛、头昏、失眠等症状。

(4)肾功能异常:表现为尿量减少和一过性氮质血症。

3. 并发症 急性心力衰竭、高血压脑病、急性肾损伤等。

4. 辅助检查 了解血常规、尿常规、血生化全套、尿红细胞形态、24小时尿生化、血清C3及总补体情况、血清抗链球菌溶血素"O"、肾脏B超检查等阳性结果。

5. 心理社会支持状况 评估患儿及其家长对疾病的认知及心理状态,了解其经济状况、有无医疗保障。做好健康指导,鼓励患者,使之正确对待疾病,树立信心,积极配合治疗及护理,促进康复。

(二)护理措施

1. 休息与活动 急性期应卧床休息,肉眼血尿消失、水肿减退、血压和肾功能基本恢复正常后,可逐渐增加活动量。卧床期间做好基础护理。

2. 饮食管理 低盐、优质蛋白、高维生素、易消化饮食,氮质血症时应限制蛋白质摄入。盐、蛋白质、水分摄入量参见第五章第一节泌尿系统疾病护理常规。

3. 水肿护理 参见第五章第一节泌尿系统疾病护理常规。

4. 高血压护理 参见第五章第一节泌尿系统疾病护理常规。

5. 透析护理 参见第五章第九节腹膜透析护理常规和第十节血液透析护理。

(三)并发症护理

1. 急性心力衰竭 参见第三章第三节急性心力衰竭护理。

2. 高血压脑病 参见第三章第九节原发性高血压并发症护理。

3. 急性肾损伤 参见第五章第六节急性肾损伤护理。

【出院指导】

1. 自我监测 指导患者及家属掌握水肿的基本观察方法,每日监测体温、血压、尿量、体重等。若出现发热、咳嗽、咽痛、皮肤感染、血尿等,应及时就诊。

2. 饮食指导 宜低盐优质蛋白饮食,忌食辛辣刺激性食物。

3. 休息与活动 恢复期限制运动,痊愈后适当锻炼,避免劳累。

4. 预防感染 保持皮肤清洁,注意口腔卫生。积极预防感染,尤其是避免链球菌感染,可有效地减少急性肾炎的发生。反复发作的慢性扁桃体炎,待病情稳定后可考虑行扁桃体摘除术。

5. 用药指导　遵医嘱用药,不可擅自停药或随意增减剂量,避免使用肾毒性药物。

6. 定期复诊　定期复查尿常规及肾功能,按时门诊随访。如出现尿量减少、血尿、面部或下肢水肿、血压增高、感冒、发热等情况,应到医院就诊。

第三节　肾病综合征护理

【定义】

肾病综合征(nephrotic syndrome, NS)是各种原因导致肾小球基底膜通透性增加、大量血浆蛋白从尿中丢失,从而引起的一组临床综合征。临床表现为:①大量蛋白尿(尿蛋白定量>3.5g/24h)。②低蛋白血症(血浆白蛋白<30g/L)。③高度水肿。④伴或不伴高脂血症。根据病因可分为原发性、继发性和遗传性三大类。

【治疗原则】

一、一般治疗

注意休息,低盐优质蛋白饮食。

二、对症治疗

利尿消肿,控制尿蛋白和血压,降血脂。

三、抑制免疫与炎症反应

1. 糖皮质激素　起始量足、减量缓慢、维持时间长。

2. 免疫抑制剂　常用免疫抑制剂有他克莫司(tacrolimus, Fk506)、环孢素(cyclosporin A, CSA)。

3. 细胞毒性药物　激素抵抗、频繁复发、激素依赖型,建议加用环磷酰胺(cyclophosphamide, CTX)。

四、防治并发症

1. 抗凝治疗　对于有高凝倾向的患者,应考虑给予抗凝及抗血小板治疗;对于已发生血栓的患者,应采取溶栓和抗凝治疗。

2. 抗感染治疗　有感染时及时给予抗感染治疗。

五、血液超滤

反复使用大剂量利尿剂疗效不佳者,全身水肿严重、伴有重度胸腔、腹腔和心包腔积液者,以及出现急性肺水肿、左心功能衰竭或脑水肿的患者,可考虑应用单纯超滤治疗。

【护理】

一、护理常规

按泌尿系统疾病护理常规。

二、与本病相关的其他护理

(一)评估要点

1. 健康史及相关因素

(1)有无原发性肾小球疾病史及其病理类型。

(2)有无系统性红斑狼疮、糖尿病、过敏性紫癜、多发性骨髓瘤等疾病史。

(3)有无长期使用激素、免疫抑制剂等药物致机体抵抗力降低的因素。

2. 症状体征　大量蛋白尿、低蛋白血症、水肿、高脂血症等。高度水肿者可出现胸腔、心包、腹腔积液的表现。

3. 并发症　感染、血栓形成及栓塞、急性肾损伤、营养不良等。

4. 辅助检查　了解尿常规、24小时尿蛋白定量、血生化全套、凝血功能全套、肾组织病理学检查等阳性结果。

5. 心理社会支持状况　评估患者对疾病的认知及心理状态,经济状况,家属对患者的关心和支持程度,有无医疗保障。

(二)护理措施

1. 休息与活动　存在大量蛋白尿、低蛋白血症、水肿严重时,应卧床休息,避免劳累。卧床期间注意变换体位、肢体活动,避免肺部感染或血管栓塞合并症。症状缓解后,可逐步增加活动,如活动后尿蛋白增加,则应酌情减少活动量。

2. 饮食管理　宜高热量、优质蛋白、高维生素、低盐、低脂、易消化饮食。水肿时,限制饮食中钠的摄入($<2.3g/d$),禁食腌制品等高钠食物。蛋白质摄入量为$1.0g/(kg\cdot d)$,应为优质蛋白,如牛奶、鸡蛋和鱼、肉类等。严重高脂血症患者应限制脂类摄入,采用少油低胆固醇饮食。激素应用过程中应适当补充维生素及富含可溶性纤维的食物。

3. 水肿护理　参见第五章第一节泌尿系统疾病护理常规。

4. 用药护理　参见第五章第一节泌尿系统疾病护理常规。

5. 透析护理　参见第五章第十节血液透析护理。

(三)并发症护理

1. 感染　常见感染部位为呼吸道、泌尿道、皮肤、腹腔感染。细菌、病毒、真菌均可致病。一旦发生感染,应严密观察病情变化,遵医嘱使用抗生素,做好相应护理。

2. 血栓形成及栓塞 可发生于全身多个部位,不同部位血栓形成及栓塞可出现不同临床表现,应做好相应护理。

(1)肾静脉栓塞最常见,表现为腰痛、血尿、尿蛋白骤增等。应遵医嘱行溶栓治疗,密切观察有无出血倾向,监测凝血功能情况。

(2)下肢深静脉血栓形成,参见第一章第十七节下肢深静脉血栓形成的护理。

(3)肺栓塞,参见第二章第九节肺血栓栓塞症护理。

3. 急性肾损伤 参见第五章第六节急性肾损伤护理。

4. 营养不良 表现为乏力、伤口愈合缓慢、肌肉萎缩、儿童生长发育障碍、脂代谢紊乱等。应严密监测营养指标,遵医嘱营养支持治疗,做好饮食宣教。

【出院指导】

1. 自我监测 指导患者掌握水肿的基本观察方法,每日监测体温、血压、尿量、体重等。若出现发热、咳嗽、腹痛、尿中泡沫增多、血尿、尿量减少等,应及时就诊。

2. 饮食指导 宜低脂、高维生素、优质蛋白饮食,限制水钠摄入。

3. 休息与活动 保证充分休息,避免劳累。同时适当运动,以免发生肢体血栓等并发症。

4. 用药指导 遵医嘱用药,不可擅自停药或随意增减剂量,尤其是糖皮质激素及免疫抑制剂。避免使用对肾功能有损害的药物。

5. 预防感染 保持室内空气新鲜,定时开窗通风或空气消毒;保持皮肤、口腔、外阴清洁,避免受凉和接触病毒感染患者。

6. 定期复诊 告知患者定期门诊复诊、按医嘱用药是避免疾病复发的重要措施之一。复查内容包括复查尿常规、生化及肾功能等。如出现水肿、尿异常、体重迅速增加、感染等情况,应及时就诊。

第四节　肾脏穿刺活检术护理

【定义】

肾脏穿刺活检术(renal biopsy)是经皮穿刺取得肾脏活体组织作常规病理、免疫荧光及电镜检查,以明确肾脏病理类型,指导治疗,判断预后。

【护理】

一、术前护理要点

(一)评估要点

1. 评估生命体征及心肺功能,以确定手术耐受性。

2. 评估全身情况,有无咳嗽、便秘等,女性患者是否月经来潮。

3. 评估血常规、出凝血时间等,了解抗凝剂使用情况及有无出血倾向。

(二)护理措施

1. 宣教肾穿刺的目的及相关注意事项,简述过程及方法,告知术后可能出现的反应。

2. 教会患者配合医生进行吸气、呼气、屏气训练及卧床排尿。

3. 清洁穿刺处周围皮肤。

4. 肾穿刺前一餐避免进食过饱。

5. 手术环境、器械、急救物品和药品准备,遵医嘱备好术中用药。

6. 术前排空膀胱,测量血压。血压过高汇报医生。

二、术中护理要点

(一)评估要点

1. 评估意识、生命体征、精神状态等。

2. 注意观察并发症,如迷走神经反射性晕厥、出血等。

(二)术中配合

1. 完成患者身份核查,告知术中注意事项。

2. 协助患者取俯卧位,腹部垫枕,指导患者配合屏气动作,并根据需要调整。

3. 配合医生完成穿刺术。

4. 注意患者的安全,防止坠床。

5. 落实标本送检。

6. 术毕完成记录并安全转运患者回病区。

三、术后护理要点

(一)评估要点

1. 评估意识、生命体征。

2. 评估排尿情况、尿量、尿色及有无血块、恶心、呕吐、腰酸、腰痛等。

3. 评估穿刺处有无出血肿胀,敷料是否干燥。

4. 评估血常规、尿常规、肾脏B超等检查。

5. 注意观察并发症,如出血、感染、动静脉瘘、误穿其他器官等。

（二）护理措施

1. 绝对平卧6小时,卧床休息24小时,如有出血应延长卧床时间。24小时后逐步起床活动,预防跌倒。

2. 腹带包扎6小时(如为移植肾穿刺,则应局部手压30分钟,沙袋压迫6小时)。

3. 一周内避免洗澡,一个月内避免剧烈活动及提重物,避免用力咳嗽、打喷嚏等腹压增高的因素,保持大便通畅。

4. 卧床期间进食易消化饮食。若病情允许,应鼓励患者多饮水。

5. 遵医嘱止血、补液治疗。

第五节 肾盂肾炎护理

【定义】

肾盂肾炎(pyelonephritis,PN)是指肾脏及肾盂的炎症,大多由细菌感染引起,以大肠杆菌感染多见。常伴有下尿路炎症,根据临床病程及症状,肾盂肾炎可分为急性及慢性两期,慢性肾盂肾炎是导致慢性肾功能不全的重要原因。

【治疗原则】

1. **一般治疗** 急性期高热患者应卧床休息,鼓励多饮水、勤排尿,以促使细菌及炎性渗出物排出。

2. **药物治疗** 根据药敏试验选用敏感抗生素,如喹诺酮类、半合成青霉素类。严重感染、复发感染、复杂性感染者在尿培养结果转阴后还需维持抗感染治疗数天至2周。需长期使用抗生素治疗的慢性尿路感染者,为避免耐药菌株的产生,可联合应用两种或两种以上的抗生素。

【护理】

一、护理常规

按泌尿系统疾病护理常规。

二、与本病相关的其他护理

（一）评估要点

1. 健康史及相关因素

（1）了解患者年龄、性别,女性患者感染是否发生在月经期、绝经期、妊娠期、性生活后。

（2）有无患糖尿病、艾滋病等慢性病及长期使用免疫抑制剂、激素等药物致机体抵抗力降低的因素。

(3)有无尿路结石、膀胱癌、前列腺增生等致尿路梗阻的因素。

(4)有无侵入性检查史,如留置导尿、膀胱镜检查、输尿管镜检查、逆行性尿路造影等。

2. 症状体征

(1)全身症状:常有寒战、高热(体温多在38.0℃以上)、全身酸痛、恶心、呕吐等。

(2)尿路刺激症状:尿频、尿急、尿痛,部分患者不典型。

(3)疼痛:常伴腰痛、下腹部疼痛、肾区叩击痛、肋脊角压痛。腰痛程度不一,多为钝痛或酸痛。

3. 并发症 肾乳头坏死、肾周脓肿、革兰阴性杆菌败血症等。

4. 辅助检查 了解血常规、血生化全套、尿常规、尿培养、肾脏B超、腹部平片、静脉肾盂造影检查等阳性结果。

5. 心理社会支持状况 评估患者对疾病的认知及心理状态,经济状况,家属对患者的关心和支持程度,有无医疗保障。

(二)护理措施

1. 休息与活动 急性期患者卧床休息,症状缓解后可起床活动。

2. 饮食管理 宜高热量、高维生素、易消化饮食。饮水量不得少于2000ml/d。

3. 发热护理 参见第一章第十四节体温异常的护理。

4. 肾区痛护理 参见第五章第一节泌尿系统疾病护理常规。

(三)并发症护理

1. 肾乳头坏死 表现为寒战、高热、剧烈腰痛或腹痛、血尿等,可同时伴发革兰阴性杆菌败血症和(或)急性肾衰竭。积极治疗原发病,遵医嘱使用抗生素,保持排尿通畅,密切观察病情变化,如体温、尿色、疼痛等。

2. 肾周脓肿 除原有症状加剧外,常出现明显的单侧腰痛,且在向健侧弯腰时疼痛加剧。一旦发生肾周脓肿,应加强抗感染治疗,密切观察腰痛情况,必要时予以手术治疗。

3. 革兰阴性杆菌败血症 来势凶险,表现为突然寒战、高热,常引起休克。应积极给予强有力的抗生素,加强补液、抗休克等对症治疗。

【出院指导】

1. 自我监测 指导患者每日监测体温、尿量、尿色等,若出现发热、腰痛、尿路刺激征等,应及时就诊。

2. 饮食指导 鼓励患者多饮水,避免辛辣刺激性食物。

3. 休息与活动 生活规律,避免劳累,加强锻炼。

4. 预防感染 保持会阴部清洁,女性应做好月经期、妊娠期、产褥期卫生,防止逆行感染,做好尿细菌学检查的宣教。与性生活有关的反复发作者,应注意性生活后立即排尿,并服抗生素预防。

4. 用药指导 遵医嘱用药,不得擅自停药或随意增减剂量。避免使用肾毒性药物。

5. 定期复诊 遵医嘱复查血常规、尿常规、尿培养等。

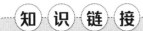

慢性肾盂肾炎

慢性肾盂肾炎急性发作期护理与急性肾盂肾炎相同,在急性发作期控制后,应积极寻找易感因素,并加以治疗,同时可根据药物敏感试验选用抗生素。单一药物治疗失败、严重感染、混合感染、耐药菌株出现时应联合用药。若慢性肾盂肾炎发展成肾功能衰竭,则按照肾功能衰竭处理。

第六节　急性肾损伤护理

【定义】

急性肾损伤(acute kidney injury,AKI)是对既往急性肾衰竭(acute renal failure,ARF)概念的扩展和向疾病早期的延伸,指不超过3个月的肾脏功能或结构方面的异常,包括血、尿、组织检测或影像学方面的肾损伤标志物的异常。诊断标准为48小时内血肌酐升高绝对值$\geq$26.4μmol/L(0.3mg/dl),或较基础值升高$\geq$50%,或尿量<0.5ml/(kg·h)超过6小时。大多数AKI患者症状不典型,典型的AKI可发展为急性肾功能衰竭(acute renal failure,ARF),在肾小球滤过率(glomerular filtration rate,GFR)下降的同时伴有氮质废物如肌酐和尿素氮等潴留,水、电解质和酸碱平衡紊乱及全身各系统并发症。

【治疗原则】

尽早识别和阻断引起AKI的环节并纠正可逆因素,早期干预治疗,维持水电解质酸碱平衡是治疗AKI的关键。

1. 纠正可逆病因、早期干预治疗　纠正血容量不足、纠正休克、保障肾血流灌注、停用肾毒性药物、解除尿路梗阻、肾性AKI免疫抑制剂治疗等。

2. 营养支持治疗　保证足够的能量供应,改善高分解代谢情况,少尿无尿患者限制钾、磷等的摄入。

3. 并发症治疗　纠正高血钾、代谢性酸中毒、心力衰竭,控制感染。

4. 肾脏替代治疗　有紧急透析指征可行连续性肾脏替代疗法(continuous renal replacement therapy,CRRT)、血液透析、腹膜透析等。

【护理】

一、护理常规

按泌尿系统疾病护理常规。

二、与本病相关的其他护理

(一)评估要点

1. 健康史及相关因素

(1)有无大出血、烧伤、脱水、外科手术、呕吐、腹泻、休克等有效循环血量减少等病史。

(2)有无心肌梗死、严重心律失常、充血性心力衰竭、心脏压塞等心排血量减少病史。

(3)有无肾缺血、肾中毒(外源性毒素,如造影剂、抗生素、非甾体抗炎药等)、横纹肌溶解综合征、轻链肾病、高钙血症等引起肾小管损伤的病史。

(4)有无急进性肾小球肾炎、急性重症狼疮性肾炎等肾实质疾患。

(5)有无尿路梗阻、前列腺肥大、前列腺或膀胱颈部肿瘤、某些后腹膜疾病等造成梗阻性肾病的病因。

2. 症状体征　AKI临床表现差异很大,与病因和AKI分期有关。明显的症状出现于病程后期肾功能严重减退时。其临床病程分三期。

(1)起始期,尿量<0.5ml/(kg·h)超过6小时,患者有低血压、缺血、脓毒症等原发病因的症状,但尚未发生明显肾实质损伤。

(2)维持期

1)患者可出现少尿、无尿;也有患者尿量在400ml/d以上。

2)尿毒症毒素潴留表现:①消化系统表现为食欲减退、恶心、呕吐、腹胀、腹泻、严重者发生上消化道出血;②呼吸系统表现为感染、呼吸困难、咳嗽、胸闷、胸痛等;③循环系统表现为高血压、心力衰竭、肺水肿、心律失常及心肌病变等;④神经系统表现为出现意识障碍、躁动、谵妄、抽搐、昏迷等尿毒症脑病症状和体征;⑤血液系统可有出血倾向及轻度贫血现象。

3)水电解质酸碱平衡紊乱,可表现为代谢性酸中毒、高钾血症、低钠血症、低钙和高磷血症等。

(3)恢复期,肾小球滤过率逐渐升高接近或恢复正常。少尿者尿量增多,继而多尿,逐渐恢复正常。

3. 并发症　感染、水电解质酸碱平衡紊乱、急性心力衰竭、多器官功能衰竭等。

4. 辅助检查　了解血常规、尿常规、肾功能(尤其是早期关注血肌酐的绝对或相对升高)、血电解质、动脉血气分析及B超、CT、MRI检查等阳性结果。

5. 心理社会支持状况　该疾病起病急,病情危重,患者可能会紧张焦虑,护士应及时沟通并给予安慰,必要时可遵医嘱给予对症治疗。

（二）护理措施

1. 休息与活动 少尿期患者以卧床休息为主。多尿期患者根据病情变化可适当下床活动，并逐渐增加活动量，以不感到疲劳为宜。

2. 饮食管理 供给足够的热量，可按 $30\sim35$ kcal/(kg·d)补充热量。少尿期患者，蛋白质摄入量控制在 0.8g/(kg·d)；高分解代谢、营养不良以及透析患者，蛋白质摄入量应适当增加，必要时遵医嘱静脉营养支持。对于高钾血症患者，在日常饮食中应限制钾的摄入量，忌用含钾高的食物。对于低钙血症患者，应多摄入含钙高的食物如牛奶。在多尿期，给予患者高维生素、高热量的饮食，尿量＞3000ml/d时，可多食含钾高的食物，如橘子、香蕉等。

3. 体液管理

（1）起始期和重症患者，应监测每小时尿量，每日测体重及记录24小时出入量。

（2）少尿患者严格控制水分，每日水的摄入量＝前一日显性失水量＋非显性失水－内生水（非显性失水－内生水约为500ml）。发热患者应适当增加补液量，以保持体重恒定。

（3）多尿患者应保持水电解质平衡，防止脱水加重肾损害或延缓功能恢复，亦应注意补液过多可致多尿期延长。

（4）患者进行肾脏替代治疗时，应根据病情需要补液，维持水电解质酸碱平衡。

4. 水肿护理 参见第五章第一节泌尿系统疾病护理常规。

5. 透析护理 参见第五章第九节腹膜透析护理和第十节血液透析护理。

（三）并发症护理

1. 感染 以呼吸道、泌尿系感染多见，常表现为发热、咳嗽、咳痰、尿路刺激征等，遵医嘱使用抗生素，鼓励患者有效咳嗽，协助患者多翻身，保持呼吸道通畅，加强口腔护理，保持会阴部清洁，尽早拔除或尽可能避免留置导尿管。

2. 水电解质酸碱平衡紊乱 参见第一章第一节电解质与酸碱失衡的护理。

3. 急性心力衰竭 参见第三章第三节急性心力衰竭护理。

4. 多器官功能衰竭 是指在严重创伤、感染等原发病发生24小时后，同时或序贯发生2个或2个以上脏器功能失常以致衰竭的临床综合征。一旦发生，应做好人工气道护理及各脏器功能的监测和护理。

【出院指导】

1. 自我监测 若有尿量持续减少、血压升高、恶心、胸闷等不适，应及时就诊。

2. 休息与活动 适当锻炼，避免劳累和过度活动，保证充分休息。

3. 饮食指导 恢复期加强营养，注意饮食均衡，荤素搭配。避免食用对肾脏有害的食物，例如鱼胆、蛇胆、毒蘑菇等。

4. 用药指导 慎用药物，避免使用氨基糖苷类、大剂量造影剂等肾毒性药物。

5. 预防感染 做好个人清洁卫生，注意保暖，防止受凉，防止外伤，以减少感染机会。

6. 定期复诊 每年定期进行肾功能和尿液检查，监测血压。

第七节　慢性肾脏病护理

【定义】

慢性肾脏病(chronic kidney disease,CKD)是指存在肾脏损伤(病理学异常或存在损伤指标,包括血液、尿液检查或影像学检查异常)或肾小球滤过率＜60ml/(min·1.73m²)3个月及以上。慢性肾脏疾病是各种肾脏病的共同转归,是一种临床综合征,根据GFR下降程度可分为5期(见表5-7-1)。CKD进行性进展引起肾单位和肾功能不可逆地丧失,最终出现以代谢产物潴留、水电解质酸碱平衡失调和全身各系统症状为主要表现的临床综合征称为慢性肾衰竭(chronic renal failure,CRF),又称尿毒症。

表5-7-1　慢性肾脏病分期

分期	描述	GFR[ml/(min·1.73m²)]
1	肾脏损伤伴GFR正常或略增高	≥90
2	肾脏损伤伴GFR轻度降低	60～89
3	GFR中度降低	30～59
4	GFR重度降低	15～29
5	肾衰竭	＜15或透析

【治疗原则】

实施CKD一体化治疗包括健康体检预防肾脏病发生、早期发现肾脏病、控制和延缓肾脏病进展、减少肾毒性药物对肾脏和其他器官的损害等。发生肾功能衰竭时,应适时选择最佳肾脏替代技术,以提高患者生存质量和延长患者生存时间,肾移植患者应保护移植肾功能,以提高长期存活率。

一、CKD Ⅰ～Ⅳ期治疗

1. 积极治疗原发病,避免加重因素。

2. 合理的营养治疗、饮食指导。

3. 严格控制血压和血糖。

4. 合理使用药物,如血管紧张素转换酶抑制剂(angiotensin-converting enzyme inhibitors, ACEI)、血管紧张素Ⅱ受体阻滞剂(angiotensinⅡ receptor blockers,ARB)、抗凝及抗血小板药物、降脂药物、中药等,必要时加用免疫抑制剂。避免使用肾毒性药物。

5. 积极纠正贫血。

6. 防治肾性骨病和高尿酸血症。

7. 纠正水电解质和酸碱平衡紊乱。

8. 防治心血管并发症。

9. 预防和控制感染。

二、CKD Ⅴ期治疗

适时进行肾脏替代治疗,包括腹膜透析、血液透析、肾脏移植。

【护理】

一、护理常规

按泌尿系统疾病护理常规。

二、与本病相关的其他护理

(一)评估要点

1. 健康史及相关因素

(1)有无糖尿病、痛风、高血压、乙型肝炎、系统性红斑狼疮、过敏性紫癜等病史。

(2)有无肾脏损害因素,如感染、过度疲劳、妊娠、服用肾脏毒性药物、高蛋白饮食、未控制的严重高血压、心力衰竭、血容量不足(低血压、脱水、休克等)、泌尿道梗阻及肿瘤等。

(3)家族中有无相关的肾病病史。

(4)患者对饮食和药物治疗的依从性。

(5)了解起病时间、治疗经过及病情控制等情况。

2. 症状体征

(1)CKD Ⅰ～Ⅱ期患者可出现水肿、尿异常、高血压或伴乏力、腰酸、夜尿增多等轻度不适以及原发病的症状。

(2)CKD Ⅲ～Ⅴ期患者可出现各系统症状体征及水电解质酸碱平衡失调。

1)消化系统表现为食欲减退、晨起恶心呕吐,这是尿毒症常见的早期表现,晚期可出现消化道溃疡、出血等。

2)血液系统表现为贫血、出血倾向等。

3)心血管系统表现为高血压、心力衰竭、心包炎、动脉粥样硬化等。充血性心力衰竭是尿毒症患者的重要死亡原因之一。

4)呼吸系统表现为胸闷、气促、肺水肿、胸腔积液、尿毒症等。

5)神经肌肉系统表现为尿毒症脑病(失眠、注意力不集中、记忆力减退及不同程度的意识障碍、精神异常等)和周围神经病变(肢体麻木、感觉异常、"不宁腿综合征"等)。血液透析患者可出现透析失衡综合征(恶心、呕吐、头痛、惊厥等)。

6)骨骼系统表现为肾性骨病较常见,包括纤维素性骨炎、骨软化症及骨质疏松症等。

7)皮肤表现为皮肤瘙痒,面色深而萎黄,轻度水肿,呈"尿毒症"面容。

8)内分泌功能紊乱表现为血糖异常、性腺功能低下、生长发育障碍等。

9)蛋白质、糖类、脂肪和维生素的代谢紊乱表现为氮质血症、低蛋白血症、高脂血症、叶酸缺乏等。

10)最常见感染为肺部感染和尿路感染。感染是CRF患者的重要死亡原因。

11)水电解质酸碱平衡失调,如水钠潴留或低血容量、低钠血症等,以高钾血症和代谢性酸中毒最常见。

3. 辅助检查 了解血常规、尿常规、血生化全套、动脉血气分析、尿渗透压、B超、肾组织病理学检查等阳性结果。

4. 心理社会支持状况 该疾病病程漫长,病情易反复,肾功能有损伤或者需要透析,患者有心理焦虑和紧张,对自己往后的生活有担心,护士需及时发现,纠正患者不良心态,更好地生活。

(二)护理措施

1. 饮食管理

(1)遵医嘱营养评估

1)人体学测量指标包括体重指数、肱三头肌皮褶厚度和上臂肌围等。

2)化验指标包括人血清白蛋白、转铁蛋白、前白蛋白及血清胆固醇等。

3)主观综合营养评估。

(2)饮食原则

1)根据医嘱及肾功能调整蛋白质摄入量,给予低盐、低脂、优质蛋白饮食,保证热量摄入,参见第五章第一节泌尿系统疾病护理常规概述。

2)给予痛风性肾病患者低嘌呤饮食;糖尿病肾病患者参见糖尿病饮食原则;紫癜性肾炎患者应避免一切易诱发过敏的食物。

2. 用药护理 遵医嘱使用降压药、利尿剂、肾上腺皮质激素、免疫抑制剂、抗凝药等,观察药物的疗效及不良反应。

3. 皮肤护理

(1)衣着柔软宽松,保持皮肤清洁,经常变换体位,避免皮肤损伤。

(2)观察皮肤有无红斑、皮疹或破损,其颜色、面积、形状、分布部位、消退情况等,遵医嘱用药。

(3)狼疮性肾炎患者应避免日光直接照射(紫外线),避免使用刺激性强的肥皂、化妆品等。

4. 症状护理 伴水肿、高血压、尿异常、膀胱刺激症等患者,应做好相应护理。

5. 安全护理 出现神经系统改变时患者易伴发癫痫,应做好安全护理,防止发生坠床和跌倒。

6. 透析前教育 CKD-Ⅳ期开始接受透析前教育,了解各类替代治疗方式,保护肢体血管,择期建立合适的透析通路,适时进行透析治疗。

7. 透析护理 参见第五章第九节腹膜透析护理及第十节血液透析护理。

【出院指导】

1. 自我监测　教会患者准确记录尿量、体重、血压以及正确留取尿标本的方法,若出现血压急骤升高、胸闷、恶心、尿量持续减少、贫血、水肿加重、发热等,应及时就诊。

2. 饮食指导　宜高热量、低盐、低脂、优质蛋白饮食,戒烟酒。教会患者根据肾功能情况调整蛋白质摄入量。

3. 休息与活动　保证充分休息,避免劳累和过度活动。

4. 用药指导　遵医嘱用药,不可擅自停药或随意增减剂量。避免使用对肾功能有损害的药物。

5. 疾病知识宣教　保持室内空气新鲜,定时开窗通风或进行空气消毒;保持皮肤、口腔、外阴清洁,避免受凉和接触病毒感染患者;避免或消除使肾功能急剧恶化的因素,如血容量不足、感染、过度劳累、血压控制不良、不遵医嘱用药、使用肾毒性药物、尿路梗阻等;育龄妇女应注意避孕;透析患者及移植患者宣教内容详见相关护理常规。

6. 定期复诊　出院后2周内复查,根据血肌酐水平,病情稳定可延长至每月或者每季度复查一次。当GFR下降到15ml/(min·1.73m^2),若出现恶心呕吐、胸闷等情况及时就诊。

第八节　肾移植护理常规

【定义】

肾移植(kidney transplantaion)是指用手术的方法将医学评估合适的肾脏移植给各种原因导致肾脏功能丧失的终末期肾病患者以维持正常的肾脏功能。根据供肾来源分为尸体供肾和活体供肾。

【手术方式】

最常见术式为腹膜外髂窝肾移植。

【护理】

一、术前护理要点

(一)评估要点

1. 健康史与疾病状态　了解患者原发病的发病史、病情演变过程及治疗经过。评估患者生命体征及心、肺、肝、脑等重要脏器的功能。评估患者透析充分性及水电解质酸碱平衡、全身营养状况。

2. 评估移植相关风险因素　有无抗凝药物使用及出血倾向;有无发热、感染等情况;有无肝炎、结核、肿瘤等疾病;有无其他合并症或伴随症状;有无手术史及药物过敏史。

3. 辅助检查　了解血常规、血型、出凝血时间、血生化全套、群体反应性抗体(panel reactive antibody,PRA)、人类白细胞抗原(human leucocyte antigen,HLA)、淋巴细胞毒交叉试验、B超检查等阳性结果。

4. 心理社会支持状况　评估患者心理状态是否稳定,有无精神性疾病;患者及家属对肾移植手术、术后治疗、术后康复及术后可能出现的各类内外科并发症的认知程度;家属及社会支持系统对肾移植手术的风险、移植术后并发症治疗的高额医疗费用的承受能力。根据患者的心理反应,针对性地给予相对应的心理护理。

(二)护理措施

1. 护理常规　按慢性肾脏病护理常规。

2. 术前准备

(1)患者准备

1)心理准备,介绍病区环境,解释手术的必要性和复杂性,讲解手术及相关的治疗康复方案,减少患者对手术的恐惧和担心,以积极乐观的心态接受配合手术。

2)胃肠道准备,禁食6~8小时,禁饮2小时,排空大便。

3)皮肤准备范围为脐水平至大腿上1/3皮肤。

4)遵医嘱术前使用抗排异药物,以减轻术后排异反应。

5)腹膜透析患者术前需将腹腔内的腹透液放尽。血液透析患者最宜术前1天行血透治疗。

(2)病室准备

1)无菌层流病房,患者入室前半小时启动层流净化设备。

2)1:100施康消毒液擦拭地面、床、床头柜、桌椅等物品。

(3)物品、药品准备

1)氧气、监护仪、吸引器等各种抢救设备。

2)隔离衣、裤、帽子、口罩等消毒隔离物品。

3)全新的脸盆、毛巾、牙刷等患者生活必需品。

4)遵医嘱准备术中用药(抗生素、血液制品、血管活性药物、利尿剂、免疫抑制剂等)。

(4)人员准备:具有肾移植、重症监护知识且责任心强、技术过硬的护理人员组成特护小组,拟定好护理计划。

二、术后护理要点

(一)重症监护室的接待流程及要求

1. 确认所有仪器、床单位处于备用状态。

2. 将患者安全搬移至病床,术后平卧12小时。

3. 根据病情选择正确给氧装置,连接监护导联线和有创测压装置,动态监测生命体征和中心静脉压。

4. 评估患者意识、精神状态、感知觉恢复、四肢活动度、皮肤黏膜等情况。

5. 评估深静脉导管的位置、置入深度及穿刺处情况,连接液体通路,保证输液管路通畅,固定妥善。

6. 检查切口部位及敷料情况,有效固定伤口引流管,并观察引流液、尿液的颜色、量、性状,按要求做好标识。

7. 与复苏室护士床头交接,向手术医生了解术中情况。

8. 核对并执行术后医嘱。

9. 做好护理记录。

(二)病情观察

1. 评估意识及精神心理状态,监测生命体征、经皮血氧饱和度、动脉血气分析等。

2. 监测血流动力学情况,包括心率、心律、脉搏、血压、中心静脉压等。必要时增加监测频率,保证肾脏有足够的血流灌注。

3. 监测肾功能及水电解质、酸碱平衡情况。术后一周内每日检测肾功能电解质,移植肾延迟复功患者增加静脉血气检测等。

4. 评估消化系统,如有无恶心、呕吐、腹痛、腹胀、腹泻、血便及肠鸣音恢复情况。

5. 观察切口有无出血及局部敷料情况,伤口引流管引流液的颜色、量的变化,有无淋巴漏和尿漏等。

6.观察皮肤黏膜情况,落实基础护理,预防皮肤破损及皮肤、口腔、尿道口等黏膜感染。

(三)体液管理

术后24小时内每小时记录尿量,每2小时总结液体出入量;根据血流动力学指标和每小时尿量调节补液速度和补液量,必要时使用升压药物。24小时后,若尿量<300ml/h,则停止循环补液;若尿量≥300ml/h,则继续补液,每小时补液量等于尿量的80%,术后第2天停止循环补液。

1. 多尿期 肾移植术后24小时内大部分患者会出现多尿期,每小时尿量可达400～1200ml。一般在术后第2天或第3天逐渐减少。应加强出入量管理,遵照"量出为入,宁少勿多"的原则补液,同时注意维持水电解质酸碱平衡,24小时出入总量差额不超过1500ml。

2. 少尿或无尿 血尿明显的患者遵医嘱进行膀胱冲洗,保持尿路通畅。当尿量<30ml/h时,通知医师并协助进一步查找少尿或无尿的原因,如血容量不足、尿外渗、肾功能延迟恢复、急性肾小管坏死、急性排斥反应、环孢素急性中毒等,遵医嘱进行相应处理。

(四)体位与活动

术后平卧12小时,12小时后可床上翻身活动,术后第2天协助患者下床活动。移植侧下肢不可过度屈曲,避免静脉注射。

(五)呼吸道管理

遵医嘱予以吸氧,鼓励患者深呼吸和有效咳嗽。指导患者正确使用呼吸训练器并按计划完成呼吸锻炼。

(六)饮食管理

术后6小时后可进食流质,少尿、无尿及腹胀患者限制入量。术后第2天进食半流。术后第3天进食普食,饮食参照《中国居民膳食指南》,少盐少油,控糖限酒。禁食除冬虫夏草外的各类保健品补品及水果中的西柚,以免影响抗排异药浓度。

(七)导管护理

做好伤口引流管、导尿管、血液透析导管、腹膜透析导管(每周1次腹腔冲洗)、内瘘的护理。

(八)用药护理

目前常用的免疫抑制剂有他克莫司(tacrolimus,Fk506)、环孢霉素(CsA)、霉酚酸酯类药物、激素和西罗莫司等,免疫抑制剂需终身服用。

1. 遵医嘱定时定量服药,每日两次服药时间间隔12小时,不可擅自调整。

2. 若意外错过服药时间,4小时以内应及时补服,超过4小时则遵医嘱补服药物。

3. 若发生服药后呕吐,应按呕吐出现的时间给予不同处理:服药后0~10分钟,加服全量;服药后10~30分钟,加服1/2量;服药30~60分钟,加服1/4量;服药60分钟后,无需加服。若服药后腹泻,可根据血药浓度调整剂量。

4. 定期监测药物浓度,根据血药浓度和肝肾功能情况调整免疫抑制剂剂量,血药浓度标本需在服药前采集。

5. 注意药物之间的相互作用。如五酯胶囊、盐酸地尔硫䓬片、氟康唑等可提高Fk506和CsA的血药浓度;抗结核药等可降低Fk506和CsA的血药浓度。

6. 影响免疫抑制剂浓度的食物:西柚(汁)可提高Fk506和CsA的血药浓度,脂肪含量高的食物可降低其浓度。

(九)预防感染

做好保护性隔离,住层流病房,病室空气和用物每日消毒,接触患者需穿戴隔离衣、裤、鞋、帽、口罩。

(十)并发症护理

1. 出血 出血多发生在术后24~48小时内,表现为伤口敷料渗血、伤口引流管引出较多血性液体、移植肾局部肿胀和疼痛等,严重者可伴意识淡漠、面色苍白、口干、心率加快、血压下降等低血容量表现。一旦发生,应立即通知医生,必要时做好再次手术的准备。

2. 排斥反应

(1)超急性排斥反应多出现于移植肾血液循环恢复后几分钟或几小时,甚至24小时内,极少发生,预后凶险。术中主要表现为移植肾色泽变暗呈暗紫色或花斑状,质地由硬变软,移植肾缩小,停止泌尿。术后常表现为突然少尿、无尿或血尿,移植肾疼痛,血压升高,血肌酐迅速升高并伴有高热、寒战等全身症状。一经确诊,应尽早摘除移植肾。

(2)加速性排斥反应多发生于术后2~5天内。表现为尿量突然减少,肾功能迅速恶化,可出现移植肾肿胀和疼痛,伴有体温及血压升高。一旦发生,总体治疗效果较差,应遵医嘱予抗排异治疗,若治疗无效,应尽早切除移植肾。

(3)急性排斥反应是临床最常见的排斥反应,可发生在移植后的任何阶段,术后3个月内常见。主要表现为肌酐升高、尿量减少、体重增加、体温升高、血压升高,可伴有移植肾肿胀和疼痛,还可伴有不同程度的乏力、腹胀、头痛、食欲减退、烦躁不安等。应尽早明确诊断,及时抗排异治疗。

(4)慢性排斥反应多发生于手术6个月以后,是影响移植肾长期存活和导致移植肾失功的首要原因。主要表现为尿蛋白、高血压、肾功能缓慢减退及贫血等。处理原则为早期预防慢性排斥反应及保护残存肾功能。

3. 感染　肾移植患者术后免疫功能抑制,感染风险贯穿一生。细菌、病毒、真菌均可感染,多见于肺部、尿道感染等。

(1)肺部感染表现为高热、气道分泌物增多、痰液黄色或黄白色、白细胞计数升高等,听诊两肺啰音、一侧呼吸音低或消失。根据痰液细菌、真菌培养结果遵医嘱用药,加强胸部物理治疗,鼓励深呼吸和有效咳嗽。

(2)尿路感染见泌尿外科术后并发症护理。表现为发热、尿频、尿急、尿痛、尿液混浊等。在病情允许的情况下,应鼓励患者多饮水,每日尿量在2000ml以上。根据尿液培养加药物敏感试验结果,遵医嘱使用抗生素。做好会阴部护理。

4. 移植肾破裂　是肾移植术后早期严重并发症,常见于术后1~3周,多发生于出现急性排斥反应和急性肾小管坏死等并发症时。表现为突发性移植肾区隆起并渐进性增大、腹痛、少尿、血尿等,严重者出现低血容量表现。一旦发生,应立即备血做好术前准备。

5. 尿瘘　多发于术后早期,一般发生于术后3周内。表现为少尿或突发无尿、移植肾区胀痛和压痛,可有发热,部分患者可见伤口引流管液增多等,严重时可出现阴囊、大阴唇水肿。一旦发生,应保持引流通畅,严密观察腹部体征、伤口敷料情况及各引流管引流液的颜色、量及性状,注意体温、血常规变化,遵医嘱使用抗生素,必要时做好术前准备。

6. 急性肾小管坏死　表现为无明显排斥症状的少尿或无尿。一旦发生,应采取透析治疗渡过无尿期,遵医嘱使用ATG或OKT3预防性抗排异治疗。

7. 上消化道出血　是肾移植术后早期严重并发症。参见第四章第八节消化道出血护理。

【出院指导】

1. 自我监测　观察并记录体重、尿量、血压、体温等变化。若出现体重增加、尿量减少、血压升高、体温升高等,应及时就诊。

2. 饮食指导　饮食宜新鲜、清洁、清淡、均衡,以低盐、低糖、适量优质蛋白、高维生素、低脂饮食为宜,避免油炸、过咸、发酵、辛辣刺激性、腌制类食物,不饮浓茶、咖啡,禁用各类补品、西柚(汁)。戒烟酒。食物需煮熟食用。

3. 用药指导　遵医嘱定时定量服用免疫抑制剂,不可擅自停药或随意调整剂量,避免使用肾毒性药物。定期监测药物浓度,血药浓度标本需在服药前采集。

4. 休息与活动　避免剧烈的体育运动和过度劳累,保证充分休息,可选择散步、打太极拳,以不感疲劳为宜,避免碰撞肾区。

5. 预防感染　居住环境清洁通风、空气新鲜,有条件者,可设专人房间,必要时定期空气消毒,餐具、日用品应保持清洁。注意保暖,尽量避免出入人群密集处。禁止养宠物。遵医嘱服用复方磺胺甲噁唑、更昔洛韦等预防感染药物。

6. 定时复诊 定期监测血常规、尿常规、血生化全套、免疫抑制剂浓度等。术后3个月内每周复查1次,术后3~6个月内每2周复查1次,术后6个月~1年每月复查1次,以后每2~3个月复查1次。

知 识 链 接

儿童供肾肾移植护理常规

儿童供肾肾移植有别于常规肾移植,由于儿童供肾血管管腔较细,容易扭曲旋转,导致移植肾血管血栓栓塞;同时由于儿童供肾血流量低,若血压高,容易引起肾脏灌注损伤。

一、术前护理

(一)术前护理常规

按肾移植术前护理常规。

(二)与本病相关的其他护理

评估健康史及相关因素:①有无高血压病史、服用降压药及血压控制情况。②体重及体重指数。③儿童肾移植受者需评估其独立隔离病房治疗及术后服药复查依从性。在家长协同下积极沟通,获得患儿信任,缓解患儿焦虑使其配合治疗。

二、术后护理

(一)术后护理常规

按肾移植术后护理常规。

(二)与本病相关的其他护理

1. 评估要点 评估生命体征、腹部体征,各引流管内引流液的颜色、量、性状,切口及周围敷料情况。监测肾功能、尿量、水电解质酸碱平衡情况。

2. 护理措施

(1)保护肾脏

1)准确记录出入量,补液以出入平衡或入量少于出量为宜。

2)监测血压,根据医嘱使用血管活性药物维持收缩压在120~130mmHg,避免高灌注对肾脏造成损伤。

(2)体位与活动,术后延长卧床时间至5~7天,卧床期间,协助患者床上翻身活动。避免人体活动度过大引起移植肾血管折叠、扭曲等。

(3)导管护理,做好导尿管、伤口引流管、血液透析通路和腹透管的护理。

(4)心理护理,改善病区环境,营造温馨气氛,提供儿童食物、读物等;护士待人亲切,操作轻柔,积极鼓励给予信心;待患儿病情平稳,可利用社交网络技术与家长沟通交流。

3. 并发症护理

(1)移植肾动脉血栓。儿童供肾或受者是儿童的移植肾动脉血栓发生率在12%左右,表现为突发的尿量减少或无尿,一般发生在术后1~2周。临床关键在于早发现、早期超声诊断、手术治疗。预防措施:手术操作者需动作轻柔,注意保护血管,移植肾灌注适当延长时间,保证充分灌注;关注预防性抗凝药物使用的用药护理;将患者血压维持在130/85mmHg以下,同时避免血压过低,保证肾脏足够的血流灌注。

(2)急性排斥反应,按肾移植术后护理常规。

(3)移植肾延迟复功(delayed graft function,DGF):是移植肾早期急性肾损伤的一种表现。表现为术后少尿、无尿,术后1周血肌酐未降至400μmol/L。遵医嘱调整免疫抑制剂方案降低急性排斥反应的发生率;使用扩血管药物改善移植肾微循环;透析替代治疗期间,维持水、电解质和酸碱平衡,避免高钾血症和急性心衰;若DGF在移植后2~3周未恢复,可行移植肾穿刺活检术,做好肾穿刺护理。

(4)感染表现为发热,伤口渗液,引流液脓性或培养有真菌、细菌,尿培养有细菌或真菌伴尿路刺激征等。做好各导管的护理,渗液伤口及时换药,遵医嘱使用抗生素。

第九节 腹膜透析护理

【定义】

腹膜透析(peritoneal dialysis,PD)简称腹透,是利用腹膜作为半透膜,通过在腹腔内留置腹膜透析导管,定时向腹腔内注入透析液,膜一侧为毛细血管,另一侧为透析液,借助血管内血浆与透析液中溶质的浓度梯度和渗透梯度,通过弥散对流和渗透超滤原理,清除体内代谢废物、毒素和过多的水分,同时由透析液补充人体所必需的物质。通过不断更换透析液,以达到净化血液目的的一种肾脏替代治疗方法。腹膜透析有手工腹膜透析和自动化腹膜透析两种方式。

【护理】

一、腹透治疗前护理要点

(一)评估要点

1. 评估疾病状态,如患者的原发病、残余肾功能、贫血情况、血压水平、水电解质酸碱平衡情况、营养状态、尿毒症症状、饮食及睡眠状况、临床用药及既往有无肾脏替代治疗史等。

2. 评估手术风险,如心肺功能、皮肤感染情况、出凝血时间及血红蛋白指标,有无腹部疾病或手术史、有无疝气、有无心理障碍和精神异常等。

3. 评估患者对疾病知识掌握度、个人卫生习惯、家庭卫生情况、患者或家属是否具备能够自行操作腹膜透析和疾病自我管理的能力等。

(二)护理措施

1. 腹透前教育 讲解肾脏病一体化治疗模式、各种替代治疗方法的优缺点、腹透置管过程、腹透换液操作和长期随访的意义。参观腹透中心或安排与腹透榜样患者进行交流,消除患者紧张心理和提高患者长期随访的依从性。

2. 置管前准备

(1)停用抗凝剂,血透改腹透患者置管手术当天尽量避免行血液透析治疗。

(2)皮肤准备范围为耻骨联合至肋缘下,更换清洁病号服。

(3)肠道准备,局麻者无需禁食,术前饮食清淡,避免过饱。全麻或硬膜外麻醉者需禁食禁饮6~10小时。遵医嘱通便或灌肠。

(4)遵医嘱行药物敏感试验并做好记录和标识。

(5)用物准备,备腹带、腹透短管、钛接头、碘伏帽等带至手术室。

(6)遵医嘱术前用药。

(7)送手术室前患者排空大小便、去除义齿、金属物和饰品,测生命体征和血糖,有异常及时通知医生,填写手术交接单。

(8)手术室环境、手术器械、急救物品及药品准备,遵医嘱备好术中用药。

二、腹透治疗护理要点

(一)评估要点

1. 了解术中情况,评估患者生命体征,腹腔镜下置管患者给予心电监护及吸氧。

2. 评估手术切口及出口处有无渗血渗液,患者疼痛评分。

3. 评估腹透短管开关旋钮是否关闭、导管连接及固定情况。遵医嘱行腹部平片检查,评估腹透管位置是否正常。

4. 评估腹透管是否通畅,透析过程中有无腹痛、腹胀、胸闷、气促等不适、透析液进出速度及引流液的颜色、量、性状。首次透析治疗应监测血压、脉搏、呼吸。

5. 维持性腹膜透析者每日评估体重、血压、尿量、超滤量及摄入液体量,保持体液平衡。

6. 评估患者胃纳、大便次数、腹胀、腹泻、便秘、水电解质酸碱平衡状况、尿毒症症状改善情况等。

7. 评估可能出现的并发症,如出血、导管功能不良、出口处/隧道感染、腹透相关性腹膜炎、渗漏、疝、心力衰竭等。观察腹腔镜下置管患者有无人工气腹并发症。

8. 评估患者和(或)照顾者腹透相关培训的接受能力、知识和技能掌握情况及透析后心理状态。

9. 评估患者相关检验指标如血生化、血常规、腹透引流液常规、残肾功能变化、透析充分性等。

(二)护理措施

1. 体位与活动

(1)置管后平卧位或低半卧位休息,次日鼓励患者起床活动,前3天活动量不宜过多,三天后根据腹部切口情况逐渐增加活动量。

(2)预防漂管,避免下蹲后快速站立改变体位,避免用力咳嗽、用力排大小便、提重物等增加腹压的因素及长期单侧卧位。

2. 饮食管理

(1)遵医嘱予以低盐优质蛋白饮食(全麻术后6小时后进食),无残余肾功能者蛋白质摄入量 $1.0\sim1.2g/(kg \cdot d)$,有残余肾功能患者蛋白质摄入量 $0.8\sim1.0g/(kg \cdot d)$,必要时补充酮酸制剂。

(2)饮食中水分应量出为入,摄入量为前一日尿量+超滤量+500ml。输液患者减少饮食中水分摄入;有呕吐、腹泻或大量出汗则酌情增加水分摄入。

(3)注意饮食卫生,保持大便通畅,避免产气食物,预防腹泻和漂管。

(4)结合患者的饮食习惯及病情,做好个体化饮食宣教。

(5)如置管后暂不进行腹透治疗者饮食根据CKD V期患者要求(参看泌尿系统疾病护理常规)。

3. 导管和出口处护理

(1)检查钛接头与腹透短管连接的紧密性。

(2)在导管距出口6cm处,用胶布桥式固定,避免导管折叠、扭曲等。

(3)进行各项护理和腹透治疗时,应轻提导管,不可牵拉或扭曲导管;切忌在导管四周使用剪刀。

(4)术后2周内使用腹带保护切口、出口处及导管,2周后切口和出口处愈合良好可改用腰带保护,至少每周清洗腰带。

(5)视产品说明书外接短管一般3~6个月更换,如有破损、污染或开关失灵等,应立即更换。

(6)因各种原因暂停腹透1周以上的,须每周用腹透液分次冲管以防导管阻塞。

(7)出口处护理,2周内每周换药1~2次,使用透气性好的无菌敷料,无感染出口处2~3天更换无菌敷料;遇出口处渗液/感染、出汗较多、敷料污染等情况,应及时加强换药。长期良好的出口处可不用敷料覆盖,但需保持内衣清洁。出口处护理可用洗必泰或碘伏消毒液,不可用酒精、碘酒等刺激性消毒液。消毒液若误涂到导管,用无菌干棉签及时擦拭。

(8)建议2周内不洗澡,可擦身。腹透患者不宜盆浴,淋浴前应检查出口处和导管是否完好,出口处未愈合或出口处感染者应在一次性造口袋保护下淋浴。每次淋浴完毕后均应做出口处护理。

4. 手工腹膜透析换液操作管理

(1)操作者必须经过专业培训及换液操作考核合格。

(2)正确实施腹膜透析操作步骤和程序,严格执行无菌技术操作。

1)透析环境保持清洁。室内平面(桌面、地面)每天用消毒液擦洗至少1次,室内每天空气消毒。操作时关闭门窗、风扇、空调,避免人员走动。

2)操作者及患者洗手、戴口罩,准备免洗手消毒液。

3)遵医嘱执行透析治疗。检查每袋腹透液的有效期、质量是否符合要求,温度是否合适。碘伏帽一次性使用。

4)操作前检查出口处及导管固定情况、钛接头处连接是否紧密,避免管路脱落或扭曲。

5)灌入腹透液之前,排气至少5秒,并检查排气是否成功。无论腹腔是否存留腹透液,灌入前均需先引流。

6)严格执行无菌操作,腹透液、短管接头和腹透液袋管路末端、碘伏帽内面均为无菌不可触碰,如有污染应立即停止透析作紧急处理。

7)操作中避免牵拉腹透管。部分患者腹透液留腹期间腹透液挂袋在身上的尤其注意导管固定、避免重力牵拉。

8)透析过程中出现异常情况,如灌注不畅、引流时间太长、腹痛、出口处异常等,应做好记录并通知医生。

9)引流结束检查引流液颜色、性质、量,出现引流液浑浊或可疑浑浊应立即联系医生,并留取浑浊腹透液送检。

10)换液治疗后正确处置引流液及废液袋。

(3)做好透析中异常情况及透析后引流液情况的记录。

5. 并发症护理

(1)出血表现为切口和(或)出口处渗血、腹壁血肿和(或)血性透出液。应立即通知医生,切口或出口处压迫止血,用腹透液0.5~1L冲洗腹腔1~2次,腹透液温度应略低于体温。如冲洗后血性引流液颜色转淡,无需特殊处理,但需注意避免增加腹压的因素;如冲洗后引流液仍呈血性或颜色加深,则遵医嘱使用止血药,监测生命体征变化,必要时手术止血。

(2)导管功能不良

1)包括导管移位、导管堵塞。导管移位表现为腹膜透析液单向引流障碍,流出液量减少、流速减慢或停止。导管堵塞表现为腹膜透析液灌入或引流障碍,流出总量减少、减慢或停止,可伴或不伴腹痛。

2)透析间期患者应加强活动,可做踮脚动作和下楼梯运动以减少导管移位发生。

3)出现灌入或引流障碍时,检查导管有无受压、扭曲、折叠,腹透短管旋钮是否打开;协助患者从坐位改为左侧或右侧卧位;做足跟着地蹉脚动作;观察引流液及管路里是否含有大量纤维蛋白凝块或条束状物;遵医嘱使用通便药物,保持大便通畅和避免肠道胀气,病情允许情况下应及时手法复位。堵管者遵医嘱使用肝素或尿激酶进行腹透导管封管或通管,操作时遵循无菌操作原则,切记不可经导管往外抽吸,以免加重大网膜堵塞甚至包裹。必要时手术处理导管功能不良。

4)导管功能不良时,需警惕有无引流障碍、超滤减少导致的容量超负荷发生。

(3)出口处感染和(或)隧道感染表现为出口处水肿、疼痛、脓性分泌物,周围皮肤红斑、结痂、肉芽组织等。隧道炎通常伴发于出口处感染,表现为局部皮肤红斑和水肿、皮下隧道触痛等。应遵医嘱行分泌物涂片及微生物培养、使用抗生素,加强局部护理,必要时进行局部引流。外卡夫外露者可剥除皮下涤纶套,内科治疗无效可更换隧道和导管。出口处感染合并腹膜炎且两者培养菌相同,须拔管改血液透析治疗。

(4)腹膜透析相关性腹膜炎

1)符合以下两项或两项以上者,可确诊为腹透相关腹膜炎:①腹痛、腹透引流液浑浊,伴或不伴发热;②透出液中白细胞计数>$100×10^6$/L,中性粒细胞比例>50%;③透出液中培养有病原微生物生长。

2)出现腹透引流液浑浊或可疑浑浊时,应立即留取第一袋浑浊腹透液标本,并在6小时内送检进行细胞计数分类、革兰染色和病原学培养。留标本时避免污染,病原学培养标本留取前腹透液静置半小时以上,有条件者可进行离心后再做培养,提高阳性检出率。腹膜炎患者干腹时留取标本应腹腔内注入1L透出液至少留腹1~2小时,再引流取标本送检。

3)腹痛明显者可用温凉腹透液1000~2000ml冲洗腹腔1~2次。

4)遵医嘱使用抗生素,首选腹腔加药,可连续或间歇给药。间歇给药时,加入抗生素的腹透液至少留腹6小时。在同一袋腹透液加入两种抗生素时,应注意是否存在配伍禁忌。任何需要混用的抗生素须分别用不同的注射器加入透析液中。

5)抗感染治疗同时调查患者发生腹膜炎的原因,对患者进行腹透换液操作考试,根据存在问题进行再培训。

6)抗感染治疗无效、符合拔管指征者,应拔管改血液透析治疗。

(5)渗漏

1)管周渗漏表现为液体从管周流出,入液时更明显;腹壁渗漏表现为腹壁局限性隆起水肿或皮下积液、引流量减少、体重增加等;鞘膜积液表现为腹透液沿腹壁缺失处或未关闭的鞘突渗漏到会阴部,引起会阴部水肿;胸腹漏表现为腹透液通过缺损的膈肌漏出导致胸腔积液,出现胸闷、咳嗽、引流液减少等症状,多为单侧,右侧为主。

2)出现管周渗漏、腹壁渗漏、鞘膜积液时,应协助患者取平卧位透析,减少每次腹腔灌注液量。胸腹漏患者如无明显胸闷气急,可行小剂量非平卧位腹透治疗;如影响呼吸,应暂停腹透,必要时胸腔穿刺引流液体。渗漏发生时均应向患者宣教避免用力咳嗽、负重、屏气等增加腹压的动作。必要时改血液透析或进行外科手术修补。

（6）疝表现为腹壁局部隆起，腹透液放入时明显，可回纳或嵌顿，透析处理同渗漏，必要时外科手术治疗。

（7）心血管并发症。贫血和容量过多等易致心衰，临床表现及处理见第三章第三节急性心力衰竭护理常规。腹透治疗过程中应及时纠正贫血，控制水盐摄入量，遵医嘱加强腹透超滤和利尿，保持容量平衡。

（8）钙磷代谢紊乱主要表现为高磷血症、低钙或高钙血症、继发性甲状旁腺功能亢进及血管钙化。处理方法包括充分透析、限制磷的摄入、遵医嘱使用磷结合剂和拟钙剂。内科治疗无效，可进行甲状旁腺手术治疗。

（9）腹透患者其他并发症还包括营养不良、糖脂代谢紊乱等，建议饮食热量适当，低脂低糖，优质高蛋白，坚持运动，遵医嘱使用降脂降糖药物。

三、腹透患者管理

（一）培训与考核

对患者及其照顾者进行腹透相关培训及操作考核，标准化的腹膜透析患者培训包含以下内容：

1. 腹膜透析基础知识。
2. 安全地进行腹膜透析换液操作。
3. 导管及出口处的护理。
4. 液体平衡与合理饮食。
5. 了解所使用的药物。
6. 腹膜透析液与相关物品的订购和储存。
7. 腹膜透析时常遇到的问题和解决办法。

具体参照《腹膜透析标准操作规程》。

（二）随访管理

定期对患者进行随访并建立随访档案，随访内容包括患者的一般情况、临床症状、体征、腹膜透析相关情况（换液操作情况、出口处评估、管路情况、透析处方执行情况、腹膜炎及其他腹膜透析并发症等）、贫血、矿物质骨代谢、营养指标、腹膜功能、残余肾功能、透析充分性、生化指标、传染病指标、心肺功能、用药情况、生活质量、心理状况、回归社会情况等，协助医生做出个体化透析方案调整。具体参照《腹膜透析标准操作规程》。

【出院指导】

1. 自我监测　每天监测体温、血压、体重、出入量（超滤量、24小时尿量、饮水量等），观察腹透导管通畅情况及透出液的颜色、量、性状，评估有无水肿，正确填写腹透记录本。若出现发热、腹痛、腹胀、体重短期内明显增加或下降、血压增高或降低、导管引流不畅等情况应立即就诊或联系医务人员。

2. 饮食指导　宜低盐、低磷、优质蛋白、充足热量和丰富维生素饮食。注意饮食卫生，保持大便通畅。学会食物热量和蛋白质的换算、简单配置食谱和记录饮食日记的方法。

3. 休息与活动　劳逸结合,坚持运动,循序渐进。避免提重物、快速下蹲或突然改变体位等动作。

4. 用药指导　根据医嘱进行透析,不可随意更改腹透方案。遵医嘱服药,了解药物的常见副作用,有残肾功能的患者避免使用对肾脏有损害的药物。

5. 预防腹膜炎

(1)严格按照换液操作流程进行换液,操作前遵守七步洗手法洗手。认真检查腹透液的质量。

(2)出现导管污染、脱落等情况应立即夹闭导管,联系医务人员或立即就诊。

(3)碘伏帽一次性使用。

(4)腹透操作室每日紫外线消毒。

(5)做好个人卫生,预防感冒和避免接触病毒感染患者。每日开窗通风。

(6)做好出口处护理,预防出口处及隧道感染。

(7)及时治疗腹腔内脏器炎症和其他部位的感染。

(8)侵入性操作时如拔牙、内镜检查等,遵医嘱预防性使用抗生素。

6. 促进康复　保持良好的心态、充分的透析,主动学习、规律生活、坚持运动(散步、健身、爬楼梯等),注意劳逸结合。

7. 定期复诊　应坚持定期去腹透中心进行随访,随访频率治疗初期2周至1个月随访1次,稳定期1~3个月随访1次。评估肾功能、腹膜功能和透析充分性、营养状况、透析并发症等,以便医生及时作出透析方案调整,防治并发症发生。

知识链接

自动化腹膜透析护理常规

【定义】

自动化腹膜透析(automated peritoneal dialysis,APD)泛指所有利用腹膜透析机进行腹膜透析液交换的各种腹膜透析形式。具有使用方便、透析剂量灵活、小分子溶质清除能力强、患者社会回归性好等优点。自动化腹膜透析治疗方案多种多样,主要包括间歇性腹膜透析(intermittent peritoneal dialysis,IPD)、夜间间歇性腹膜透析(nocturnal intermittent peritoneal dialysis,NIPD)、持续循环腹膜透析(continuous cyclic peritoneal dialysis,CCPD)、潮式腹膜透析(tidal peritoneal dialysis,TPD)、持续流动性腹膜透析(continuous flow peritoneal dialysis,CFPD)、可调式APD(adapted APD,aAPD)。

【护理】

一、护理常规

按腹膜透析护理常规。

二、APD治疗其他护理

（一）APD治疗前准备

1. 评估患者切口有无愈合、出口处有无感染，有无腹膜炎症状。

2. 评估患者病情及近日腹透治疗情况：腹膜透析导管进出是否通畅，超滤量和尿量、腹腔内是否有留腹的腹膜透析液。

3. 治疗操作环境要求及操作者自身准备同"手工腹膜透析换液操作"要求。

4. 准备好APD治疗所需物品，如APD机器、腹膜透析液、一次性APD管路、蓝夹子、碘伏帽、引流桶、免洗手消毒液。检查机器、管路、物品、药品符合使用要求。

5. 根据医嘱设定APD治疗方案，包括治疗方式、总治疗量、末袋量、总治疗时间、单次灌入剂量等，双人核对治疗单、患者信息。

6. 至床边核对患者姓名，向患者及其照顾者解释APD治疗目的和方法，嘱患者排空大小便、洗手、戴口罩，准备治疗。

（二）APD治疗中护理

1. 按自动化腹膜透析操作流程进行管路安装、连接透析液袋、机器自检、排气、连接患者端。操作中遵守无菌操作原则，首袋与最末袋腹透液连接正确。

2. 机器连接患者腹透短管后开始治疗，向患者及家属宣教治疗过程中勿使导管扭曲、不可自行分离短管接口及关机；讲解APD可能发生的报警或不适，如有腹痛、腹胀等不适或需下床去厕所及时按铃呼叫护士。

3. 观察患者0周期引流情况。治疗期间定时巡视，观察治疗是否顺利、有无报警情况、患者有无不适主诉、每个周期超滤情况、周期数等并做记录。如遇报警不可直接按"略过"键略过，应分析原因进行处理。发现超滤量异常或患者有不适主诉及时汇报医生。

4. APD治疗中常见问题及并发症预防和处理

（1）常见问题预防和处理

1）超滤量不足或负超滤：重力型APD机位置不高于患者平卧高度30cm以上；确保APD管路无扭曲打折，管夹打开；根据患者情况设置合适的最低引流量，一般设置为灌入量的85%或更低；解除导管功能不良或腹膜透析相关机械性并发症；糖尿病患者监测并控制血糖在正常值范围；评估腹膜功能是否衰竭。

2）灌入量不足：机器管路不扭曲、打折，开关处于开放状态；处方设置灌入量不超过透析液总量，留足足够排气液量。

3）温度异常：腹透液与加热面板充分接触；检查机器的参数设定，将温度设定在

(37±1)℃范围内;环境温度较低时,可利用空调或其他加热设备调整室温至20~23℃。

4)发生腹胀、腹痛、疑似过量注入:检查超滤量,零周期引流参数设置正确;透析过程中如发现超滤量与注入量相差过大,疑似过量注入,应立即停止治疗,启动手动引出功能,将腹腔内的腹透液部分或者全部排出。

5)治疗阶段供电中断:保持机器蓄电功能,治疗中尽量不要人为脱开电源;如如厕需要短暂中断电源应在蓄电时间内,尽快恢复供电后按设备提示操作步骤继续治疗。对于无蓄电功能的机型,须保证治疗过程中持续供电。丧失电力时间过长,系统不能恢复继续治疗,则应进行手工交换。

(2)APD治疗并发症观察及处理

1)腹透液引流时疼痛:抽吸力过大或引出速度过快可导致腹痛。可嘱患者变换体位或使用低吸引压力的APD机,或改为TPD模式。

2)睡眠障碍:夜间治疗报警和机器噪声影响患者休息,可适当调低报警音和心理疏导,必要时遵医嘱予以助睡眠药物。

3)腹膜透析相关性腹膜炎:注意操作时环境符合要求、手卫生和操作中遵守原则。发生腹膜炎应暂时更改模式为CAPD,或将NIPD改为CCPD或强化CCPD(enhanced CCPD,ECCPD),并在日间长留腹的腹透液中加用抗生素,以满足抗生素留腹时间的要求。

4)腹膜透析管移位、网膜包裹:易发生在新置管腹透患者,可改为TPD模式,或改为手工CAPD。其他处理见"腹膜透析护理常规"。

5)气腹:治疗过程中如出现不明原因的腹胀,排除机器过量注入后,应进行腹部立位平片检查。量少者,通常会自行吸收,不需特殊处理;量多者,可在换液过程中采用头低脚高位,按压腹壁,促进空气排出,必要时可行人工穿刺抽取气体。

6)其他并发症:见本章第九节腹膜透析护理常规。

(三)APD治疗后处理

1. 按操作规程下机,抄录机器显示屏上0周期引流量与总超滤量等数据,并记录。

2. 治疗车、机身、废液桶均需一用一消毒 每天治疗结束消毒湿巾擦拭机器与治疗车,废液桶每天及时倾倒,并用500mg/L含氯消毒液浸泡半小时。

(四)APD患者培训及管理

对有长期使用APD治疗意向的患者及家属进行APD相关知识和操作的培训考核。APD患者必须同时接受并通过手工换液操作的考核,熟练掌握正确的手工换液治疗。APD培训内容包括:

1)居家APD透析环境要求:换液环境、耗材储存环境

2)用物准备:APD机器、治疗车、管路、废液桶等

3)熟悉机器构造、原理、性能

4)APD治疗程序设定、处方更改接收方法、APD操作步骤

5)操作中注意事项

6)机器报警常见原因及处理

7)意外情况导致APD无法进行时的应急处置

8)随访要求及远程管理配合

第十节　血液透析护理

【定义】

血液透析(hemodialysis)是指利用弥散、超滤(对流)和吸附原理清除血液中的有害物质和过多水分,是最常用的肾脏替代治疗方法之一,也可用于治疗药物或毒物中毒等。

一、血液透析治疗前准备

(一)环境要求

做好消毒隔离工作,透析治疗室应达到《医院消毒卫生标准》(GB 15982—2012)中规定的Ⅲ类环境。乙型肝炎、丙型肝炎及梅毒等特殊传染病患者必须分区分机进行隔离透析,配备专用透析操作用品车。

(二)患者准备及评估

了解患者病情,评估血管通路,测定患者的体重、生命体征,糖尿病患者监测血糖。核对床号、姓名、病历号、治疗方式、透析器型号、抗凝方案、血管通路、术前四项(乙型肝炎表面抗原、丙型肝炎抗体、梅毒螺旋体抗体、人类免疫缺陷病毒抗体测定)等。

(三)操作者自身准备

更换洁净工作服,按要求做好标准预防。

(四)用物准备

内瘘穿刺包或透析导管处置包、透析器、血路管、抗凝剂、预冲液等(内瘘患者备穿刺针)。严格执行无菌操作,正确安装透析器及血路管,生理盐水或透析液在线填充血路管及透析器,并进行1:4肝素液密闭式循环跨膜预冲,后快速冲净循环液,备用。

二、血液透析治疗操作及过程监护

(一)核　对

再次核对患者床号、姓名、病历号、治疗方式、透析器型号、抗凝方案、血管通路、术前四项等。

（二）体位管理

根据病情选择合适体位。

（三）设置参数

1. 根据患者干体重、前次透析后体重增加的多少及透析过程中的摄入量，设定该次血液透析超滤量（kg），原则以不超过干体重的 3%～5% 为宜。

2. 治疗时间。

3. 抗凝剂维持量。

4. 其他特殊要求，如透析液钠浓度、碳酸氢根浓度、透析液流量及温度等。

（四）开始透析

穿刺内瘘或消毒处置中心静脉透析留置导管，遵医嘱注入抗凝剂首剂量。连接血路管，建立体外循环，开始透析治疗，再次监测生命体征并记录。常规透析一般 4～5h/次，诱导透析视病情而定。慢性患者一般 2～3 次/周，急性肾衰及危重患者根据病情而定。

（五）过程监护

1. 严密观察病情，透析过程中每 30～60 分钟监测生命体征，急诊危重患者每 15～30 分钟监测一次，必要时心电监护。

2. 透析过程中必须随时观察透析机上各显示值的变化，如血流量、静脉压、动脉压、跨膜压、透析液流量、透析液温度、抗凝剂维持量的走速等，每小时记录。同时，观察透析器有无破膜、凝血等情况，发现异常立即处理。

3. 严密观察并发症，防止危急情况的发生，若发现心搏骤停，应先行心肺复苏术，再根据病情遵医嘱停止透析治疗。

（六）结束治疗

血液透析结束时，用生理盐水 100～200ml 将体外循环中的血液以 50～100ml/min 的速度回输体内。内瘘患者拔除穿刺针，正确压迫穿刺点 10～15 分钟以上；中心静脉透析导管留置患者，遵医嘱选择封管液进行正压封管。

1. **封管频率** 维持性血液透析及特殊治疗患者每次治疗结束后封管；暂停治疗的患者，常规每周一次更换敷料及封管。

2. **封管方法** 遵医嘱配制封管液，实施个体化封管。透析治疗结束后，根据不同的导管型号选择相应的封管剂量进行正压封管。如患者非透析治疗后封管，则应先抽吸导管内液体 3ml 左右，如无血栓，先注入生理盐水 20ml，再行正压封管。

（七）并发症的处理和预防

1. **失衡综合征**

（1）临床表现早期为恶心、呕吐、不安、头痛等，严重者可抽搐、昏迷，甚至死亡。

（2）处理原则为采取综合性治疗。轻度失衡可对症处理，重度患者应减慢透析液流量、血流量，从而减缓 pH 改变速度和降低溶质清除率。遵医嘱使用脱水剂、激素等药物，并观察药物疗效和不良反应。抽搐者遵医嘱予镇静治疗；必要时纠正高血压及电解质紊乱。

（3）预防措施

1）首次透析患者可选择低效高频率透析、血液滤过或日间连续性血液滤过。

2）首次透析时,透析强度不能过大,血流量＜200ml/min,透析时间＜3小时,避免用大面积高效透析器,必要时调低透析液流量。

3）透析诱导时,血清尿素氮水平下降幅度限制在30%以内。

4）如为维持性透析患者因故中断透析治疗,一段时间后重新开始透析时,应按首次透析处理。

2. 首次使用综合征

（1）A型首次使用综合征

1）临床表现多见于第一次透析治疗或更换新型号透析器时,症状常发生于开始透析治疗5分钟内,但某些病例也可发生于30分钟或以后。较轻的病例只表现为瘙痒、荨麻疹、咳嗽、流涕、瘘管局部或全身发热等症状,也可表现为胃肠道过敏,如腹部痉挛、腹泻等。严重者呼吸困难、心脏骤停,甚至死亡。

2）最安全有效的方法是立即停止透析,严禁回血。遵医嘱使用肾上腺素、类固醇及抗组胺药物等,病情严重时予心肺功能支持。

（2）B型首次使用综合征

1）临床主要表现是胸痛,伴或不伴背部疼痛,症状可发生于透析开始后数分钟,也可于1小时或以后出现,典型的B型首次使用综合征较A型轻,通常情况下,可不中断透析治疗。

2）处理原则为吸氧,观察症状有无改善,遵医嘱使用类固醇及抗组胺药物等,一般在30分钟～1小时后减轻,可不中止透析。

（3）预防措施

1）发生首次使用综合征的患者再次行透析治疗时可更换其他型号的透析器。

2）建议选用非环氧乙烷消毒的透析器。

3）加强预冲,上机前用生理盐水或透析液在线循环跨膜预冲透析器及管路,适当延长循环时间,然后将循环过的预冲液快速冲净,以清除过敏源。

4）必要时透析前遵医嘱使用抗组胺药物。

3. 透析中低血压

（1）临床表现是血液透析中最常见的并发症之一,一般指平均动脉压比透析前下降30mmHg以上或收缩压至90mmHg以下,发生率为25%～50%,患者可自觉头晕、轻微头痛、出汗、恶心、呕吐、腹痛、便意、肌肉痉挛等,严重者可有休克表现。

（2）处理原则

1）患者取平卧位,遵医嘱快速静脉输注生理盐水,必要时使用50%葡萄糖液、10%氯化钠、白蛋白等药物。

2）必要时吸氧、心电监护。

3）超滤量调至零,待生命体征平稳后,重新设定超滤率继续治疗。

（3）预防措施

1）根据血容量检测、生物电阻抗检测制定合理的干体重。

2）超滤总量尽量控制在干体重的3%～5%。并做好宣教,透析间期体重增加不超过干体重的3%～5%。

3）透析前根据个体差异停用降压药物,透析治疗中限制进食量。

4）选择采用低温透析、高钠透析或低温高钠透析。

5）加强营养,改善贫血,遵医嘱使用促红细胞生成素、铁剂,必要时输注白蛋白或血浆。

6）危重患者予心电监护,严密监测血压变化,以尽早发现低血压,并及时处理。

4. 心律失常

（1）临床表现为胸痛、胸闷、心悸、呼吸困难等症状,心电图有异常表现。

（2）处理原则

1）立即予以平卧位,通知医生,减慢血流量,降低超滤率。

2）吸氧,心电监护,建立静脉通路,遵医嘱使用抗心律失常药物等,必要时做好心肺复苏、除颤等抢救准备。

3）患者症状缓解,可遵医嘱继续行透析治疗;如症状无缓解,遵医嘱停止透析治疗,必要时给予生命支持。

（3）预防措施

1）对危重患者,尤其是心功能不良的患者,透析前应加强评估,包括生命体征和中心静脉压的测定,给予吸氧、心电监护。

2）透析过程中应严密观察病情,重视患者主诉,出现胸闷、胸痛、心悸、呼吸困难等症状时应立即报告医生。

3）对血流动力学不稳定的患者可选择血液滤过进行治疗,透析过程中避免超滤过多、过快,以免发生低血压。

4）及时处理水电解质酸碱平衡紊乱。

5）积极治疗原发病。

5. 肌肉痉挛

（1）临床表现为患者出现难以忍受的局部肌肉痉挛,多发生于每次透析的中后期。

（2）处理原则

1）寻找诱因是处理的关键。常见的原因为透析中低血压、超滤速度过快、应用低钠透析液治疗、水电解质酸碱平衡紊乱等。

2）针对诱因进行处理,如遵医嘱快速输注生理盐水(可酌情重复)、微泵注射50%葡萄糖溶液及10%葡萄糖酸钙液、按摩痉挛肌肉等。

（3）预防措施

1）防止透析低血压发生及透析间期体重增长过多,每次透析间期体重增长不超过干体重的3%～5%。

2）适当提高透析液钠浓度,采用高钠透析或序贯钠浓度透析,但应注意患者血压及透析间期体重增长情况。

3)积极纠正水电解质酸碱平衡紊乱。

6. 溶血

（1）重症溶血患者可表现为体外循环中血液呈洗肉水样改变,伴出现胸痛、胸部压迫感、呼吸急促、腹痛、发热、畏寒等症状。

（2）处理原则

1)一旦发现溶血,立即终止透析。

2)及时纠正贫血,必要时可输新鲜全血。

3)严密监测血钾,避免发生高钾血症。

（3）预防措施

1)明确病因。体外循环相关因素引起对红细胞的机械性损伤;透析液相关因素如透析液钠过低、透析液温度过高及透析液受消毒剂及氯胺、漂白粉等化学物质污染。

2)透析中严密监测体外循环各压力参数的变化,一旦出现异常,应仔细寻找原因,及时处理。

3)避免过低钠浓度透析及高温透析。

4)严格监测透析用水和透析液情况,避免污染。

7. 空气栓塞

（1）体外循环中空气进入患者体内,患者出现胸闷、气促、咳嗽等症状。

（2）处理原则

1)一旦发生,立即抢救。

2)立即夹闭静脉血路管,停止血泵。

3)患者取头低脚高左侧卧位,轻拍患者背部,鼓励患者咳嗽,将空气从肺动脉的入口处排出。

4)吸氧。

5)必要时应用激素、呼吸兴奋剂等,病情严重者行高压氧治疗。

6)必要时协助医生进行右心房或右心室穿刺抽气。

（3）预防措施

1)上机前严格检查血路管和透析器有无破损。

2)做好内瘘穿刺针或中心静脉导管的固定及透析管路之间、管路与透析器之间的连接。

3)透析过程中,若发现体外循环管路内有气泡,应立即寻找原因,避免空气进入体内,密切观察有无内瘘穿刺针滑脱、有无体外循环连接松开脱落等异常情况。

4)护士在取下中心静脉留置导管的肝素帽或注射器前,确认导管管夹为夹闭状态。

5)透析结束时禁用空气回血。

6)注意透析机空气报警装置的维护。

8. 发热

（1）临床表现为透析1～2小时内出现体温升高,也可出现在透析结束后。

（2）处理原则

1）根据发热原因进行相应处理,若怀疑导管感染遵医嘱行导管及外周血培养、使用抗生素或激素等药物。

2）适当调低透析液温度,做好发热护理。

3）高热患者由于发热和出汗,超滤量设定不宜设定过多,及时调整。

（3）预防措施

1）规范无菌操作,避免因操作不当引起致热源污染。

2）加强透析用水及透析液监测,避免使用受污染的透析液进行透析。

3）严格掌握中心静脉临时置管时间:股静脉置管时间≤3天,颈内静脉置管≤1周。

9. 透析器破膜

（1）临床表现为透析过程中,透析器的透析液侧有血液漏出,透析机发出漏血警报。

（2）处理原则

1）评估破膜情况。如破膜较少,可旁开透析液,将血液回入患者体内;如破膜严重,应立即夹闭透析管路的动脉端和静脉端,丢弃体外循环中血液。

2）更换新的透析器和透析管路进行透析,遵医嘱使用抗生素预防感染。

3）严密监测病情变化,一旦出现发热、溶血等情况,应立即处理。

（3）预防措施

1）透析前应仔细检查透析器有无破损。

2）透析中严密监测跨膜压,避免出现跨膜压过高的情况。

3）透析机漏血报警等装置应定期检测,避免发生故障。

4）透析器复用时应严格进行破膜试验。

10. 体外循环凝血

（1）临床表现为透析过程中,体外循环(透析器和血路管)发生凝血,静脉压、跨膜压急剧升高,透析器和血路管中血液颜色变暗、透析器出现小黑线、血路管中出现小凝血块等。

（2）处理原则为轻度凝血常可通过追加抗凝剂用量、调高血流量来解决。在治疗过程中仍应严密监测患者体外循环中凝血变化情况,一旦凝血程度加重,应立即回血,更换透析器和管路,不得强行回血。

（3）预防措施

1）透析治疗前,全面评估患者凝血状态,合理选择和应用抗凝剂及规范预冲透析器是预防凝血关键。

2）加强透析中凝血状况的监测,观察压力参数、血路管(动脉壶或静脉壶内)和透析器血液颜色等。

3）高凝状态或无肝素治疗患者应避免在透析管路中输注血液、血液制品和脂肪乳剂等,尤其是输注凝血因子。

4）做好血管通路的日常维护,使血管通路保持良好的功能,定期监测血流量,保持通畅。

5）避免透析时血流量过低,如需调低血流量,应加大抗凝剂用量。

三、血液透析治疗后处理

(一)病情观察

血液透析治疗结束后,应注意患者有无失衡症状,如头痛、恶心、呕吐等,监测生命体征、体重变化,并与透析前比较。告知相关注意事项。

(二)环境及物品的处理

1. 透析机器外部消毒 每次透析结束后应采用500mg/L含氯消毒剂或其他有效消毒剂擦拭消毒;如果血液污染到透析机,应立即用2000mg/L含氯消毒剂的一次性湿巾擦拭或使用可吸附的材料清除血迹后,再用500mg/L含氯消毒剂再擦拭消毒。

2. 透析机器内部消毒 每次透析结束时,应按照透析机使用说明书要求对机器内部管路进行消毒。

3. 透析消耗品使用消毒处理 一次性透析器、管路和穿刺针不能复用;乙肝患者、丙肝患者、HIV及梅毒感染患者不得复用透析器。

4. 空气和物体表面消毒 参照国家卫生健康委《血液净比标准操作规程(2021版)》。

5. 医疗污物及废物处理 参照国家卫生健康委《血液净比标准操作规程(2021版)》。

四、健康宣教

1. 自我监测 教会患者维护和监测血管通路,对采用动静脉内瘘者每日应对内瘘进行检查,包括触诊有无震颤、听诊有无杂音;中心静脉透析置管患者每日观察置管部位有无红肿、出血、分泌物等。若发生管道滑出,或出现胸闷、气急、发热、口唇麻木等症状,应及时就诊。

2. 透析相关知识宣教 指导患者记录每日尿量、体重、血压情况。血液透析患者的长期存活率与每周透析次数、每次的透析时间直接相关,充分的透析治疗能有效的控制血压、维持钙磷代谢平衡及保证日常营养摄入。因此,尿毒症患者应至少保证每周3次、每次4小时的透析治疗。

3. 饮食指导 宜低盐优质蛋白饮食,蛋白质的摄入量为$1.0\sim1.2g/(kg\cdot d)$;适当控制钠盐、钾和磷的摄入,戒烟酒。保持大便通畅。透析间期体重增加一般应控制在干体重的3%~5%。低盐饮食和限制水的摄入是透析期间控制体重增加的重要措施。

4. 休息与活动 适当休息,若情况良好,可参加较轻松的工作,培养良好的生活习惯,加强锻炼,增强抵抗力,防止呼吸道、口腔黏膜等感染。

5. 用药指导 遵医嘱服用叶酸、B族维生素、铁剂、维生素D或复合维生素制剂、降压药等,不可擅自停药及随意增减剂量,必要时静脉营养支持。

6. 定期复诊 每月复查血常规、血生化全套,每3~6个月复查甲状旁腺激素、常规四项、铁蛋白、胸片以及营养状况、透析充分性指标(蛋白分解率、尿素清除指数、平均时间尿素氮浓度)等,每年行肝炎系列、B超检查等。

第十一节 血管通路的选择与护理

【定义】

血管通路分为临时血管通路和长期血管通路。临时血管通路有颈内静脉置管和股静脉置管;长期血管通路有自体动静脉内瘘、移植血管内瘘和带隧道带涤纶套的中心静脉透析留置导管,以自体动静脉内瘘优先考虑,如患者近期准备肾移植可首选带隧道带涤纶套的中心静脉透析导管留置。

【护理】

一、内瘘患者血管通路的护理

(一)术前护理

1. 评估患者的血管条件是否适宜建立内瘘,准备行内瘘建立术的患者术前应注意内瘘侧手臂血管的保护,避免测血压、提重物、血管穿刺等。

2. 清洁内瘘侧手臂。

3. 手术环境、器械、急救物品和药品准备。

(二)术中配合

1. 配合医生完成手术。

2. 严密观察病情,监测生命体征变化,必要时遵医嘱予以吸氧及心电监护。

(三)术后护理

1. 观察有无伤口渗血、疼痛等情况,保持敷料清洁干燥,必要时遵医嘱使用止痛剂。

2. 遵医嘱服用抗生素3天,预防切口感染。

3. 抬高手术侧肢体,避免压迫、屈曲,保持衣袖宽松,确保血流畅通。

4. 手术两周后视伤口愈合情况,可考虑拆线,拆线后遵医嘱使用多磺酸黏多糖乳膏外敷内瘘血管及吻合口处皮肤。

(四)内瘘的日常保养注意事项

1. 内瘘穿刺24小时后,局部穿刺处及吻合口处皮肤可遵医嘱予以多磺酸黏多糖乳膏外用,或用生土豆片外敷。

2. 术后若无特殊禁忌,可遵医嘱使用抗血小板聚集药物。

3. 内瘘侧肢体注意防寒保暖,避免血管痉挛。

4. 避免内瘘侧肢体行静脉注射、测量血压等。

5. 术后两周开始锻炼,如"弹性握力圈"或握拳运动等,避免提、抬重物。

6. 积极防治低血压,避免内瘘闭塞。

7. 经常触摸内瘘处,如震颤消失或减弱提示内瘘闭塞,应及时就诊。

（五）内瘘的成熟和穿刺

1. 内瘘的成熟至少需要4周,最好等待8～12周后再行穿刺。

2. 动静脉内瘘穿刺时,首先应观察内瘘血管走向,以触摸来感受所穿刺血管管壁的厚薄、弹性、深浅及瘘管是否通畅。通畅的内瘘触诊时有较明显的震颤及搏动,听诊时能听到动脉分流产生的粗糙吹风样血管杂音。

3. 顺序与方法:①绳梯式穿刺一般从远心端到近心端,然后再回到远心端,穿刺部位距离动静脉内瘘瘘口3～5cm以上,每次穿刺点与上次穿刺点的距离＞0.5cm,分别在前后上下交替循环使用穿刺部位。②扣眼穿刺法是指同一位置,穿刺针以同一角度、同一深度送进血管的技术,扣眼法需要固定患者手臂姿势、固定护理人员穿刺。更适用于穿刺困难、体型肥胖,内瘘位置深、血管走行不清晰、内瘘充盈不佳,可穿刺距离短、范围小的患者。扣眼穿刺最重要的是初期皮下隧道的形成,可采用扣眼钉连续6次建立隧道,使用扣眼钉建立隧道首次用锐针穿刺;或可采用锐针8～12次穿刺,协助隧道形成。如果有糖尿病、血管硬化明显等情况,可增加12次以上穿刺,便于钝针滑进内瘘血管。穿刺前彻底去痂:嘱患者透析当日用温水洗净内瘘侧手臂擦干,用消毒棉签消毒穿刺点,待干后敷眼药膏或多磺酸黏多糖乳膏并贴上创口贴以软化痂皮,穿刺前护士去痂时注意不要损伤周围组织,取痂前消毒,彻底取痂后需再次消毒,待消毒液干燥后再进行穿刺。尽量避免在吻合口附近穿刺和局部穿刺。

4. 透析结束拔针后,应正确压迫穿刺点10～15分钟以上,压瘪血管内腔2/3,用力不宜过重,以可触摸到穿刺点近心端有血管搏动为宜,避免完全阻断血流,无出血即可解除压迫。

二、中心静脉透析导管留置患者的护理

（一）置管前护理

1. 评估患者有无中心静脉透析导管留置的适应证及禁忌证,根据条件选择患者的体位和穿刺部位。

2. 皮肤准备。

3. 手术环境、器械、急救物品和药品准备。

（二）置管中配合

1. 配合医生完成置管手术。

2. 严密观察病情,监测生命体征变化,必要时遵医嘱予以吸氧及心电监护。

（三）置管后护理

1. 保持局部皮肤及导管清洁干燥,观察置管处有无出血、红肿,如有渗血、渗液,应及时处理。

2. 每次透析治疗前消毒导管、导管隧道口、周围皮肤,更换敷料,透析治疗后正确封管。

3. 有效固定导管,避免牵拉、挤压,避免倒立体位。

4. 避免硬物及粗糙衣物损伤导管。

第六章

血液和造血系统疾病护理常规

第一节　血液和造血系统疾病护理常规

一、入院护理

1. 病区接到入院通知后,做好新患者入院准备。

2. 热情接待新患者,双人核对患者身份,正确佩戴腕带,责任护士进行自我介绍。

3. 通知主管医生接诊新患者。

4. 进行入院护理评估,包括患者心理、生理及社会状况的评估,测量生命体征、体重等,并按要求书写入院护理记录。

5. 给予入院指导,并进行安全告知。

6. 保持病房安静、整洁、舒适、安全。

二、病情观察

1. **全身情况**　评估意识、生命体征,评估心、肺、肝、肾等重要脏器的状况及水电解质和酸碱平衡、全身营养状况等。

2. **专科情况**　评估患者贫血情况(有无头晕、乏力、胸闷、心悸等)、出血倾向(有无出血点,头痛、视物模糊,血尿、血便及牙龈、鼻腔出血等)、感染情况(有无发热及其伴随症状等),骨、关节疼痛情况(有无局部甚至全身多关节疼痛、骨质破坏等)等。

3. **辅助检查**　了解血常规、血生化全套、凝血功能全套、骨髓常规检查等阳性结果。

三、用药护理

掌握常用化疗药物的剂量、方法、作用及副作用、使用注意事项等,观察有无消化道反应、骨髓抑制、心脏毒性、神经毒性等毒副反应发生,发疱性药物需从中心静脉导管输入,避免渗出;使用抗生素、抗真菌及抗病毒药物时,注意肝肾功能、电解质变化及有无胃肠道反应等。

四、症状护理

1. 贫血

(1)评估要点

1)评估贫血的原因、诱因及类型。

2)评估贫血的发生时间、严重程度(轻度贫血血红蛋白浓度＞90g/L,症状轻微;中度贫血血红蛋白浓度为60～90g/L,表现为活动后心悸气促;重度贫血血红蛋白浓度为30～59g/L,表现为静息状态下仍感心悸气促;极重度贫血血红蛋白浓度＜30g/L,常并发贫血性心脏病)、进展速度等,有无头痛、头晕、脸色苍白、心悸、气促、呼吸困难等伴随症状。

3)评估意识、生命体征、精神状况、营养状态、活动能力、皮肤黏膜情况等。

4)监测血常规、血网织红细胞计数、血生化全套、骨髓检查等。

(2)护理措施

1)轻中度贫血或贫血进展速度缓慢患者应注意休息,避免劳累及骤起骤立;重度、极重度贫血患者必须绝对卧床休息。做好安全防护,预防坠床跌倒发生。

2)宜高蛋白、高维生素、营养丰富、易消化饮食,缺铁性贫血患者应进食含铁、维生素丰富的食物。

3)遵医嘱用药,如促红细胞生成素、铁制剂等。

4)遵医嘱输血,如红细胞悬液。

5)遵医嘱予以吸氧。

6)预防感染,必要时给予保护性隔离。

2. 出血 出血部位可遍及全身,以皮肤、齿龈、口腔及鼻黏膜出血最常见,其次为胃肠道、泌尿道、子宫和呼吸道出血,最严重为颅内出血。参见第一章常见护理措施。

3. 发热 避免酒精擦浴。参见第一章常见护理措施。

五、预防感染

1. 评估有无感染迹象,遵医嘱送检血培养、咽拭子、大小便标本等。

2. 保持病室整洁,定时通风、消毒,限制探视。白细胞计数＜1.0×10^9/L或中性粒细胞计数＜0.5×10^9/L,应进行保护性隔离,有条件者入住百级层流室或单人房间。

3. 注意饮食卫生,避免生、冷、不洁食物。

4. 保持口腔清洁,餐后漱口,必要时遵医嘱选择合适的漱口液。保持皮肤清洁干燥,勤剪指甲,避免抓伤。注意会阴部的清洁,睡前、便后遵医嘱予1:5000高锰酸钾溶液或0.025%碘伏溶液坐浴,每次15～20分钟。

5. 遵医嘱使用抗生素及抗真菌、抗病毒药物。

六、休息与活动

1. 重度及极重度贫血患者必须绝对卧床休息,轻中度贫血或贫血进展速度缓慢患者可下床活动,避免劳累及骤起、骤立。

2. 缓解期患者应保证充足的休息和睡眠,适量活动,以不疲劳为宜。

3. 血小板计数<20×10^9/L或有出血、严重感染的患者应绝对卧床休息,做好安全防护,防止坠床跌倒,避免碰撞。必要时提供生活协助。

七、饮食管理

根据病情选择合适的饮食,宜高热量、高维生素、营养丰富、易消化饮食。戒烟酒,避免粗糙、坚硬、刺激性、生冷、不洁食物。实施化学治疗或放射性治疗的患者应清淡易消化饮食,少量多餐,鼓励多饮水,使尿量维持在每天2000~3000ml以上。

八、心理护理

根据患者具体的疾病类型提供给患者及其家属相应的疾病知识、入院须知等缓解患者的焦虑。也可组建病友群通过同伴教育进行心理护理,如患者有明显的焦虑、抑郁等情况,精神卫生科医生介入治疗。

九、出院指导

宣教自我监测、休息与活动、饮食、服药及复诊等注意事项。

第二节　再生障碍性贫血护理

【定义】

再生障碍性贫血(aplastic anemia,AA)简称再障,是多种原因导致造血干细胞数量减少和(或)功能障碍所引起的一类贫血,又称骨髓造血功能衰竭症。临床主要表现为骨髓造血功能低下及进行性贫血、感染、出血和全血细胞减少。

【治疗原则】

一、对症治疗

控制感染,止血,纠正贫血。

二、对因治疗

1. **促进骨髓造血**　雄激素为目前治疗非重型再障的常用药。
2. **应用免疫抑制剂**　常用环孢素(cyclosporine A,CsA)、抗胸腺细胞球蛋白(antihuman thymocyte globulin,ATG)和抗淋巴细胞球蛋白(antilymphocytic globulin,ALG)等。

3. 造血干细胞移植 再生障碍性贫血患者随着病情的进展,药物干预加输血治疗到输血依赖或输血无效时,需要进行造血干细胞加骨髓血的移植。

【护理】

一、护理常规

按血液及造血系统疾病护理常规。

二、与本病相关的其他护理

(一)评估要点

1. 健康史及相关因素

(1)有无使用氯霉素、抗癌药等高危药物史。

(2)有无长期接触有害化学物质苯及其衍生物史。

(3)有无长期接触各种电离辐射史。

(4)有无病毒感染史,如肝炎病毒、EB病毒等。

(5)有无家族史。

2. 症状体征 其临床表现与受累细胞的减少和程度有关。

(1)贫血表现为进行性贫血。

(2)出血部位可遍及全身,以皮肤、齿龈、口腔及鼻黏膜出血最常见,其次为胃肠道、泌尿道、子宫和呼吸道出血;最严重为颅内出血。

(3)很多血液病患者以发热为首发症状,通常为反复发热,一般持续时间较长,严重者可一直不间断一个月以上,可以是低热也可以是高热,高热常伴寒颤,抗感染治疗效果差。

3. 辅助检查 了解血常规、网织红细胞计数、体外造血祖细胞培养、T细胞亚群、骨髓常规检查和活检等阳性结果。

4. 心理社会支持状况 了解患者既往有无焦虑、抑郁等心理问题,患者的主要照顾者、家庭成员的支持情况,医保的状况等。

(二)护理措施

1. 贫血护理 参见第六章第一节血液和造血系统护理常规概述。

2. 出血护理 参见第一章常见护理措施。

3. 发热护理 参见第一章常见护理措施。

4. 用药护理 遵医嘱用药,观察药物疗效与不良反应。使用ATG和ALG时,应注意有无过敏反应、出血加重、继发感染等;长期应用激素类药物时,应观察睡眠、血压、血糖情况及有无应激性溃疡、水电解质酸碱平衡失调等。

【出院指导】

1. 自我监测 若出现发热、贫血、出血等原有表现加重等,应及时就诊。

2. 饮食指导 宜易消化、少渣软食,避免粗糙、坚硬、刺激性、生冷、不洁食物。

3. 休息与活动 适度活动,避免劳累和剧烈运动。活动时注意安全,防止各种损伤。

4. 用药指导 遵医嘱用药,不可擅自停药或随意增减剂量,尤其是激素类药物。

5. 定期复诊 医生根据患者病情的控制情况及稳定程度确定随诊的频率,一般为每1～2个月随访一次。

第三节 特发性血小板减少性紫癜护理

【定义】

特发性血小板减少性紫癜(idiopathic thrombocytopenic purpura,ITP)又称自身免疫性血小板减少性紫癜,是最常见的一种血小板减少性疾病。主要是血小板受到免疫性破坏,导致外周血中血小板数目减少。临床上以自发性皮肤、黏膜及内脏出血,血小板计数减少、生存时间缩短和抗血小板自身抗体形成,骨髓巨核细胞发育、成熟障碍等为特征。

【治疗原则】

1. 药物治疗 糖皮质激素(首选药物)、免疫抑制剂、大剂量丙种球蛋白。

2. 输注血小板悬液 根据病情可反复输注。

3. 手术治疗 慢性难治性ITP二线治疗效果不显著,可以考虑采用脾脏切除的治疗方法。

【护理】

一、护理常规

按血液及造血系统疾病护理常规。

二、与本病相关的其他护理

(一)评估要点

1. **健康史及相关因素**

(1)有无上呼吸道感染史及疫苗接种史。

(2)有无电离辐射、化学物品和药品接触史。

(3)有无服用可能引起血小板减少或抑制其功能的药物。

(4)肝脾因素。

2. **症状体征** 主要是出血。出血部位可遍及全身,以皮肤、齿龈、口腔及鼻黏膜出血最常见,其次为胃肠道、泌尿道、子宫和呼吸道出血,最严重为颅内出血。慢性ITP若出血量过大可致贫血。

3. 辅助检查 了解血小板计数、骨髓常规、抗血小板抗体检查等阳性结果。

4. 心理社会支持状况 向患者及其家属讲解疾病知识,使患者保持情绪稳定,积极配合治疗。

（二）护理措施

1. 休息与活动 若出血仅局限于皮肤黏膜且较为轻微者,原则上无需太多限制。若血小板计数<$50×10^9$/L,应减少活动,增加卧床休息时间;严重出血或血小板计数<$20×10^9$/L者,必须绝对卧床休息。协助做好生活护理。活动时注意安全,防止各种损伤。

2. 饮食管理 宜营养丰富、易消化、少渣饮食,避免坚硬、粗糙、刺激性食物,防止消化道出血。如伴有消化道出血,遵医嘱进温凉流质或禁食。

3. 用药护理 遵医嘱用药,观察药物疗效及不良反应。长期使用激素时,应注意血糖、血压、睡眠情况及有无应激性溃疡及水电解质酸碱平衡失调等;静脉注射免疫抑制剂、大剂量丙种球蛋白时,应保护静脉,密切观察有无静脉炎发生。

4. 预防出血或避免加重出血 避免使用可能引起血小板减少或抑制其功能的药物,如阿司匹林、吲哚美辛栓等。适当限制活动量,避免重体力劳动,防止外伤。使用软毛牙刷,忌用牙签。保持大便通畅,避免用力咳嗽、打喷嚏,以免腹压骤升诱发内脏出血,尤其是颅内出血。便秘者可遵医嘱使用开塞露或口服缓泻剂。

【出院指导】

1. 自我监测 若出现出血或出血加重等,应及时就诊。

2. 饮食指导 宜易消化、少渣软食,避免粗糙、坚硬、生冷、辛辣刺激性食物。

3. 休息与活动 适度活动,避免劳累及剧烈运动。活动时注意安全,防止损伤。

4. 排便护理 保持大便通畅,避免用力排便,大便干结时遵医嘱使用缓泻剂。

5. 用药指导 遵医嘱用药,不可擅自停药或随意增减剂量,尤其是激素类药物。避免使用可能引起血小板减少或抑制其功能的药物。

6. 定期复诊 遵医嘱定期复查血常规、肝肾功能、血糖及血压水平,出现异常情况及时就诊。

第四节　血友病护理

【定义】

血友病(hemophilia)是由遗传性凝血因子缺乏而引起的一组出血性疾病。属于性染色体隐性遗传性出血性疾病的血友病甲(缺乏凝血因子Ⅷ)和血友病乙(缺乏凝血因子Ⅸ)临床多见,属于常染色体不完全性隐性遗传的血友病丙(缺乏凝血因子Ⅺ)较少见。

【治疗原则】

1. **补充缺乏的凝血因子**　凝血因子Ⅷ和凝血因子Ⅸ。

2. **药物治疗**　血管升压素、重组凝血因子等。

3. **对症处理**　局部止血等。

【护理】

一、护理常规

按血液及造血系统疾病护理常规。

二、与本病相关的其他护理

(一)评估要点

1. **健康史及相关因素**　有无家族史。

2. **症状体征**　自发性出血或轻微创伤后过度出血为最显著的临床表现。

(1)皮肤、黏膜出血。

(2)肌肉内出血,以下肢、前臂和臀部肌肉出血多见。

(3)关节腔出血具特征性,多见于负重关节,以膝关节最常见,其次为踝、髋关节。反复出血吸收不全,可致滑膜增厚、关节持续肿胀及功能障碍,后期出现跛行性残疾。

(4)内脏出血较为少见,颅内出血是主要致死原因。

3. **并发症**　关节炎、关节畸形等。

4. **辅助检查**　了解血常规、出凝血时间、部分凝血酶原时间纠正试验、凝血因子、关节X线检查等阳性结果。

5. **心理社会支持状况**　向患者和家属讲解疾病知识,关注患者出血情况,及时就诊,积极配合治疗。

(二)护理措施

1. **休息与活动**　预防外伤,避免剧烈运动。

2. **饮食管理**　易消化、少渣或无渣软食,避免带骨、刺等坚硬食物。

3. **关节腔出血护理**　采用RICE法。Rest(休息):卧床休息,停止活动。Ice(冷敷):局部冷敷止血,适当包扎,将肢体固定在功能位置。Compression(压迫):用弹性绷带对出血的关节进行压迫,并观察远端末梢情况。Elevation(抬疗):抬高患肢。出血停止后,逐步帮助恢复关节活动和功能。教育患者应通过强健肌肉、稳固关节,以减少关节出血次数。

4. **用药护理**　遵医嘱用药,观察药物疗效与不良反应。避免使用扩张血管及抑制血小板凝聚的药物,如阿司匹林等。尽可能口服给药,避免肌内注射,必须静脉注射时采用细针头,并延长压迫止血时间。

（三）并发症护理

关节炎、关节畸形表现为关节挛缩、疼痛、肿胀、活动受限甚至功能丧失等。在急性活动期，应以卧床休息为主，限制受累关节活动，保持关节功能位。在临床缓解期，应鼓励患者主动活动，运动量以疲劳、疼痛在运动后2小时内消失为度，注意循序渐进，持之以恒。避免关节长期保持一个动作及过度使用小关节，避免负重运动。

（四）饮食管理

宜高蛋白、高维生素、含铁丰富、易消化饮食。

【出院指导】

1. 自我监测　若出现出血或出血加重等，应及时就诊。

2. 疾病知识宣教　适度运动，避免剧烈的接触性运动，避免从事容易引起损伤的活动和工作；注意口腔卫生；指导患者和家属掌握出血的急救方法，外出远行时携带写明血友病的病历卡。做好患者婚育的遗传咨询工作。

3. 用药指导　遵医嘱用药，不可擅自停药或随意增减剂量。避免使用阿司匹林或含有阿司匹林的药物。

4. 定期复诊　向患者和家属讲解疾病知识，关注患者出血情况，及时就诊，积极配合治疗。

第五节　白血病护理

【定义】

白血病（leukemia）是一类起源于造血干细胞的恶性克隆性疾病，其克隆中的白血病细胞增殖失控、分化障碍、凋亡受阻而滞留在细胞发育的不同阶段，在骨髓和其他造血组织中异常增生，并广泛浸润其他组织和器官，使正常造血受抑制，外周血中出现幼稚细胞。临床表现为贫血、感染、出血和组织器官浸润症状。根据白血病细胞的成熟程度和自然病程，可分为急性和慢性两大类。

【治疗原则】

以化学治疗为主的综合治疗。

1. 化学治疗　目前的主要措施，遵循早期、联合、足量、间歇、持续巩固强化治疗原则。

2. 支持治疗　纠正贫血、控制出血、防治感染、预防尿酸性肾病等。

3. 中枢神经系统白血病的防治　常用化疗药物鞘内注射。

4. 造血干细胞移植　详见本章第八节造血干细胞移植护理。

5. 免疫及生物治疗　主要包括单克隆抗体治疗、靶向治疗、细胞免疫治疗（嵌合抗原受体T细胞免疫疗法）。

【护理】

一、护理常规

按血液及造血系统疾病护理常规。

二、与本病相关的其他护理

(一)评估要点

1. 健康史及相关因素

(1)有无家族史。

(2)有无电离辐射、化学物品或药品接触史。

(3)有无病毒感染史。

2. 症状体征

(1)出血部位可遍及全身,以皮肤、齿龈、口腔及鼻黏膜出血最常见,其次为胃肠道、泌尿道、子宫和呼吸道出血;最严重的是颅内出血。

(2)发热。持续发热是急性白血病最常见的症状和就诊的主要原因之一。大多数发热是由继发感染引起,白血病本身也能引起肿瘤性发热(常规抗生素治疗无效)。

(3)贫血。常为首发症状,呈进行性加重,主要原因是骨髓中白血病细胞极度增生与干扰,造成正常红细胞生成减少。无效红细胞生成、溶血、出血等也可导致贫血。

(4)器官和组织浸润的表现,如骨痛、脾脏、淋巴结肿大、中枢神经系统白血病等

3. 辅助检查 了解血常规、血生化全套、B超、骨髓常规、染色体检查等阳性结果。

4. 心理社会支持状况 白血病患者需要长期反复治疗,应对患者及其家属说明治疗方案和可能的不良反应,介绍成功案例,做好心理调适指导。

(二)护理措施

1. 休息与活动 巨脾患者饭后取左侧卧位,以减轻对消化道的压迫。

2. 化疗护理 参见第十三章化学治疗护理。

3. 发热护理 参见第一章常见护理措施。

4. 贫血护理 参见第六章第一节血液和造血系统护理常规概述。

5. 出血护理 参见第一章常见护理措施。

6. 预防感染 参见第六章第一节血液和造血系统护理常规概述。

【出院指导】

1. 自我监测 若出现发热、出血等,应及时就诊。

2. 饮食管理 宜高蛋白、高维生素、清淡、易消化饮食,戒烟酒,避免粗糙、坚硬、生冷、不洁、刺激性食物。

3. 休息与活动 适量活动,避免劳累和剧烈运动。

4. 预防感染　注意个人卫生,尽少出入公共场所,避免受凉,防止损伤。

5. 用药指导　遵医嘱用药,不可擅自停药或随意增减剂量,尤其是激素类药物。口服羟基脲等药物时,遵医嘱复测血常规。

6. 定期复诊　根据治疗方案定期复查骨髓常规、染色体检查等,定期化疗或行造血干细胞移植、免疫及生物治疗。

第六节　淋巴瘤护理

【定义】

淋巴瘤(lymphoma)是一种淋巴结或其他淋巴组织的恶性肿瘤,以进行性、无痛性淋巴结肿大为主要临床表现,常伴有肝脾肿大,晚期可有发热、贫血和恶病质。分为霍奇金淋巴瘤(hodgkin lymphoma,HL)和非霍奇金淋巴瘤(non-hodgkin lymphoma,NHL)两大类。

【治疗原则】

1. 化学药物治疗　针对高侵袭性、高级别淋巴瘤采用E-POCH(依托泊苷、多柔比星或吡柔比星、长春新碱、环磷酰胺、泼尼松)方案化疗。

2. 放射治疗　淋巴瘤患者化疗后根据PET-CT SUV值进行局部残余病灶的放疗。

3. 造血干细胞移植术　自体造血干细胞移植是难治复发淋巴瘤可选择的治疗方法,但存在复发情况。因此对于难治复发以及高危的患者群,异基因造血干细胞移植成为挽救性治疗方法之一。

4. 生物治疗　包括CD20单抗(利妥昔单抗)、干扰素等。近年来,针对特异性肿瘤抗原的细胞免疫治疗(嵌合抗原受体T细胞免疫疗法)在治疗B细胞淋巴瘤中展现出较好的效果,对降低患者病死率有重要意义。

【护理】

一、护理常规

按血液及造血系统疾病护理常规。

二、与本病相关的其他护理

(一)评估要点

1. 健康史及相关因素

(1)有无长期接触有害化学物质苯及其衍生物等。

(2)有无长期接触各种电离辐射史。

(3)有无病毒感染史。

(4)有无恶性肿瘤家族史。

2. 症状体征

(1)发热、盗汗、消瘦、纳差、体重减轻等全身症状。

(2)进行性无痛性淋巴结肿大。

(3)淋巴结外受累表现 腹痛、腹泻、出血等及肿瘤压迫症状,如上腔静脉压迫综合征等。

3. 辅助检查 了解血常规、血生化全套、血乳酸脱氢酶(lactate dehydrogenase,LDH)、血β微球蛋白、B超、CT、PET-CT、淋巴组织活检、骨髓常规检查等阳性结果。

4. 心理社会支持状况 淋巴瘤患者的治疗和复查是一个长期的过程,应向患者介绍疾病治疗方法,做好心理调适指导,使其坚持正规治疗。

(二)护理措施

1. 发热护理 参见第一章常见护理措施。

2. 放疗护理 参见第十二章放射治疗护理。

3. 化疗护理 针对E-POCH方案化疗的患者,化疗泵是最便捷的用药途径,参见第十三章化学治疗护理常规。

【出院指导】

1. 自我监测 若出现高热、腹痛、腹泻等,应及时就诊。

2. 饮食管理 宜高蛋白、高维生素、清淡、易消化饮食,戒烟酒,避免辛辣刺激性食物。

3. 用药指导 遵医嘱用药,不可擅自停药或随意增减剂量,尤其是激素类药物。

4. 定期复诊 淋巴瘤是需要长期随诊、复查的疾病,需要按医嘱定期复查血常规、骨髓常规、CT平扫、PET-CT 检查等,及时发现复发,及早治疗。

第七节 多发性骨髓瘤护理

【定义】

多发性骨髓瘤(multiple myeloma,MM)是一种以骨髓中单克隆浆细胞大量增生为特征的恶性疾病。克隆性浆细胞直接浸润组织、器官及其分泌的M蛋白直接导致临床上各种症状,其中以贫血、高钙血症、骨骼疼痛或溶骨性骨质破坏和肾功能不全为特征。

【治疗原则】

1. 全身化疗 诱导化疗和巩固治疗。

2. 对症及支持治疗 抗感染、纠正骨痛和高钙、肾功能不全的治疗、纠正贫血等。

3. 免疫治疗 干扰素、白介素-2(interleukin-2,IL-2)治疗。

4. 造血干细胞移植 自体干细胞移植,异基因造血干细胞移植。

【护理】

一、护理常规

按血液及造血系统疾病护理常规。

二、与本病相关的其他护理

(一)评估要点

1. 健康史及相关因素

(1)有无疱疹病毒感染史。

(2)有无电离辐射、化学物品或药品接触史。

(3)有无恶性肿瘤家族史。

2. 症状体征

(1)骨骼疼痛早期常为轻度、暂时的,随着病情进展可以变为持续而严重。以腰骶部多见,其次为胸肋骨。

(2)贫血和出血倾向。贫血一般早期较轻,晚期较重,血红蛋白计数可降至50g/L以下;出血多表现为黏膜渗血和皮肤紫癜。

(3)反复感染以肺部感染多见,其次为泌尿系感染和败血症。病毒感染以带状疱疹、周身性水痘多见。

(4)高黏滞血症表现头晕、视力障碍等。

(5)外周神经病变表现手足发麻、刺痛等。

(6)肝脾肿大、肾脏损害、关节肿胀、类风湿样结节等瘤细胞浸润及淀粉样变性表现。

3. 并发症 病理性骨折等。

4. 辅助检查 了解血常规、血生化全套、血沉、血免疫球蛋白测定、血免疫固定电泳、尿本-周蛋白测定、X线、ECT、PET-CT、骨髓常规检查及免疫荧光检查等阳性结果。

5. 心理社会支持状况 了解患者对疾病的认知情况、家庭的支持度、心理状况、饮食、宗教信仰等。

(二)护理措施

1. 休息与活动 适当休息,避免剧烈活动。活动时注意安全,预防跌倒。有骨质破坏时,应采取合适的体位,避免病理性骨折发生。

2. 饮食管理 根据肾功能情况,遵医嘱控制蛋白质摄入。

3. 骨痛护理 观察疼痛部位、强度、性质、持续时间等。取舒适卧位,减少疼痛刺激,必要时遵医嘱使用止痛剂。

4. 周围神经病变护理 注意四肢保暖,冬天穿保暖袜子、戴手套。避免冷水洗脸洗脚,每晚用温水泡脚。不喝生冷饮料。做好安全防护,防止意外烫伤。

5. 肾功能不全护理　参见第五章第五节急性肾损伤护理常规。

6. 高黏滞血症护理　鼓励多饮水,遵医嘱补液,观察有无血栓形成及栓塞发生。

（三）并发症护理

病理性骨折表现为骨骼疼痛突然加剧伴局部肿胀、畸形、活动受限等。应立即通知医生,予以局部制动、固定,必要时手术处理。

【出院指导】

1. 自我监测　若出现发热、贫血、出血等原有表现加重及骨骼疼痛、肿胀、畸形、活动受限等病理性骨折表现时,应及时就诊。

2. 饮食指导　根据医嘱及肾功能情况控制蛋白质摄入量。

3. 休息与活动　适度活动,避免劳累和剧烈运动。活动时注意安全,防止各种损伤。

4. 用药指导　遵医嘱用药,不可擅自停药或随意增减剂量,尤其是激素类药物。

5. 定期复诊　遵医嘱按期化疗,定期复查血常规和骨髓细胞学检查,定期随访。

第八节　造血干细胞移植护理

【定义】

造血干细胞移植（hematopoietic stem cell transplantation,HSCT）是指患者接受超剂量化（放）疗后,将各种来源正常造血干细胞通过静脉输注到患者体内,以替代原有病理性造血干细胞,从而使患者正常造血及免疫功能得以重建的一种治疗方法。

【分类】

1. 根据干细胞来源不同,目前干细胞移植主要有骨髓造血干细胞移植、外周血干细胞移植及脐带血干细胞移植。

2. 根据供受者的人类白细胞抗原（human leucocyte antigen,HLA）相配的程度可分为亲缘移植、非亲缘移植。亲缘造血干细胞移植可分同基因移植、异基因移植。异基因移植又可分为HLA全相合和HLA不全相合移植。

3. 根据移植前的预处理不同可分为清髓移植和非清髓移植（减剂量移植）。

【护理】

一、移植前护理要点

（一）评估要点

1. 全身情况　评估意识、生命体征,心、肺、肝、肾等重要脏器的状况及水电解质酸碱平衡、全身营养状况等;了解发病史和病情演变情况;了解眼、耳鼻喉、口腔、皮肤、肛肠科等会诊情况。

2. **专科情况** 评估患者有无出血、贫血、发热等症状。

3. **辅助检查** 了解血常规、尿常规、血生化全套、B 超、CT、骨髓常规检查等阳性结果。

4. **心理社会支持状况** 了解患者对疾病的认知情况、家庭的支持度、心理状况、饮食、宗教信仰等。

(二)护理措施

1. **原发疾病护理** 按原发疾病护理。

2. **护理常规** 按血液及造血系统疾病护理常规。

3. **移植前准备**

(1)患者准备

1)心理准备:解释移植的必要性,讲解造血干细胞移植方法、大致过程以及患者的配合注意事项,使其处于接受治疗的最佳心理状态。

2)皮肤准备:剔除头发、会阴部毛发、腋毛等,剪指(趾)甲,药浴后入仓。

3)血管通路准备:置三腔中心静脉导管。

4)预处理护理:①放射治疗参见第十二章放射治疗护理常规;②化学治疗参见第十三章化学治疗护理;③遵医嘱用药,观察各种化疗药物的疗效与不良反应。大剂量水化碱化应合理安排输液顺序,根据病情随时调整输液速度。心电监护,密切观察患者的生命体征及有无胸闷、气急、心悸、心率增快、咳嗽等心衰表现,鼓励患者多饮水(每日 2000～3000ml)。遵医嘱记录 24 小时出入量,观察尿色、尿量,询问患者有无尿频、尿急、尿痛等尿路刺激征症状,监测血电解质、尿常规、尿 pH 等,保持水电解质酸碱平衡。

(2)病室准备。100 级的空气层流洁净病房,地板、墙壁、门窗等每日消毒液擦拭。

(3)物品准备。患者使用的各种物品均需消毒灭菌处理。

(4)人员准备。选择责任心强、具有移植相关知识的护理人员。进仓前按流程进行自身准备。

二、移植中护理要点

(一)评估要点

1. 评估生命体征等。

2. 注意可能出现的并发症及不良反应,如心功能衰竭、溶血反应、过敏反应等。

(二)护理措施

1. **骨髓回输护理** 输注前评估患者生命体征,遵医嘱用药。输注速度:输骨髓开始前 15 分钟 15～20 滴/min,15 分钟后若患者无不适则可调至 80 滴/min,以患者不出现胸闷、心慌为标准,剩最后 5ml 时弃去,避免输入脂肪颗粒。期间监测患者的生命体征,观察尿液的颜色、量,并做好记录。

2. **外周血造血干细胞回输** 为保证干细胞活性,在患者心、肺耐受情况下快速输注。外周血造血干细胞的回输方法同骨髓回输,固外周血造血干细胞中很少存在脂肪颗粒,所以无需弃去最后的5ml。

3. 自体外周血干细胞回输　输注过程中鼓励患者张口呼吸,减轻外周血干细胞保存液二甲基亚砜的不适反应,如恶心、呕吐、暂时性高血压等。

三、移植后护理要点

(一)病情观察

1. 评估意识、生命体征,心、肺、肝、肾等重要脏器的状况及水电解质酸碱平衡、全身营养状况等;评估全身皮肤有无充血、皮疹等情况;评估有无感染、间质性肺炎、出血性膀胱炎、肝小静脉闭塞病、移植物抗宿主病、植入失败等并发症发生。

2. 监测血常规、尿常规、血生化全套、血巨细胞病毒、抗排异药浓度及血、尿、引流液、分泌物培养等。

3. 评估患者心理社会支持状况。

(二)护理措施

1. 预防感染　在患者骨髓造血功能重建和免疫功能恢复之前,须全环境保护,即空气应达100级无菌层流,空间环境应无菌无尘;接触物品应灭菌或消毒,也就是达到空间环境与人体环境的最佳净化;定期行细菌学监测(各类拭子培养)。

2. 饮食管理　无菌饮食,出仓后逐渐过渡到普通饮食。

3. 用药护理　遵医嘱用药,观察药物的疗效及不良反应。使用抗病毒药物时,应注意有无血三系减少等。抗排异药物环孢素需24小时内匀速连续输入,避免输注过快。

4. 成分输血护理　受者与供者ABO血型不合者,血小板输AB型,红细胞输O型,血小板应去除白细胞,红细胞应洗涤并去除白细胞。

5. 发热护理　参见第一章常见护理措施。

6. 贫血护理　参见第六章第一节血液和造血系统护理常规概述。

7. 出血护理　参见第一章常见护理措施。

(三)并发症护理

1. 感染　造血干细胞移植后患者免疫功能抑制,细菌、病毒、真菌感染均可发生,多见于肺部、腹腔、尿道、切口等。间质性肺炎可表现为发热、呼吸困难、进行性低氧血症等,严重者可因呼吸衰竭而死亡,一旦发生,应严密观察病情,正确留取痰培养等标本并落实送检,遵医嘱予以抗炎、抗病毒、改善呼吸功能等支持对症治疗。

2. 出血性膀胱炎　参见第十三章化学治疗护理常规。

3. 移植物抗宿主病(graft versus host disease,GVHD)是异基因移植的主要并发症和致死原因,其发生与HLA配型不合密切相关。GVHD有急性、慢性和超急性之分,急性GVHD发生在移植后100天内,慢性GVHD发生在移植100天以后,超急性GVHD发生在移植10天之内。表现为不明原因的发热、皮疹、腹泻及严重的中性粒细胞减少或全血细胞减少等。一旦发生,应遵医嘱用药,观察抗排异药物的疗效及不良反应。

4. 肝小静脉闭塞病　多发生于移植后21天内,表现为黄疸、腹腔积液、右上腹痛、肝肿大等。一旦发生,应遵医嘱用药,观察药物的疗效及不良反应,监测肝功能等。

5. 植入失败 植入失败可分为原发植入失败和继发植入失败,原发植入失败表现为移植后受者存活28天,但中性粒细胞绝对值不能达到0.5×10^9/L;继发植入失败表现为初次植入后,中性粒细胞绝对值又下降到0.5×10^9/L以下。一旦发生,应密切监测血常规及植入证据检测结果,遵医嘱再次输注配型造血干细胞或自体造血干细胞。

【出院指导】

1. 自我监测 若出现发热、出血、贫血、皮疹、黄疸、咳嗽、呼吸困难、尿频、尿急、尿痛、腹痛、腹泻等症状,应及时就诊。

2. 饮食指导 避免生冷、不洁、粗糙、坚硬、强刺激性食物。

3. 休息与活动 半年内避免劳累和剧烈运动。活动时注意安全,防止损伤。避免出入公共场所。

4. 用药指导 遵医嘱用药,不可擅自停药或随意增减剂量。

5. 定期复诊 遵医嘱定时复查血常规、生化全套、抗排异药物浓度、骨髓常规等;定期随访。

第七章

内分泌和代谢系统疾病护理常规

第一节　内分泌和代谢系统疾病护理常规概述

一、入院护理

1. 病区接到入院通知后,做好新患者入院准备。

2. 热情接待新患者,双人核对患者身份,正确佩戴腕带,责任护士进行自我介绍。

3. 通知主管医生接诊新患者。

4. 进行入院护理评估,包括患者心理、生理及社会状况的评估,测量生命体征、身高、体重等指标,糖尿病患者测量腰围、臀围、血糖,并按要求书写入院护理记录。

5. 给予入院指导,满足患者合理需求,并进行安全告知。

6. 保持病房安静、整洁、舒适、安全。

二、病情观察

1. **全身情况**　评估意识、生命体征,评估心、肺、肝、肾等重要脏器的状况及水电解质和酸碱平衡、全身营养状况等。

2. **专科情况**　密切观察所患疾病的常见症状(具体见各疾病护理常规)。

3. **辅助检查**　根据医嘱及时、准确采集标本并送检,了解辅助检查的阳性结果,及时和主管医生沟通,做好疾病护理。

三、用药护理

掌握内分泌疾病常用药物的剂量、方法、作用及副作用。如应用降糖药物时,需观察有无低血糖反应等;应用抗甲亢药物时,需观察有无粒细胞减少、药疹、肝功能损害等;应用激素类药物时,需观察睡眠、血糖、血压情况及有无应激性溃疡、水电解质酸碱平衡失调等。

四、症状护理

具体见各疾病症状护理。

五、休息与活动

根据病情选择合适的活动方式,做好安全防护,防止坠床跌倒。

六、饮食护理

根据病情和医嘱选择合适的饮食,做好饮食宣教,评估进食后反应。

七、排泄护理

观察排尿、排便情况,如有异常及时通知医生。

八、皮肤黏膜护理

1. 评估患者皮肤及口腔黏膜情况。如糖尿病患者需观察足部皮肤的颜色、温度及有无破损、感染等情况。

2. 根据病情做好皮肤、黏膜护理。

九、心理护理

根据患者心理状况,进行针对性、个体化的健康教育和心理辅导。

十、出院指导

宣教自我监测、休息与运动、饮食、用药及复诊等注意事项。

第二节　腺垂体功能减退症护理

【定义】

腺垂体功能减退症(hypopituituarism)是不同病因引起腺垂体全部或大部受损,导致一种或多种垂体激素分泌不足或绝对缺乏而致的临床综合征。成年人腺垂体功能减退症亦称西蒙病(Simmond disease);生育期妇女因产后腺垂体缺血性坏死所致者,称为希恩综合征(Sheehan syndrome);儿童期发生腺垂体功能减退,因生长发育障碍而形成垂体性矮小症。

【治疗原则】

靶腺激素替代治疗;病因治疗,如垂体瘤手术切除或放疗等。

【护理】

一、护理常规

按内分泌和代谢系统疾病护理常规。

二、与本病相关的其他护理

(一)评估要点

1. 健康史及相关因素

(1)有无分娩时大出血、产褥感染、羊水栓塞、感染性休克等病史。

(2)有无垂体肿瘤和下丘脑附近肿瘤史,有无脑膜炎、脑炎等感染病史,有无白血病、淋巴瘤等全身性疾病史。

(3)有无颅脑创伤、手术史及头颈部放射治疗史。

(4)有无家族遗传史。

(5)了解起病时间、治疗经过、病情控制等情况。

2. 症状体征

(1)促性腺激素和催乳素分泌不足综合征,如产后无乳、乳房萎缩,长期闭经与不育等。性欲减退或消失,男性可有阳痿,睾丸松软缩小;毛发常脱落,尤以腋毛、阴毛为明显,眉毛稀少或脱落,男性胡须稀少;女性生殖器萎缩。

(2)促甲状腺激素分泌不足综合征,属继发性甲状腺功能减退,但临床表现较原发性者轻,患者常述畏寒,趋向肥胖,皮肤干燥而粗糙,心率过缓。出现典型的黏液性水肿者少,可有食欲不振、便秘、精神抑郁、表情淡漠、记忆力减退、行动缓慢等,有时可出现精神症状。

(3)促肾上腺皮质激素分泌不足综合征,早期或轻症患者往往有非特异性疲乏,有时厌食或恶心、呕吐,以致体重大减,脉搏细弱、血压低。患者抵抗力下降,易发生感染。严重时有发作性低血糖综合征可发生低血糖昏迷。皮肤因促肾上腺皮质激素分泌减少而色泽变浅,脸容苍白及乳晕等处色素变淡。

(4)生长激素不足综合征,在腺垂体功能减退中最易出现,儿童期表现为生长停滞,成年人仅表现为肌肉萎缩、肌无力,易疲劳、食欲不振、头晕,可有直立性低血压,中心性肥胖,应激能力差,易出现低血糖、低血钠、动脉粥样硬化、骨质疏松等非特异性表现,易被忽视。

3. 并发症 感染、垂体危象等。

4. 辅助检查 了解血甲状腺功能、血糖、血电解质、血生殖激素、肾上腺皮质功能检查、生长激素、头颅CT、垂体MRI、蝶鞍头颅X线检查、脑血管造影等阳性结果。

5. 心理社会支持状况 理解和尊重患者,评估其心理需求,满足患者对腺垂体功能减退症疾病知识相关需求,宣教心理、生理、病情转化、相互作用的知识,树立正确的疾病观。

（二）护理措施

1. 饮食管理 宜高热量、高蛋白、高碳水化合物、高维生素、高纤维素饮食。适量补充钠盐，不宜过度饮水。

2. 休息与活动 注意休息，避免劳累。垂体危象时需绝对卧床休息。血压过低时变换体位宜缓慢，以免发生晕厥。对精神失常或意识不清者，应加强安全防护。

3. 用药护理 遵医嘱用药，观察药物的疗效及不良反应。如服用肾上腺皮质激素时，宜模仿激素分泌周期，在 8:00 服用全日量的 2/3，14:00—16:00 服用全日量的 1/3，观察血压、睡眠、血糖、血电解质及有无应激性溃疡等；甲状腺激素宜在早餐前 30 分钟服用，观察有无心慌、怕热、胃纳亢进等。

（三）并发症护理

垂体危象表现为高热（体温＞40℃）、低温（体温＜30℃）、低血糖、循环衰竭、水中毒等，出现恶心、呕吐、精神失常、谵妄、晕厥、昏迷等。一旦发生，应快速开通静脉通道，遵医嘱补液、使用激素等，禁用或慎用麻醉剂、中枢神经抑制剂及各种降糖药物。低温者注意保暖，高热者用物理降温法，并及时去除诱发因素，慎用药物降温。

【出院指导】

1. 自我监测 若出现头痛、眩晕、呕吐甚至昏迷等，应立即就诊。

2. 休息与活动 注意休息，避免劳累、寒冷、感染、情绪激动等。

3. 用药指导 终身服药，遵医嘱定时定量服用，不可擅自停药或随意增减剂量。慎用镇静剂、安眠药及降血糖药，以防诱发垂体危象。

4. 定期复诊 复查血甲状腺功能、生殖激素、肾上腺皮质功能。

第三节 尿崩症护理

【定义】

尿崩症（diabetes insipidus，DI）是由下丘脑-神经垂体病变引起精氨酸加压素［arginine vasopressin，AVP；又称抗利尿激素（antidiuretic hormone，ADH）］分泌不足（称中枢性尿崩症），或肾脏对精氨酸加压素反应缺陷（又称肾性尿崩症）而引起的一组综合征，其特点是多尿、烦渴、低比重尿和低渗尿。

【治疗原则】

中枢性尿崩症用精氨酸加压素替代治疗；肾性尿崩症主要对症治疗，可用氢氯噻嗪、卡马西平等。

【护理】

一、护理常规

按内分泌和代谢系统疾病护理常规。

二、与本病相关的其他护理

(一)评估要点

1. 健康史及相关因素

(1)有无颅脑外伤或手术史。

(2)有无颅脑肿瘤、感染性疾病、浸润性疾病、脑血管病变、自身免疫性疾病、席汉综合征等。

(3)有无家族史。

(4)有无各类损害肾小管的病史,如慢性肾盂肾炎、阻塞性尿路疾病、肾小管性酸中毒等。

(5)了解起病时间、治疗经过、病情控制等情况。

2. 症状体征

(1)多尿、烦渴、多饮。24小时尿量可多达4～10L。

(2)头痛、视力减退、视野缺损。

(3)原发疾病的表现。

(4)脱水的表现,如头晕、心慌、乏力、烦躁等。

3. 辅助检查 了解尿量、尿比重、尿渗透压、血渗透压、血电解质、禁水加压试验、血浆AVP测定、头颅CT、MRI检查、视野检查等阳性结果。

4. 心理社会支持状况 理解和尊重患者,了解患者的如厕规律,及时满足如厕需求,给予心理支持,树立正确的疾病观。

(二)护理措施

1. 保证饮水 身边备足饮用水,正确记录24小时出入量。观察有无烦渴、多饮、多尿等表现,有无脱水症状。

2. 饮食管理 宜高热量、高维生素、易消化饮食,适当控制钠盐,避免咖啡、浓茶等刺激性食物。

3. 用药护理

(1)用激素替代治疗者,服药期间适当限制饮水,观察有无头痛、腹痛、恶心、呕吐、水电解质紊乱、体重增加等水中毒表现。

(2)使用其他利尿药物,如氢氯噻嗪等,应注意监测尿酸及血钾,必要时补充钾盐。

【出院指导】

1. **自我监测**　指导患者学会观察尿量,若出现口干、头晕、心慌、乏力等脱水症状,应及时就诊。

2. **保证饮水**　病情未得到控制前,患者身边应备足饮用水。对于生活不能自理者应帮助及时饮水。

3. **用药指导**　遵医嘱用药,不可擅自停药或随意增减剂量,强调终身服药的必要性。

4. **定期复诊**　复查尿比重、尿渗透压、血渗透压,必要时进行头颅CT、MRI检查。

知　识　链　接

特殊检查护理

一、禁水加压试验

正常人在禁水足够时间后,血浆渗透压升高,循环血量减少,两者均刺激抗利尿激素分泌,使尿量减少、尿比重及尿渗透压增高,且高于血浆渗透压。在尿渗透压到平台期[即体重下降3%～5%,或血压下降明显,或连续2次测尿比重相同或尿渗透压变化$<30mOsm/(kg \cdot H_2O)$]时,皮下注射加压素,尿渗透压一般不升高。尿崩症者由于缺乏ADH,故在禁水后,尿渗透压仍明显低于血渗透压,注射加压素后尿渗透压明显升高。

(一)检查方法

1. 于试验前日晚饭后,开始禁水,如病情严重可于试验日清晨(2:00—4:00)起禁水,以利于观察及防止严重脱水。

2. 试验日清晨测尿渗透压、尿比重、血渗透压、血压、体重作为对照。此后,每小时解尿一次,同时测尿量、尿渗透压、尿比重、血压及体重,并详细记录直至尿渗透压达到平台期。

3. 当尿渗透压达到平台期时,抽血测血浆渗透压,再皮下注射加压素5U,注射后2小时留尿,重测上述指标(含血浆渗透压)。

4. 禁水时间视患者病情而定,一般6～16小时不等。

(二)注意事项

1. 孕妇、冠心病及高血压患者禁用加压素。

2. 试验中体重下降5%以上作为停止禁水指标。

3. 注射加压素后观察患者有无头痛、恶心、呕吐、腹痛、腹泻等不适。

4. 试验过程中应做好心理护理,分散患者的注意力,如看书、听音乐等,帮助患者顺利完成试验。

(三)临床意义

1. 尿崩症者为低渗尿,尿比重常在1.005以下,禁水后尿量仍多,尿比重不超过1.010,出现明显脱水、体重下降,患者往往不能耐受而需终止试验。

2. 根据病情轻重可分为部分性尿崩症和完全性尿崩症,部分性尿崩症患者血渗透压最高值不高于$300mOsm/(kg \cdot H_2O)$,注射加压素后,尿渗透压可继续上升(>10%)。完全性尿崩症者血渗透压>$300mOsm/(kg \cdot H_2O)$,尿渗透压低于血渗透压,注射加压素后,尿渗透压可明显上升,可至$750mOsm/(kg \cdot H_2O)$。

第四节　甲状腺功能亢进症护理

【定义】

甲状腺功能亢进症(hyperthyroidism)简称甲亢,系指多种病因导致体内甲状腺激素分泌过多,引起以神经、循环、消化等系统兴奋性增高和代谢亢进为主要表现的一组临床综合征。以葛端夫兹氏病(Graves disease,GD,又叫弥漫性毒性甲状腺肿)最常见,约占85%。

【治疗原则】

目前甲亢主要治疗方法包括抗甲状腺药物、放射性碘治疗及手术治疗。

【护理】

一、护理常规

按内分泌和代谢系统疾病护理常规。

二、与本病相关的其他护理

(一)评估要点

1. 健康史及相关因素

(1)了解有无家族史。

(2)了解有无精神刺激、感染及创伤等应激因素。

(3)了解起病时间、治疗经过、病情控制等情况。

2. 症状体征

(1)高代谢综合征,如怕热多汗、食欲增加、疲乏无力、皮肤温暖潮湿、体重减轻、糖耐量异常等。

(2)甲状腺肿大多呈弥漫性、对称性、无压痛,可闻及血管杂音,触及震颤等。

（3）眼征,如突眼、瞬目减少、视力疲劳、眼睑肿胀、结膜充血、畏光、复视、视力减退、眼内异物感,眼球疼痛等。

（4）精神神经系统表现为多言好动、紧张焦虑、易怒不安、失眠、思想不集中、记忆力减退。双手、舌尖震颤,腱反射亢进等。

（5）心血管系统表现为胸闷、心悸、气短、第一心音亢进、脉压增大等。以心动过速、心律失常(房性期前收缩最常见)和甲亢性心脏病常见。

（6）消化系统表现为食欲亢进、多食消瘦、肠鸣音亢进、腹胀、腹泻等。

（7）骨骼肌肉系统表现为多数患者有肌无力及肌萎缩。男性患者可伴有低钾性周期性瘫痪。

（8）造血系统可表现为轻度贫血、白细胞总数降低、淋巴细胞比例增高。

（9）生殖系统表现为女性月经稀少或闭经,男性有阳痿,偶有男性乳房发育。

（10）胫前黏液性水肿多见于小腿胫前下 1/3 处,多呈对称性。

3. 并发症　甲状腺危象等。

4. 辅助检查　了解血清甲状腺功能全套、TSH 受体抗体、甲状腺 ^{131}I 摄取率、甲状腺 B 超、心脏超声心动图、甲状腺 ECT、眼科检查等阳性结果。

5. 心理社会支持状况　避免不良情绪刺激,向患者家属提供有关甲状腺功能亢进的知识,让家属理解患者的现状,多关心、爱护和支持患者。

（二）护理措施

1. 饮食管理　宜高热量、高蛋白、高维生素饮食,禁浓茶、咖啡等刺激性饮料及含碘高的食物,如海带、紫菜、淡菜、海鲜等,不宜食用含碘盐。腹泻患者不宜进食粗纤维含量高的食物。伴糖耐量减退或合并糖尿病的患者,应予以糖尿病饮食,注意血糖变化。

2. 休息与活动　保持病室安静,保证充分休息。

3. 突眼护理

（1）评估突眼的程度,有无瞬目减少、视力疲劳、畏光、复视、视力减退、角膜溃疡等。

（2）突眼严重、眼睑不能闭合者遵医嘱使用利尿剂、眼药水、眼药膏等,休息时高枕卧位,睡眠时双眼覆盖生理盐水纱布,外出戴太阳眼镜或眼罩。

（3）限制钠盐摄入;禁烟。

（4）眼睛有异物感、刺痛或流泪时,勿揉眼睛。

（5）激素冲击治疗者,遵医嘱正确用药,观察药物疗效与不良反应,评估眼部症状有无改善。

4. 放射性碘治疗后护理

（1）1 周内卧床休息,1 个月内避免过度紧张劳累。

（2）1 周内的大小便用大量的水冲排,农村可隔离深埋,切不可乱倒,以免放射性污染。两周内与婴幼儿、妊娠期和哺乳期的妇女隔离。1 周内不可密切接触家人,避免在公共场所活动。

（3）宜进食营养丰富、易消化食物,如鸡蛋、牛奶、瘦肉、新鲜蔬菜水果。

(4)颈部有酸胀不适感时,不可用手揉搓,一般在1~2天后会自行消失。极个别重症患者可能诱发甲状腺危象,应立即救治。

5. 用药护理

(1)观察药物的疗效及不良反应,如有无粒细胞减少、药疹、中毒性肝炎等。如使用碳酸锂需观察有无头晕、恶心、呕吐、腹痛、腹泻,甚至意识模糊、震颤、反射亢进、癫痫发作等锂中毒的表现,监测血锂浓度。

(2)禁用含碘药物,如胺碘酮片、中药中的海藻等,不宜使用含碘的造影剂。

(三)并发症护理

甲状腺危象表现为高热(体温>39℃)、心动过速,心率可达140~240次/min,常伴有心房颤动或扑动、烦躁不安、大汗淋漓、呼吸急促、恶心、呕吐、腹泻,患者可因大量失水致虚脱、休克、嗜睡、谵妄或昏迷。一旦发生,应绝对卧床休息,保持病室环境安静,遵医嘱予以吸氧,严密观察意识状态、生命体征、24小时出入量等,保持水电解质酸碱平衡。迅速开辟静脉通道,遵医嘱使用糖皮质激素、丙基硫氧嘧啶(propylthiouracil,PTU)、碘剂、普萘洛尔、镇静剂等药物,高热患者予以物理降温或药物降温,行诱因治疗。

【出院指导】

1. 自我监测 指导患者每日清晨自测脉搏,定期测量体重。脉搏减慢、体重增加是治疗有效的标志。若出现高热、恶心、呕吐、不明原因腹泻、突眼加重等,应警惕甲状腺危象,需及时就诊。

2. 饮食指导 宜高热量、高蛋白、高维生素饮食,禁浓茶、咖啡等刺激性饮料。禁食含碘高的食物,如海带、紫菜、淡菜、海鲜等,不宜食用含碘盐,需终身忌碘饮食。

3. 休息与活动 充分休息,避免过度疲劳,减少出入人群密集的地方,避免感染。

4. 用药指导 遵医嘱正确用药,不得擅自停药或随意增减剂量。甲亢药物治疗一般疗程为1.5~2年。

5. 突眼护理 遵医嘱使用利尿剂、眼药水、眼药膏等。休息时,取高枕卧位,睡眠时双眼覆盖生理盐水纱布。限盐限水。外出戴太阳眼镜或眼罩,定期行眼科检查。

6. 定期复诊 服用抗甲状腺药物期间,每周复查血常规,每2周左右查肝功能,每1~2个月查甲状腺功能。

7. 生育指导 对有生育需求者,指导患者甲亢治愈后再妊娠,妊娠期甲亢的患者,宜选用抗甲状腺药物治疗,首选PTU,慎用普萘洛尔,禁用[131]I治疗,产后哺乳应选用PTU,分次口服,宜在哺乳后服用。

第五节　甲状腺功能减退症护理

【定义】

甲状腺功能减退症(hypothyroidism)简称甲减,是多种原因引起的甲状腺激素合成、分泌或组织利用不足所致的全身性低代谢综合征。

【治疗原则】

甲状腺激素替代治疗;对症治疗,如贫血者补充铁剂、维生素 B_{12}、叶酸等。

【护理】

一、护理常规

按内分泌和代谢系统疾病护理常规。

二、与本病相关的其他护理

(一)评估要点

1. 健康史及相关因素

(1)有无^{131}I治疗史、甲状腺手术史、颅内肿瘤手术史、病毒感染史、生产史等。

(2)了解起病时间、治疗经过、病情控制等情况。

2. 症状体征

(1)低基础代谢率症群,如畏寒、少汗、乏力、少言、懒动、动作缓慢、体重增加,体温可低于正常。

(2)皮肤改变,如黏液性水肿面容,面色苍白、眼睑水肿、表情淡漠,皮肤干燥、毛发稀疏脱落。

(3)精神、神经系统表现为记忆力减退、反应迟钝、嗜睡、精神抑郁,后期痴呆、幻觉等。

(4)心血管系统表现为心动过缓、心音减弱等。

(5)消化系统表现为食欲减退、腹胀、便秘、肠梗阻、贫血等。

(6)肌肉与关节表现为阵发性肌痛、强直,甚至关节腔积液。

(7)血液系统表现为易致贫血等。

(8)生殖系统表现为女性月经紊乱甚至闭经,男性可致阳痿、少精,男女均可致性欲减退。

3. 并发症　黏液性水肿昏迷等。

4. 辅助检查　了解甲状腺功能全套、甲状腺B超、甲状腺ECT、心脏超声心动图检查、垂体磁共振等阳性结果。

5. 心理社会支持状况　理解和尊重患者,评估其心理需求,满足患者对甲状腺功能减退症疾病知识相关需求,承认患者对已存在的或感觉到的身体结构或功能改变的心理反应是正常的,帮助患者树立正确的疾病观。

(二)护理措施

1. 饮食管理　宜高热量、高蛋白、高维生素、低脂肪、低钠饮食。鼓励进食粗纤维食物,多食蔬菜、水果,多饮水,2000～3000ml/d,防治便秘。

2. 休息与活动　环境舒适,注意保暖,适度运动,重症者需卧床休息。伴有嗜睡或精神症状者需注意安全。

3. 用药护理

(1)激素替代治疗需小剂量开始,早餐前30分钟服药。

(2)观察生命体征变化,如脉率>100次/min,应立即报告医生。

(3)观察药物不良反应,如多食、消瘦、脉搏加快、血压升高、呕吐、腹泻、发热、大量出汗等。

(三)并发症护理

液性水肿表现为嗜睡、低体温(体温<35℃)、呼吸缓慢、心动过缓、血压下降、肌肉松弛、反射减弱或消失等,严重者可致昏迷、休克。一旦发生,应保持呼吸道通畅,吸氧,必要时协助医生行气管插管或气管切开机械通气。建立静脉通道,遵医嘱使用激素类药物,防止低血糖、低血压。严密观察病情变化,监测动脉血气分析,记录24小时出入量。避免感染、手术、受寒、精神压力刺激以及镇静剂过量等诱发因素。意识障碍者护理参见第十章神经系统疾病护理常规。

【出院指导】

1. 自我监测　若出现畏寒、乏力、面色苍白、眼睑水肿、毛发脱落、体重增加、嗜睡等甲状腺功能减退症状;或出现多食消瘦、脉搏加快、血压升高、呕吐、腹泻、发热、大量出汗等药物过量症状,需立即就诊。

2. 饮食指导　宜高热量、高蛋白、高维生素、低脂肪、低钠饮食。地方性缺碘者可食用碘化盐,需与甲状腺激素合用。

3. 休息与活动　劳逸结合,避免寒冷、劳累,避免皮肤破损、感染、创伤等。避免出入公共场所及接触呼吸道感染患者。

4. 用药指导　遵医嘱服药,不可擅自停药或随意增减剂量。

5. 定期复诊　甲状腺激素替代治疗后4～8周复查甲状腺功能,治疗达标后每6～12个月复查一次。

第六节 库欣综合征护理

【定义】

库欣综合征(Cushing syndrome)又称皮质醇增多症(hypercortisolism),是多种病因引起的以高皮质醇血症为特征的临床综合征,主要表现为满月脸、多血质外貌、向心性肥胖、痤疮、紫纹、高血压、继发性糖尿病和骨质疏松等。

【治疗原则】

手术、放疗、药物治疗。

【护理】

一、护理常规

按内分泌和代谢系统疾病护理常规。

二、与本病相关的其他护理

(一)评估要点

1. 健康史及相关因素

(1)有无肿瘤疾病史。

(2)有无使用糖皮质激素类药物史。

2. 症状体征

(1)脂肪代谢障碍特征性表现为向心性肥胖、满月脸、水牛背、球形腹,但四肢瘦小。

(2)蛋白质代谢障碍表现为皮肤紫纹、皮肤菲薄、多血质面容等。

(3)糖代谢障碍表现为糖耐量异常等。

(4)电解质紊乱表现为轻度水肿或低钾血症等。

(5)心血管系统病变表现为高血压等。

(6)骨骼系统表现为骨质疏松,严重者可致腰背疼痛、脊椎畸形、身材变矮等。

(7)生殖激素异常表现为痤疮和多毛、性功能减退、女性可有月经稀少或闭经。

(8)神经精神障碍患者易出现不同程度的激动、烦躁、失眠、抑郁、妄想等神经精神改变。

3. 辅助检查 了解血皮质醇、尿皮质醇、地塞米松抑制试验、血电解质及CT(垂体、肾上腺、胸部)、MRI(垂体、肾上腺)、肾上腺B超、X线片(骨骼、胸部)、放射性核素碘化胆固醇肾上腺扫描、岩下静脉窦插管测定ACTH检查等阳性结果。

4. 心理社会支持状况 理解和尊重患者,鼓励患者表达对目前的感受,承认患者对已存在的或感觉到的身体结构或功能改变的心理反应是正常的,鼓励患者进行修饰的习惯。

帮助患者适应正常生活、社交活动、人际关系、职业行动的改变。

（二）护理措施

1. 饮食管理　宜营养丰富、高蛋白饮食。高血压或水肿者，给予低盐饮食，适当补充钾盐；出现继发性糖尿病者，按糖尿病饮食护理；骨质疏松者，应多食含钙及维生素 D 丰富的食物。

2. 休息与活动　注意休息，合并骨质疏松者需预防跌倒，避免剧烈活动。水肿者避免皮肤受损，平卧时适当抬高双下肢。

3. 用药护理　遵医嘱用药，观察药物疗效及不良反应。如使用利尿剂时，应观察有无心律失常、恶心、呕吐、腹胀等低血钾表现，遵医嘱监测体重、24 小时出入量或尿量。使用降压药时监测血压变化。

【出院指导】

1. 自我监测　如有头晕、头痛、血压升高、水肿明显等，应及时就诊。

2. 饮食指导　宜营养丰富、高蛋白饮食，高血压者低盐低脂饮食，骨质疏松患者，应多食含钙及维生素 D 丰富的食物。

3. 休息与活动　注意休息，避免劳累。骨质疏松者需防跌倒，避免剧烈活动。

4. 用药指导　遵医嘱使用利尿剂和降压药，不可擅自停药或随意增减剂量。

5. 定期复诊　血皮质醇、尿皮质醇、血电解质及 CT（垂体、肾上腺、胸部）、MRI（垂体、肾上腺）、肾上腺 B 超

知识链接

库欣综合征筛查及确诊试验

项目	方法	临床意义	注意事项
血浆皮质醇节律测定	测 8:00、16:00、24:00 血浆皮质醇的浓度。	库欣综合征者血浆皮质醇水平增高且节律消失	
小剂量地塞米松抑制试验（DST）	服药当天 8:00 测血皮质醇，23:00—24:00 顿服地塞米松片 1mg，次日 8:00 测血皮质醇。	如次日 8:00 皮质醇水平能被抑制到 $1.8\mu g/dl$（50nmol/L）以下，则可排除库欣综合征（特异性＞95%）。此试验适用于门诊作为筛查试验	每次采血前需休息至少半小时
标准小剂量地塞米松抑制试验（LDDST）	服药当天 8:00 测血皮质醇，每 6 小时口服地塞米松片 0.5mg，共 2 天，第 3 天 8:00 测血皮质醇。	库欣综合征由于长期高皮质醇抑制下丘脑－垂体功能，故不出现反馈抑制效应。此试验可作为库欣综合征的确诊试验	

续表

项目	方法	临床意义	注意事项
大剂量地塞米松抑制试验（HDDST）	服药当天8:00测血皮质醇,23:00~24:00顿服地塞米松片8mg,次日8:00测血皮质醇	主要用于鉴别皮质增生或肿瘤,增生者可被抑制到基础值的50%以下,肾上腺肿瘤者不受抑制,异位ACTH综合征亦不被抑制	
	服药当天8:00测血皮质醇,每6小时口服地塞米松片2mg,共两2天,第3天8:00测血皮质醇		

第七节 原发性醛固酮增多症护理

【定义】

原发性醛固酮增多症（primary hyperaldosteronism）,简称原醛症,是肾上腺皮质肿瘤或增生,醛固酮分泌增多,导致水钠潴留,以高血压、低血钾为临床特征的疾病。以特发性醛固酮增多症（idiopathic hyperaldosteronism,IHA）最常见,其次为肾上腺醛固酮腺瘤（adrenal aldosterone-producing adenoma,APA）。

【治疗原则】

治疗方案取决于原醛症的病因。对IHA患者,应以药物治疗为主,不应手术;APA患者应首选手术治疗,可治愈。

【护理】

一、护理常规

按内分泌和代谢系统疾病护理常规。

二、与本病相关的其他护理

(一)评估要点

1. 健康史及相关因素

(1)有无肾上腺肿瘤史。

(2)了解起病时间、治疗经过、病情控制等情况。

2. 症状体征

(1)高血压为最早和最常见症状。

(2)低血钾表现为肌无力及周期性瘫痪、肢端麻木、手足抽搐等。另外,低血钾可抑制胰岛素分泌和作用减弱,约半数患者可出现糖耐量受损,甚至可出现糖尿病。

(3)肾脏表现为长期低钾者出现多尿、夜尿增多,继而出现烦渴、多饮、尿比重低等。

(4)心脏表现为心肌肥厚、心律失常、心肌纤维化和心力衰竭等。

3. 辅助检查 了解血电解质、卧立位试验、生理盐水负荷试验、卡托普利试验、尿醛固酮、肾上腺B超、肾上腺CT和MRI检查等阳性结果。

4. 心理社会支持状况 理解和尊重患者,评估其心理需求,满足患者对原发性醛固酮增多症疾病知识相关需求,树立正确的疾病观。

(二)护理措施

1. 高血压护理 监测血压,遵医嘱给予降压药物。如出现头晕、乏力、胸闷等症状需卧床休息,遵医嘱予以吸氧。

2. 低钾护理 监测血电解质,遵医嘱口服或静脉补钾,多食含钾丰富的食物。如有乏力、头晕、胸闷等不适需卧床休息,遵医嘱予以吸氧,必要时心电监护。

3. 饮食管理 行卧立位试验前给予钠钾平衡饮食,试验后予以低盐、高维生素、含钾丰富的饮食。

4. 特殊检查护理 卧立位试验、生理盐水负荷试验、卡托普利试验见知识链接。

【出院指导】

1. 自我监测 若出现头晕、头痛、恶心、呕吐、肌无力、周期性瘫痪、肢端麻木、手足抽搐等,应及时就诊。

2. 饮食指导 宜低盐、高维生素、含钾丰富的饮食。避免高糖饮食。

3. 用药指导 遵医嘱服药,观察药物疗效和不良反应,如服用螺内酯时需观察有无男乳发育、阳痿、月经不调等,定期检测血钾浓度,忌用排钾利尿药。

4. 定期复诊 手术患者,术后需每周一次监测血电解质,连续4周;口服螺内酯治疗者,每周需监测血电解质,根据血钾水平调整药物剂量;每半年需复查肾上腺CT。

知 识 链 接

一、卧立位试验护理

1. 目的 用于鉴别醛固酮分泌瘤、特发性醛固酮增多症等。

2. 方法 患者行卧立位试验前禁食禁水8小时以上,清晨平卧至少2小时后,卧位采血测血肾素-血管紧张素、醛固酮,血标本要求常温立即运输(半小时内),禁止低温保存和运输;然后患者取直立位2~4小时后坐位采血测上述同样指标,血标本常温立即运输(半小时内),禁止低温保存和运输。期间患者不得饮水及食用含水分多的食物。(如直立2~4小时不能耐受者立即通知医生,必要时提前结束试验。)

3. **临床意义** 正常人隔夜卧床至次日12:00血浆醛固酮浓度下降,此与血浆ACTH浓度下降有关,如取立位,血浆醛固酮上升,因为站立后肾素-血管紧张素升高的作用超过ACTH的影响。特发性原醛醛固酮增多症的患者,直立位可使血管紧张素Ⅱ轻度升高,因而使血醛固酮也升高。醛固酮瘤患者基础血浆醛固酮明显升高,取立位后无明显上升或反而下降,这与肾素-血管紧张素系统被抑制且不受兴奋有关。

二、生理盐水负荷试验护理

1. **目的** 确诊原发性醛固酮增多症。

2. **方法** 试验前必须卧床休息1小时,4小时静滴2000ml生理盐水,试验在早上8:00~9:00开始,整个过程需监测血压和心率变化,在输注前及输注后分别采血测血浆肾素活性、血醛固酮、皮质醇及血钾。

3. **临床意义** 生理盐水试验后,若血醛固酮>100pg/ml,则原醛症诊断明确;若血醛固酮<50pg/ml,则排除原醛症。

4. **注意事项** 血容量急剧增加会诱发高血压危象及心功能衰竭,因此对于血压难以控制、心功能不全及低钾血症的患者不应进行此项检查。

三、卡托普利试验护理

1. **目的** 确诊原发性醛固酮增多症

2. **方法** 坐位或站位1小时后口服50mg卡托普利,服药前及服用后1小时、2小时测定血浆肾素活性、醛固酮、皮质醇,试验期间患者需始终保持服药前体位。

3. **临床意义** 正常人卡托普利抑制试验后血醛固酮浓度下降大于30%,而原醛症患者血醛固酮不受抑制。

4. **注意事项** 可在心功能不全、严重低钾血症及难以控制的高血压患者中进行此项检查,以降低试验所致风险。

第八节 肾上腺皮质功能减退症护理

【定义】

肾上腺皮质功能减退症(adrenocortical insufficiency)分为原发性和继发性两类。原发性肾上腺皮质功能减退症又称Addison病,主要是肾上腺皮质结构或功能缺陷导致肾上腺皮质激素分泌不足,多伴血浆ACTH水平增高。继发性则主要由下丘脑或垂体病变致ACTH分泌降低致肾上腺皮质激素不足,多伴血浆ACTH水平降低,但少数亦可正常。

【治疗原则】

绝大多数患者必须终身进行皮质激素替代治疗。

【护理】

一、护理常规

按内分泌和代谢系统疾病护理常规。

二、与本病相关的其他护理

（一）评估要点

1. 健康史及相关因素

（1）有无肾上腺结核病、自身免疫性肾上腺炎等病史。

（2）有无肿瘤、艾滋病、肾上腺手术切除史等。

（3）了解起病时间、治疗经过、病情控制等情况。

2. 症状体征

（1）Addison病最特征的表现是皮肤黏膜色素沉着，以暴露处、摩擦处、掌纹、乳晕、瘢痕等尤为明显。但继发性非但没有色素沉着，反而出现肤色苍白。

（2）全身乏力、虚弱、消瘦、直立性低血压等，严重时可发生晕厥、休克。

（3）阴毛、腋毛减少或脱落、稀疏。

（4）食欲减退、消化不良、恶心、呕吐和腹泻等。

（5）低钠血症。

（6）低血糖表现。

3. 并发症　肾上腺危象等。

4. 辅助检查　了解血常规、血电解质、肾上腺皮质功能检查及肾上腺CT、MRI检查等阳性结果。

5. 心理社会支持状况　鼓励患者询问与健康、治疗、预后有关的问题，保护患者的隐私和自尊，鼓励患者寻找或参加与自己相似情形的人员组成的支持小组。

（二）护理措施

1. 饮食管理　宜高糖、高蛋白、高维生素、高钠、低钾饮食，呕吐、腹泻者可予以半流质饮食。

2. 休息与活动　无明显症状者可适当活动，明显乏力、腹泻、精神不振者应卧床休息。

3. 用药护理　使用肾上腺皮质激素（如氢化可的松或可的松）替代治疗，应模仿激素分泌周期在8：00服用全日量的2/3，下午14：00—16：00时服用全日量的1/3。

（三）并发症护理

肾上腺危象表现为高热、恶心、呕吐、腹痛或腹泻、严重脱水、血压降低、心率快、脉细弱、精神失常、低血糖、低血钠。如不及时抢救可发展至休克、昏迷，甚至死亡。一旦发生肾上腺危象，应绝对卧床休息、吸氧、保暖、迅速开辟静脉通道、遵医嘱补液及使用糖皮质激素等，观察意识、生命体征，监测水血电解质酸碱平衡情况，积极治疗感染，创伤等诱发因素。

【出院指导】

1. 自我监测 若出现高热、恶心、呕吐、腹痛或腹泻、严重脱水、血压降低、心率快、脉细弱等，应及时就诊。

2. 用药护理 绝大多数患者必须终身服药，强调定时定量服用，不可擅自停药或随意增减剂量。

3. 避免诱因 积极控制感染，避免创伤、过度疲劳、突然中断治疗等易致病情加重的因素。

4. 休息与活动 指导患者外出时避免阳光直射，以免加重皮肤黏膜色素沉着。

5. 定期复诊 监测血糖、血电解质、皮质醇、促肾上腺皮质激素，必要时复查肾上腺 B 超、肾上腺 CT、头颅 MRI 等检查。

第九节 嗜铬细胞瘤护理

【定义】

嗜铬细胞瘤（pheochromocytoma，PHEO）起源于肾上腺髓质、交感神经或其他部位的嗜铬组织，瘤组织持续或间断地释放大量儿茶酚胺，临床上呈持续或阵发性高血压及代谢紊乱综合征。

【治疗原则】

1. 确诊并定位后，手术是首选的治疗方法。
2. 药物治疗。

【护理】

一、护理常规

按内分泌和代谢系统疾病护理常规。

二、与本病相关的其他护理

(一)评估要点

1. 健康史及相关因素

(1)了解有无家族史。

(2)高血压发作有无诱因,如剧烈运动、体位改变、情绪波动等。

(3)了解起病时间、治疗经过、病情控制等情况。

2. 症状体征

(1)心血管系统表现为高血压(典型病例常表现为血压的不稳定和阵发性发作);头痛、心悸和多汗;体位性低血压和休克;心律失常,心绞痛甚至急性心肌梗死等。

(2)代谢紊乱表现为怕热、多汗、体重减轻、低血钾等。

(3)消化系统表现为腹痛、腹胀、便秘、恶心、呕吐等。

(4)泌尿系统表现为大量蛋白尿,甚至肾功能不全、无痛性血尿等。

(5)神经系统表现为紧张、焦虑、烦躁等。

(6)腹部肿块。

3. 并发症 嗜铬细胞瘤高血压危象等。

4. 辅助检查 了解血儿茶酚胺、尿儿茶酚胺、血生化全套、间碘苄胍闪烁扫描、B超、CT、MRI检查等阳性结果。

5. 心理社会支持状况 理解和尊重患者,评估其心理需求,满足患者对嗜铬细胞瘤疾病知识相关需求,树立正确的疾病观。

(二)护理措施

1. 监测血压 密切观察血压变化,注意阵发性高血压或持续性高血压或高血压低血压交替出现、阵发性低血压、休克等病情变化,测血压应定时间、定部位、定血压计、定体位。患者出现头晕、胸闷、心悸、头痛等症状时,应立即测血压,找出血压升高的规律。

2. 饮食管理 宜高热量、高蛋白、高维生素、低盐、低糖、易消化饮食,避免摄入产气食物,如牛奶、土豆等,避免含咖啡因的饮料。

3. 休息与活动 注意休息,避免劳累。如出现血压增高、心悸、头痛、头晕等,应绝对卧床休息,保持环境安静,避免刺激,减少探视,护理操作应集中进行。持续性高血压患者,不宜久站,不宜蹲式大小便,起立、起床时动作宜缓慢。对腹部肿块者,不可触摸、按压肿块部位。

4. 用药护理 遵医嘱用药,观察药物疗效与不良反应。使用α肾上腺素受体阻滞剂时,需观察有无直立性低血压、心动过速等。头痛剧烈者遵医嘱给予镇静剂。

5. 血儿茶酚胺采样要求 采血前一周避免使用含对乙酰氨基酚类药物及其他含有儿茶酚的药物如甲基多巴、异丙肾上腺素和多巴酚丁胺等;采血当日不食用香蕉、茶、可乐、咖啡等含咖啡因的食物。患者静坐15分钟后采血,并于1小时内送检。

(三)并发症护理

嗜铬细胞瘤高血压危象表现为血压骤升,收缩压可达300mmHg,舒张压可达180mmHg,

或高血压、低血压反复交替发作,血压大幅度波动,时而急剧升高,时而突然下降,甚至出现低血压休克。发作时多伴有剧烈头痛、面色苍白、大汗淋漓、四肢厥冷、恶心、呕吐、视力模糊、复视及肢体抽搐、意识障碍甚至丧失。有的患者在高血压危象时发生脑溢血或急性心肌梗死。一旦发生,应保持病室安静,取半卧位休息,吸氧,心电监护,立即建立静脉通路,遵医嘱用药,及时送检血、尿儿茶酚胺标本,密切观察病情变化,给予安慰和鼓励。

【出院指导】

1. **自我监测** 监测血压。若出现剧烈头痛、面色苍白、大汗淋漓、心动过速、心前区及上腹部疼痛、恶心、呕吐、视力模糊、濒死感等,应立即就诊。

2. **用药指导** 遵医嘱用药,不可擅自停药或随意增减剂量。

3. **定期复诊** 一般需终身随访,监测血压,每年至少复查1次;转移性嗜铬细胞瘤患者应3～6个月随访1次;若出现阵发性头痛、心悸等不适,应随时就诊。

第十节　糖尿病护理

【定义】

糖尿病(diabetes mellitus,DM)是遗传和环境相互作用引起的一组以慢性高血糖为主要特征的代谢综合征。胰岛素分泌或作用的缺陷,或者两者同时存在而引起的碳水化合物、蛋白质、脂肪、水和电解质等代谢紊乱。随着病程的延长可出现多系统损害,导致眼、肾、神经、心脏、血管等组织的慢性进行性病变,引起功能缺陷及衰竭。重症或应激时可发生酮症酸中毒、高渗性高血糖状态等急性代谢紊乱。

【治疗原则】

糖尿病治疗强调早期、长期、个体化、综合治疗。综合治疗包括糖尿病教育、饮食治疗、运动治疗、药物治疗、自我监测5个方面,以及降血糖、降血压、调节血脂、改变不良生活习惯4项措施。

【护理】

一、护理常规

按内分泌和代谢系统疾病护理常规。

二、与本病相关的其他护理

（一）评估要点

1. 健康史及相关因素

（1）评估有无病毒感染、慢性肝病、胰腺炎等病史。

（2）了解个人生活方式、饮食习惯及吸烟、饮酒史等。

（3）了解妊娠次数，有无产巨大儿史。

（4）有无家族史。

（5）了解起病时间、治疗经过、病情控制等情况。

（6）了解患者对糖尿病知识的认知。

2. 症状体征

（1）代谢紊乱综合征，如高血糖、多饮、多尿、多食、体重减轻等。

（2）其他症状，如乏力、视物模糊、便秘、腹泻、皮肤瘙痒、月经紊乱、性欲减退等。

3. 并发症

（1）急性并发症，如糖尿病酮症酸中毒、高渗性高血糖状态、糖尿病乳酸性酸中毒、低血糖等。

（2）慢性并发症，如糖尿病大血管病变、糖尿病微血管病变、糖尿病神经病变、糖尿病足等。

4. 辅助检查　了解血糖、葡萄糖耐量试验、血浆胰岛素和 C 肽释放试验、糖化血红蛋白、糖化人血清白蛋白、血常规、血生化全套、动脉血气分析、血酮体、24 小时尿蛋白、24 小时尿白蛋白、内生肌酐清除率、心血管系统 B 超、泌尿系统 B 超、肌电图、眼底检查、ABI 等阳性结果。

5. 心理社会支持状况　理解和尊重患者，评估其心理需求，满足患者对糖尿病疾病知识相关需求，宣教心理、生理、病情转化、相互作用的知识，树立正确的疾病观。

（二）护理措施

1. 饮食管理　糖尿病饮食。原则为控制总热量，定时定量进餐，合理加餐，严格限制各种甜食，多食含纤维素高的食物，饮食宜清淡，禁烟，限酒（每周饮酒不超过 2 次，女性一天饮酒的酒精量不超过 15g，男性不超过 25g；15g 酒精相当于 350ml 啤酒、150ml 葡萄酒或 45ml 蒸馏酒）。一般每人每日的食盐用量应不超过 6g，伴肾病或高血压者每人每日试验食盐用量应不超过 3g。发生糖尿病肾病时应优质低蛋白饮食。

（1）制定每日总热量。成人根据标准体重、活动量及原有生活习惯等因素计算（见表 6-10-1）。

表 6-10-1　成人每日每千克标准体重的总热量（单位：kcal/kg）

休息	轻体力劳动	中度体力劳动	重体力劳动
25～30	30～35	35～40	>40

标准体重(kg)＝身高(cm)－105。

在标准体重的±10%以内均属正常范围,低于标准体重20%为消瘦,超过20%为肥胖。18岁以下的青少年每日标准体重所需总热量(kcal)＝3×年龄,儿童、孕妇、乳母、营养不良和消瘦、伴有消耗性疾病者应酌情增加,肥胖者酌减。

(2)一天的总热量可按1/5、2/5、2/5或1/3、1/3、1/3或1/7、2/7、2/7、2/7分配。

(3)合理分配营养成分在总热量中的比例。碳水化合物应占50%～65%(每克产热4kcal),蛋白质占15%～20%(每克产热4 kcal),脂肪占20%～30%(每克产热9 kcal)。

2. 运动疗法 长期坚持,选择合适的运动,循序渐进,量力而行。一般在餐后1小时左右开始运动,坚持20～40分钟,每次活动强度应达到有氧代谢水平(如心率达到170－年龄,或微微出汗、略气喘但能说话)。运动时应备好食物和水,避免低血糖的发生。

3. 用药护理 了解各类降糖药的作用、剂量、用法、不良反应和注意事项,指导患者正确服用。

4. 足部护理

(1)预防外伤。指导患者选择合适的鞋袜,避免赤脚走路,外出不穿拖鞋。避免使用热水袋、电热毯、烤灯等,以防烫伤。

(2)避免感染。保持足部清洁,每日洗脚,水温不宜超过37℃,双脚浸泡5～10分钟后,用柔软的干毛巾擦干,尤其是脚缝间应保持干燥。如果双足过于干燥,应涂抹润肤霜。

(3)定期检查。每日检查足部皮肤颜色、温度及有无感觉减退、麻木、刺痛等,观察足部有无破损、感染,并及时处理。

(4)指导患者戒烟。

5. 血糖监测 遵医嘱监测血糖,病情变化时及时加测血糖。

6. 糖尿病知识教育 应通过教育达到以下目的。

(1)认识所患糖尿病的类型及并发症。

(2)正确掌握饮食治疗和调整食谱的基本技能。

(3)认识控制血糖的重要性及血糖控制不良的严重后果。

(4)能自行观察病情,自我监测血糖和尿糖,初步调整饮食和药物。

(5)能自己注射胰岛素,并能初步调整剂量。

(6)能识别、预防、及时处理低血糖。

(7)能主动与医务人员配合,遵医嘱定期复查,病情变化时及时复诊。

(三)并发症护理

1. 糖尿病酮症酸中毒 表现为多尿、多饮、多食、体重减轻等症状加重,部分患者食欲下降,多数患者有不同程度的消化道症状,如恶心、呕吐和腹痛等,患者常感乏力。失水较严重,口干舌燥,眼球凹陷,皮肤弹性差,脉速,严重者血压下降,甚至出现休克。伴酸中毒者呼吸常深而快,呼气中伴有酮味。轻症患者意识清楚,但反应迟钝、表情淡漠、嗜睡,严重者可昏迷。尿糖、尿酮体阳性,伴血糖升高,血 pH 和(或)二氧化碳结合力下降,电解质紊乱。一旦发生糖尿病酮症酸中毒,应积极治疗。①大量补液:第1～2小时内输入1000～2000ml(注意心功能);第3～6小时内输入1000～2000ml;第一天总量为4000～5000ml,严重时可达6000～8000ml。补液开始时使用生理盐水,当血糖低于13.8mmol/L时遵医嘱改用5%～10%的葡萄糖溶液,可按胰岛素(U):葡萄糖(g)=1:(2～4)给药。②遵医嘱小剂量使用胰岛素。③纠正水电解质酸碱平衡紊乱,治疗诱因和伴随症状。④重症患者绝对卧床休息,注意保暖,持续低流量吸氧,密切观察意识、生命体征、24小时出入量及血糖变化,注意有无呼吸深快、呼气时有无烂苹果气味。避免和消除感染、饮食不当、用药不当等诱发因素。意识清楚者鼓励多饮水,进清淡易消化的食物,不宜禁食。意识障碍者参见第十章神经系统疾病护理常规。

2. 高渗性高血糖状态 表现为严重脱水、进行性意识障碍、神经精神症状等。严重高血糖(>33.0mmol/L),血浆有效渗透压升高,无明显酮症。补液首选生理盐水,如血钠>150mmol/L,血压正常者可输0.45%氯化钠注射液,待血渗透压下降至330mOsm/(kg·H_2O)时改为生理盐水。护理参照糖尿病酮症酸中毒。

3. 糖尿病乳酸性酸中毒 起病急,病死率高,早期症状不明显,中度及重症则可出现恶心、呕吐、疲乏无力、呼吸深大、意识障碍等,严重者可昏迷。一旦发生,应遵医嘱补充生理盐水,血糖无明显升高者可补充葡萄糖液,并可补充新鲜血液,以改善循环。尽早大量补充碳酸氢钠,每2小时监测动脉血pH,上升至7.2时暂停补碱,严密观察病情,防止出现碱中毒。监测血糖、血电解质、动脉血气分析、血乳酸浓度等,纠正电解质紊乱,疗效不明显者可遵医嘱行腹膜透析以清除乳酸。

4. 低血糖 接受药物治疗的糖尿病患者血糖<3.9mmol/L为低血糖。轻者患者意识清楚并能自行处理,典型症状有心跳加速、头晕、多汗、颤抖、饥饿感等,重者意识障碍或昏迷。一旦发生低血糖,应尽快给予糖分补充。意识清醒者,口服15～20g糖类食品(葡萄糖为佳);意识障碍者,给予50%葡萄糖液20～40ml静推或胰升糖素0.5～1mg肌内注射。每15分钟监测血糖一次。如血糖≤3.9mmol/L,再给予15g葡萄糖口服;如血糖>3.9mmol/L,但在距离下一次就餐时间在1小时以上,给予含淀粉或蛋白质食物;如血糖仍≤3.0mmol/L,继续给予50%葡萄糖60ml。经上述处理,如低血糖已纠正,应了解发生低血糖的原因,调整用药,动态监测血糖及生命体征,观察有无低血糖诱发的心、脑血管疾病,建议患者经常进行自我血糖监测,以避免低血糖再次发生;若低血糖未纠正,则应静脉注射5%或10%葡萄糖,或加用糖皮质激素。长效胰岛素及磺脲类药物所致的低血糖不易纠正,可能需要长时间葡萄糖输注。意识恢复后至少监测血糖24～48小时。

【出院指导】

1. 自我监测 若出现血糖控制不稳定、意识障碍、视物模糊、尿量减少、足部溃疡等,应及时就诊。

2. 疾病知识宣教

(1)指导患者自我监测血糖、血压、体重指数等。有血糖仪者学会使用血糖仪,并准确记录。

(2)使患者及家属了解糖尿病的基础知识,了解糖尿病的控制目标。

（3）掌握正确识别和处理低血糖反应的方法。

（4）掌握糖尿病足的预防和护理知识。

（5）告知患者外出时随身携带识别卡,写明姓名、地址、疾病名称及用药情况等,预防意外发生。

3. 饮食指导 掌握饮食治疗的具体措施,食物热量的调节和换算,严格控制饮食。

4. 休息与活动 掌握运动治疗的原则及注意事项。

5. 用药指导 掌握口服药物服用的方法及注意事项。掌握胰岛素的注射技术及注意事项。

6. 定期复诊 监测血糖、血压、体重,糖化血红蛋白3～6个月检查一次,血脂、眼底检查、神经系统检查、肾功能检查、心电图每半年检查一次。

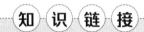

特殊检查护理

一、口服葡萄糖耐量试验、标准馒头餐试验、血清胰岛素测定、血清C肽测定

增加患者的碳水化合物负荷,通过观察各时间的血糖水平,可了解胰岛素的储备情况。已确诊为糖尿病而且血糖值较高的患者为了了解胰岛素的储备情况,可以用100克面粉制成的馒头代替葡萄糖行馒头餐试验,一般确诊的糖尿病患者不宜做葡萄糖耐量试验。为了了解胰岛β细胞的储备功能,可在口服葡萄糖耐量试验或馒头餐试验时,每次测定血糖的同时测定血清胰岛素水平和C肽水平。

【检查方法】

1. 口服葡萄糖耐量试验(OGTT) 应在清晨进行,试验前禁食8～12小时。试验前3天每日进食碳水化合物量不可少于150克。患者无恶心、呕吐等,无发热,无酮体阳性。试验日晨空腹取血后将葡萄糖溶于250～300ml水中,于5分钟内饮完,从进食的第一口开始计时,分别于服糖后30分钟、60分钟、120分钟和180分钟静脉取血或服糖后2小时静脉取血测血浆葡萄糖。糖尿病诊断标准见表6-10-2。

2. 标准馒头餐试验 应在清晨进行,试验前禁食8～12小时。试验前3天每日进食碳水化合物量不可少于150克。患者无恶心、呕吐,无发热,无酮体阳性。试验日晨空腹取血后将馒头于10分钟内吃完(一般成人食用100克面粉做的馒头),从进食的第一口开始计时,分别于食后60分钟、120分钟和180分钟静脉测血浆葡萄糖。

3. 胰岛素、C肽释放试验 在OGTT或馒头餐试验时同步留取血标本送检。

【临床意义】

1. 正常人空腹血糖为3.9～6.1mmol/L,口服葡萄糖后的吸收高峰在30～60分钟,一般不超过9.4mmol/L,2小时血糖低于7.84mmol/L。

2. 正常人服糖后在30～60分钟胰岛素上升达空腹值的5～10倍,若进食馒头餐后胰岛素的高峰为空腹值的4～10倍,则于3小时后恢复至基础水平。

3. C肽是胰岛β细胞的分泌产物。1个分子的胰岛素原裂解成1个分子的胰岛素和1个分子的C肽,血液中有多少C肽就可以反映有多少胰岛素分泌出来。正常人服糖后30～60分钟C肽水平可增高5～6倍,于2～3小时后逐渐下降。当糖尿病患者注射胰岛素治疗时,由于外源性胰岛素的干扰,测定血浆胰岛素水平不能真实反映胰岛β细胞的功能。此时,测定血浆C肽水平,可了解胰岛β细胞分泌胰岛素的功能状况。

4. 糖尿病诊断标准(见下表)。

糖尿病诊断标准(WHO,1999)

1.糖尿病症状加随机静脉血浆葡萄糖≥11.1mmol/L(200mg/dl) 糖尿病症状:多尿、多饮和无原因体重减轻。 随机血糖:不考虑上次进餐时间的任一时间血糖。 或 2. 空腹静脉血浆葡萄糖(FPG)≥7.0mmol/L(126mg/dl) 空腹:禁热量摄入8～12小时。 或 3. OGTT时,2h静脉血浆葡萄糖(2hPG)≥11.1mmol/L(200mg/dl) OGTT采用WHO建议,口服相当于75g无水葡萄糖的水溶液

注:对于无糖尿病症状者,应另外一日重复试验来确诊。

二、尿白蛋白排泄率

尿白蛋白排泄率是早期诊断糖尿病肾病的指标。有试纸法和定量法,但试纸法准确性差。

(一)检查方法

清晨排空尿液后,留取此后24小时尿液于加入防腐剂的清洁容器中(如6:00排空尿液,此后开始留尿至次日6:00解最后一次尿留于容器)。将24小时的尿液准确测出总量并记录于化验单上,混匀后取5～10ml留于试管中一同送检。

(二)临床意义

正常人尿白蛋白排泄率低于30mg/24h或低于20μg/min。

药物列表

类型	药名 (化学名/商品名)	类别	主要 作用	副作用	注意事项
口服降 糖药	格列苯脲	磺脲类	降血糖	严重低血糖	早餐前或随餐服用
	格列奇特			低血糖	

续表

类型	药名 (化学名/商品名)	类别	主要作用	副作用	注意事项
口服降糖药	格列吡嗪	磺脲类	降血糖	胃肠道反应、低血糖等	早餐前或随餐服用
	格列喹酮			皮肤过敏、胃肠道反应、低血糖等	
	格列美脲			低血糖、肝损害、过敏等	
	瑞格列奈	非磺脲类胰岛素促泌剂	降血糖	偶见低血糖、视觉异常、胃肠道反应、肝损害、过敏等	进餐时服药,不进餐不服药。
	那格列奈			偶见低血糖、消化道反应、过敏、体重增加等	
	二甲双胍	双胍类	降血糖	胃肠道反应、乏力、体重减轻等	餐前、餐中或餐后即服都可以,在餐中服用对胃肠道刺激小,不影响药物吸收
	阿卡波糖	α-糖苷酶抑制剂	降血糖	胃肠道反应、皮肤过敏等	与第一口饭同时嚼服
	伏格列波糖			胃肠道反应、肝损害、头痛、眩晕等	餐前服用
	吡格列酮	噻唑烷二酮类	降血糖	水肿、肝损害等	无论空腹与餐后服用,每日一次
	罗格列酮				
	西格列汀	二肽基肽酶-4(DPP-4)抑制剂	降血糖		本品不得用于1型糖尿病患者或治疗糖尿病酮症酸中毒。有肾功能不全的患者使用时按照药物说明书来减少药物剂量
	沙格列汀				
	维格列汀				
	利格列汀				
	达格列净	钠-葡萄糖协同转运因-2(SGLT-2)抑制剂	降血糖	低血压、肾功能损害、低血糖(与胰岛素或胰岛素促泌剂合用时)、生殖泌尿道感染等	对本品有严重过敏史者禁用。重度肾损害、终末期需要透析的患者禁用。本品不适用于1型糖尿病患者。治疗期间应监测血压。每日晨服,不受进食限制

续表

类型	药名 (化学名/商品名)	类别	主要作用	副作用	注意事项
注射用降糖药-胰岛素	门冬胰岛素(诺和锐)	超短效胰岛素类似物	降血糖	低血糖、过敏、注射部位皮下结节和皮下脂肪萎缩、血管神经性水肿等	餐前0~15分钟皮下注射
	赖脯胰岛素(优泌乐)				餐前0~10分钟皮下注射
	胰岛素注射液(中性胰岛素)	短效胰岛素	降血糖		餐前30分钟皮下注射,可静脉注射
	生物合成人胰岛素(诺和灵R)				
	重组人胰岛素(优泌林R、甘舒霖R)				
	精蛋白锌重组人胰岛素(优泌林N)	中效胰岛素	降血糖		一般睡前(不早于22:00)皮下注射,不可静脉注射,用前摇匀
	精蛋白生物合成人胰岛素(诺和灵N)				
	精蛋白重组人胰岛素(甘舒霖N)				
	精蛋白生物合成人胰岛素(预混30R)(诺和灵30R)	预混胰岛素	降血糖		餐前30分钟皮下注射,不可静脉注射,用前摇匀
	精蛋白生物合成人胰岛素(预混50R)(诺和灵50R)				
	精蛋白锌重组人胰岛素混合针(优泌林70/30)				
	30/70混合重组人胰岛素(甘舒霖30R)				
	50/50混合重组人胰岛素(甘舒霖50R)				
	门冬胰岛素30(诺和锐30)				餐前0~10分钟皮下注射,不可静脉注射,用前摇匀
	门冬胰岛素50(诺和锐50)				
	精蛋白锌重组赖脯胰岛素混合注射液(25R)(优泌乐25)				餐前0~15分钟皮下注射,不可静脉注射,用前摇匀
	精蛋白锌重组赖脯胰岛素混合注射液(50R)(优泌乐50)				

续表

类型	药名 (化学名/商品名)		类别	主要 作用	副作用	注意事项
注射用 降糖药- 胰岛素	甘精胰岛素(来得时)		长效胰岛素 类似物	降血糖	低血糖、过 敏、注射部位 皮下结节和 皮下脂肪萎 缩、血管神经 性水肿等	早晨或睡前皮下注射,每日1 次,不可静脉注射
	重组甘精胰岛素(长 秀霖)					
	地特胰岛素(诺和平)					
注射用 降糖药- (GLP- 1)受体 激动剂	度拉糖肽		胰高糖素样 多　肽　1 (GLP-1)	降血糖	胃肠道反应	本品不适用于1型糖尿病患 者,有甲状腺髓样癌、2型多发 性内分泌腺瘤综合征禁用此 药;每周一次皮下注射,可在 一天中任意时间注射,和进餐 与否无关
	利拉鲁肽(诺和力)					本品不适用于1型糖尿病患 者。有胰腺炎病史的患者禁 用此类药物。每日注射一次, 可在任意时间注射,推荐每天 同一时间注射

糖尿病的综合控制目标

指标	目标值
毛细血管血糖(mmol/L)	空腹4.4~7.0
	非空腹<10.0
糖化血红蛋白(%)	<7.0
血压(mmHg)	<130/80
总胆固醇(mmol/L)	<4.5
高密度脂蛋白胆固醇(mmol/L)	男性>1.0
	女性>1.3
甘油三酯(mmol/L)	<1.7
低密度脂蛋白胆固醇(mmol/L)	未合并冠心病<2.6
	合并冠心病<1.8

续表

指标	目标值
体质指数（kg/m^2）	＜24.0
尿白蛋白/肌酐比值[mg/mmol(mg/g)]	男性＜2.5(22.0)
	女性＜3.5(31.0)
尿白蛋白排泄率[μg/min(mg/d)]	＜20.0(30.0)
主动有氧活动(min/周)	≥150.0

胰岛素使用的注意事项

1. 胰岛素的保存　未开封胰岛素需贮存在2~8℃的冰箱中，不宜冷冻。已开启的胰岛素按说明书在常温（低于25℃或30℃）下可放置28天或42天（具体以胰岛素说明书为准）。避免将胰岛素暴露在阳光下或放置在温度较高的地方，如计算机、电视机旁等。冬季不要把胰岛素放在室外，以免胰岛素冻结失去疗效。

2. 胰岛素注射装置的使用　使用普通的1ml注射器要注意剂量的换算。例如：瓶装胰岛素每毫升40单位，0.1ml为4个单位。而一次性胰岛素专用注射器可直接读数，即一格为1个单位。胰岛素笔芯应选择相匹配的胰岛素注射笔和针头、填充式胰岛素只需安装胰岛素针头，调节所需剂量，将针头垂直刺入皮下，按一下笔上方的装置即可完成注射。使用中效、预混的胰岛素，在注射前必须摇匀胰岛素，呈均匀雾状。为避免针刺伤的发生，推荐选用自毁型针头，注射时稍用力直至注射结束，以免药液外漏。使用胰岛素泵者应选择相匹配的储药器和输注管路，管路留置时间不超过72小时，避免针头堵塞和局部感染，禁止将胰岛素泵带入X线、CT、MRI检查室及高压氧治疗舱，禁止带泵游泳。

3. 胰岛素的注射部位　腹部耻骨联合以上1cm，最低位肋骨以下1cm，距肚脐2.5cm以外的双侧腹部；上臂后侧的中1/3；大腿前外侧的上1/3；上臀部后外侧。还需注意注射部位的轮换。

4. 胰岛素应注射在皮下　普通1ml注射器和胰岛素专用注射器需捏起皮肤呈45°或90°进针；8mm的胰岛素针头需捏起皮肤垂直进针；4mm、5mm和6mm的胰岛素针头一般无需捏起皮肤垂直进针，但对于身材消瘦的患者，尤其是儿童，使用5mm和6mm的胰岛素针头时需捏起皮肤形成皮褶后再行注射。

第十一节 痛风护理

【定义】

痛风(gout)是嘌呤代谢紊乱和(或)尿酸排泄障碍所致的一组慢性异质性疾病。临床特点为高尿酸血症、反复发作的痛风性关节炎、痛风石、间质性肾炎,严重者呈关节畸形及功能障碍,常伴有尿酸性尿路结石。

【治疗原则】

目前尚无根治原发性痛风的有效办法。

1. 控制高尿酸血症,预防尿酸盐沉积。

2. 迅速控制急性关节炎发作,防止复发。

3. 防止尿酸性肾结石形成、痛风性肾病及肾功能损害。

【护理】

一、护理常规

按内分泌和代谢系统疾病护理常规。

二、与本病相关的其他护理

(一)评估要点

1. 健康史及相关因素

(1)有无家族史。

(2)有无诱因,如酗酒、过度疲劳、关节受伤、手术、感染、寒冷、摄入高蛋白和高嘌呤食物等。

(3)有无肥胖。

(4)了解起病时间、治疗经过、病情控制等情况。

2. 症状体征

(1)急性痛风性关节炎是原发性痛风最常见的首发症状。85%~90%的首次发作累及单一关节,以第一跖趾关节最常见,多于夜间突然起病,关节剧痛难忍,症状在数小时内达到高峰,受累关节红、肿、热、痛和功能障碍,其他常见受累部位为足背、踝、足跟、膝、腕、指、趾和肘关节,可有关节腔积液、发热、头痛等全身反应。发作常呈自限性,多于数天或2周内自行缓解,红肿消退后受累关节处皮肤脱屑。

(2)痛风石一般位于皮下结缔组织,为无痛性黄白色赘生物,可累及全身,常见于耳廓、跖趾、指间、掌指、肘等关节,跟腱、髌骨滑囊等处。

（3）肾脏病变表现为夜尿增多、蛋白尿、血尿和等渗尿等，进而发展成肾功能不全。

（4）慢性关节炎表现为受累关节非对称性不规则肿胀、疼痛，随着病程延长，关节炎发作频率增加、发作时间延长、发作程度加重、间歇期缩短，最终导致关节僵硬、多种畸形等，尤其在手和足，可造成进行性残疾。

3. 辅助检查 了解血尿酸、尿尿酸、滑囊液或痛风石内容物检查、骨骼 X 线、关节镜检查、CT、MRI、超声检查等阳性结果。

4. 心理社会支持状况 理解和尊重患者，评估其心理需求，动员患者家属配合痛风患者的饮食管理，痛风发作时给予生活上的帮助。

（二）护理措施

1. 饮食管理 控制总热量摄入，避免进食高嘌呤、高糖饮食，控制海鲜及肉类的摄入量。高嘌呤食物，如动物内脏、肉汤、沙丁鱼、鱼卵、蛤、淡菜、虾米、鹅、豆类及豆制品、香菇、紫菜等。不宜饮浓茶，严禁饮酒。多食碱性食物，如牛奶、鸡蛋、马铃薯、各类蔬菜、柑橘类水果等，多饮水，每日饮水应在 2000ml 以上。

2. 休息与活动 急性关节炎发作期应卧床休息，抬高患肢，避免受累关节负重。

3. 用药护理 遵医嘱用药，观察药物的疗效及不良反应。如急性发作期常用秋水仙碱：首次剂量 1mg，1 小时后再给 0.5mg，12 小时后再用 0.5mg，以后每次 0.5mg，2～3 次/d；非甾体抗炎药应在餐后服用，以减轻对胃肠道刺激；间歇期及慢性期使用抑制尿酸合成的药物，如别嘌呤醇，应观察有无发热、过敏性皮疹、腹痛、腹泻、白细胞和血小板减少等；服用促进尿酸排泄的药物如苯溴马隆、碳酸氢钠时，应注意多饮水，保持每日尿量＞2000ml。

4. 疼痛管理 参见第一章常见护理措施。

【出院指导】

1. **自我监测** 若出现关节红肿热痛、功能障碍等，应及时就诊。

2. **饮食指导** 控制总热量，避免高嘌呤食物，多吃碱性食物，多饮水，禁饮酒。

3. **休息与活动** 劳逸结合，避免劳累，注意保护受累关节。急性发作期应卧床休息。

4. **防止诱因** 避免过度疲劳、寒冷、潮湿、饱餐、饮酒、脚扭伤等。肥胖者减轻体重。

5. **定期复诊** 血尿酸、24 小时尿尿酸。

第八章

风湿性疾病护理常规

第一节 风湿性疾病护理常规概述

一、入院护理

1. 病区接到入院通知后,做好新患者入院准备。

2. 热情接待新患者,双人核对患者身份,正确佩戴腕带,责任护士进行自我介绍。

3. 通知主管医生接诊新患者。

4. 进行入院护理评估,包括患者生理、心理及社会状况的评估,测量生命体征、体重等,并按要求书写入院护理记录。

5. 给予入院指导,并进行安全告知。

6. 保持病房安静、整洁、舒适、安全。

二、病情观察

1. **全身情况** 评估意识、生命体征,评估心、肺、肝、肾等重要脏器的状况及水电解质酸碱平衡、全身营养状况等。

2. **专科情况**

(1)评估皮肤有无红斑、皮损及其颜色、面积大小、形状及分布情况,有无皮下结节、雷诺现象和口腔黏膜溃疡等。

(2)评估有无肌肉萎缩和肌力减退,关节有无红、肿、热、压痛、活动受限及畸形等。

3. **辅助检查** 了解抗核抗体、抗中性粒细胞胞质抗体、抗磷脂抗体、血常规、类风湿因子、C反应蛋白、血沉、CT、X线、关节液检查等阳性结果。

三、用药护理

掌握风湿内科常用药物的剂量、方法、作用及副作用。如非甾体抗炎药宜饭后服用,避免同时口服两种以上非甾体抗炎药;使用抗风湿药缓解病情时应监测血常规、肝肾功能及血液、神经系统功能等;使用激素时应注意睡眠、血压、血糖情况及有无应激性溃疡、水电解质酸碱平衡失调等。

四、症状护理

1. 关节疼痛与肿胀

（1）评估要点

1）疼痛的诱因、性质、部位、程度、时间等。

2）疼痛与活动的关系。

3）具体受累的关节。

4）有无关节畸形、功能障碍和晨僵。

5）有无其他伴随症状，如发热、乏力、食欲不振、皮疹等。

（2）护理措施

1）急性期关节肿胀伴体温升高时，应卧床休息，保持关节功能位。

2）提供舒适的休息环境，遵医嘱使用非甾体抗炎药，根据病情使用红外线、超短波等物理治疗方法缓解疼痛。合理使用非药物止痛措施，如松弛疗法、冷热敷等。

3）鼓励患者生活自理。指导缓解期的患者进行有规律的功能锻炼，活动量应控制在患者能承受的范围内。

2. 关节僵硬与活动受限

（1）评估要点

1）关节僵硬和活动受限发生的原因、部位、时间、持续时间、缓解方式，以及关节僵硬与活动的关系。

2）僵硬关节的分布，活动受限的程度，有无关节畸形和功能障碍。

3）患者生活自理能力、活动能力以及活动的安全性。

4）患者肌力情况，是否伴有肌萎缩和明显的磷酸肌酸肌酶升高。

5）有无伴随症状，如肢体发红、局部肿胀等。

（2）护理措施

1）睡眠时注意对病变关节保暖，预防晨僵。疾病急性期限制活动。缓解期鼓励患者进行主动和被动的全关节活动锻炼，并逐步从主动的全关节活动锻炼过渡到功能性活动，以恢复关节功能。必要时提供适当的辅助工具，并指导注意事项。

2）根据患者活动受限程度，协助日常生活。鼓励患者使用健肢进行自我照顾活动。

3. 皮肤损害

（1）评估要点

1）皮肤损害的原因及诱因。

2）皮肤损害的发生时间、部位、特征、形态、大小、数目以及次序进展、演变过程。

3）皮肤损害的伴随症状及体征。

（2）护理措施

1）保持皮肤清洁干燥，每天用温水清洗，忌用碱性肥皂。

2）有皮疹、红斑或光敏感患者避免日光直接照射皮肤。

3）避免接触刺激性物品,如染发剂等。

4）避免服用容易诱发风湿疾病的药物,如普鲁卡因胺等。

五、饮食管理

根据病情及医嘱选择合适的饮食,宜营养丰富、清淡、易消化。

六、安全护理

卧床患者予以床栏保护,协助翻身及日常生活,防止坠床。离床活动患者做好安全防护措施,预防跌倒发生。

七、心理护理

风湿免疫性疾病是以疼痛为常见症状,累及全身多脏器的一大类疾病。有些疾病改变患者的容貌,有些使关节、脊柱畸形而致残,从而产生心理障碍,如有些类风湿关节炎、强直性脊柱炎、系统性红斑狼疮等患者存在抑郁和焦虑。持续的负性情绪和心理问题又反作用于免疫系统,导致免疫紊乱进一步加重。因此,医护人员要关注患者的心理变化,提高患者对疾病的认识,树立起战胜疾病的信心,积极参与到疾病的治疗过程之中。调动一切家庭和社会力量,给患者物质支持和精神鼓励,消除孤独感,增强患者对亲人和社会的眷恋,激发对美好生活的追求和愿望,使其身心舒畅。必要时及时求助于精神或心理的专业人员。

八、出院指导

宣教自我监测、休息与活动、饮食、服药及复诊等注意事项。

第二节　类风湿性关节炎护理

【定义】

类风湿性关节炎(rheumatoid arthritis,RA)是一种以慢性破坏性关节病变为特征的全身性自身免疫病。以双手、腕、膝、踝和足关节的对称性多关节炎为主要表现,可伴有发热、贫血、皮下结节及淋巴结肿大等关节外表现,血清中可出现多种自身抗体。

【治疗原则】

1. 一般治疗　关节肿痛明显者应强调休息及关节制动,而在关节肿痛缓解后应注意关节的功能锻炼。

2. 药物治疗　非甾体抗炎药、缓解病情的抗风湿药、生物制剂、糖皮质激素、植物类药等。

3. 外科治疗　经内科治疗不能控制及严重关节功能障碍的RA患者,外科手术是有效的治疗手段。外科治疗的范围从腕管综合征的松解术、肌腱撕裂后修补术至滑膜切除及关节置管术,应针对不同部位和病变程度选择不同术式。在任何情况下,外科治疗均不能替代内科治疗。

【护理】

一、护理常规

按风湿性疾病护理常规。

二、与本病相关的其他护理

(一)评估要点

1. 健康史及相关因素

(1)有无细菌、病毒、支原体、原虫等感染史。

(2)有无寒冷、潮湿、疲劳、外伤、精神刺激、吸烟史等。

(3)女性患者是否处于围绝经期。

(4)有无家族史。

(5)了解起病时间、治疗经过、病情控制等情况。

2. 症状体征

(1)关节表现

1)关节痛和关节压痛往往是最早的表现,最常出现的部位为腕关节、掌指关节、近端指间关节,其次是膝、踝、肘、肩等关节。特点为持续性和对称性关节疼痛与压痛。

2)近端指间关节、掌指关节、腕关节最常受累,但可发生于任何关节。

3)晨僵是关节部位的僵硬和胶着感,出现在95%以上的患者。晨起明显,活动后减轻,持续时间和关节炎症的程度成正比。

4)关节畸形多见于较晚期患者。出现关节的半脱位,如尺侧偏斜、屈曲畸形、"天鹅颈"样畸形等。

5)关节功能障碍。

(2)关节外表现包括类风湿结节、类风湿血管炎、肺间质病变、继发干燥综合征、小细胞低色素性贫血、骨质疏松等。

3. 辅助检查 了解血常规、类风湿因子、红细胞沉降率、C反应蛋白、抗环状瓜氨酸抗体、关节腔内滑液、关节X线、CT检查等阳性结果。

4. 心理社会支持状况 治疗疾病会给患者带来沉重的负担。RA患者不仅面对疼痛的折磨,而且还要面对一些主要生活压力,包括他们健康的损害、工作的丢失、家庭破裂和夫妻生活中断等。严重的会发生焦虑、抑郁等症状。因此,减轻患者的疼痛,给与更多的来自家庭和社会的支持对患者减轻心理痛苦和躯体障碍是有益的。

(二)护理措施

1. 休息与活动

（1）急性活动期,以卧床休息为主,限制受累关节活动,保持关节功能位。若晨僵明显,建议晚上睡眠时使用弹力手套保暖。晨起后进行温水浴或用热水浸泡僵硬的关节。

（2）临床缓解期,鼓励主动活动,注意循序渐进,持之以恒。运动量以疲劳、疼痛在运动后2小时内消失为度。避免关节长期保持一个动作及过度使用小关节。可进行适当的康复锻炼,避免负重运动。

2. 饮食管理　宜高蛋白、高维生素、含铁丰富、易消化饮食。

(三)关节外表现护理

1. 肺间质病变　表现为胸闷、气短、干咳、呼吸困难等。遵医嘱予以吸氧,使用糖皮质激素或联合细胞毒药物等。观察呼吸频率、节律、深浅度变化,监测血气分析、经皮血氧饱和度。

2. 干燥综合征　表现为唾液腺和泪腺等腺体功能受损而出现口干、眼干、成人腮腺炎等。保持室内空气新鲜,湿度50%～60%。预防皮肤干裂,注意口腔卫生,避免感染。保护眼睛,外出戴墨镜。指导患者多饮水,必要时遵医嘱予以对症治疗或人工泪液、人工唾液替代治疗。

3. 小细胞低色素贫血　参见第六章第一节血液和造血系统疾病护理概述。

4. 骨质疏松　以易于骨折、骨骼疼痛为特征。遵医嘱补充钙剂、维生素D等。指导患者选择含钙量高的食物,保证钙的摄入量。戒烟酒,少饮咖啡等。严重骨质疏松患者易发生骨折,应多卧床休息,保持环境安全,预防跌倒。

【出院指导】

1. 自我监测　若出现关节疼痛、肿胀、活动障碍加剧等,应及时就诊。

2. 疾病知识宣教　选择舒适、轻巧、容易穿脱的衣物,用拉链代替纽扣。注意保暖,避免潮湿及寒冷。缓解期鼓励主动活动,以活动后2小时内关节疼痛消失为宜。

3. 用药指导　遵医嘱服药,不得擅自停药或随意增减剂量。

4. 定期复诊　定期门诊复查,调整抗风湿药物的剂量。对于缓解期的患者可以每3个月或半年复查一次。

第三节　系统性红斑狼疮护理

【定义】

系统性红斑狼疮(systemic lupus erythematosus,SLE)是自身免疫介导的、以免疫性炎症为突出表现的弥漫性结缔组织病。多系统累及和血清中出现以抗核抗体为代表的多种自身抗体是SLE的两个主要临床特征。

【治疗原则】

早期诊断、早期治疗。

1. **一般治疗** 健康宣教,对症治疗,去除各种影响疾病预后的因素。

2. **药物治疗** 非甾体抗炎药、糖皮质激素、抗疟药、免疫抑制剂、丙种球蛋白等。

3. **血浆置换** 血浆置换适用于伴有狼疮肾炎或中枢神经系统损害的急性进展性系统性红斑狼疮、难治性病例、因药物不良反应而停药的病例、免疫复合物浓度高的病例。

【护理】

一、护理常规

按风湿性疾病护理常规。

二、与本病相关的其他护理

(一)评估要点

1. 健康史及相关因素

(1)有无家族史。

(2)有无病毒感染史等。

(3)有无环境因素,如日光照射、食物、药物等。

(4)女性患者是否处于生育期。

2. 症状体征

(1)全身症状,如乏力、体重减轻、发热等。

(2)关节、肌肉表现为对称性多关节痛、肿胀是临床上最常见的症状,好侵犯四肢大小关节,通常不引起骨质破坏。

(3)皮肤黏膜表现为在鼻梁和双颧颊部呈蝶形分布红斑,是SLE特征性的改变,还可出现脱发、盘状红斑、结节性红斑、雷诺现象、口腔溃疡等。

(4)累及其他系统及脏器表现为狼疮性肾炎、神经-精神狼疮、胸膜炎、心包积液、继发性干燥综合征等。

3. 辅助检查 了解血常规、血沉、血清补体、类风湿因子、血生化全套、抗核抗体谱中抗Sm抗体及抗双链DNA、其他自身免疫抗体、尿常规、肾穿刺活体组织检查等阳性结果。

4. 心理社会支持 系统性红斑狼疮的治疗是终生的,不良情绪不但不利于患者坚持治疗,也对病情变化有负面作用。因此,家属及患者需要接受专业人士的科普知识,并尽量保持患者愉快的心情,积极、向上的精神状态,如患者出现精神异常,要及时求助于精神或心理的专业人员。

(二)护理措施

1. 休息与活动 重型SLE患者卧床休息,轻型SLE患者可适当活动,避免劳累及日光照射,外出防晒。

2. 饮食管理 加强营养,宜高蛋白、丰富维生素、易消化饮食,少量多餐。忌食芹菜、无花果、菌菇等光敏感食物,禁饮咖啡,戒烟酒。

3. 皮肤护理 保持皮肤清洁,遵医嘱用药。不可挤压皮肤斑丘疹,避免接触刺激性物品,如染发剂、化妆品等。出现雷诺现象时,应注意保暖,避免使用血管收缩药。

4. 口腔护理 保持口腔清洁。有口腔黏膜破损时,应于晨起、睡前、进餐前后用漱口液漱口;口腔溃疡患者在漱口后用锡类散等涂敷溃疡部;有口腔感染病灶患者,遵医嘱局部使用抗生素。

5. 狼疮性肾炎护理 狼疮性肾炎表现为蛋白尿、血尿、管型尿乃至肾功能衰竭。应遵医嘱使用糖皮质激素、免疫抑制剂等,低盐、优质低蛋白饮食,限制水钠摄入,定期测量体重。密切观察水肿程度、尿量、尿色变化及有无食欲减退、恶心、呕吐等,监测尿常规、24小时尿蛋白定量、血清电解质、血肌酐、血尿素氮等。

6. 神经精神狼疮护理 轻者仅有偏头痛、性格改变,重者可表现为脑血管意外、癫痫持续状态等。遵医嘱使用糖皮质激素、免疫抑制剂等,密切观察意识、瞳孔、生命体征变化,做好安全防护和急救准备。若出现烦躁、乱语等精神症状应做好安全护理,防止外伤;癫痫患者保证环境安静,避免情绪激动、精神紧张、过度劳累等;出现抽搐时应保持呼吸道通畅,遵医嘱使用抗癫痫药、降颅内压等治疗。

7. 其他 合并其他系统及脏器损害时,参照各相应疾病护理。

【出院指导】

1. 自我监测 若出现发热、关节肌肉疼痛加剧、水肿、性格改变等,应及时就诊。

2. 疾病知识宣教 宜高蛋白、高维生素、易消化、清淡饮食。避免一切诱因,禁用诱发本病的药物和食物,如普鲁卡因酰胺、芹菜等,避免日照、寒冷、妊娠、皮损和感染等。适当活动,劳逸结合,避免过度劳累。戒烟。

3. 用药指导 遵医嘱服药,不得擅自停药或随意增减剂量。

4. 定期复诊 定期门诊复查,根据病情调整用药。病情稳定的每3个月或每半年复诊。

第四节 强直性脊柱炎护理

【定义】

强直性脊柱炎(ankylosing spondylitis,AS)是以骶髂关节炎及中轴关节病变为特征的慢性炎性脊柱关节病。临床上表现为脊柱和外周关节炎,并可伴有不同程度的眼、肺、心血管和肾等多系统损害。

【治疗原则】

1. **一般治疗** 患者教育,功能锻炼。

2. **药物治疗** 非甾体抗炎药、缓解病情抗风湿药、生物制剂等。

3. **理疗** 脉冲磁疗、超短波、中频脉冲等。

4. **外科手术治疗** 主要用于晚期关节畸形患者的矫形。髋关节受累引起的关节间隙狭窄、强直,是本病致残的主要原因。为了改善患者的关节功能和生活质量,人工全髋关节置换术是最佳选择。

【护理】

一、护理常规

按风湿性疾病护理常规。

二、与本病相关的其他护理

（一）评估要点

1. 健康史及相关因素

（1）有无细菌、病毒、真菌、支原体、衣原体、寄生虫等感染史。

（2）有无家族史。

（3）了解起病时间、治疗经过、病情控制等情况。

2. 症状体征

（1）关节表现

1）骶髂关节表现为腰骶、下腰痛或臀部疼痛,常伴有夜间疼痛加重或翻身困难。骶髂关节按压痛阳性,"4"字试验(Patrick sign)阳性。

2）常由腰椎向上逐渐累及胸椎和颈椎。表现为腰背疼痛及活动受限,以晨起为著,休息后加重,活动后可减轻。胸廓活动度减低。

3）部分患者外周关节表现为首发症状。以非对称性下肢单关节受累居多。髋关节受累是本病致残的主要原因之一。

4）肌腱端炎表现为足跟、足底部及脊柱旁、髂嵴、坐骨结节等肌腱附着点疼痛。

（2）关节外表现为眼葡萄膜炎、肺间质病变、心血管病变、神经系统病变等。

3. 辅助检查 了解血人类白细胞抗原Ⅰ类分子B27(HLA-B27)、血沉、C反应蛋白、免疫球蛋白、X线、骶髂关节CT检查等阳性结果。

4. 心理社会支持 强直性脊柱炎是一个难治性、病程长、疗程长的疾病,患者容易出现自卑、焦虑、多疑、失望、抑郁甚至自暴自弃。治疗期间要观察患者的心理变化,给予相应的心理疏导,指导患者要用科学的态度对待疾病,了解疾病的特点和转变,保持乐观态度积极配合医生早期治疗,不要错过治疗的良机,减少疾病治疗的难度和复杂性,减低致残率。

（二）护理措施

1. 休息与活动

（1）睡硬板床，低枕或不垫枕，以保持颈、腰部脊椎生理曲度。坐位时，使用直背硬靠椅，上身挺直收腹，尽可能向后紧靠椅背，髋、膝屈曲90°。站立和行走时，尽量抬头，两眼平视，挺胸收腹。

（2）鼓励适当锻炼，如散步、打太极拳等，以疼痛在运动后2小时内消失为度。

2. 饮食管理　宜高蛋白、高维生素、富含钙、铁的易消化饮食。控制体重，以免脊柱负荷过重。

（三）关节外表现护理

1. 眼葡萄膜炎　表现为眼痛、畏光、流泪、睫状体充血、虹膜水肿等。遵医嘱使用散瞳药、糖皮质激素等。病室光线宜暗，患者戴有色眼镜，减轻畏光、流泪等症状。

2. 肺间质病变　见本章第二节类风湿性关节炎关节外表现护理。

【出院指导】

1. 自我监测　若出现腰椎活动受限、胸廓活动度减少等，应及时就诊。

2. 疾病知识宣教　保持身体正确姿势，定期测量身高，控制体重。劳逸结合，适当锻炼，避免劳累。为防止病变上行到达胸部使呼吸受限，可进行扩胸运动等。对于早期AS患者，游泳是最佳最全面的运动方式。

3. 饮食指导　宜富含钙铁、易消化饮食。

4. 用药指导　遵医嘱用药，不得擅自停药或随意增减剂量。

5. 定期复诊　定期门诊复查，根据病情调整药物剂量。

第五节　皮肌炎护理

【定义】

皮肌炎（dermatomyositis，DM）为累及横纹肌的特发性炎症性肌病。临床上以对称性近端肌无力、特征性皮疹为主要表现。常累及多脏器，伴发肿瘤和其他结缔组织病。

【治疗原则】

1. 对症支持治疗　对有皮肤、关节病变，雷诺现象和胃肠道受累的患者进行针对性的治疗。

2. 药物治疗　糖皮质激素、免疫抑制剂、丙种球蛋白等。

【护理】

一、护理常规

按风湿性疾病护理常规。

二、与本病相关的其他护理

(一)评估要点

1. 健康史及相关因素

(1)有无甲状腺疾病、重症肌无力、1型糖尿病、原发性胆汁性肝硬化等自身免疫疾病史。

(2)有无细菌、真菌、病毒、寄生虫等感染史。

(3)有无创伤、寒冷等诱因。

(4)有无家族史。

(5)了解起病时间、治疗经过、病情控制等情况。

2. 症状体征

(1)骨骼肌受累为本病特征。受累肌群包括四肢近端肌肉、颈部屈肌、脊柱旁肌肉、咽部肌肉、呼吸肌等。肌无力是主要表现,患者抬腿、下蹲、起立、举臂、梳头,重症患者发音、吞咽以致呼吸均感困难。

(2)皮肤改变

1)向阳性皮疹,即上眼睑和眶周可有特殊的水肿性淡紫色斑。

2)"披肩"征和"V"字征,即肩背部、颈部、前胸领口"V"字区弥漫性红斑。

3)高春征(Gottron),即四肢关节的伸侧面可见红斑性鳞屑样疹。

4)"机工手",即在手指的掌面和侧面出现污秽、深色的水平线横过手指。类似于长期用手工操作的劳动手,故名"机工手"。

(3)5%～10%的患者出现肺间质病变。

(4)心肌、消化道亦可受累。部分患者伴肌肉痛、肌肉肿胀、关节痛等。

3. 辅助检查　了解红细胞沉降率、心肌酶谱、抗核抗体、肌电图、肌肉活检等阳性结果。

4. 心理社会支持　皮肌炎是自身免疫性疾病,需要长期治疗。部分患者存在肢体活动障碍、吞咽困难、眼睑水肿,红色色斑等,同时出现生活自理能力下降,自我形象紊乱,容易焦虑。医护人员在帮助患者认识疾病同时,协助患者把经常使用的物品放在易取地方,减少体力消耗,对于声音嘶哑患者可以使用纸笔交谈或用手势进行交流。

(二)护理措施

1. 休息与活动

(1)肌痛、肌肿胀和关节疼痛者,应卧床休息。

(2)病情稳定后,指导患者活动,宜循序渐进,活动时预防坠床跌倒。对肌无力的肢体应协助被动活动,必要时配合按摩、理疗、推拿等方法。

2. **饮食管理**　咀嚼和吞咽困难患者给予流质或半流质饮食,少量缓慢进食,进食时采取坐位或半卧位,必要时遵医嘱鼻饲。

3. **皮肤护理**　病室环境清洁舒适、温度适宜。保持皮肤清洁,穿着柔软宽松的棉质衣物,剪短指甲,可戴棉质手套,避免搔抓或热水烫洗,必要时遵医嘱使用止痒、止痛药物。结痂、脱屑严重者,不可私自揭掉痂皮,应让其自然脱落;伴有糜烂和溃烂的皮疹患者,每日用无菌生理盐水清洁患处,必要时遵医嘱加用抗生素局部抗炎。

4. **呼吸肌无力护理**　评估呼吸频率、节律、深浅度以及呼吸困难的程度等,根据医嘱选择合适的氧疗,必要时机械通气。

5. **肺间质病变护理**　参见第八章第二节类风湿性关节炎关节外表现护理。

【出院指导】

1. **自我监测**　若出现呼吸费力、吞咽无力等,应及时就诊。

2. **疾病知识宣教**　生活规律,适当锻炼,劳逸结合。避免感染、创伤、冷等诱因,避免一切免疫接种。有皮损患者,避免日光照射。育龄妇女应避孕。

3. **用药指导**　遵医嘱用药,不得擅自停药或随意增减剂量。

4. **定期复诊**　定期门诊复查,根据病情调整用药剂量。

传染病护理常规

第一节 传染病护理常规概述

一、入院护理

1. 病区接到入院通知后,做好新患者入院准备。

2. 热情接待新患者,双人核对患者身份,正确佩戴腕带,责任护士进行自我介绍。

3. 各类传染病按病种分类隔离,防止交叉感染。凡疑似传染病者,应单独隔离观察,待确诊后再进行隔离。

4. 通知主管医生接诊新患者。

5. 进行入院护理评估,详细询问流行病学资料,包括心理、生理及社会状况的评估,测量生命体征、体重等,并按要求书写入院护理记录。

6. 给予入院指导,解释消毒隔离制度,指定活动范围,并进行安全告知。

7. 保持病房安静、整洁、舒适、安全。

二、病情观察

1. **全身情况** 评估意识、生命体征,评估心、肺、肝、肾等重要脏器的状况及水电解质酸碱平衡、全身营养状况等。

2. **专科情况** 根据各种传染病的临床特征及发生、发展、转归的规律,密切观察传染病的各期病情变化。评估患者有无发热(发热的程度、热型、持续时间、伴随症状等)、皮疹(皮疹的种类、分布部位、出疹时间、出疹顺序、消退情况及伴随症状等)、黄疸、恶心、呕吐、腹泻、出血等。

3. **辅助检查** 了解血常规、血生化全套、血培养、骨髓穿刺术、腰椎穿刺术、B超、X线检查等阳性结果。

三、标准预防

1. **概念** 标准预防是针对医院所有患者和医务人员采取的一组预防感染的措施,包括手卫生,根据预期可能的暴露选用手套、隔离衣、口罩、护目镜或防护面罩,以及安全注射。

也包括穿戴合适的防护用品处理患者环境中污染的物品与医疗器械。

2. 特点 强调双向防护,既防止疾病从患者传向医务人员,又要防止疾病从医务人员传向患者。

3. 内容 医务人员在所有为患者实施诊断、治疗、护理等操作的全过程中,不论患者是否确诊或可疑传染病,都要采取标准预防。主要包括5项基本内容:严格执行手卫生;正确使用防护设施,避免直接接触体液;安全处置锐利器具;对所有器具严格消毒;安全处置废弃物。

4. 标准预防技术 包括洗手、戴口罩、戴手套、穿隔离衣、戴防护眼镜和面罩的基本技术。

5. 医务人员防护用品的使用

(1)手套

1)当医务人员在接触血液、体液、分泌物、排泄物、呕吐物及污染物品时,应戴清洁手套。

2)进行手术等无菌操作、接触患者皮肤黏膜时,应戴无菌手套。

3)对患者实行保护性隔离时,每接触一个患者须更换手套,手套被污染后应立即脱掉。

4)对感染性疾病患者如传染病患者、多重耐药菌感染患者等实施操作时,应戴手套。

5)在区域隔离预防,从潜在污染区进入污染区时要戴手套。

(2)口罩、眼罩

1)手术室工作或护理免疫功能低下患者、进行体腔穿刺等操作时,应戴医用外科口罩。

2)接触经空气传播或近距离(1米以内)接触经飞沫传播的呼吸道传染病患者时,应戴医用防护口罩。与患者近距离(1米以内)接触,进行可能产生喷溅的诊疗操作时,应戴防护眼罩。

3)在进行操作和护理患者时,有可能发生血液、体液、分泌物和排泄物的喷射而溅到工作人员身上时,要戴口罩、眼罩以保护眼睛、鼻子和口腔的黏膜。

(3)防护面罩

1)为呼吸道传染病患者进行气管切开、气管插管等近距离操作时,应使用防护面罩

2)可能发生患者血液、体液、分泌物喷溅时,应使用防护面罩。

(4)隔离衣

1)接触经接触传播的感染性疾病患者(如传染病患者、多重耐药菌感染患者)时,应使用隔离衣。

2)可能受到患者血液、体液、分泌物、排泄物喷溅时,应使用隔离衣。

3)每接触一个患者都需要更换隔离衣。

(5)防护服

1)接触甲类或按甲类传染病管理的传染病患者时,应穿防护服。

2)接触经空气传播的传染病患者,可能受到患者血液、体液、排泄物喷溅时,应穿防护服。

（6）鞋套

1）鞋套应具有良好的防水性能，并一次性使用。

2）从潜在污染区进入污染区时和从缓冲间进入负压病室时应穿鞋套。

3）应在规定区域内穿鞋套，离开该区域时应及时脱掉。发现破损应及时更换。

（7）帽子

1）分为布制帽子和一次性帽子。

2）进入污染区和洁净环境前、进行无菌操作等时应戴帽子。

3）被患者血液、体液污染时，应立即更换。

4）布制帽子应保持清洁，每次或每天更换与清洁。

5）一次性帽子应一次性使用。

（8）围裙

1）一次性防水围裙应一次性使用，受到明显污染时应及时更换。

2）重复使用的塑胶围裙，用后应及时清洗与消毒。

3）遇有破损或渗透时，应及时更换。

四、隔离

1. 隔离原则　隔离的实施应遵循"标准预防"和"基于疾病传播途径的预防"的原则。在标准预防的基础上，医院应根据疾病的传播途径并结合本院的实际情况，制定相应的隔离措施，一种疾病可能有多种传播途径，应采取相应传播途径的隔离和预防措施。

2. 隔离方式　隔离病室应有隔离标志，并限制人员的出入。根据《医院隔离技术规范》规定，黄色为空气传播的隔离标志，粉红色为飞沫传播的隔离标志，蓝色为接触传播的隔离标志。

五、用药护理

掌握传染科常用药物的剂量、方法、作用及副作用。

六、症状护理

1. 发热

（1）评估要点

1）评估发热的原因和诱因。

2）监测体温、脉搏、呼吸、血压。

3）评估热型、热程、体温变化规律。

4）评估有无伴随症状及体征，如畏寒、出汗、皮疹、淋巴肿大、咳嗽、咳痰、恶心、呕吐、腹痛、腹泻、头痛等。

5）监测血常规、血生化全套及细菌学、病原学、血清学、脑脊液检查等。

（2）护理措施

1）遵医嘱物理降温或药物降温,评价降温效果。

2）维持体液平衡,遵医嘱记录24小时出入量。

3）保持皮肤清洁,及时更换衣裤。

4）保持口腔清洁。

5）保持合适的环境温度和湿度。

6）高热量、高蛋白、清淡、易消化饮食。若病情允许,鼓励多饮水。

2. 皮疹

（1）评估要点

1）评估皮疹发生的原因及诱因,了解过敏史、接触史、预防接种史、职业与生活环境等。

2）评估皮疹的种类、分布部位、出疹时间、出疹顺序、消退情况等。

3）评估有无伴随症状及体征,如发热、瘙痒、全身浅表淋巴结肿大、扁桃体肥大等。

4）了解局部组织活检、病原学检查等阳性结果。

（2）护理措施

1）保持皮肤清洁,用温水轻擦皮肤,禁用肥皂水、乙醇擦拭皮肤。

2）着柔软宽松的棉质衣物,勤换洗内衣裤,保持床褥清洁、松软、平整、干燥。

3）剪短指甲,可戴棉质手套,避免瘙痒时抓破皮肤继发感染,必要时遵医嘱使用止痒、止痛药物。

4）有大疱时用无菌注射器抽出疱液;有脓疱时可用无菌剪剪去疱壁,以引流脓液,并遵医嘱使用外用药;结痂、脱屑严重者,不可私自揭掉痂皮,应让其自然脱落;伴有糜烂和溃烂的皮疹患者,每日用无菌生理盐水清洁患处,必要时遵医嘱予抗感染治疗。

5）对于口腔黏膜疹患者,应做好口腔护理,进食后充分漱口,保持口腔清洁、黏膜湿润。口腔疱疹破溃形成溃疡者,进食前可用药物减轻疼痛。

6）眼部皮疹患者不可佩戴接触镜,每日用生理盐水清洁眼部,保持较暗的房间光线或戴眼罩,避免强光刺激引起流泪。如有眼部炎症,应遵医嘱涂抗生素眼膏。

7）饮食应清淡易消化,避免进食辛辣、油炸等刺激性食物。对麻疹、水痘患者,应进食温凉软食,避免刺激口腔和消化道。

3. 黄疸

（1）评估要点

1）评估黄疸的原因及诱因,了解患者的饮食习惯、病程、病史、既往史、家族史等。

2）评估黄疸的程度和分布部位,除皮肤、黏膜、巩膜发黄外,有无尿、粪的颜色改变。

3）评估有无伴随症状及体征,如寒战、高热、肝脾大、腹痛、皮肤瘙痒、恶心、呕吐、呕血、便血、进行性消瘦、低血压、心动过缓等。

4）监测血生化全套、尿常规、粪便常规、B超等。

（2）护理措施

1）保证充分休息。

2)高热量、高蛋白、高维生素、低脂肪饮食,肝性脑病患者应遵医嘱限制蛋白质摄入。禁烟酒。

3)室内温度适宜,保持皮肤清洁湿润,可温水擦浴或洗浴,外涂润肤霜,避免使用碱性肥皂或沐浴液,着棉质柔软衣服,剪短指甲,避免搔抓,必要时带棉布手套,严重瘙痒者遵医嘱使用止痒药物。

4)保持大便通畅,必要时遵医嘱使用通便药物。

5)遵医嘱使用护肝、退黄药物。

4.惊厥

(1)评估要点

1)评估有无惊厥先兆表现,如烦躁不安、双目凝视或上翻、口角抽搐、肢体紧张等。

2)评估意识、瞳孔、生命体征、24小时出入量及有无伴随发热、大小便失禁、呼吸困难、窒息等。

3)评估抽搐部位、持续时间、间歇时间、发作次数等。

4)评估发作停止后患者的定向力、计算力、判断力、语言能力等,有无头痛、乏力、恶心、呕吐等情况。

(2)护理措施

1)保持呼吸道通畅,及时清除口腔分泌物。

2)专人护理,床栏保护,必要时使用约束带。

3)吸氧。

4)不可强行按压或扭动患者的肢体,患者意识不清时禁止服药、饮水、进食等。

5)遵医嘱予镇静、抗惊厥、脱水、降温等治疗。

6)必要时协助医生气管插管或气管切开机械通气。

5.意识障碍 参见第十章神经系统疾病护理常规。

6.出血 参见第一章常见护理措施。

七、休息与活动

急性期卧床休息,慢性期可适当活动,症状改善后根据患者体力制定相应的活动计划,遵循循序渐进原则。

八、饮食管理

根据病情及医嘱选择合适的饮食。

九、心理护理

参见第一章内科常见护理措施第十八节综合性医院常见临床心理问题及护理常规。

十、传染病报卡

一经确诊,及时报卡。甲类传染病和乙类传染病中传染性非典型肺炎、炭疽中的肺炭疽、新型冠状病毒肺炎的患者或疑似患者,或发现其他传染病和不明原因疾病暴发时,应于 2 小时内通过网络和电话报告;其他乙类丙类传染病患者、疑似患者和规定报告的传染病病原携带者在诊断后,应于 24 小时内进行网络报告。

十一、出院指导

宣教自我监测、休息与活动、饮食、用药及复诊等注意事项。

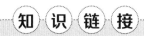

常见隔离方式和要求

隔离方式	疾病	隔离要求
空气隔离 (黄色标志)	开放性肺结核、麻疹、水痘等	1. 在标准预防的基础上,还应采用空气传播的预防和隔离措施。 2. 应将患者安置于负压隔离室或有特殊通风的专用单间隔离室,无条件时可将同一种病原体感染的患者安置于同一病室,但两病床之间的距离应不少于1.2米。 3. 应限制患者的活动范围,减少转运;如需转运,应采取有效措施,减少对其他患者、医务人员和环境表面的污染。 4. 患者病情允许时,应戴外科口罩,定期更换。 5. 进入确诊或可疑传染病患者的房间时,应戴帽子、医用防护口罩;进行可能产生喷溅的诊疗操作时,应穿戴护目镜、防护面罩、防护服;当需要接触患者的血液、体液、分泌物、排泄物时,应戴手套。 6. 接触患者、可能污染物后,护理其他患者之前,除去手套后,必须洗手。 7. 污染的物品应装入黄色污物袋密封防渗漏暂存和转运。 8. 严格进行空气消毒。
飞沫隔离 (粉红色标志)	流行性感冒、流行性脑脊髓膜炎、流行性腮腺炎、白喉、百日咳等	1. 在标准预防的基础上,还应采用飞沫传播的预防和隔离措施。 2. 可疑或确诊患者应安置在单人隔离房间;受条件限制医院,同种疾病患者可放置一室,两病床之间的距离不少于1.1米。 3. 应限制患者活动范围,减少转运;如需转运,应采取有效措施,减少对其他患者、医务人员和环境表面的污染。 4. 患者病情允许时,应戴外科口罩,定期更换。 5. 患者之间、患者与探视者之间相隔距离在1米以上,探视者应戴外科口罩。 6. 与患者近距离(1米内)接触,应戴帽子、医用防护口罩;进行可能产生喷溅的诊疗操作时,应穿戴护目镜、防护面罩、防护服;当需要接触患者的血液、体液、分泌物、排泄物时,应戴手套。 7. 接触患者、可能污染物后,护理其他患者之前,除去手套后,必须洗手 8. 污染的物品应装入黄色污物袋密封防渗漏暂存和转运。 9. 自然通风,有条件时进行空气消毒。

续表

隔离方式	疾病	隔离要求
接触隔离（蓝色标志）	病毒性肝炎、艾滋病、狂犬病、伤寒、细菌性痢疾等	1. 在标准预防的基础上，还应采用接触传播的预防和隔离措施。 2. 不同种类传染病患者应分室安置；同种疾病患者可安置于同一病室，但两病床之间的距离应不少于1.1米。 3. 应限制患者活动范围，减少转运；如需转运，应采取有效措施，减少对其他患者、医务人员和环境表面的污染。 4. 当需要接触患者的血液、体液、分泌物、排泄物时，应戴手套；离开病室时，接触污染物品后，应摘除手套，洗手和（或）手消毒。手上有伤口时，应戴双层手套。 5. 进入隔离病室，从事可能污染工作服的操作时，应穿隔离衣。离开病室时，脱下隔离衣后按要求悬挂，每天清洗和消毒；或使用一次性隔离衣，用后按医疗废物管理要求进行处理。 6. 处理已被患者的血液、体液、分泌物、排泄物等污染的设备和被服类时，应遵循先消毒后清洗再消毒的原则。 7. 做好环境的清洁、消毒工作，对患者周围的环境和物品每天定期用含氯消毒剂或消毒湿巾擦拭。

常见传染病传染源、传播途径及隔离预防

疾病名称		传染源	传播途径				隔离预防						
			空气	飞沫	接触	生物媒介	口罩	帽子	手套	防护镜	隔离衣	防护服	鞋套
病毒性肝炎	甲型、戊型	潜伏期末期和急性期患者			＋		±	±	＋		＋		
	乙型、丙型、丁型	急性和慢性患者及病毒携带者			#		±	±	＋				
麻疹		麻疹患者	＋	＋＋	＋		＋	＋	＋		＋		
流行性腮腺炎		早期患者和隐性感染者		＋			＋	＋	＋				
脊髓灰质炎		患者和病毒携带者			＋＋	苍蝇、蟑螂	＋	＋	＋		＋		
流行性出血热		啮齿类动物、猫、猪、狗、家兔	＋＋		＋		＋	＋	＋	±	±		
狂犬病		患病或隐性感染的犬、猫、家畜和野兽			＋＋		＋	＋	＋	±	＋		
伤寒、副伤寒		患者和带菌者			＋		＋	＋	＋		＋		
细菌性痢疾		患者和带菌者			＋		＋	＋	＋		＋		
霍乱		患者和带菌者			＋		＋	＋	＋		＋		＋

续表

疾病名称		传染源	传播途径				隔离预防						
			空气	飞沫	接触	生物媒介	口罩	帽子	手套	防护镜	隔离衣	防护服	鞋套
猩红热		患者和带菌者		++	+		+	+	+		+		
白喉		患者、恢复期或健康带菌者		++	+		+				+		
百日咳		患者		+			+		±		+		
流行性脑脊髓膜炎		流脑患者和脑膜炎双球菌携带者		++	+		+		±				
鼠疫	肺鼠疫	感染了鼠疫杆菌的啮齿类动物和患者		++	+	鼠蚤	+		±				
	腺鼠疫	感染了鼠疫杆菌的啮齿类动物和患者			+	鼠蚤	±		±		+		
炭疽		患病的食草类动物和患者		+	+		+		+		+		
流行性感冒		患者和隐性感染者		+	+		+						
肺结核		开放性肺结核	+	++			+		±		±		
SARS		患者		++	+		+		±		+	+	+
HIV		患者和病毒携带者			●				+		+		
手足口病		患者和隐性感染者		+	+		+		+		+		
梅毒		梅毒螺旋体感染者			●				+		+		
淋病		淋球菌感染者			■				+		+		
人感染高致病性禽流感		病禽、健康带毒的禽		+	+		+		±		+	+	

注：1. 在传播途径一列中，"＋"：其中传播途径之一；"＋＋"：主要传播途径。
2. 在隔离预防一列中，"＋"：应采取的防护措施；"±"：工作需要可采取的防护措施；"#"：接触患者的血液、体液而传播；●：性接触或接触患者的血液、体液而传播；■：性接触或接触患者分泌物污染的物品而传播。

常见传染病潜伏期、隔离期和观察期

疾病名称		潜伏期（天）		隔离时间	密切接触者观察
		一般	最短～最长		
病毒性肝炎	甲型	30	15～45	发病日起隔离21天	甲、急性乙、丙型肝炎密切接触者医学观察45天，戊型密切接触者医学观察60天
	乙型	60～90	28～180	急性期隔离至HBsAg阴转。恢复期不阴转者按HBsAg携带者处理	
	丙型	60	15～180	至ALT恢复正常或血清HCV-RNA阴转	
	丁型	同乙型	同乙型	至血清HDV-RNA及HDVAg阴转	
	戊型	40	10～75	发病日起隔离21天	
麻疹		8～12	6～21	至出疹后5天，合并肺炎至出疹后10天	医学观察21天
流行性腮腺炎		14～21	8～30	发病日起至腮腺完全消肿，约21天	幼儿园及部队密切接触者医学观察30天
脊髓灰质炎		5～14	3～35	发病日起消化道隔离40天，第1周同时呼吸隔离	医学观察20天
流行性出血热		14～21	4～60	隔离至退热	—
狂犬病		4～12周	4天～10年或以上	病程中隔离治疗	被可疑狂犬病或狼咬伤者应进行医学观察，并注射免疫血清及狂犬疫苗
伤寒		8～14	3～60	症状消失后5天起粪便培养2次阴性或症状消失后15天	医学观察伤寒23天，副伤寒15天
副伤寒甲、乙		6～10	2～15		
副伤寒丙		1～3	2～15		
细菌性痢疾		1～3	数小时～7天	症状消失后7天或隔日一次粪便培养，连续2次阴性	医学观察7天
霍乱		8～14	4小时～6天	症状消失后，隔日一次粪便培养，连续3次阴性或症状消失后14天	医学观察5天，并连续粪便培养3次阴性
猩红热		2～5	1～12	症状消失后，咽培养连续3次阴性或发病后7天	医学观察7～12天
白喉		2～4	1～7	症状消失后咽拭子培养2次（间隔2天，第一次于第14病日）阴性或症状消失后7天	医学观察7天
百日咳		7～10	2～23	自发病起40天或痉咳后30天	医学观察21天
流行性脑脊髓膜炎		2～3	1～10	症状消失后3d，不少于病后7天	医学观察7天

续表

疾病名称		潜伏期(天)		隔离时间	密切接触者观察
		一般	最短~最长		
鼠疫	肺鼠疫	1~3	3小时~3天	症状消失后痰培养连续6次阴性	接触者医学观察9天
	腺鼠疫	2~4	1~12	肿大的淋巴结消退,鼠疫败血症症状消失后培养3天(每隔3天)阴性	
炭疽		1~5	12小时~12天	皮肤炭疽隔离至创口痊愈,痂皮脱落,其他类型患者症状消失后分泌物或排泄物连续2次(间隔3~5天)培养阴性	医学观察12天
流行性感冒		1~3	数小时~4天	体温正常2天	医学观察3天,出现发热等症状应早期隔离
肺结核		14~70	隐性感染可持续终身	症状消失后连续3次痰培养结核菌阴性	医学观察70天
传染性非典型肺炎		4~7	2~21	隔离期3-4周	接触者医学观察3周,流行期来自疫区人员医学观察2周
艾滋病		15~60	9天至10年或以上	HIV感染/AIDS隔离至HIV或P24核心蛋白从血液中消失。	医学观察2周,HIV感染者/AIDS者不能献血
手足口病		3~6		隔离至热度、红疹消退及水疱结痂,但不少于发病后10天	医学观察7天
梅毒		14~28	10~90	不隔离	性伴侣定期检查
淋病		1~5	—	患病期间性接触隔离	对性伴侣进行检查,阳性者应治疗
人感染高致病性禽流感		2~4	1~7	体温正常,临床症状消失,胸片X线影像检查显示病灶明显吸收7天以上	密切接触者医学观察期为最后一次暴露后7天

各种热型的表现及常见疾病

热型	表现	常见疾病
稽留热	体温持续在39~40℃或以上,达数天或数周,24小时内体温波动范围不超过1℃	伤寒极期、斑疹伤寒
弛张热	体温常在39℃以上,波动幅度大,24小时体温波动大于2℃以上,体温最低时亦高于正常水平	伤寒缓解期、副伤寒、败血症、脓毒血症、粟粒型肺结核

续表

热型	表现	常见疾病
间歇热	高热期与无热期交替出现,体温常突然升高达39℃以上,持续数小时降至正常,经过数小时或者数天间歇后,体温又升高,如此反复交替,其波动可达数度	疟疾、回归热、布氏杆菌病
不规则热	发热无一定规则	流行性感冒
回归热	体温急剧上升至39℃或以上,持续数天后又骤然下降至正常水平,高热期与无热期各持续若干天,有规律地相互交替,反复发作	疟疾、回归热、鼠咬热

传染病皮疹种类、出疹时间、分布及出疹顺序

疾病	皮疹种类	出疹时间	分布	出疹顺序（按先后）
水痘	红色斑丘疹→水痘→结痂	起病后24小时内见水痘	皮疹呈向心性分布,分批出现,躯干、头部多见	躯干,头部,逐渐至面部、四肢(分批出现)
猩红热	猩红热斑疹(消退时有糠皮样脱屑)	起病后1~2天	全身性或以躯干为多	颈部,躯干,四肢
天花	斑疹→丘疹囊疱→脓疱→结痂→瘢痕	起病3~4天	分布对称呈离心性以头面部及四肢为多	初额头,后迅速至面颈部、前臂、手、胸壁下肢、足、全身
麻疹	充血性斑丘疹及黏膜疹	起病后3~4天	全身或以躯干为多	发际,耳后颈项,躯干,四肢
斑疹伤寒	充血性斑丘疹或出血性皮疹	起病后4~5天	由躯干遍及全身,但面部多无疹	初胸背、腋窝,由躯干遍及全身
伤寒	玫瑰疹、汗疹	起病后6~8天	常在躯干(腹部)	下胸及上腹部,严重时波及上胸及后背
流行性出血热	瘀点	起病后2~3天	以软腭、咽部、球结膜、腋下多见,严重者有内脏出血	不明显
流行性脑脊髓膜炎	瘀点、瘀斑	起病后2~3天	全身皮肤黏膜	无一定顺序

第二节 流行性腮腺炎护理

【定义】

流行性腮腺炎（epidemic parotitis）是由腮腺炎病毒引起的急性呼吸道传染病，临床以腮腺非化脓性炎症、肿痛为特征。主要发生于儿童和青少年。腮腺炎病毒亦可侵犯神经系统及各种腺体组织，引起脑膜炎、脑膜脑炎，青春期后可引起睾丸炎、附睾炎、卵巢炎和胰腺炎等。

【流行病学】

1. 传染源 早期患者及隐性感染者。腮腺肿大前7天至腮腺肿大后9天约2周时间内，可从唾液中分离出病毒，此时患者具有高度传染性。

2. 传播途径 通过飞沫传播，也能通过接触被病毒污染的物品传播。

3. 易感人群 人群普遍易感，感染后一般可获得持久免疫力。主要发病年龄为1～15岁。

【治疗原则】

早期抗病毒治疗，急性期卧床，注意休息，对症治疗。

【护理】

一、护理常规

按传染病护理常规。

二、与本病相关的其他护理

（一）评估要点

1. 健康史及相关因素

（1）有无腮腺炎患者接触史。

（2）了解起病时间、治疗经过、病情控制等情况。

2. 症状体征

（1）发热，体温最高可达40℃，常伴畏寒、头痛和全身不适。

（2）疼痛，以耳垂为中心胀痛。

（3）腮腺肥大，以耳垂为中心肿大，边界不清，通常为一侧先肿大，75%的患者2～4天后对侧也发生肿大，口腔内腮腺管口发红，挤压无脓液。

3. 并发症 脑膜炎、脑膜脑炎、睾丸炎、附睾炎、卵巢炎和胰腺炎等。

4. **辅助检查** 了解血常规、C反应蛋白、病原学检查等阳性结果。

5. **心理社会支持状况** 评估患者有无因担心疾病传染及隔离带来的负性心理体验,评估患者及其家属对疾病的认识和态度。

（二）护理措施

1. **隔离措施** 在标准预防的基础上,采用飞沫隔离的方式。

2. **休息与活动** 急性期卧床休息。

3. **饮食管理** 宜富营养易消化的流质、半流质饮食,避免进食酸、辣、甜及干硬食物,以免腮腺分泌增加,刺激已红肿的腮腺管口,使疼痛加剧。宜多饮水。

4. **发热护理** 参见第一章常见护理措施第十四节体温异常的护理。

5. **口腔护理** 保持口腔清洁,餐后刷牙或用生理盐水漱口,预防口腔出现继发感染。对于不会漱口的低龄患者,要鼓励其多饮水,防止细菌感染。

6. **疼痛管理** 局部冷敷,必要时遵医嘱使用解热镇痛剂。

7. **用药护理** 早期应用抗病毒治疗,观察药物不良反应,如贫血、乏力、消化道症状等。

（三）并发症护理

1. **脑膜炎、脑膜脑炎** 多见于儿童,尤以男孩多见,为最常见的并发症。参见本章第五节病毒性脑炎护理常规。

2. **睾丸炎、附睾炎** 表现为睾丸肿胀、疼痛,鞘膜积液,阴囊水肿。应卧床休息,用丁字带将睾丸托起。疼痛难忍者予以局部冷敷,遵医嘱使用解热镇痛剂、激素等药物。

3. **卵巢炎** 症状相对较轻,表现为发热、下腹部疼痛、月经不调,严重的可扪及肿大的卵巢,伴触痛,一般不影响生育。应遵医嘱抗炎治疗。

4. **胰腺炎** 参见第四章第七节急性胰腺炎护理常规。

【出院指导】

注意休息,患者在隔离期间应与他人分开休息与活动,居室要定时通风换气,保持空气流通。清淡饮食,保持口腔清洁。

第三节　麻疹护理

【定义】

麻疹(measles)是由麻疹病毒引起的经呼吸道传播的急性呼吸道传染病。主要表现为发热、咳嗽、流涕等卡他症状及眼结膜炎,特征性表现为口腔麻疹黏膜斑(科氏斑Koplik spots)和充血性皮肤斑丘疹。重者常伴有肺炎、心肌炎、喉炎、脑炎等并发症。

【流行病学】

1. **传染源** 麻疹患者是唯一传染源。急性期的患者是最重要的传染源,发病前2天到出疹后5天有传染性。传染性在前驱期最强,出疹后逐渐降低,疹退时无传染性。

2. **传播途径** 主要经呼吸道飞沫传播。密切接触者亦可经污染病毒的手传播。

3. **易感人群** 普遍易感,可获持久免疫力。

【治疗原则】

麻疹为自限性疾病。以足够的休息、营养为主,对症治疗,防治并发症。

【护理】

一、护理常规

按传染病护理常规。

二、与本病相关的其他护理

(一)评估要点

1. **健康史及相关因素** 有无麻疹患者接触史。

2. **症状体征**

(1)前驱期:从发热到出疹为前驱期,一般持续3~4天。此期主要为上呼吸道感染所致的卡他症状和眼结膜炎。表现为发热,咳嗽、流涕、眼结膜充血、畏光、咽痛、全身不适等。在病程的2~3天,90%以上的患者口腔可出现麻疹黏膜斑(科氏斑),这是此期特征性体征,具有诊断价值。科氏斑位于双侧第二磨牙对面的颊黏膜上,为0.5~1mm细小灰白色小点,周围有红晕,可逐渐增多或部分融合,延至口唇内侧,持续2~3天。

(2)出疹期:发热3~4天后出现,持续1周左右。此期患者体温持续升高,同时感染中毒症状加重,特征性表现为出现皮疹。皮疹从耳后、发际开始,渐及额、面、颈、躯干、四肢,最后达手掌及足底,大小不等,一般为2~5mm,略高出皮面,压之褪色,疹间皮肤正常。

(3)恢复期:出疹3~5天后,皮疹按出疹顺序依次消退,可留有浅褐色色素沉着斑,1~2周后消失。各项症状好转。若无并发症,整个病程一般为10~14天。

3. **并发症** 肺炎、心肌炎、喉炎、脑炎等。

4. **辅助检查** 了解血常规、多核巨细胞及麻疹病毒抗原检测、血清抗体检测(特异性抗体IgM阳性)等阳性结果。

5. **心理社会支持状况** 评估患者有无因担心疾病传染及隔离带来的负性心理体验,评估者及其家属对疾病的认识和态度。

(二)护理措施

1. **隔离措施** 在标准预防的基础上,采取空气隔离和飞沫隔离措施。

2. **休息与活动** 卧床休息至皮疹消退、体温正常。

3. **饮食管理** 宜易消化、富营养、多水分的流质、半流质饮食。

4. **发热护理** 给予高热患者物理降温或小剂量退热剂,以免体温骤降导致虚脱或皮疹隐退现象。参见第一章常见护理措施第十四节体温异常的护理。

5. 皮肤黏膜护理　做好皮疹护理、眼结膜护理及口腔护理,参见本章第一节传染病护理常规。

6. 用药护理　遵医嘱用药,观察药物疗效及不良反应。

(三)并发症护理

1. 肺炎　参见第二章第二节社区获得性肺炎护理。

2. 心肌炎　参见第三章第十节病毒性心肌炎护理。

3. 喉炎　多见于2~3岁以下婴幼儿。继发细菌感染导致喉部组织水肿、分泌物增多,易引起喉梗阻,表现为声音嘶哑、犬吠样咳嗽、呼吸困难、发甜等,必要时予机械通气。

4. 脑炎　参见本章第六节病毒性脑炎护理。

【出院指导】

注意休息,避免直接吹风、受寒和强光刺激,避免劳累,富营养易消化清淡饮食。遵医嘱定期复诊,如出现并发症应立即就诊。

第四节　病毒性肝炎护理

【定义】

病毒性肝炎(viral hepatitis)是由多种肝炎病毒引起的,以肝脏损害为主的一组全身性传染病(见表9-4-1)。目前按病原学明确分类的有甲型、乙型、丙型、丁型、戊型五型肝炎病毒。各型病毒性肝炎临床表现基本相似,以疲乏、食欲减退、厌油、肝功能异常为主,部分病例出现黄疸。

表9-4-1　病毒性肝炎流行病学

分型	传染源	传播途径	易感人群
甲型肝炎	急性患者;隐性感染者	粪-口传播	抗-HAV阴性者均为易感人群;感染后可产生持久免疫
乙型肝炎	急、慢性患者;病毒携带者	血液体液接触传播;性接触传播;母婴传播	抗-HBs阴性者均为易感人群;感染后或疫苗接种后出现抗HBs者有免疫力。
丙型肝炎	急、慢性患者;无症状病毒携带者	血液体液接触传播;性接触传播;母婴传播	普遍易感;抗-HCV并非保护性抗体

续表

分型	传染源	传播途径	易感人群
丁型肝炎	急、慢性患者；病毒携带者	血液体液接触传播；性接触传播；母婴传播	普遍易感，与HBV重叠感染或同时感染形式存在； 抗-HDV并非保护性抗体
戊型肝炎	急性患者；隐性感染者	粪-口传播	普遍易感。感染后能产生一定的免疫力，但不持久。

【治疗原则】

充分休息、合理饮食，辅以适当药物，避免饮酒、过劳和使用损害肝脏的药物。根据不同病原、不同临床类型及组织学损害进行治疗。

1. 急性肝炎　以一般治疗和对症支持治疗为主。

2. 慢性肝炎　根据患者具体情况采用综合性治疗方案，包括充分休息、合理饮食、心理平衡，以及改善和恢复肝功能、调节机体免疫、抗病毒、抗纤维化等治疗。

3. 肝衰竭　根据病情所处的不同时期，给予以支持、对症、抗病毒等内科综合治疗，辅以人工肝支持系统疗法，争取适当时机行肝移植治疗。

4. 淤胆型肝炎　护肝治疗，必要时使用糖皮质激素治疗。

5. 肝炎后肝硬化　按慢性肝炎和肝硬化治疗，脾功能亢进或门静脉高压明显时，可选用手术和介入治疗。

6. 乙型肝炎抗病毒药物选择　抗病毒治疗的目的在于控制病毒复制、延缓肝病进展，减少肝硬化、肝癌的进展，争取达到乙肝表面抗原阴转的临床治愈。乙肝抗病毒药物主要分为干扰素及核苷（酸）类似物。目前常用药物有恩替卡韦、替比夫定、替诺福韦酯、阿德福韦酯、拉米夫定等。

7. 丙型肝炎直接抗病毒药物选择　抗病毒治疗的目标是清除HCV，获得治愈。根据丙肝基因型，可选择泛基因型及基因特异型药物。目前常用药物有索磷布韦、达拉他韦、雷迪帕韦、维帕他韦、格卡瑞韦、哌仑他韦等。

【护理】

一、护理常规

按传染病护理常规。

二、与本病相关的其他护理

(一)评估要点

1. 健康史及相关因素

(1)有无过度劳累,有无大量饮酒史。

(2)有无肝炎家族史、血吸虫病史。

(3)有无服用对肝脏有损害的药物。

(4)了解患者的治疗依从性。

2. 症状体征

(1)急性肝炎表现为乏力、发热、食欲减退、厌油、恶心、黄疸、肝肿大、肝区不适等。

(2)慢性肝炎表现为肝病面容、肝掌、蜘蛛痣、肝脾肿大,常有乏力、厌油、肝区不适等症状。

(3)肝衰竭表现为极度乏力、食欲不振、腹胀、恶心、呕吐、黄疸急剧加深、肝进行性缩小、明显的出血倾向以及腹腔积液、水肿、肝性脑病、继发感染等。

(4)淤胆型肝炎表现为黄疸、皮肤瘙痒、粪便颜色变浅等。

(5)肝炎后肝硬化表现为肝缩小、脾大、腹腔积液、食管胃底及腹壁静脉曲张等。

3. 并发症 肝性脑病、出血、继发感染、肝肾综合征等。

4. 辅助检查 了解肝功能、凝血功能全套、血氨、肝纤维化指标、B超、肝脏弹性成像检查、病原学检查等阳性结果。

5. 心理社会支持状况 评估患者有无因担心疾病传染及隔离带来的负性心理体验,评估患者及其家属对疾病的认识和态度。

(二)护理措施

1. 隔离措施 在标准预防的基础上,采用接触隔离的措施。

2. 休息与活动 急性期卧床休息,待病情稳定后,可逐步增加活动。慢性肝炎患者应根据病情决定活动量大小,以不感到疲劳为度。

3. 饮食管理 宜高碳水化合物、高维生素、适量蛋白、低脂、清淡饮食,少量多餐,避免进食坚硬、粗纤维、油炸、辛辣刺激性食物。伴肝性脑病时,应限制蛋白质摄入;伴腹腔积液者,应低盐饮食;不能进食者,应遵医嘱予以鼻饲或静脉营养支持。

4. 用药护理 遵医嘱用药,观察药物疗效及不良反应。如使用抗病毒药时,应观察有无骨髓抑制、食欲减退、肾功能减退、流感样症状等。

5. 人工肝支持治疗的护理 参见本章第十七节人工肝脏支持系统护理。

(三)并发症护理

1. 肝性脑病 参见第四章第六节肝性脑病护理

2. 出血 表现为牙龈、鼻腔、皮下、消化道、颅内出血等。遵医嘱使用止血药,输注新鲜血液或凝血酶原复合物、纤维蛋白原等;必要时使用生长抑素、质子泵抑制剂等。参见第一章常见护理措施第四节出血的处置。

3. 继发感染 以继发胆管感染、自发性腹膜炎和肺部感染多见,主要表现为发热、恶心、呕吐、腹痛、腹泻、咳嗽、咳痰、胸闷、气急等,严重者可出现感染性休克、呼吸功能衰竭等。应密切观察病情变化,监测血常规、血培养等,遵医嘱使用抗生素,做好相应护理。

4. 肝肾综合征 表现为少尿甚至无尿、水电解质酸碱平衡紊乱、血肌酐和尿素氮升高等。遵医嘱使用利尿剂,记录24小时出入量或尿量,避免使用肾毒性药物,监测血电解质、动脉血气分析、肝肾功能等,必要时行血液透析治疗。

【出院指导】

1. 自我监测 若出现恶心、厌油、食欲下降、尿量减少、尿色变黄、大便颜色变黑、腹胀、下肢水肿、性格行为异常等,应及时就诊。

2. 休息与活动 劳逸结合,适当活动,规律生活。

3. 饮食指导 高碳水化合物、高维生素、适量蛋白、低脂清淡饮食。少量多餐,避免饮酒。避免进食坚硬、粗纤维、油炸、辛辣刺激性食物。伴肝性脑病时应限制蛋白质摄入,伴腹腔积液者应低盐饮食。

4. 消毒隔离

(1)采用接触隔离措施。做好甲肝、戊肝患者的水、粪管理,饮食卫生和个人卫生。

(2)鼓励抗-HBs阴性的乙肝患者家属尽早进行预防接种。

(3)对慢性无症状乙肝病毒携带者应做好健康指导,养成良好的卫生习惯,防止血液、唾液、分泌物及排泄物等污染环境;禁止献血或从事餐饮、幼托等工作。

5. 用药指导 遵医嘱用药,不得擅自停药或随意增减剂量,避免使用肝、肾毒性的药物。

6. 定期复诊 遵医嘱复诊肝功能、病毒指标等。肝功能未正常时,每1~2周复查一次;待肝功能正常后,每1~3个月复查一次。

知 识 链 接

乙型肝炎血清病毒标志及临床意义

HBsAg	抗-HBs	HBeAg	抗-HBe	抗-HBc	HBV-DNA	临床意义
+	−	+	−	−	+	急性HBV感染早期,HBV复制活跃
+	−	+	−	+	+	急、慢性HBV感染,HBV复制活跃
+	−	−	−	+	+	急、慢性HBV感染,HBeAg/抗-HBe空白期
+	−	−	+	+	+	HBeAg阴性CHB
+	−	−	+	+	−	急、慢性HBV感染,HBV复制极低或停止

续表

HBsAg	抗-HBs	HBeAg	抗-HBe	抗-HBc	HBV-DNA	临床意义
−	−	−	−	+	−	HBV既往感染,未产生抗-HBs,或HBV复制极低
−	−	−	+	+	−	抗-HBs出现前阶段,HBV复制低
−	+	−	+	+	−	HBV感染恢复阶段,已获免疫力
−	+	−	+	+	−	HBV感染恢复阶段,已获免疫力
+	+	+	−	+	+	不同亚型HBV感染,或HBsAg变异
+	−	+	−	+	−	HBV-DNA整合
−	+	−	−	−	−	病后或接种疫苗后获得免疫力

注:HbsAg:乙型肝炎表面抗原(hepatitis B surface antigen,HBsAg)

抗-HBs:乙型肝炎表面抗体(antibody to hepatitis B surface antigen,HBsAb)

HBeAg:乙型肝炎病毒e抗原(hepatitis B e antigen,HBeAg)

抗-HBe:乙型肝炎病毒e抗体(hepatitis B e antibody,HBeAb)

抗-HBc:乙肝核心抗体(antibody to hepatitis B core antigen,HBcAb)

HBV-DNA:乙肝病毒脱氧核糖核酸(hepatitis B virus DNA,HBV-DNA)

第五节　病毒性脑炎护理

【定义】

病毒性脑炎(viral encephalitis)简称病脑,是病毒感染导致脑实质炎症的严重疾病。临床特征为发热、头痛、脑膜刺激征、不同程度意识障碍、抽搐及局灶性病损。某些病毒性脑炎有很高的病死率,如疱疹病毒性脑炎、流行性乙型脑炎等,幸存者常有精神神经后遗症。

【治疗原则】

对症支持、糖皮质激素、抗病毒及早期康复治疗(如高压氧、针灸等)。

【护理】

一、护理常规

按传染病护理常规。

二、与本病相关的其他护理

(一)评估要点

1. 健康史及相关因素

(1)有无疫区居住、旅游史。

(2)有无蚊、蜱等虫类叮咬史。

2. 症状体征

(1)发热。

(2)意识障碍,如嗜睡、昏睡、昏迷。

(3)抽搐,如四肢不自主运动、惊厥等。

(4)神经系统症状和体征,如病理性反射、脑膜刺激症,重症者可出现角弓反张、肢体强直性瘫痪等。

(5)脑水肿和颅内高压症状,如头痛、呕吐、脑疝等。

(6)呼吸衰竭,如极重患者可发生中枢性呼吸衰竭。

(7)循环衰竭,如少数患者可出现循环衰竭。

3. 并发症 继发感染等。

4. 后遗症

(1)神经系统后遗症,如意识障碍、失语、失聪、癫痫及肢体瘫痪等。

(2)精神方面后遗症,如痴呆、记忆力及理解力下降、性格改变等。

5. 辅助检查 了解血常规、脑脊液常规和生化、脑电图、CT、MRI检查及血清学检查等阳性结果。

6. 心理社会支持状况 评估患者有无因担心疾病传染及隔离带来的负性心理体验,评估患者及其家属对疾病的认识和态度。

(二)护理措施

1. 发热护理 参见第一章常见护理措施第十四节体温异常的护理。

2. 惊厥护理 参见第九章第一节传染病护理常规概。

3. 颅内压增高的护理

(1)密切观察意识、瞳孔、血压、脉搏、呼吸及肢体活动情况等,如有异常及时通知医生。

(2)卧床休息,避免剧烈活动,病情允许抬高床头15°~30°。

(3)合理的氧疗,保持呼吸道通畅,机械通气者可适当过度通气。

(4)遵医嘱正确使用脱水剂、激素、白蛋白等药物,观察药物疗效和不良反应。

(5)遵医嘱记录24小时出入量,保持大便通畅,必要时使用缓泻剂,尿潴留时及时导尿,禁止按压膀胱。

(6)高热患者及时降温;癫痫患者遵医嘱控制癫痫发作;躁动者遵医嘱适当镇静,注意安全防范措施的落实。

(7)控制补液速度,一般每分钟<60滴,量出为入。一般情况下补液量不超过2500ml。

（8）避免颅内压增高的诱因,注意保暖,防止感冒,保持大便通畅及情绪稳定,避免用力咳嗽、打喷嚏,避免过度屈颈。

（9）重视患者主诉,注意脑疝前期症状,如头痛加重、剧烈呕吐、烦躁不安、血压升高、脉搏缓慢洪大、呼吸深慢等,应及时通知医生,警惕颅高压危象的发生。

4. 头痛护理 参见第十章第一节神经系统疾病护理常规。

5. 意识障碍护理 参见第十章第一节神经系统疾病护理常规概述。

6. 呼吸衰竭护理 参见第二章第十二节呼吸衰竭护理。

7. 饮食管理 宜高热量、高维生素、易消化流质或半流质饮食,保证足够的水分摄入。昏迷者遵医嘱予以鼻饲。

8. 用药护理 遵医嘱用药,观察药物疗效及不良反应。如使用激素时,观察血糖、血压、睡眠情况及有无应激性溃疡、水电解质酸碱平衡失调等;使用脱水剂时,观察患者尿量、电解质、肾功能变化及有无静脉炎等。

9. 康复护理 有后遗症者进行语言、吞咽、运动等康复锻炼。

（三）并发症护理

继发感染,以口腔感染、肺部感染、泌尿系感染多见,不同部位的感染可出现不同的临床表现,应做好相应护理。

【出院指导】

1. 自我监测 告知家属若患者出现智力、神经、精神、运动等方面异常,应及时就诊。

2. 休息与活动 根据恢复情况适当运动,逐步增加活动量,避免过度疲劳。

3. 饮食指导 宜高蛋白、高维生素饮食。

4. 用药指导 遵医嘱用药,不得擅自停药或随意增减剂量。

5. 康复指导 有后遗症者应继续进行康复锻炼。

6. 定期复诊 遵医嘱复诊。

第六节 狂犬病护理

【定义】

狂犬病（rabies）又名恐水症,是由狂犬病毒引起的一种人畜共患的中枢神经系统急性传染病,临床表现有狂躁型和麻痹型。狂躁型症状为特有的恐水、恐风、恐惧不安、咽肌痉挛、进行性瘫痪等。迄今为止,一旦发病,病死率几乎为100%。

【流行病学】

1. 传染源 带狂犬病毒的动物是本病的传染源。我国主要传染源是病犬,其次是猫、猪、牛、马等家畜。

2. 传播途径　病毒主要通过咬伤传播,也可由带病毒犬的唾液,经伤口和黏膜入侵,少数可在宰杀病犬、剥皮、切割等过程中被感染。器官移植也可传播狂犬病。

3. 易感人群　普遍易感,兽医、动物饲养员系高危人群。

【治疗原则】

预防为主,目前尚无特效治疗方法,发病后以对症综合治疗为主。

【护理】

一、护理常规

按传染病护理常规。

二、与本病相关的其他护理

(一)评估要点

1. 健康史及相关因素　有无被动物咬伤、抓伤及宰杀野生动物史。

2. 症状体征

(1)前驱期:低热、头痛、乏力、恶心、周身不适,继而出现恐惧不安,对声、光、风、痛等刺激有喉头紧缩感;在愈合的伤口及其受累神经支配区有烧灼、麻、痒、刺痛、蚁走感等异样感觉。本期持续2~4天。

(2)兴奋期:患者为高度兴奋状态,表现为极度恐惧不安、恐风、恐水,发作性咽喉痉挛,呼吸困难、发热、流涎出现"泡沫嘴"等。此期恐水是本病的特征,提及水字都会引起咽喉痉挛,使患者无法喝水与进食,但意识大多清醒。本期约1~3天。

(3)麻痹期:患者肌肉痉挛停止,进入全身弛缓性瘫痪,由安静进入昏迷状态,最后因呼吸、循环衰竭而死亡。该期持续时间较短,一般6~18小时。

3. 并发症　呼吸衰竭、昏迷等。

4. 辅助检查　了解血常规、脑脊液检查、核酸检测、免疫荧光抗体染色法等检查的阳性结果。

5. 心理社会支持状况　评估患者有无因担心疾病传染及隔离带来的负性心理体验,评估患者及其家属对疾病的认识和态度。

(二)护理措施

1. 隔离措施　单室居住,在标准预防的基础上,采用接触隔离措施。

2. 安全护理

(1)专人护理。

(2)病室应阴暗,减少不必要的刺激,如风、光、水声、疼痛等。有计划地安排并简化医护操作,并将医护操作集中在使用镇静剂后进行,操作动作应轻快。

(3)保持呼吸道通畅。

（4）对于烦躁、痉挛患者用床栏或适当约束予以保护，必要时遵医嘱使用镇静药物。

3. 休息与活动 绝对卧床休息。

4. 饮食管理 禁食禁饮，遵医嘱鼻饲或静脉营养支持治疗。

（三）并发症护理

1. 呼吸衰竭 参见第二章第十二节呼吸衰竭护理。

2. 昏迷 参见第十章第一节神经系统疾病护理常规概述之意识障碍护理。

（四）疾病知识宣教

1. 加强动物管理，做好预防接种。

2. 人被咬伤后，应立即尽力挤出污血，用肥皂水（或其他弱碱性清洗剂）与流动水交替反复冲洗伤口至少15分钟。然后用生理盐水反复冲洗伤口。除伤及大血管需紧急止血外，即使伤口大而深亦不可缝合和包扎。

3. 疫苗预防可用于暴露前或暴露后。暴露前预防主要用于高危人群，暴露后均需预防接种。

第七节 艾滋病护理

【定义】

艾滋病即获得性免疫缺陷综合征（acquired immunodeficiency syndrome，AIDS），是由人类免疫缺陷病毒（human immunodeficiency virus，HIV）引起的一种严重传染病。病毒特异性地侵犯并毁损CD4$^+$T淋巴细胞（辅助性T淋巴细胞），造成机体细胞免疫功能受损。感染初期可出现类感冒样或血清病样症状，继之进入较长的无症状感染期，最后发生各种严重机会性感染和恶性肿瘤，成为艾滋病。

【流行病学】

1. 传染源 HIV感染者及艾滋病患者。

2. 传播途径

（1）性接触传播（包括同性、异性和双性性接触）。

（2）血液和血液制品传播（包括注射传播和血液传播。）

（3）母婴传播（包括经胎盘、分娩时和哺乳传播）。

（4）其他途径（包括器官移植、人工授精等）。

3. 易感人群 人群普遍易感。男同性恋者、静脉注射毒品依赖者、与未行抗病毒治疗或已行抗病毒治疗但HIV病毒核酸尚未转阴的HIV感染者经常有性接触者为高危人群。

【治疗原则】

本病强调综合治疗，包括一般治疗、抗逆转录病毒治疗、免疫重建炎性反应综合征的治疗、机会性感染及肿瘤的治疗。

【护理】

一、护理常规

按传染病护理常规。

二、与本病相关的其他护理

（一）评估要点

1. 健康史及相关因素

（1）患者性取向及有无冶游史。

（2）配偶或性伴侣HIV抗体阳性史

（3）吸毒史。

（4）输血史。

（5）有无与HIV或AIDS患者密切接触史等。

（6）HIV高流行地区旅行、生活、工作史。

（7）性病史

（8）家族史。

2. 症状体征

（1）急性感染期：感染HIV后2～4周，部分患者出现一过性HIV病毒血症和免疫系统急性损伤所产生的临床症状。起病急骤，以发热最为常见，可伴有头痛、咽痛、恶心、呕吐、厌食、腹泻、关节肌肉疼痛、红斑样皮疹、全身淋巴结肿大或血小板减少等。多数患者临床症状轻微，持续1～3周后自行缓解。重者可有无菌性脑膜炎表现，出现神经系统症状。

（2）无症状感染期：感染者除血清HIV标志物阳性外，无任何症状。但体内有病毒复制，免疫系统受损，$CD4^+T$淋巴细胞逐渐下降，具有传染性。此期长短与感染病毒的数量和分型、感染途径、机体免疫状况、营养条件和生活习惯等因素有关，一般为6～8年。

（3）艾滋病期：为感染HIV后的最终阶段，主要表现为各种机会性感染及肿瘤。

1）艾滋病相关症状，如持续1～3个月的发热（＞38℃）、盗汗及腹泻，伴疲乏、不易控制的体重减轻（＞10%），部分患者可有记忆力减退、淡漠、性格改变、头痛、癫痫及痴呆等表现，还可出现持续性全身淋巴结肿大。

2）各种机会性感染及肿瘤：①呼吸系统主要是机会性感染引起的肺孢子菌肺炎（pneumocystis carinii pneumonia，PCP）及肺结核等。PCP是艾滋病患者最常见的呼吸系统机会性感染，也是艾滋病患者的主要死亡原因之一。②中枢神经系统较多见的是隐球菌脑膜炎、结核性脑膜炎及弓形虫脑膜炎。③消化系统，白色念珠菌病是最常见的机会性真菌感染，可引起口腔及食管白斑或溃疡。④多数患者常有皮肤黏膜病变，包括复发性单纯疱疹性口炎、慢性单纯疱疹性肛周溃疡、带状疱疹、皮肤真菌感染、甲癣、尖锐湿疣、卡波西肉瘤等。

⑤其他,如眼部可引起视网膜炎和眼部卡波西肉瘤等;泌尿系统可见相关性肾损害;血液系统异常主要包括粒细胞及血小板减少、贫血及非霍奇金淋巴瘤等。

3. 辅助检查 了解血常规、淋巴细胞亚群检查、HIV-RNA、病原学检查(HIV抗体阳性)等阳性结果。

4. 心理社会支持状况 评估患者有无因担心疾病传染及隔离带来的负性心理体验,评估患者及其家属对疾病的认识和态度。

(二)护理措施

1. 隔离措施 在标准预防的基础上,做好保护性隔离,以降低感染风险。

2. 休息与活动 根据病情及体力安排休息与活动,注意休息,避免劳累。

3. 饮食护理 宜高热量、高蛋白、高维生素、清淡、易消化饮食,少量多餐,注意饮食卫生,避免生冷、坚硬、辛辣刺激性食物。戒烟酒。

4. 用药护理 遵医嘱使用抗逆转录病毒药,定时定量服用。观察有无骨髓抑制、恶心、呕吐、腹泻、失眠、多梦等不良反应。注意抗病毒药物与其他药物间的相互作用。

5. 发热护理 参见第一章常见护理措施第十四节体温异常的护理。

6. 腹泻护理 参见第一章常见护理措施第十五节排尿、排便异常的护理。

7. 皮损护理 参见第十一章皮肤病护理常规。

8. 口腔护理

(1)保持口腔清洁,勤漱口。建议使用软毛牙刷。

(2)口腔真菌感染或口腔黏膜损害时,遵医嘱使用制霉菌素甘油、漱口水等,做好出血等的观察和护理。

(3)口腔感染无法进食者,遵医嘱予以鼻饲或静脉营养。

9. 疼痛管理 参见第一章常见护理措施第十节疼痛管理。

10. 安全护理 住院期间不携带利器、避免因利器划伤导致的HIV暴露。

【出院指导】

1. 自我监测 若出现不明原因的发热或明显的头痛、恶心、呕吐、咳嗽、咳痰、腹泻等,应及时就诊。

2. 休息与活动 症状明显的患者应卧床休息;无症状感染期可正常工作和学习,避免劳累。鼓励患者进行一些力所能及的体育锻炼。

3. 饮食指导 宜高热量、高蛋白、高维生素、清淡、易消化饮食,少量多餐。注意食品和饮用水卫生,烹调食物时应煮熟,避免生冷、刺激性食物。

4. 用药指导 遵医嘱用药,坚持长期按时抗病毒治疗,不可擅自停药或随意增减剂量。若因严重的药物不良反应无法继续服药时,患者应及时向医务人员反映。

5. 皮肤护理 保持皮肤清洁,洗澡时避免水温过高,避免使用刺激性的香皂,若出现皮疹,及时就诊。

6. 疾病知识宣教

（1）告知患者及其家属消毒隔离的重要性和方法。HIV在人体外环境中生存时对外界抵抗力弱，对物理因素和化学因素的抵抗力较低。一般消毒剂如碘酊、过氧乙酸等，对HIV均有良好灭活作用。75%酒精也可灭活HIV。HIV对热很敏感，56℃处理30分钟可使HIV在体外对人的T淋巴细胞失去感染性，但不能完全灭活血清中的HIV，100℃处理20分钟可将HIV完全灭活。

（2）家人或照顾者应避免直接与患者的血液体液接触。家中常备橡胶手套和家用消毒剂（如漂白粉等），进行污染物品处理时要戴手套；患者的日常物品若被体液污染，可采用漂白粉浸泡或擦拭的方法消毒。

（3）避免与感染者或患者共用剃须刀、牙刷、毛巾、指甲钳、梳子等个人生活用品。

（4）完整无破损的皮肤是防御HIV入侵最好的屏障。握手、拥抱、礼节性亲吻、同吃同饮等日常生活接触不会传播HIV。

（5）树立健康的性观念，正确使用安全套，采取安全性行为；不吸毒、不共用针具；HIV感染的哺乳期妇女应人工喂养婴儿，严禁HIV感染者捐献器官、献血、捐精等。

7. 定期复诊　每3～6个月复查血常规、血肝肾功能、HIV-RNA、病毒载量、CD4$^+$T淋巴细胞等。

第八节　肾综合征出血热护理

【定义】

肾综合征出血热（hemorrhagic fever with renalsyndrome，HFRS）是由汉坦病毒引起的以鼠类为主要传染源的疾病。临床上以发热、出血及肾脏损害为主要表现。典型病例有5期，即发热期、低血压休克期、少尿期、多尿期和恢复期。

【流行病学】

1. 传染源　我国以带汉坦病毒的黑线姬鼠、褐家鼠和大林姬鼠为主。

2. 传播途径　被携带病毒鼠类的排泄物污染的空气、食物等，经呼吸道、消化道或直接接触破损伤口、黏膜传播，孕妇感染后可经胎盘感染胎儿。

3. 易感人群　普遍易感，病后有较稳固的免疫力。

【治疗原则】

以综合治疗为主。包括"三早一就"（早发现、早休息、早治疗和就近治疗），同时把好"四关"（休克、出血、肾衰与感染）。

【护理】

一、护理常规

按传染病护理常规。

二、与本病相关的其他护理

(一)评估要点

1. 健康史及相关因素

(1)有无流行区居住、旅游史。

(2)有无与鼠类及其排泄物接触史。

2. 症状体征

(1)发热期

1)体温在39～40℃之间波动,以稽留热、弛张热多见,一般持续3～7天。同时伴有全身中毒症状,出现"三痛"(即头痛、腰痛和眼眶痛)。多数患者有明显消化道症状。

2)毛细血管损害征,出现"皮肤三红"(即颜面、颈部、胸部潮红)和"黏膜三红"(即眼结膜、软腭、咽部),少数患者有内脏出血。

3)肾脏损害,如蛋白尿、镜下或肉眼血尿,尿量减少。

(2)低血压休克期多发生在病程第4～6天,一般出现在退热前1～2天,或退热同时血压下降。

(3)少尿期多发生在病程第5～8天,一般持续2～5天。表现为急性肾功能衰竭,会有严重的高血容量综合征,可出现心力衰竭、肺水肿和脑水肿等。

(4)多尿期多发生在病程第9～14天,可发生水电解质紊乱、继发感染及多器官功能衰竭等。分为移行期(每日尿量由500ml增至2000ml,肌酐、尿素氮升高,症状加重,不少患者因并发症死于此期)、多尿早期(每日尿量超过2000ml,氮质血症未见改善,症状仍重)、多尿后期(尿量每日超过3000ml并逐日增加,氮质血症逐步改善,精神食欲逐日好转)。

(5)恢复期尿量逐渐减少并接近正常,多数患者在病后3～4周开始恢复。

3. 并发症 出血、中枢神经系统并发症(脑炎、脑膜炎等)、肺水肿等。

4. 辅助检查 了解血常规、尿常规、血生化全套、血清学检查(IgM抗体发病第2天即能检出)等阳性结果。

5. 心理社会支持状况 评估患者有无因担心疾病传染及隔离带来的负性心理体验,评估患者及其家属对疾病的认识和态度。

(二)护理措施

1. 隔离措施 在标准预防的基础上,采用接触隔离措施。

2. 发热护理 以物理降温为主,不宜用酒精擦浴,以免加重皮肤损害。

3. 疼痛管理

（1）头痛护理参见第十章第一节神经系统疾病护理常规。

（2）眼眶痛时,禁叩眼眶、揉眼等。

（3）腰痛时,禁局部按摩、热敷、叩击等。

4. 体液管理　监测意识、生命体征、24小时出入量或尿量等,低血压休克期应迅速建立静脉通路,遵医嘱扩张血容量、纠正酸中毒、使用血管活性药物等,必要时监测CVP;少尿期应合理安排输液顺序,按"量出为入"原则,严格控制液体入量,注意输液速度;多尿期应注意维持水电解质酸碱平衡。

5. 休息与活动　急性期绝对卧床休息,恢复期逐步增加活动量,避免碰撞肾区。

6. 饮食管理　少尿期宜高糖、高维生素、低盐、低蛋白饮食,限制饮水量;多尿期宜含钾丰富的饮食;恢复期宜高热量、高蛋白、高维生素饮食。

7. 皮肤黏膜护理　保持衣服宽松柔软,床单平整干燥,以减少对皮肤的不良刺激。加强口腔护理,保持口腔湿润,用软毛刷或棉棒刷牙。

（三）并发症护理

1. 出血　以呕血、便血常见,还可出现鼻腔出血、阴道出血等。护理参见第一章常见护理措施第四节出血的处置。

2. 中枢神经系统并发症（脑炎、脑膜炎等）　参见第九章第五节病毒性脑炎护理和第十三节结核性脑膜炎护理。

3. 肺水肿　参见第三章第三节急性心力衰竭护理常规。

4. 继发感染　参见第一章常见护理措施第十节感染护理。

【出院指导】

1. 休息与活动　出院后再休息1～3个月或更长时间,半年内避免重体力劳动。

2. 疾病预防和卫生宣教　灭鼠,避免进食鼠类接触过的食品,不用手接触鼠类及其排泄物。注意个人卫生,饭前、便后洗手。

3. 定期复诊　遵医嘱复诊肾功能等。

第九节　百日咳护理

【定义】

百日咳(pertussis)是由百日咳杆菌引起的急性呼吸道传染病,临床特点为阵发性痉挛性咳嗽,以及咳嗽终止时伴有鸡鸣样吸气吼叫及外周血液中淋巴细胞增多。典型临床症状经过卡他期、痉咳期及恢复期三期。

【流行病学】

1. **传染源**　百日咳患者。

2. **传播途径**　呼吸道飞沫传播。

3. **易感人群**　人群普遍易感,主要为婴幼儿和学龄前儿童。

【治疗原则】

1. **一般治疗**　环境安静,空气新鲜,温、湿度适宜。婴幼儿设专人护理,谨防突然窒息,痉咳剧烈者可给予镇静剂。

2. **抗菌药物治疗**　首选红霉素或罗红霉素,重症患者可使用肾上腺皮质激素、高价免疫球蛋白治疗。

【护理】

一、护理常规

按传染病护理常规。

二、与本病相关的其他护理

(一)评估要点

1. **健康史及相关因素**　有无接触百日咳患者或病原携带者,有无接种过疫苗。

2. **症状体征**

(1)卡他期一般为7～10天,有低热、咳嗽、流涕、喷嚏等,3～4天后其他症状逐渐消失而咳嗽却日益加重,夜间尤甚。此期传染性最强。

(2)痉咳期为2～6周或更长,此期已不发热,但有特征性的阵发性、痉挛性阵咳,发出"鸡鸣样"吸气声,接着连续阵咳,如此反复,直至排除大量黏稠痰液及吐出胃内容物为止。

(3)恢复期阵发性痉咳逐渐减少至消失。

3. **并发症**　支气管肺炎、肺不张、百日咳脑病等。

4. **辅助检查**　了解血常规、免疫学检测(特异性IgM抗体阳性)、细菌学检测(早期培养百日咳杆菌阳性率高)等阳性结果。

5. **心理社会支持状况**　评估患者有无因担心疾病传染及隔离带来的负性心理体验,评估患者及其家属对疾病的认识和态度。

(二)护理措施

1. **隔离措施**　在标准预防的基础上,采用飞沫隔离措施。

2. **痉咳护理**

(1)评估咳嗽的频率、音调、严重程度及伴随症状等,评估痰液的颜色、量、性状、黏稠度、气味等。

（2）咳嗽频繁、体弱及有并发症的患者应取半卧位休息。

（3）保持呼吸道通畅,给予雾化吸入,有效叩背,必要时吸痰。

（3）少量多餐,注意营养的摄取,宜高热量流质饮食,避免进食过冷、过热、辛辣刺激性食物;喝水宜在三餐间,避免进餐时喝水,以免腹部膨隆压迫横膈膜而诱发咳嗽。保持口腔清洁。维持水电解质酸碱平衡。

（4）避免诱发因素,如寒冷、吸入刺激性气体等。

3. 用药护理　遵医嘱用药,观察药物疗效及不良反应。如使用罗红霉素时应观察有无恶心、呕吐等。

（三）并发症护理

1. 支气管肺炎　参见第二章第二节社区获得性肺炎护理常规。

2. 肺不张　表现为高热、气道分泌物增多等,听诊两肺啰音或一侧呼吸音低或消失。遵医嘱使用抗生素,加强胸部物理治疗,鼓励患者进行有效咳嗽。使用呼吸机者遵医嘱予以必要的呼气末正压,肺不张持续存在可行纤维支气管镜检查及吸痰。

3. 百日咳脑病　发生在痉咳期,表现为惊厥或反复抽搐、意识障碍,也可出现高热、昏迷、脑水肿、脑疝而危及生命。应用苯巴比妥钠等镇静剂或冬眠疗法,有脑水肿者遵医嘱使用甘露醇、肾上腺皮质激素等药物。意识障碍患者参见第十章第一节神经系统疾病护理常规。

【出院指导】

1. 自我监测　若出现胸闷、气促等,应立即就诊。

2. 饮食指导　宜高热量、高蛋白、高维生素、低渣、易消化的流质或半流质饮食,避免进食生冷、坚硬、油腻、刺激性、产气的食物,少量多餐,细嚼慢咽。病情严重者应禁食。

3. 休息与活动　指导患者合理安排活动,保证充足的睡眠。避免一切诱发痉咳的不良刺激,如寒冷、吸入刺激性气体等。

4. 疾病知识宣教　讲解本病的传播途径及隔离的重要性,按飞沫隔离至发病后40天或痉咳开始后30天。注意通风,勤晒衣被。

5. 用药指导　遵医嘱用药,观察药物疗效及不良反应等。

第十节　伤寒护理

【定义】

伤寒(typhoid fever)是由伤寒沙门菌引起的急性肠道传染病。其临床特征是持续发热、相对缓脉、全身中毒症状与消化道症状、玫瑰疹、肝脾大及周围血中白细胞减少等。

【流行病学】

1. 传染源 患者和带菌者。

2. 传播途径 粪-口传播。

3. 易感人群 普遍易感,儿童及青壮年多见。

【治疗原则】

抗病原治疗(目前推荐使用第三代喹诺酮类和(或)第三代头孢菌素,及时、按量、足疗程使用),对症支持治疗,并发症治疗。

【护理】

一、护理常规

按传染病护理常规。

二、与本病相关的其他护理

(一)评估要点

1. 健康史及相关因素

(1)有无疫区居住、旅游史。

(2)有无伤寒发病和预防接种史。

(3)了解起病时间、治疗经过、病情控制等情况。

2. 症状体征

(1)初期,即病程第1周。多以发热起病,常伴乏力、全身不适、食欲减退、咽痛、咳嗽。

(2)极期,即病程第2~3周。

1)高热,以稽留热为主,少数呈弛张热或不规则热。

2)消化系统表现为食欲不振、腹部不适、腹胀、便秘、腹泻等,右下腹可有压痛。

3)神经系统表现为精神恍惚、表情淡漠、反应迟钝(称为伤寒面容)等,重者出现谵妄、昏迷。

4)循环系统表现为常有相对缓脉或重脉。

5)肝脾大。

6)玫瑰疹。

(3)缓解期,即病程第4周。体温逐步下降,食欲渐好,腹胀逐渐消失。

(4)恢复期,即病程第5周。体温恢复正常,食欲好转,常在1个月左右完全康复。

(5)复发与再燃。

1)复发,是指患者在热退后1~3周,临床症状再次出现,血培养可再次阳性。多见于抗菌治疗不彻底的患者。

2)再燃,是指在病程的2～3周,体温开始波动下降的过程中又回复上升,血培养可再次阳性。

3. 并发症 肠出血、肠穿孔、中毒性心肌炎、中毒性肝炎等。

4. 辅助检查 了解血常规、伤寒沙门菌培养(包括血、尿、粪、骨髓)、血清肥达氏反应等阳性结果。

5. 心理社会支持状况 评估患者有无因担心疾病传染及隔离带来的负性心理体验,评估患者及其家属对疾病的认识和态度。

(二)护理措施

1. 隔离措施 在标准预防的基础上,采用接触隔离的方式。

2. 发热护理 参见第一章第十四节体温异常的护理。

3. 腹痛护理 参见第四章第一节消化系统疾病护理常规概述。

4. 腹泻护理 参见第一章第十五节排尿、排便异常护理。

5. 便秘护理 可用开塞露塞肛或生理盐水低压灌肠。禁忌高压灌肠。

6. 休息与活动 卧床休息,体温正常1～2天后逐步增加活动量。

7. 饮食管理 宜高热量、少渣或无渣、不易产气、易消化饮食,少量多餐,保证充足水分。饮食量必须逐渐增加,切忌饮食不节制。

8. 用药护理 遵医嘱及时、按量、足疗程给药,观察药物疗效及不良反应。

(三)并发症护理

1. 肠出血 多见于病程第2～3周,可以出现不同程度的出血,表现为粪便隐血试验阳性,大便呈褐色、暗红色或鲜红色,严重时可出现休克。严重出血时应严格卧床休息,密切观察生命体征变化及大便的颜色、量、性状等,遵医嘱禁食或给予少量流质饮食,同时给予补液、止血、输血等治疗,维持水电解质酸碱平衡,必要时外科手术治疗。

2. 肠穿孔 多见于病程第2～3周,表现为突然出现的右下腹剧痛、压痛、反跳痛,伴恶心、呕吐、出汗、脉搏细速、呼吸急促、体温下降、血压下降等,1～2小时后症状暂时缓解,但不久体温又迅速上升并出现腹膜炎征象。一旦发生,应卧床休息、禁饮禁食、胃肠减压,遵医嘱抗炎、补液治疗,维持水电解质酸碱平衡,严密监测生命体征及腹部体征等情况,必要时做好急诊手术准备。

3. 中毒性心肌炎 参见第三章第十节病毒性心肌炎护理。

4. 中毒性肝炎 参见四五章第五节病毒性肝炎护理。

【出院指导】

1. 自我监测 若出现体温升高、腹痛、腹胀、便血等,应及时就诊。

2. 休息与活动 避免劳累和过度活动,保证充分休息。

3. 饮食指导 宜少渣软食,少量多餐,避免暴饮暴食。

4. 疾病知识宣教 指导患者养成良好的卫生习惯,坚持饭前、便后洗手,避免进食不洁食物和饮生水。慢性带菌者不能从事餐饮、幼托等工作。

5. 用药指导 遵医嘱治疗至粪便培养阴性,不得擅自停药或随意增减剂量。

6. 定期复诊 遵医嘱复诊血常规、大便常规、大便培养等。

第十一节 霍乱护理

【定义】

霍乱(cholera)是由霍乱弧菌引起的甲类烈性肠道传染病。发病急,传播快,属国际检疫的传染病。典型的临床表现为:急性起病,剧烈的腹泻、呕吐,以及由此引起的脱水、肌肉痉挛,严重者导致循环衰竭和急性肾衰竭。分为吐泻期、脱水期、恢复期。少数重者剧烈泻吐,排泄大量"米泔水"样大便。

【流行病学】

1. 传染源 患者和带菌者是主要的传染源,尤其是中、重型患者。

2. 传播途径 粪-口传播。

3. 易感人群 普遍易感。

【治疗原则】

严格执行隔离措施,及时补液,辅以抗菌和对症治疗。

【护理】

一、护理常规

按传染病护理常规。

二、与本病相关的其他护理

（一）评估要点

1. 健康史及相关因素

（1）有无疫区居住、旅游史。

（2）有无进食生食或半生食海产品史。

2. 症状体征

（1）泻吐期:排便次数可由数次增至数十次,无里急后重,多数不伴腹痛,量多,每次可超过1000ml,严重者可出现"米泔水"样便,无粪臭。呕吐常为喷射状,呕吐物初为胃内容物,继而为水样,严重者呈"米泔水"样。

（2）脱水期:脱水、电解质紊乱和代谢性酸中毒,严重者出现循环衰竭。

（3）恢复期:症状消失,尿量增加,体力逐步恢复。部分患者因吸收残留于肠道的内毒素而出现发热。

3. 并发症 急性肾衰竭、急性肺水肿等。

4. 辅助检查 了解血常规、血生化全套、血清学检查、尿常规、呕吐物和粪便培养检查等阳性结果,霍乱弧菌阳性可确诊。

5. 心理社会支持状况 评估患者有无因担心疾病传染及隔离带来的负性心理体验,评估患者及其家属对疾病的认识和态度。

(二)护理措施

1. 隔离措施 在标准预防的基础上,采用接触隔离措施,此外还应按甲类传染病严密隔离。

2. 体液管理 补液可分为口服补液和静脉补液。根据血压、脉搏、尿量情况随时调整补液量和补液速度,观察疗效、脱水改善情况及有无心力衰竭、肺水肿等并发症。

3. 休息与活动 严格卧床休息。

4. 饮食管理 剧烈泻吐时暂禁食,待症状缓解,逐渐恢复饮食。

5. 腹泻护理 参见第一章常见护理措施第十四节排便异常的护理。

(三)并发症护理

1. 急性肾衰竭 参见第五章第五节急性肾损伤护理。

2. 急性肺水肿 参见第三章第三节急性心力衰竭护理。

【出院指导】

1. 休息与活动 避免劳累和过度活动,保证充分休息。

2. 饮食指导 注意饮食卫生,避免进食不洁食物或饮生水,不吃生食或半熟海产品。勤洗手,养成良好的个人卫生习惯。

第十二节 细菌性痢疾护理

【定义】

细菌性痢疾(bacillary dysentery)简称菌痢,是由痢疾杆菌引起的急性肠道传染病,又称志贺菌病,以直肠、乙状结肠的炎症与溃疡为主要病理改变。主要临床表现为急起畏寒、高热、腹痛、腹泻、里急后重及黏液脓血便,可伴全身毒血症状。分急性和慢性痢疾。

【流行病学】

1. 传染源 急、慢性患者及带菌者。

2. 传播途径 粪-口传播。

3. 易感人群 普遍易感。

【治疗原则】

病原治疗及对症支持治疗。

【护理】

一、护理常规

按传染病护理常规

二、与本病相关的其他护理

（一）评估要点

1. 健康史及相关因素

（1）有无疫区生活、旅游史。

（2）有无不洁饮食史。

（3）有无过度劳累、受凉、暴饮暴食等诱因。

（4）了解起病时间、治疗经过、病情控制等情况。

2. 症状体征

（1）急性痢疾：起病急，有畏寒、高热、腹痛、腹泻、里急后重、黏液脓血便及全身毒血症状，常伴肠鸣音亢进、左下腹压痛等。严重者可出现惊厥、循环衰竭、中枢性呼吸衰竭、感染性休克等。

（2）慢性痢疾：菌痢反复发作或迁延不愈达2个月以上，即为慢性菌痢。常有腹痛、腹泻、稀黏液便或脓血便，便秘、腹泻交替。左下腹压痛，扪及乙状结肠，伴营养不良、贫血、乏力。

3. 并发症 菌血症、溶血性尿毒综合征、关节炎、瑞特综合征。

4. 辅助检查 了解血常规、大便常规、大便培养（检出致病菌可确诊）检查、特异性核酸检测、免疫学检查等阳性结果。

5. 心理社会支持状况 评估患者有无因担心疾病传染及隔离带来的负性心理体验，评估患者及其家属对疾病的认识和态度。

（二）护理措施

1. 隔离措施 在标准预防的基础上，采用接触隔离措施。

2. 发热护理 参见第一章第十四节体温异常的护理。

3. 腹泻护理 参见第一章第十五节排尿、排便异常的护理。

4. 惊厥护理 参见第九章第一节传染病护理常规。

5. 意识障碍护理 参见第十章第一节神经系统疾病护理常规概述。

6. 感染性休克护理 参见第一章第五节休克的处置。

7. 中枢性呼吸衰竭护理

（1）评估意识、瞳孔、生命体征、肢体活动情况等，有无烦躁不安、呼吸困难、头痛、喷射性呕吐等情况。

（2）遵医嘱予以吸氧，保持呼吸道通畅，严密观察病情，必要时予机械通气。

（3）出现脑水肿时，遵医嘱使用脱水剂，观察药物疗效及不良反应。

8. 饮食管理　宜高蛋白、高维生素、低脂、易消化、清淡的流质或半流质饮食，鼓励患者多饮水，少量多餐，忌食生冷、油腻、辛辣刺激性食物。严重呕吐伴腹泻患者遵医嘱禁食、静脉营养支持治疗。粪便检查正常后可恢复正常饮食。

（三）并发症护理

1. 菌血症　主要表现为发热。监测体温变化，体温升高时做好发热护理，遵医嘱正确采集血标本及使用抗生素。部分重症患者会出现体温不升。

2. 溶血性尿毒症综合征　表现为腰背部及四肢酸痛、尿液呈酱油样等，严重者可出现肾衰竭表现。应监测肾功能，24小时出入量或尿量及尿液颜色、性状等，根据病情控制液体入量及摄盐量等，维持水电解质酸碱平衡，必要时予透析治疗。

3. 关节炎　表现为关节挛缩、疼痛、肿胀、活动受限甚至功能丧失等。急性活动期应以卧床休息为主，限制受累关节活动，保持关节功能位。临床缓解期则鼓励患者主动活动，运动量以疲劳、疼痛在运动后2小时内消失为度，注意循序渐进，持之以恒。避免关节长期保持一个动作及过度使用小关节。避免负重运动。

4. Reiter综合征　表现为尿道炎、结膜炎和关节炎，常见于儿童。急性期卧床休息，遵医嘱使用非甾体类抗炎药及激素。

【出院指导】

1. 疾病知识宣教　养成良好的卫生习惯，避免进食不洁食物及饮生水，饭前、便后洗手；改善环境卫生，灭蝇灭蛹；在痢疾流行期间，可口服多价痢疾减毒活菌苗，提高机体免疫力；避免过度劳累、受凉、暴饮暴食等诱因，以防再次发作。

2. 用药指导　遵医嘱按时、按量、按疗程服药，不可擅自停药或随意增减剂量。

3. 休息与活动　慢性菌痢患者应注意休息，加强锻炼，生活规律，避免复发。

第十三节　结核性脑膜炎护理

【定义】

结核性脑膜炎(tuberculous meningitis, TBM)简称结脑，是由结核分枝杆菌(mycobacterium tuberculosis, MTB)侵犯脑膜引起的特异性炎症，为全身播散性粟粒性结核的一部分，也可继发于肺、淋巴结、骨骼或泌尿系统等结核病灶引起的菌血症。多见于儿童，但目前约半数以上的患者为成人，成人结脑中3/4存在原发灶。

【治疗原则】

1. 早期、适量、联合、规律及全程抗结核药物治疗。

2. 肾上腺皮质激素治疗。

3. 降低颅内压。

【护理】

一、护理常规

按传染病护理常规。

二、与本病相关的其他护理

(一)评估要点

1. 健康史及相关因素

(1)有无肺、骨、泌尿生殖系统等结核感染史。

(2)有无与结核患者密切接触史。

(3)了解患者的生活环境,既往的生活习惯等。

2. 症状体征

(1)结核毒血症状,如低热、盗汗、精神不振、乏力、纳差等。

(2)颅内压增高的表现为头痛加重、喷射性呕吐、烦躁不安等。

(3)意识障碍表现为嗜睡、谵妄、昏睡、昏迷等。

(4)神经障碍表现为依受损部位不同而出现不同症状体征。如脑神经障碍时,出现癫痫发作、瘫痪等。

(5)脑膜刺激征。

3. 并发症 脑疝、结核性脑脊髓膜炎等。

4. 辅助检查 了解血常规、分枝杆菌涂片和培养、结核菌素试验、γ-干扰素释放试验、结核分枝杆菌核酸检测、结核分枝杆菌耐药检测、分枝杆菌菌种鉴定、脑脊液常规和生化、头颅 CT 和 MRI 检查等阳性结果。

5. 心理社会支持状况 评估患者有无因担心疾病传染及隔离带来的负性心理体验,评估患者及其家属对疾病的认识和态度。

(二)护理措施

1. 隔离措施 伴开放性肺结核时,在标准预防的基础上,采用空气隔离和飞沫隔离措施直至痰菌阴性。

2. 饮食管理 保证每日的入量,维持足够营养,给予高热量、高蛋白、高维生素、易消化食物,戒烟酒。不能进食者遵医嘱鼻饲、静脉营养支持治疗。

3. 用药护理 遵医嘱用药,观察药物疗效及不良反应。如使用抗结核药物时观察有无肝脏损害、恶心、呕吐等，使用肾上腺皮质激素时观察睡眠、血糖、血压情况及有无应激性溃疡、水电解质酸碱平衡失调等。

4. 腰椎穿刺术护理　参见第十章第十三节知识链接腰椎穿刺术护理。

（三）并发症护理

1. 脑疝　参见第十章第六节脑出血护理。

2. 结核性脑脊髓膜炎　主要为脊髓损伤的表现，如截瘫和大小便潴留等。截瘫患者应加强生活护理和心理护理，积极预防并发症的发生。大小便潴留护理参见第一章常见护理措施第十三节排尿异常护理和第十四节排便异常护理。

【出院指导】

1. 自我监测　若出现头痛、发热、呕吐、意识障碍、视力模糊、听力下降等，应及时就诊。

2. 休息与活动　保持室内空气新鲜，定时通风和消毒。养成良好的生活习惯，保证休息时间，适当进行户外活动。

3. 饮食指导　给予高热量、高蛋白、高维生素、易消化食物。戒烟酒。

4. 用药指导　遵医嘱坚持全程用药，不得擅自停药或随意增减剂量。

5. 消毒隔离　合并痰菌阳性患者，按空气隔离和飞沫隔离。避免与开放性结核患者接触，以防重复感染。对于有密切结核病接触史或有结核病的患者，一旦出现头痛、发热、颈项强直等应及早就诊。

6. 定期复诊　遵医嘱复诊血常规、肝肾功能、脑脊液检查及病原学检查。

第十四节　隐球菌性脑膜炎护理

【定义】

隐球菌性脑膜炎（cryptococcal meningitis）是由隐球菌侵犯中枢神经系统所引起的严重感染。临床常呈慢性或亚急性起病，以头痛为突出表现，渐进性加重，伴发热，脑脊液压力明显升高、糖含量降低。临床上常分为脑膜炎型、脑膜脑炎型、肉芽肿型。

【流行病学】

1. 传染源　鸽子粪是重要的传染源，鸽子是本菌的携带者。

2. 传播途径

（1）主要是从呼吸道吸入环境中的酵母样细胞或担孢子，导致肺部感染，形成肺部病灶后经血液循环播散于脑膜。

（2）消化道、皮肤也是引起感染的潜在入侵途径。一般认为人与人、人与动物之间并不传播。

3. 易感人群　人群普遍易感，但有一定的自然免疫力。

【治疗原则】

1. 抗真菌治疗　分为诱导期、巩固期和维持期,目前主要用药为两性霉素 B、氟康唑、氟胞嘧啶等。一般疗程较长,需用足疗程,具体宜个体化判定。

2. 对症支持治疗　降低颅内压,纠正水电解质紊乱,支持治疗。其中及时有效控制颅内高压是决定隐球菌脑膜炎结局最为关键的因素之一。常用降颅压方法有药物降压、留置 Ommaya 囊(储液囊)、侧脑室外引流、脑室-腹腔分流术等。

【护理】

一、护理常规

按传染病护理常规。

二、与本病相关的其他护理

(一)评估要点

1. 健康史及相关因素

(1)有无养鸽子史、鸽子粪接触史。

(2)有无艾滋病、淋巴瘤及长期应用激素、免疫抑制剂、细胞毒药物史等致机体免疫力低下的因素。

2. 症状体征

(1)全身症状,如发热、头痛、恶心、呕吐、全身不适等。头痛初起为间歇性,以后持续并进行性加重,后期头痛剧烈。

(2)40%以上的患者有抑郁、淡漠、精神异常、躁动不安等精神症状,严重者出现不同程度意识障碍,表现为谵妄、嗜睡及昏迷。

(3)脑神经受损表现以视神经最常见,出现视物模糊、畏光、视力下降等,甚至完全失明。

3. 并发症　脑疝等。

4. 辅助检查　了解血常规、脑脊液常规和真菌学检查(脑脊液分离培养隐球菌阳性为诊断金标准)、头颅 CT 和 MRI 检查等阳性结果。

5. 心理社会支持状况　评估患者有无因担心疾病传染及隔离带来的负性心理体验,评估患者及其家属对疾病的认识和态度。

(二)护理措施

1. 休息与活动　急性期卧床休息,减少体力消耗;颅内压增高时适当抬高床头;视力障碍者,应有家属陪护,注意环境安全,防止坠床跌倒;恢复期可适当活动,如散步,加强体育锻炼。病室应定时通风和消毒,保持室内空气新鲜。

2. 饮食管理　宜易消化、高蛋白饮食,给予足够的热量及维生素;戒烟酒;意识障碍患者,予以鼻饲营养液。

3. 用药护理 遵医嘱用药,观察药物疗效及不良反应。如使用两性霉素 B 时,应观察有无恶心、呕吐、低血钾、肝肾毒性等,正确掌握药物的配置及使用方法、注意事项等。

4. 发热护理 参见第一章常见护理措施。

5. 头痛护理 参见第十章第一节神经系统疾病护理常规概述。

6. 昏迷护理 参见第十章第一节神经系统疾病护理常规概述之意识障碍护理。

7. 腰椎穿刺术护理 参见第十章第十三节知识链接腰椎穿刺术护理。

8. 对症及支持治疗护理 做好放置 Ommaya 囊、侧脑室外引流、脑室-腹腔分流术的术前和术后护理。

9. 输液通路的维护 为减少药物对静脉的刺激作用,通常需要通过中心静脉置管输液。

(三)并发症护理

脑疝的护理参见第十章第六节脑出血并发症护理。

【出院指导】

1. 自我监测 若出现发热、呕吐、头痛、意识障碍、视力模糊、抽搐等,应及时就诊。

2. 休息与活动 保证充分休息,避免劳累和过度活动。

3. 饮食指导 宜高蛋白饮食,给予足够的热量及维生素。戒烟酒。

4. 疾病知识宣教 告知患者鸽子是本病主要传染源,应注意防范。新型隐球菌经呼吸道吸入,应注意增强体质,预防上呼吸道感染。

5. 用药指导 遵医嘱用药,不得擅自停药或随意增减剂量。

6. 定期复诊 定期复查脑脊液常规及真菌学检查、病原学检查、血常规、血生化全套等。至少随访 6 个月。

第十五节 人工肝脏支持系统护理

【定义】

人工肝脏支持系统(artificial liver support system,ALSS)又称人工肝脏治疗,是暂时替代肝脏部分功能的体外支持系统,其治疗机制是基于肝细胞的强大再生能力,通过体外的机械、理化和生物装置,清除各种有害物质,补充必需物质,改善内环境,为肝细胞再生及肝功能恢复创造条件,或作为肝移植前的桥接。

【护理】

一、ALSS治疗前准备

(一)环境要求

做好消毒隔离工作,治疗室应达到《医院消毒卫生标准》(GB 15982—2012)中规定的Ⅲ类环境,梅毒、艾滋病等特殊传染病患者必须分区分机进行隔离治疗,配备专用操作用品车。

(二)患者准备及评估

了解患者病情,评估血管通路,了解血常规、血生化全套、凝血功能全套、血氨、内毒素及大便OB测定等结果,了解药物过敏史、既往史,监测生命体征。核对床号、姓名、住院号、治疗方式、治疗器型号、抗凝方案、血管通路、术前四项(乙型肝炎表面抗原、丙型肝炎抗体、梅毒螺旋体抗体、人类免疫缺陷病毒抗体测定)、抗人球蛋白抗体试验、血型、血型单特异性抗体鉴定等。

(三)操作者自身准备

按要求做好标准预防,为特殊感染患者治疗时应按相应预防隔离措施做好自身防护。

(四)用物准备

人工肝导管留置处置包、血浆分离器、血液滤过器、血路管、抗凝剂、预冲液等。严格执行无菌操作,正确安装血浆分离器、血液滤过器及血路管,生理盐水冲洗后用肝素预冲,待用。

二、ALSS操作及过程监护

(一)核对

再次核对患者床号、姓名、住院号、治疗方式、治疗器型号、抗凝方案、血管通路、术前四项、抗人球蛋白抗体试验、血型、血型单特异性抗体鉴定等。

(二)体位管理

协助患者取平卧位或低半卧位,躁动患者做好约束护理。

(三)设置参数

1. 治疗参数设置 根据患者病情、治疗模式,按医嘱调节治疗参数,根据治疗参数和耗材性能调整相应报警范围。

2. 治疗时间 根据患者病情、治疗模式,根据医嘱设置治疗时间。

3. 抗凝护理 根据医嘱使用抗凝剂和调整剂量,治疗过程中严密监测动脉压、静脉压、跨膜压变化和管路堵管情况,定时检查凝血功能全套、其他实验室检查,如有异常应立即汇报医生。

4. 置换液温度 一般设置在35~40℃。

(四)开始治疗

消毒处置人工肝留置导管,遵医嘱注入抗凝剂首剂量,使用地塞米松、10%葡萄糖酸钙预防过敏。连接血路管,建立体外循环。

(五)过程监护

1. 严密观察病情变化,心电监护,体外循环初始每隔5分钟监测血压变化至血压平稳,此后每30分钟监测生命体征并记录,遵医嘱予以吸氧。

2. 治疗过程中必须随时观察人工肝治疗器上各显示值的变化,如血流量、静脉压、动脉压、跨膜压、血浆温度、抗凝剂维持量的走速、患者的全身情况等,每小时记录。同时观察分离器、滤过器有无凝血等情况,发现异常立即处理。

3. 股静脉置管患者指导置管侧肢体适当制动,肝性脑病患者做好安全护理,必要时使用约束工具,遵医嘱予镇静治疗。

4. 监测血生化全套、血常规、内毒素、乙肝三系、HBV-DNA、18-氨基酸、凝血功能全套等。

(六)结束治疗

治疗结束时用100～200ml生理盐水将体外循环中的血液回输至患者体内,按医嘱用鱼精蛋白对抗肝素,并用0.9%生理盐水15ml分别进行脉冲式冲洗动静脉端,按人工肝导管要求给予相应封管液和剂量正压封管,最后包裹固定管道。

(七)并发症护理

1. **出血** 表现为鼻衄、牙龈出血、皮肤瘀点瘀斑、穿刺处渗血、呕血、黑便、血便、瞳孔变化等,常出现在置管处、消化道、皮肤黏膜、颅内等,应严密观察病情,遵医嘱及时处理,必要时暂停人工肝治疗。

2. **凝血** 表现为血浆分离器、灌流器、体外循环管路和人工肝留置管内等凝血,注意观察动脉压、静脉压、跨膜压等的变化,压力升高及时处理。人工肝治疗间歇期监测腿围的变化,如腿围增粗,应及时行血管超声检查,确定有无血栓形成,并按医嘱及时处理。

3. **低血压** 表现为血压下降、心率增快,部分患者可有面色苍白、出汗等症状,常见于治疗的初期和中后期,发生的原因有有效循环容量不足、过敏、水电解质及酸碱平衡、心律失常和血小板活性物质的异常释放等。在人工肝治疗过程中要进行预防和处理。

(1)低蛋白血症引起的应遵医嘱予以术前或术中输血浆、白蛋白或其他胶体溶液,维持血浆渗透压。

(2)有药物或血浆过敏史者应预先给予抗过敏治疗。

(3)纠正酸碱失衡、水电解质紊乱。

(4)治疗心律失常。

(5)人工肝过程中严密观察患者血压、心率变化。

4. **过敏反应** 表现为皮肤反应(荨麻疹)、胃肠道症状(恶心、呕吐、腹痛)、呼吸系统症状(呼吸困难、支气管痉挛)、心血管系统症状(心动过速、低血压)等,可给予抗过敏药物对症处理,较严重者暂停血浆置换治疗。常见于血浆过敏。

5. **高枸橼酸盐血症** 表现为低血钙、抽搐、手脚麻木等,常见于血浆置换治疗,尽早补充钙剂可减少上述症状的发生。

三、ALSS 后处理

（一）病情观察

监测生命体征及血生化全套、凝血功能全套、血常规等实验室检查,与病房护士详细交接,告知相关注意事项。

（二）环境及物品的处理

1. 机器外部消毒 每次人工肝结束后应采用含氯消毒剂或其他有效消毒剂擦拭消毒;如果血液污染到人工肝机,应立即用含氯消毒剂擦拭血迹后再消毒。

2. 空气和物体表面消毒 参照国家卫生健康委《血液净化标准操作规程(2021版)》。

3. 医疗污物及废物处理 参照国家卫生健康委《血液净化标准操作规程(2021版)》。

知识链接

人工肝脏支持系统留置导管的护理

一、置管前护理

1. 评估患者有无置管禁忌证,根据条件选择患者的体位和穿刺部位。

2. 皮肤准备。

3. 手术环境、器械、急救物品和药品准备。

二、置管中配合

1. 配合医生完成置管手术。

2. 严密观察病情,监测生命体征变化,必要时遵医嘱予以吸氧及心电监护。

三、置管后护理

1. 保持局部皮肤及导管清洁干燥,观察置管处有无出血、红肿,如有渗血、渗液,应及时处理。

2. 每次人工肝治疗后应正确封管。有效固定导管,避免牵拉、挤压。插管侧下肢尽量减少弯曲动作,避免剧烈咳嗽、用力解大便等增加腹压的因素。尽量床上大小便。

3. 避免硬物及粗糙衣物损伤导管。

4. 避免对导管的再利用,如输液、采血等,尽量减少对肝素帽的开启次数,以防导管感染。

第十六节 新型冠状病毒肺炎护理

【定义】

新型冠状病毒肺炎(coronavirus disease 2019,COVID-19)是指由新型冠状病毒感染引起的肺炎,主要表现为发热、干咳和乏力,伴或不伴鼻塞、流涕、咽痛、肌痛和腹泻等。重症患者可出现呼吸困难和(或)低氧血症,并快速进展为急性呼吸窘迫综合征、脓毒症休克、难以纠正的代谢性酸中毒、凝血功能障碍及多器官功能衰竭等。

【流行病学】

1. 传染源 主要是新型冠状病毒感染者,在潜伏期即有传染性,发病后5天内传染性较强。

2. 传播途径 经呼吸道飞沫和密切接触是主要的传播途径;接触病毒污染的物品也可造成感染;在相对封闭的环境中经气溶胶传播。

3. 易感人群 人群普遍易感。感染后或接种新型冠状病毒疫苗后可获得一定的免疫力。

【治疗原则】

隔离管理,一般治疗(包括支持治疗、病情监测、氧疗及抗菌药物治疗),抗病毒治疗,免疫治疗,糖皮质激素治疗,调节肠道微生态,中医治疗及重型/危重型治疗。

【护理】

一、护理常规

按传染病护理常规。

二、与本病相关的其他护理

(一)评估要点

1. 健康史及相关因素

(1)发病前14天内旅居史和相关患者接触史。

(2)有无新冠疫苗接种史。

(3)了解起病时间、经过等情况。

2. 症状体征

(1)潜伏期,1～14天,通常3～7天。

(2)成人

1)以发热、干咳、乏力为主要临床表现。

2)部分患者可以鼻塞、流涕、咽痛、嗅觉味觉减退或丧失、结膜炎、肌痛和腹泻等为主要表现。

3)重症患者多于发病后一周出现呼吸困难和(或)低氧血症,严重者可快速进展为急性呼吸窘迫综合征、脓毒症休克、难以纠正的代谢性酸中毒和出凝血功能障碍及多器官功能衰竭等。此外,重型、危重型患者可出现中低热,甚至无明显发热。

(2)儿童

1)不典型,表现为呕吐、腹泻等消化道症状或仅表现为反应差、呼吸急促。

2)极少数病例于恢复期出现多系统炎症综合征(multisystem inflammatory syndrome in children,MIS-C),出现类似川崎病或不典型川崎病表现、中毒性休克综合征或巨噬细胞活化综合征等。主要临床表现有发热伴皮疹、非化脓性结膜炎、黏膜炎症、低血压或休克、凝血障碍、急性消化道症状等。一旦发生,病情可在短期内急剧恶化。

3. 并发症 肺及多器官功能损伤或衰竭。

4. 辅助检查 关注新冠病毒核酸、新型冠状病毒特异性IgM抗体、IgG抗体阳性结果,了解血常规、血肝功能、C反应蛋白、D-二聚体等阳性结果及肺部影像学改变。

5. 心理社会支持状况 患者常存在焦虑恐惧等情绪,需加强心理疏导,必要时辅以药物治疗。

(二)护理措施

1. 消毒隔离与防护 根据病情确定隔离管理和治疗场所。轻型病例实行集中隔离管理,相关集中隔离场所不能同时隔离入境人员、密切接触者等人群。普通型、重型、危重型病例和有重型高危因素的病例应在定点医院集中治疗,其中重型、危重型病例应当尽早收入ICU治疗。加强病区环境消毒(空气、地面、墙壁、物表、患者织物、医疗废物、终末消毒),医疗器械专人专用并严格消毒,工作人员根据需要执行二级或三级防护措施。

2. 一般护理 做好入院宣教,指导患者休息与活动,做好基础护理。

3. 高热护理 遵医嘱给予退热处理,密切监测体温、出汗及电解质变化,污染的被服按感染性织物处理。鼓励饮水,及时补液,进食高热量、富含维生素、易消化的流质或半流质饮食。

4. 腹泻护理 饮食清洁卫生,进食少渣易消化的清淡饮食。遵医嘱口服微生态调节剂、蒙脱石散等药物。做好皮肤护理,防止失禁性皮炎的发生。

5. 病情观察 严密监测患者生命体征、意识状态,重点监测呼吸频率、节律、血氧饱和度、血气分析等的改变。

6. 氧疗护理

(1)根据患者病情变化,遵医嘱给予规范有效氧疗措施,包括鼻导管、面罩给氧和经鼻高流量氧疗(HFNC)等。

(2)当氧合指数(PaO_2/FiO_2)低于300mmHg的重型患者均应立即给予氧疗。接受鼻导管或面罩吸氧后,短时间(1～2小时)密切观察,若呼吸窘迫和(或)低氧血症无改善,应使用经鼻高流量氧疗(HFNC)或无创通气(NIV)。

（3）当氧合指数（PaO_2/FiO_2）低于200mmHg应给予经鼻高流量氧疗（HFNC）或无创通气（NIV）。接受HFNC或NIV的患者，无禁忌证的情况下，建议同时实施俯卧位通气，即清醒俯卧位通气，俯卧位治疗时间每天应大于12小时。

（4）高流量吸氧（HFNC）患者使用前充分宣教，根据患者鼻腔直径选择合适的鼻塞导管，使用时先贴减压敷料，调节好鼻塞固定带松紧，避免引起颜面部器械相关性压力损伤。根据患者病情和耐受情况调节氧浓度、流量及温度，及时添加湿化水。

（5）氧疗过程中密切观察患者意识状态、心率、呼吸、发绀改善程度及氧疗并发症，监测血氧饱和度或动脉血气分析结果。若氧合指数＜200mmHg及时转入重症医学科治疗。若出现血流动力学不稳定、呼吸疲劳、氧合指数持续未改善、患者意识改变、呼吸频率持续＞40次/min、明显酸中毒、大量气道分泌物时，立即气管插管行机械通气。

7. 用药护理 遵医嘱及时、按量、足疗程给药，观察药物疗效及不良反应。抗病毒药物奈玛特韦片/利托那韦片需整片吞服，不得咀嚼、掰开或压碎。奈玛特韦片必须与利托那韦片同服，如漏服一剂未超过8小时应尽快补服并按照正常方案继续用药，若漏服超过8小时，不应补服而应按规定时间服用下一剂量。

8. 标本采集护理 正确把握标本采集方法和时机是提高检测灵敏度的关键。遵医嘱采集痰、鼻拭子和咽拭子标本，标本置入专用标本袋密封，做好消毒专人送至实验室。采集标本时工作人员站于患者一侧，不要直接面对患者，避免接触被患者咳嗽或喷嚏污染的空气。

9. 心理护理 入院时向患者详细介绍病房环境和隔离相关规定。床边实施护理期间，通过眼神交流、触摸、点头等方式为患者提供恰当的情感支持，消除患者恐惧心理，鼓励患者树立战胜疾病的信心。通过视频交流等手段使患者与外界亲属进行沟通，获得亲情的支持和鼓励。及时评估患者的心理状况，必要时请精神科会诊。

（三）特殊治疗护理

新冠肺炎严重并发症为肺部及多器官功能衰竭，预防并发症和维持脏器正常功能是护理的最终目标。

1. 机械通气患者护理 气管插管时工作人员采取三级防护。插管前，充分镇痛、镇静，必要时肌松，做好血流动力学监测。落实镇痛镇静及谵妄管理，采取措施预防呼吸机相关性肺炎（VAP）发生，使用密闭式吸痰管、密闭式抛弃型集痰袋、密闭式集痰器采集痰液标本，以减少气溶胶及飞沫。使用一次性双回路自带加热导丝的呼吸机管路，减少冷凝水的产生。使用预置含氯2500mg/L消毒水的加盖容器，直接放入可达90℃的清洗机进行自动清洗消毒。如需俯卧位通气，妥善固定导管，受压部位皮肤保护，俯卧位期间每2小时更换一次体位。

2. 体外膜肺氧合治疗（ECMO）护理 严密观察患者意识、瞳孔、呼吸、血压、体温、血氧饱和度、中心静脉压、平均动脉压等，监测患者动脉血气分析和凝血功能等。定时评估置管深度、管路固定情况、各接口是否牢固，电源、气源连接情况、控温仪水位线和温度，穿刺处有无渗血、肿胀，下肢血液灌注及回流情况。监测ECMO运行指标，包括转速、血流量、氧流量、氧浓度、膜氧合器功能评价等。根据日常监测管理记录,每班评估ECMO氧合器功能。

3. 血液净化治疗护理 严格执行无菌技术和最大化无菌屏障预防措施。严密观察病情变化,监测患者生命体征、生化指标、凝血功能、电解质变化及治疗效果等,评估血管通路情况,及时发现并处理相关并发症,如低血压、电解质紊乱、过敏反应等。遵医嘱选择合适的抗凝方式、治疗模式和治疗剂量。仪器专病专用,治疗结束后,使用1000mg/L含氯消毒剂对仪器进行擦拭消毒,废液袋及滤器等按医疗垃圾处理。

【出院指导】

1. 隔离管理 解除隔离管理或出院后继续进行7天居家健康监测,佩戴口罩,有条件的居住在通风良好的单人房间,减少与家人的近距离密切接触,分餐饮食,做好手卫生,避免外出活动。

2. 自我监测 再次出现发热、干咳、乏力等症状时,及时就诊。

3. 休息与活动 合理安排作息,避免劳累。鼓励患者进行一些力所能及的居家锻炼。

4. 饮食指导 高热量、富含蛋白质、维生素、易消化饮食。

5. 用药指导 遵医嘱按时服药,不得擅自停药或随意增减剂量。

6. 定期复诊 按规定时间定期到医院随访和复诊。

7. 预防接种 保持良好的个人卫生习惯和生活方式,出现呼吸道症状时应及时到发热门诊就医。近期去过高风险地区或与新型冠状病毒感染者有接触史的,应主动进行新型冠状病毒核酸检测。符合接种条件的人员应尽快接种新冠病毒疫苗和加强针,应接尽接,尽早实现群体免疫。

第十章

神经系统疾病护理常规

第一节 神经系统疾病护理常规概述

一、入院护理

1. 病区接到入院通知后,做好新患者入院准备。

2. 热情接待新患者,双人核对患者身份,正确佩戴腕带,责任护士进行自我介绍。

3. 通知主管医生接诊新患者。

4. 进行入院护理评估,包括患者心理、生理及社会状况的评估,测量生命体征、体重等,并按要求书写入院护理记录。

5. 给予入院指导,并进行安全告知。

6. 保持病房安静、整洁、舒适、安全。

二、病情观察

1. **全身情况** 评估生命体征,评估心、肺、肝、肾等重要脏器的状况及水电解质和酸碱平衡、全身营养状况。

2. **专科情况** 密切观察意识状态、瞳孔大小及对光反应、颅高压的症状和体征,评估肌力、肌张力、语言功能、各神经系统功能等。

3. **辅助检查** 了解血常规、血生化全套、凝血功能全套、脑脊液检查、脑电图、肌电图、脑 CT、脑磁共振和脑血管检查等阳性结果。

三、氧 疗

根据医嘱及病情选择合适的氧疗工具,观察疗效。

四、用药护理

掌握神经内科常用药物的剂量、服用方式、作用及副作用。如使用脱水剂、利尿药时,应密切观察颅内压、血压、尿量及血电解质等变化;使用脑血管扩张药时,应密切监测血压变化;使用抗凝及溶栓药物时,应密切观察有无皮肤黏膜出血倾向,监测凝血功能全套;使用抗癫痫药物期间,应监测血药浓度、血尿常规、肝肾功能等;使用激素类药物时,观察睡眠、血糖、血压情况及有无应激性溃疡、水电解质酸碱平衡失调等。

五、症状护理

1. 头痛　表现为偏头痛、丛集性头痛、高颅压性头痛、低颅压性头痛、颅外因素所致头痛(眼源性、耳源性、鼻源性、颈源性)、神经性(紧张性)头痛。

(1)评估要点

1)头痛的部位、性质、程度、规律及伴随症状(如恶心呕吐、眩晕、耳鸣、发热、视力障碍、精神症状、植物神经症状等)。

2)头痛发作前有无诱因及先兆。

3)既往史,如服药史、头部外伤史、中毒史。

4)家族史,家族中是否有类似症状者。

5)心理社会状况,如头痛对日常生活、工作、社交的影响。

6)检查意识、瞳孔、生命体征、面部表情、脑膜刺激征等。

7)疼痛治疗的效果及不良反应。

8)影像学及实验室检查结果,如脑CT、脑磁共振、脑脊液检查;血常规、凝血功能等化验。

(2)护理措施

1)避免诱因。告知患者避免可能诱发或加重头痛的因素,如情绪紧张、饮酒、用力性动作等;保持环境安静舒适、光线柔和。

2)指导缓解头痛的方法,如缓慢深呼吸、听轻音乐、按摩、冷热敷及指压穴位等方法。

3)心理疏导。

4)用药护理。遵医嘱使用止痛剂,观察止痛药物的作用及不良反应。

5)病情观察,如有病情变化及时告知医生。

2. 意识障碍　表现为觉醒度改变(嗜睡、昏睡、浅昏迷、中昏迷、深昏迷)、意识内容改变(意识模糊、谵妄状态)、意识范围改变(朦胧状态和漫游性自动症)和特殊类型的意识障碍(去皮质综合征、无动性缄默症、植物状态)。

(1)评估要点

1)了解病史,评估意识障碍类型及程度(GCS评分)、生命体征情况,有无伴随神经系统症状(观察瞳孔大小和对光反应、眼球运动、肢体肌力、病理征等)。

2)监测血常规、血生化全套、脑电图、脑CT、脑磁共振检查结果等。

(2)护理措施

1)保持呼吸道通畅,及时清除口鼻分泌物,必要时吸痰,防止舌根后坠、窒息、误吸和肺部感染,遵医嘱选择合适的氧疗工具。

2)专人陪伴,防止跌倒或走失;谵妄躁动者加床栏保护,适当进行肢体约束,防止坠床、自伤及伤人;正确佩戴腕带,便于身份确认;防止烫伤。

3)严密监测并记录生命体征及意识、瞳孔变化;观察有无恶心、呕吐、头痛和脑疝的早期表现。

4)留置胃管予以鼻饲营养液,补充足够的水分和营养。

5)遵医嘱使用脱水、降颅压、抗感染等治疗,观察药物疗效及不良反应。

6)准确记录出入量。

7)预防肺部感染、压力性损伤、尿路感染、深静脉血栓形成等并发症。

3. 运动障碍 表现为瘫痪、不自主运动及共济失调等。

(1)评估要点

1)评估发病状况、起病缓急、加重或缓解的因素。

2)评估运动障碍的性质、分布、程度,肢体的肌肉容积(外形、体积)、肌力、肌张力、协调和平衡功能,走路的姿势和步态等。

3)评估有无伴随症状,如发热、抽搐或疼痛、意识改变、感觉障碍、认知障碍、病理反射、继发损伤等。

4)评估日常生活活动(activities of daily living,ADL)能力及全身情况。

5)监测血生化全套、CT、磁共振、肌电图检查等结果。

(2)瘫痪的护理措施

1)早期康复护理。患者病情稳定(生命体征稳定,症状体征不再进展)后,应尽早介入康复护理,重视患侧刺激、保持抗痉挛体位,循序渐进地进行被动运动、床上运动训练和日常生活活动能力训练等。

①给予正确的卧位姿势,偏瘫患者早期给予正确的卧位姿势,有利于预防并发症,也为肢体功能的早期康复打下基础。参见第十四章第二节体位及体位变换护理。

②维持关节活动度的训练,参见第十四章第四节维持关节活动度的训练

③体位变换训练,参见第十四章第二节体位及体位变换护理。

2)落实基础护理和安全护理,预防坠床跌倒。

3)肢体功能的恢复是个长期漫长的过程,需要患者及其家属的配合,并对社区环境和家庭环境进行适当改造。康复训练与日常生活活动相结合,以提高患者生活自理能力。

4. 感觉障碍 表现为感觉过敏、感觉过度、感觉异常和各种疼痛等刺激性症状,或感觉缺失、感觉减退等抑制性症状。

(1)评估要点

1)评估发病状况、加重或缓解的因素。

2)评估感觉障碍的性质、部位、类型和范围。

3)评估有无伴随症状,如意识改变、运动障碍、认知障碍、病理反射等。

4)评估感觉障碍对日常生活的影响程度。

5)监测血生化全套、CT、磁共振、肌电图等。

(2)护理措施

1)日常生活和安全护理。保持床单位整洁、干燥,防止感觉障碍的身体部位受压或机械

性刺激；避免高温或过冷刺激，慎用热水袋或冰袋，防止烫伤、冻伤。肢体保暖需用热水袋时，水温不宜超过50℃，每30分钟观察局部皮肤状况；感觉过敏的患者尽量避免不必要的刺激。

2）感觉训练包括在运动训练中建立感觉–运动训练一体化的概念，可进行肢体的拍打、按摩、理疗、针灸、被动运动和各种冷、热、电刺激等。

5. 言语障碍 表现为失语和构音障碍。

（1）评估要点

1）评估患者发病状况、加重或缓解的因素。

2）评估言语障碍的类型、程度。

3）评估有无伴随症状，如听觉和视觉缺失、意识改变、认知障碍、精神症状等。

4）评估口、咽、喉等发音器官有无肌肉瘫痪及共济运动障碍，有无面部表情改变、流涎或口腔滞留食物等。

（2）护理措施

1）借助卡片、笔、本、图片、表情或手势等沟通方式，鼓励患者采取任何方式向医护人员或家属表达自己的需要；与患者沟通时说话速度要慢，给予足够的时间做出反应。

2）在专业治疗师指导下，协助患者进行言语训练。

6. 吞咽障碍 表现为饮水呛咳、进食呛咳、进食缓慢和口中含食等，严重者可发生误吸或吸入性肺炎。

（1）评估要点

1）评估发病状况、加重或缓解的因素。

2）评估吞咽障碍的类型、程度。

3）评估有无伴随症状，如咳嗽、咳痰、肺部呼吸音改变和体温升高等。

（2）护理措施

1）意识清醒患者进食第一口水或食物前进行吞咽障碍筛查，筛查结果异常应及时告知医生。

2）患者意识不清、虚弱无力或不合作时，不能喂食，建议鼻饲或静脉营养支持，并做好相应的护理。

3）直接摄食护理，具体参见第十四章第五节吞咽训练护理

4）康复护理，在专业治疗师的指导下早期进行吞咽功能训练。具体参见第十四章第五节吞咽训练护理。

六、休息与活动

急性期卧床休息，病情稳定后鼓励患者离床活动，循序渐进，注意安全，防止坠床跌倒。瘫痪肢体定期进行按摩及被动运动（下肢静脉血栓形成的患者除外），鼓励主动运动，预防肢体肌肉萎缩及肢体挛缩畸形。

七、饮食管理

饮食以低盐、低脂、高维生素、清淡、易消化食物为主,多进食新鲜蔬菜和水果。

八、排泄护理

保持大便通畅,养成良好的排便习惯,避免用力排便,必要时遵医嘱通便;腹泻患者保持肛周皮肤的清洁,必要时使用皮肤保护剂。尿潴留患者建议采用间歇导尿方法;尿失禁患者建议采用体外接尿的方法。

九、皮肤黏膜护理

1. 评估患者皮肤及口腔黏膜情况。
2. 根据病情做好皮肤黏膜护理。

十、心理护理

1. 予以疾病的健康宣教和指导,通过讲解和发放健康教育资料,让患者及家属对疾病知识有相应的了解和认识,减轻紧张焦虑情绪。
2. 耐心倾听患者和家属的倾诉,进行个体化的心理疏导。
3. 指导患者进行情绪的自我调节,鼓励有兴趣爱好的患者开展有益的活动,如下棋、听书等。
4. 鼓励家属给予患者情感上的支持和鼓励。

十一、出院指导

宣教自我监测、休息与活动、饮食、服药及复诊等注意事项。

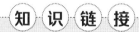

肌力评估方法

左右对比进行肌力的评估。采用0~5级的6级肌力记录法。

0级　肌肉无任何收缩现象(完全瘫痪)

1级　肌肉有轻微的收缩,但在床面上未见明显的移动

2级　肢体在床面上有明显的移动,但不能抬离床面(不能对抗地心引力)

3级　肢体能抬离床面,但不能对抗阻力

4级　能做对抗阻力的活动,但较正常差

5级　正常肌力

第二节　吉兰-巴雷综合征

【定义】

吉兰-巴雷综合征(Guillain-Barre syndrome,GBS)是一种免疫介导的周围神经病,主要损害多数脊神经根和周围神经,也常累及脑神经。临床表现为急性、对称性、弛缓性肢体瘫痪和感觉障碍,严重者出现呼吸肌麻痹,导致呼吸困难。

【治疗原则】

1. 一般治疗

(1)病情监测,必要时心电监护。

(2)呼吸道管理。保持呼吸道通畅,及时清除口腔分泌物;呼吸衰竭者应及早行气管插管或气管切开,予以呼吸机辅助通气。

(3)营养支持。伴有吞咽困难及饮水呛咳者,需给予鼻饲营养;合并消化道出血或肠麻痹患者,给予静脉营养支持。

(4)其他对症处理,如尿潴留给予留置导尿。

2. 免疫治疗　抑制免疫反应,消除致病因子对神经的损害,促进神经功能恢复。

(1)血浆置换可去除血浆中致病因子,如抗体成分,尽早应用。

(2)尽早或在呼吸肌麻痹前应用静脉注射人免疫球蛋白。

(3)糖皮质激素治疗,无条件行血浆置换和免疫球蛋白治疗的患者可使用甲泼尼龙治疗。

3. 神经营养治疗　应用B族维生素治疗

4. 康复治疗　早期肢体功能训练,后期进行物理、针灸等综合治疗。

【护理】

一、护理常规

按神经系统疾病护理常规。

二、与本病相关的其他护理

(一)评估要点

1. 健康史及相关因素

(1)发病前1~3周有无上呼吸道、肠道感染史。

(2)有无疫苗接种史。

2. **症状体征**

（1）运动障碍首发症状为四肢远端对称性无力,很快加重并向近端发展,可涉及躯干和脑神经,瘫痪为弛缓性。严重病例可累及肋间肌及膈肌导致呼吸肌麻痹,可出现腱反射减弱或消失,后期还可出现肌肉萎缩。

（2）感觉障碍表现为肢体远端感觉异常,如烧灼、麻木、刺痛和不适感等,或手套、袜套样感觉减退。

（3）脑神经损害症状,如面瘫、声音嘶哑、吞咽困难等。

（4）自主神经功能损害症状,如出汗、皮肤潮红、手足肿胀、营养障碍及心动过速等症状。

3. **辅助检查**　发病第2周后,大多数患者脑脊液检查示蛋白含量增高而细胞数正常或接近正常(称为蛋白–细胞分离现象),此现象为本病的特征。神经电生理检查提示远端运动神经传导潜伏期延长、传导速度减慢、F波异常等。

4. **心理社会支持状况**　了解患者对疾病的认知及其心理情绪、家庭的经济状况、医疗费用支出和家庭成员支持程度。

（二）护理措施

1. **病情监测**　密切观察呼吸困难程度,一旦发生呼吸肌麻痹,立即行气管插管或气管切开,使用呼吸机辅助通气。

2. **吞咽障碍护理**　参见第十章第一节神经系统疾病护理常规概述。

3. **用药护理**　遵医嘱用药,观察药物的疗效及不良反应。如使用人免疫球蛋白时,应观察有无头痛、寒战、皮疹等反应。

4. **血浆置换治疗护理**　参见第五章第十节血液透析护理。

5. **康复护理**　参见第十章第一节神经系统疾病护理常规概述之运动障碍和感觉障碍护理。

【出院指导】

1. **自我监测**　若出现呼吸困难、吞咽困难、肢体感觉异常加重、咳嗽、发热等不适,应立即就诊。

2. **用药指导**　遵医嘱用药,不可擅自停药或随意增减剂量,服用激素患者注意有无腹痛、黑便、血糖增高等情况。

3. **康复指导**　继续吞咽功能、运动功能、感觉功能康复训练,注意休息,避免劳累,以免复发。

4. **定期复诊**　GBS为自限性疾病,绝大多数患者的症状以及体征在发病后数周或数月逐步改善,定期门诊复诊,了解疾病恢复情况,必要时进行药物的调整。

第三节　急性脊髓炎护理

【定义】

急性脊髓炎(acute myelitis)是指各种感染后自身免疫反应所致的急性横贯性脊髓炎性病变,又称急性横贯性脊髓炎。是临床上最常见的一种脊髓炎,以病损平面以下肢体瘫痪、传导束性感觉障碍以及尿便障碍为特征,病变常局限于数个节段。脊髓内有2个以上散在病灶,称为播散性脊髓炎;病变迅速上升波及延髓,称为上升性脊髓炎。

【治疗原则】

早期诊断,尽早治疗,减轻症状,防治并发症,加强功能训练,促进康复。

【护理】

一、护理常规

按神经系统疾病护理常规。

二、与本病相关的其他护理

(一)评估要点

1. 健康史及相关因素

(1)病前1～2周有无上呼吸道感染或胃肠道感染、疫苗接种史。

(2)是否存在诱因,如过度疲劳、受凉或外伤等。

2. 症状体征

(1)运动障碍急性起病,迅速进展,典型表现为双下肢突发麻木、无力,早期呈脊髓休克表现,双下肢迟缓性瘫痪,肌张力低下、腱反射消失、病理征阴性。

(2)感觉障碍表现为脊髓损害平面以下的深浅感觉均消失,感觉消失区上缘常有感觉过敏带或束带感。

(3)自主神经功能障碍早期表现为尿潴留,随着病情的好转,出现充盈性尿失禁。病变节段以下出现皮肤营养障碍和排汗障碍等。

(4)上升性脊髓炎,部分病例起病急骤,感觉障碍平面常于1～2天内甚至数小时内上升至高颈髓,瘫痪也由下肢迅速波及上肢和呼吸肌,出现呼吸困难、构音不清、呼吸肌麻痹而死亡。

3. 辅助检查　了解脊髓磁共振检查等阳性结果。

4. 心理社会支持状况　了解患者对疾病的认知及其心理情绪、家庭经济状况、医疗费用支出和家庭成员支持程度。

（二）护理措施

1. 病情监测　评估患者运动障碍、感觉障碍平面是否上升，是否存在呼吸费力、吞咽困难、构音障碍等，必要时心电监护，密切监测呼吸和血氧饱和度变化。

2. 用药护理　遵医嘱用药，观察药物的疗效及不良反应。

3. 排泄护理　发生尿潴留时，及早给予留置导尿，做好留置导尿护理；便秘时，及时采取灌肠等通便措施，保持大便通畅。

4. 皮肤护理　做好皮肤保护和清洁工作，防止失禁性皮炎及压力性损伤的发生。

5. 康复护理　参见第十章第一节神经系统疾病护理常规概述之运动障碍和感觉障碍护理。

【出院指导】

1. 自我监测　若出现乏力、手足发麻、肌张力低下、黑便等，应及时就诊。

2. 康复指导　加强肢体功能锻炼，鼓励日常生活动作训练，做力所能及的家务。运动锻炼时，应予以保护，防止受伤，注意劳逸结合。

3. 饮食指导　宜高蛋白、高维生素、高纤维素饮食，保持大便通畅。

4. 用药指导　遵医嘱用药，避免擅自停药或随意增减剂量等，服用激素患者注意有无腹痛、黑便、血糖增高等情况。

5. 定期复诊　患者出院后需按医嘱定期门诊复诊，调整药物剂量和方案，必要时行下肢体感诱发电位检查，评估疗效及判断预后。出现症状加重或有新的症状出现时需及时就诊。

第四节　短暂性脑缺血发作护理

【定义】

短暂性脑缺血发作（transient ischemic attack，TIA）是局部脑或视网膜缺血引起的短暂性神经功能缺损，临床症状症状持续数分钟，一般不超过1小时，最长不超过24小时，且影像学上没有对应的脑梗死病灶，常反复发作。

【治疗原则】

及早治疗以防发展为脑梗死。

1. 病因治疗　针对病因治疗，控制卒中危险因素，如高血压、心脏病、糖尿病、血脂异常、动脉狭窄、不良生活及饮食习惯等。

2. 药物治疗　抗血小板聚集药、抗凝药、降脂及稳定血管斑块药物，必要时使用扩血管药物等。

3. 介入治疗　如颈动脉支架植入术（carotid artery stenting，CAS）等。

4. 外科手术治疗　如颈动脉内膜斑块切除术（carotid endarterectomy，CEA）等。

【护理】

一、护理常规

按神经系统疾病护理常规。

二、与本病相关的其他护理

（一）评估要点

1. 健康史及其相关因素

（1）有无高血压、心房颤动、高血脂及糖尿病等病史。

（2）了解血糖、血脂、血压等控制情况。

（3）评估有无不良生活习惯，如吸烟、酗酒、久坐、长期熬夜等。

（4）评估患者发作前有无诱因，发作时的主要症状及伴随症状、持续时间等。

（5）询问家族成员中有无脑血管疾病史。

2. 症状体征

（1）颈内动脉系统TIA表现为单眼一过性的黑矇或失明，发作性的肢体单瘫、面瘫或偏瘫以及偏身麻木等症状，优势半球受累还可出现失语和失用。

（2）椎-基底动脉系统TIA表现为眩晕、恶心呕吐、复视、平衡失调；特征性症状，如跌倒发作、短暂性全面遗忘症、双眼视力障碍发作；可能出现交叉性感觉运动障碍、吞咽困难和构音障碍、共济失调等。

3. 辅助检查 了解心脏超声心动图、颈动脉超声、经颅血管超声多普勒、CT灌注成像（computed tomography perfusion，CTP）、CT血管立体成像（computed tomography angiography，CTA）、磁共振平扫+弥散、脑血管造影检查和血液化验等阳性结果。

4. 心理社会支持状况 了解患者对疾病的认知及其心理情绪、家庭经济状况、医疗费用支出和家庭成员支持程度。

（二）护理措施

1. 病情监测 频繁发作的患者应注意观察每次发作的持续时间、间隔时间和伴随症状，观察患者肢体无力或麻木是否减轻或加重，有无头痛、头晕或其他脑功能受损的表现，警惕完全性缺血性脑卒中的发生。及时记录病情变化并告知医生。

2. 活动与安全 发作时卧床休息，枕高15～20cm为宜。转头时动作轻柔缓慢，防止颈部过度活动诱发TIA。加床挡保护、避免单独起床活动，以免跌倒。

3. 饮食管理 宜低盐、低脂、高蛋白、高维生素饮食，少吃甜食，忌辛辣、油炸食物。在没有其他疾病限制的情况下，每日饮水1500～1700ml。戒烟酒。

4. 用药护理 遵医嘱用药，观察药物疗效及不良反应。

（1）应用抗血小板聚集药物或抗凝药物时，观察患者鼻腔、口腔及牙龈、皮肤等出血倾向；注意患者大便颜色、性状及有无急性腹痛及消化道溃疡；观察有无皮疹发生。胃肠道反应是服用阿司匹林最常见的不良反应,如有恶心、呕吐上腹部不适或疼痛等,可饭后服用,以减少对胃肠的刺激;肠溶片不可咀嚼或掰开服用,因可致结晶尿,服用期间多饮水。

（2）应用他汀类药物时,注意观察患者有无肝酶增高、有无肌痛、有无消化道不适等。

【出院指导】

1. 自我监测 出现以下症状中的任何一种症状,无论时间长短,均应及时就医:①突发严重的原因不明的头痛;②突发一侧面部或肢体麻木、无力;③失语、说话或理解言语困难;④突发单侧或双侧视力模糊或失明;⑤不明原因的头晕、步态不稳或突然跌倒。

2. 饮食指导 有基础疾病的患者进行相应的饮食指导。

3. 休息与活动 教育患者改变不健康的生活习惯,如吸烟、大量饮酒、体力活动过少、作息时间不规律、膳食种类摄入不合理等。对经常发作的患者应避免重体力劳动,避免单独外出。

4. 用药指导 遵医嘱服药,避免擅自停药或随意增减剂量。

5. 定期复诊 TIA90天的卒中风险为10%～20%(平均11%),TIA患者不仅易发生脑梗死,也易发生心肌梗死和猝死,因此针对病因和危险因素需定期门诊复诊,积极治疗和控制原发疾病,如高血压、高血脂、高血糖、心房颤动等,降低完全性缺血性卒中发生风险。

第五节　脑梗死护理

【定义】

脑梗死(cerebral infarction,CI)又称缺血性脑卒中,是指各种原因引起的脑局部血液供应障碍,使局部脑组织缺血、缺氧性坏死,从而引起相应神经功能障碍的一类临床综合征。按病因不同,将脑梗死分为大动脉粥样硬化型、心源性栓塞型、小动脉闭塞型、其他明确病因型和不明原因型等五型卒中。

【治疗原则】

挽救缺血半暗带,避免或减轻原发性脑损伤,是急性脑梗死治疗的最根本目标。给予溶栓、抗凝、降低纤维蛋白原、抗血小板聚集、扩容、神经保护和降颅压治疗等对症处理,同时防治各种并发症。必要时可行血管内介入治疗(包括动脉溶栓、机械取栓、血栓抽吸术、血管成形术)或外科手术治疗。

【护理】

一、护理常规

按神经系统疾病护理常规。

二、与本病相关的其他护理

(一)评估要点

1. 健康史及相关因素

(1)患者有无家族遗传史。

(2)患者有无高血压、糖尿病、冠心病、血脂异常及心房颤动、TIA发作等相关病史。

(3)有无不良生活习惯,如吸烟、酗酒、久坐、长期熬夜等。

(4)评估患者发作前有无诱因,持续时间等。

(5)患者既往用药情况。

(6)有无严重脱水、休克、恶性肿瘤、心功能不全、血小板增多症及高同型半胱氨酸血症病史。

2. 症状体征

(1)颈内动脉系统(前循环)脑梗死前循环支配大脑半球前3/5的血液供应,患者可出现同侧Horner征(眼睑下垂、瞳孔缩小、眼裂变小、面部无汗,为颈上交感神经节后纤维受损所致)、三偏征(对侧偏瘫、偏身感觉障碍、双眼对侧同向性偏盲)、失语、单眼一过性失明、强握反射、精神异常等症状。

(2)椎基底动脉系统(后循环)脑梗死后循环支配大脑半球后2/5、丘脑、脑干、小脑的血液供应。患者可出现:①对侧偏瘫、偏身感觉障碍、恶心、呕吐、眼球震颤、声音嘶哑、吞咽困难等症状;②脑桥腹外侧综合征(病灶同侧面神经和外展神经麻痹、对侧偏瘫);③闭锁综合征(双侧面瘫、球麻痹、四肢瘫、不能讲话,意识清楚,能随意睁闭眼);④基底动脉尖综合征(眼球运动障碍、瞳孔异常、觉醒和行为障碍,可伴有记忆力丧失及对侧偏盲或皮质盲)。

3. 并发症 脑水肿、脑疝、脑梗后出血、吸入性肺炎、下肢深静脉血栓形成、肺栓塞、排尿障碍与尿路感染、应激性溃疡、癫痫等。

4. 辅助检查 了解心脏超声心动图、颈动脉超声、经颅血管超声多普勒、头颅CT、磁共振、脑血管造影检查和血液化验等阳性结果。

5. 心理社会支持情况 了解患者对疾病的认知及其心理情绪、家庭经济状况、医疗费用支出和家庭成员支持程度。

(二)护理措施

1. 病情监测 评估意识、瞳孔、生命体征,语言、吞咽功能及肢体肌力、肌张力等情况,评估有无颅内高压症状和体征,严密监测血压、血糖变化。

2. 静脉溶栓护理

(1)监测血压:溶栓的最初2小时内,每15分钟1次;随后6小时内,每30分钟1次;此后每60分钟1次,直至24小时。

(2)严密观察血压、呼吸、意识、瞳孔、肌力的变化,当患者出现烦躁、头痛、恶心呕吐、血压增高、瘫痪加重等,应立即停用溶栓药物,并遵医嘱急行头颅CT检查。

(3)观察皮肤、消化道、呼吸道、泌尿道、牙龈有无出血,如有出血,应及时报告医生。

（4）观察用药期间是否出现寒战、发热、舌体肿胀等过敏现象，如有应立即报告医生予以及时抗过敏处理。

（5）在病情许可的情况下，鼻饲管、导尿管及动脉内测压管等有创操作应延迟进行。

（6）溶栓24小时后，复查颅脑CT，确认无脑出血后给予抗凝药或抗血小板药物治疗。

3. 血管内介入治疗护理

（1）尽可能将患者收入重症监护病房或者卒中单元进行监护。

（2）观察动脉穿刺局部敷料是否清洁干燥，穿刺远端的皮肤温度、颜色和动脉搏动是否正常。

（3）监测神经系统功能变化，如果出现意识改变、严重头痛、高血压、恶心呕吐，应随时行头颅CT检查。

（4）严格按医嘱进行血压管理，预防脑过度灌注综合征的发生。

4. 血压管理

（1）准备溶栓者，应控制血压，收缩压<180mmHg和舒张压<100mmHg。

（2）缺血性脑卒中后24小时内血压升高的患者应谨慎处理。应先处理紧张、焦虑、疼痛、恶心呕吐及颅内压增高等情况。血压持续升高，收缩压≥200mmHg或舒张压≥110mmHg，或伴有急性冠脉综合征、严重心功能不全、主动脉夹层、高血压脑病等其他需要治疗的合并症，应予以降压治疗，并严密观察血压变化。选用拉贝洛尔、尼卡地平等静脉药物，避免使用引起血压急剧下降的药物和不易调控血压的药物，如硝普钠等。

（3）若卒中后病情稳定，血压持续≥140/90mmHg，无禁忌证，可24小时后恢复使用发病前服用的降压药物或开始启动降压治疗。

（4）对于溶栓后血管再通较好或者行血管成形术的患者，为预防过度灌注综合征，血压应控制在140/90mmHg以下或较基础血压降低20mmHg，但不应低于100/60mmHg。

（5）若患者血压过低，要积极寻找和处理原因，以免脑血流低灌注导致脑缺血或溶栓后血管再闭塞以及其他重要脏器缺血的症状，必要时可采用扩容升压措施纠正低血容量，处理可能引起心排血量减少的心脏问题。

5. 血糖管理

（1）患者血糖超过11.1mmol/L时，可建议医生给予胰岛素治疗。应加强血糖监测，将血糖控制在7.7～10mmol/L。

（2）患者血糖低于3.3mmol/L时，可给予10%～20%葡萄糖口服或注射治疗直至达到正常血糖值。

6. 康复护理　参见第十章第一节神经系统疾病护理常规概述之运动障碍和感觉障碍护理。

（三）并发症护理

1. 脑水肿

（1）观察病情，询问患者有无头痛等不适，观察患者有无烦躁不安的现象，监测意识和肌力的变化。

（2）卧床，床头可抬高至15°～30°。

（3）避免和处理引发颅内压升高的因素，如头颈部过度扭曲、激动、用力、发热、咳嗽、便秘等。

（4）遵医嘱使用脱水剂，必要时可加用人血白蛋白或呋塞米。

（5）及时复查头颅CT，确认梗死后出血转化患者停用抗血小板聚集或抗凝药物。

（6）必要时做好外科手术准备。

2. **脑疝** 参见第十章第六节脑出血护理。

3. **吸入性肺炎** 表现为咳嗽、咳痰、呼吸困难、发热，听诊两肺啰音，胸部X线检查显示肺部感染。一旦发生，应监测体温、呼吸和经皮血氧饱和度变化，加强翻身、胸部物理疗法，遵医嘱予以吸氧、雾化吸入、抗生素等，正确留取痰标本。

4. **下肢深静脉血栓形成及肺栓塞** 参见第一章常见护理措施。

5. **应激性溃疡** 见于大面积脑梗死重症患者，临床表现同上消化道出血，参见第四章第八节上消化道出血护理常规。

【出院指导】

1. **自我监测** 若出现头晕、头痛、一侧肢体麻木无力、步态不稳、吐词不清、流涎、口角歪斜、一过性失明、进食呛咳等任何一种症状，应及时就诊。

2. **疾病知识宣教**

（1）针对基础病因进行系统、正规、有效的治疗，如高血压、低血压、高血糖、高血脂、心房颤动、高同型半胱氨酸血症、血液高凝状态等疾病。

（2）改变不良的生活习惯，如抽烟、酗酒、熬夜、饮食多荤少素、久卧久坐、不运动、精神抑郁或易激动生气等。

3. **康复指导** 继续康复功能训练。

4. **用药指导** 遵医嘱服用药物，避免擅自停药或随意增减药物剂量。

5. **定期复诊** 针对脑梗的病因和危险因素需定期门诊复诊，积极治疗和控制原发疾病，如高血压、高血脂、高血糖、心房颤动等，降低卒中复发风险。

第六节 脑出血护理

【定义】

脑出血（intracerebral hemorrhage，ICH）是由高血压合并动脉硬化或其他原因造成的非外伤性脑实质内出血，也称自发性脑出血。

【治疗原则】

脱水降颅内压、调控血压、防治继续出血，加强护理，防治并发症，降低病死率、致残率，减少复发。

1. 内科治疗

（1）一般治疗,如卧床休息、心电监护、保持呼吸道通畅、吸氧等。

（2）脱水降颅内压治疗:脑水肿可使颅内压增高,并致脑疝,是影响脑出血病死率及致残率的主要因素。积极控制脑水肿、降低颅内压是脑出血急性治疗的重要环节

（3）调控血压:急性期应考虑患者的年龄、有无高血压史、有无颅内压增高、出血原因及发病时间等因素,加强监测,防止因血压下降过快而引起脑低灌注。脑出血恢复期应积极控制高血压,尽量将血压控制在正常范围内。

（4）亚低温治疗:脑出血的辅助治疗方法,适用于中枢性高热患者。

（5）对症治疗:过度烦躁不安的患者可适量用镇静药;便秘者可用缓泻剂通便。

2.手术治疗　主要手术方法包括去骨瓣减压术、小骨窗开颅血肿清除术、钻孔血肿抽吸术和脑室穿刺引流术等。手术宜在早期(发病后6~24小时内)进行。

3.康复治疗　只要患者的生命体征平稳、病情不再进展,宜尽早进行康复治疗。早期分阶段综合康复治疗对恢复患者的神经功能、提高生活质量有益。

【护理】

一、护理常规

按神经系统疾病护理常规。

二、与本病相关的其他护理

(一)评估要点

1. 健康史及相关因素

（1）发生时间、症状,起病时有无情绪激动、疲劳、用力排便等诱因。

（2）是否有外伤史、原发性高血压病史、缺血性或出血性脑卒中史、糖尿病史。

（3）是否服用阿司匹林、氯吡格雷、华法林或其他抗凝抗血小板聚集药物(包括药物服用的时间以及剂量等)、是否存在使用成瘾药物(如可卡因)等。

（4）是否存在凝血功能障碍及其他诱发出血的内科疾病(如血液病、肝病等)。

（5）了解患者的吸烟及饮酒史。

2. 症状体征　取决于出血的部位和出血量。

（1）基底节区出血,壳核出血是高血压脑出血最常见的出血部位。波及内囊时引起典型的三偏征(病灶对侧偏瘫、偏身感觉障碍和同向性偏盲),病理征阳性,优势半球受累可出现失语。

（2）脑叶出血,以顶叶最常见,其次为颞叶、枕叶、额叶,也有多发脑叶出血的病例。额叶出血可有偏瘫、尿便障碍、Broca失语等;颞叶出血可有Wenicke失语、精神症状,对侧上象限盲、癫痫;枕叶出血可有视野缺损;顶叶出血可有偏身感觉障碍、轻偏瘫、对侧下象限盲,非

优势半球受累可有体象障碍。

（3）脑干出血，常见脑桥出血，出现交叉瘫（病变侧面瘫和对侧偏瘫、头和双眼同向凝视病变对侧），大量出血破入脑室出现双侧针尖样瞳孔，体温升高，呈长吸式或丛集式呼吸，病理征阳性。

（4）小脑出血，以眩晕、头晕、头痛、恶心、呕吐、步态不稳等为首发症状，早期常无明显的瘫痪，随病情加重出现不同程度的意识障碍。

（5）脑室出血，出血量大时，意识障碍突然加重，阵发性四肢强直，出现脑膜刺激征，高热、呕吐、呼吸不规则或呈潮式呼吸，眼球固定，四肢瘫，病理征阳性等。

3. 并发症 脑疝、痫性发作等。

4. 辅助检查 影像学检查是诊断脑出血的重要方法，主要包括：颅脑CT、磁共振和脑血管造影等。CT和磁共振能够反映出血部位、出血量、波及范围和血肿周围脑组织情况，脑血管造影能够帮助明确脑出血的潜在病因。

5. 心理社会支持状况 了解患者对疾病的认知及其心理情绪、家庭经济状况、医疗费用支出和家庭成员支持程度。

（二）护理措施

1. 病情监测 心电监护，密切观察意识、生命体征、瞳孔大小及对光反射情况，评估肌力、语言、吞咽功能，注意有无颅内高压的症状和体征。

2. 保持呼吸道通畅 意识障碍患者及时清除口鼻分泌物，必要时吸痰，防止舌根后坠、窒息、误吸或肺部感染。遵医嘱选择合适的氧疗。

3. 血压管理 在临床实践中应根据患者高血压病史的长短、基础血压值、颅内压情况及入院时的血压情况个体化决定降压目标。

（1）收缩压在150～220mmHg和无急性降压治疗禁忌证的脑出血患者，急性期收缩压可降至140 mmHg。

（2）收缩压＞220mmHg的脑出血患者，连续静脉用药强化降低血压，密切进行血压监测。

（3）为了防止过度降压导致脑灌注压不足，可分步阶梯式的降压方法：在入院时高血压基础上每日降压幅度在15%～20%。

（4）脑出血急性期推荐静脉给予短效类降压药物，可选择乌拉地尔、拉贝洛尔、盐酸艾司洛尔、依那普利等药物。

（5）躁动是脑出血患者外周血压和颅内压升高以及影响降压治疗效果的重要因素，应积极寻找躁动原因，及时给予处理。在确保呼吸道通畅的前提下，可适当给予镇静治疗，有助于降压达标。

4. 体位管理 抬高床头15°～30°，发病24～48小时内变换体位时应尽量减小头部的摆动幅度，以免加重出血。

5. 避免再出血 绝对卧床休息，避免不必要的搬动；保持病室安静，严格限制探视；保持大便通畅，避免情绪激动等不良刺激。

6. 避免和处理引发颅内压增高的因素 如头颈部过度扭曲、激动、用力、发热、咳嗽、便秘等。

7. 饮食管理 急性期给予高热量、高蛋白、高维生素饮食;伴意识障碍、消化道出血患者禁食24～48小时,必要时应排空胃内容物;恢复期进清淡、低盐、低脂、高维生素、适量蛋白质饮食。戒烟酒,忌暴饮暴食。

8. 康复护理 见本章第一节神经系统疾病护理常规之运动障碍、感觉障碍、语言障碍、吞咽功能障碍护理。

（三）并发症护理

1. 脑疝 小脑幕切迹疝表现为头痛加剧、频繁呕吐、一侧瞳孔进行性散大、意识障碍进行性加深、肌力进行性下降等,早期代偿性的呼吸深而慢、血压升高、脉搏缓慢有力,后期则呼吸浅而快、血压下降、脉搏增快;枕骨大孔疝(小脑扁桃体疝)表现为血压升高、呼吸深慢、脉象洪大或突发呼吸暂停、意识丧失等,较早出现生命体征改变,尤其是呼吸的暂停和血氧饱和度的下降。

2. 脑疝的急救护理

(1)立即采取正确卧位,如患者为小脑幕切迹疝,可抬高床头15°～30°;如患者发生枕骨大孔疝影响呼吸,应立即使患者平卧并开放气道,保持呼吸道通畅。

(2)立即使用脱水剂,20%甘露醇250ml快速静脉滴注或推注,呋塞米20～40mg静脉推注。

(3)供氧。出现呼吸变化或呼吸暂停时,立即用加压面罩给氧,并行气管插管、呼吸机辅助通气,必要时过度通气($PaCO_2$降至30mmHg最佳,不低于25mmHg)。

(4)脑室穿刺引流降颅内压。准备脑室穿刺包行脑室穿刺放液。有外引流患者,应放低引流袋,以加速引流。

(5)做好病因检查和治疗准备,如头颅CT/MRI检查的准备,必须由医生护士陪同,备齐抢救药品、器械。必要时做好急诊手术准备。

【出院指导】

1. 自我监测 监测血压,若出现头痛、恶心、呕吐、肢体麻木等,应及时就诊。

2. 饮食指导 宜以低盐、低脂、高维生素、适量蛋白质、清淡饮食为主。多食富含膳食纤维食物,保持大便通畅。

3. 休息与活动 养成规律的生活习惯,循序渐进增加活动量,进行力所能及的活动,尽量长期坚持。选择合适、安全、简便的运动,如散步、打太极拳等,以不感疲劳为宜,避免剧烈活动。

4. 康复指导 继续康复功能训练。

5. 用药指导 遵医嘱用药,不可擅自停药或随意增减药物剂量。

6. 定期复诊 针对脑出血的病因和危险因素需定期门诊复诊,积极治疗和控制原发疾病,如高血压、高血糖等,及时调整抗凝或抗血小板聚集药物,以降低脑出血复发风险。

第七节　蛛网膜下腔出血护理

【定义】

蛛网膜下腔出血(subarachnoid hemorrhage,SAH)常见原发性蛛网膜下腔出血,是指脑底部或脑浅表部位血管破裂,血液直接进入蛛网膜下腔而引起相应临床症状的一类脑卒中。

【治疗原则】

积极控制脑水肿、降低颅内压;控制继续出血,防治脑血管痉挛;去除病因,防止再发。

1. 一般治疗　脱水降颅内压、维持水电解质和酸碱平衡。

2. 防治再出血

(1)安静休息,绝对卧床休息4～6周,保持安静,避免情绪激动,镇静镇痛等。

(2)调控血压,如收缩压＞180mmHg,应用短效降压药降压,密切监测血压,保持血压稳定于正常或起病前水平,避免突然将血压降得过低。

(3)使用抗纤溶药物,多与尼莫地平联合应用。

3. 防治血管痉挛及脑缺血

(1)维持正常血压及血容量。

(2)早期使用钙通道阻滞剂。

4. 脑积水处理　SAH急性期合并症状性脑积水应进行脑脊液分流术治疗。对SAH后合并慢性症状性脑积水患者,推荐进行永久的脑脊液分流术。

5. 破裂动脉瘤的外科和血管内治疗　动脉瘤夹闭或血管内治疗是预防SAH再出血的最有效的治疗方法。血管内治疗或手术治疗方法的选择,应根据患者病情及动脉瘤的特点由多学科医师来讨论决定。

【护理】

一、护理常规

按神经系统疾病护理常规。

二、与本病相关的其他护理

(一)评估要点

1. 健康史及相关因素

(1)了解有无动脉瘤、脑血管畸形和动脉硬化等病史。

(2)了解有无诱因,如情绪激动、酗酒、剧烈运动、用力咳嗽、用力排便及性生活过度等。

2. 症状体征

（1）头痛较为剧烈，呈胀痛或爆裂样，并伴有恶心、呕吐。

（2）多数患者可有不同程度的意识障碍。

（3）脑膜刺激征，如颈项强直、克匿格征（Kernig 征）、布鲁津斯基征（Brudzinski 征）阳性。

（4）部分患者可见眼底玻璃体下片状出血、视乳头水肿或视网膜出血

（5）精神症状及其他，如欣快感、谵妄、幻觉，部分合并脑心综合征、消化道出血、局限性神经功能缺损等

3. 并发症 再出血、脑血管痉挛、脑积水等。

4. 辅助检查

（1）头颅 CT 检查是诊断 SAH 的首选方法。

（2）脑脊液检查，如 CT 检查无阳性发现，可于起病 12 小时后进行腰穿，表现为三管均匀一致的血性脑脊液，压力增高。

（3）脑血管造影是明确 SAH 病因、诊断颅内动脉瘤的"金标准"。

（4）现 CTA 已逐步取代脑血管造影成为确诊有无动脉瘤的首选方法。

5. 心理社会支持状况 了解患者对疾病的认知及其心理情绪、家庭经济状况、医疗费用支出和家庭成员支持程度。

（二）护理措施

1. 病情监测 密切观察意识、生命体征、瞳孔大小及对光反射。因 SAH 再出血发生率高，因此还需密切观察患者有无再发剧烈头痛、恶心、呕吐、意识障碍加重等异常现象。

2. 避免再出血的诱发因素 如情绪激动、血压过高、饱餐、用力排便及受惊吓等。

3. 休息与活动 绝对卧床休息 4~6 周，告知患者及其家属绝对卧床的重要性，头部 CT 检查证实出血基本吸收可逐渐抬高床头，后期活动计划应循序渐进，根据患者的病情及活动能力合理安排活动量及活动时间，使患者由绝对卧床到运动状态有一完整的过渡，避免再出血的发生。

4. 头痛护理 遵医嘱使用止痛剂和脱水、降颅压药物等。

5. 用药护理 遵医嘱用药，观察药物疗效及不良反应。如使用尼莫地平等缓解血管痉挛的药物时，应密切观察血压变化，如出现血压下降、面部潮红等，应减慢滴速或停止输液，并立即报告医生。

（三）并发症护理

1. 再出血 SAH 主要的急性并发症，表现为病情稳定后突发剧烈头痛、呕吐、痫性发作、昏迷甚至去大脑强直发作，多发生于病后 10~14 天。要控制好危险因素，避免再出血的发生。

2. 脑血管痉挛 脑血管痉挛导致脑实质缺血，引起轻偏瘫等局灶性体征，病后 10~14 天为迟发性血管痉挛的高峰期。应加强病情观察，重视患者主诉，遵医嘱使用尼莫地平等钙离子拮抗剂，防治脑血管痉挛。

【出院指导】

1. 自我监测 告知患者及其家属再出血的表现,若出现头痛、恶心、呕吐等,应立即就诊。

2. 休息与活动 适当活动,避免剧烈活动及重体力劳动;保持良好心态,避免情绪激动;生活规律,注意保暖,预防上呼吸道感染。

3. 生活指导 育龄期女性患者1～2年内避免妊娠。

4. 定期复诊 遵医嘱定期门诊复查,有复发风险的患者,需定期进行影像学随访。

第八节 多发性硬化护理

【定义】

多发性硬化(multiple sclerosis,MS)是一种免疫介导的中枢神经系统慢性炎症性脱髓鞘疾病。病变最常侵犯的部位是脑室周围的白质、视神经、脊髓、脑干以及小脑,主要临床特点为病灶的空间多发性和时间的多发性。

【治疗原则】

抑制炎性脱髓鞘病变的进展,防止急性期病情恶化及缓解期病情复发,晚期采取对症和支持疗法,减轻神经功能障碍带来的痛苦。

1. 急性发作期治疗 大剂量甲泼尼龙冲击治疗是MS急性发作期的首选治疗方案,主张大剂量、短疗程。此外,可行血浆置换或静脉注射大剂量免疫球蛋白治疗。

2. 缓解期治疗 疾病免疫修饰治疗,针对不同时期的MS病理特点,应用疾病修饰药物进行长期治疗。对复发型MS:目标在于抑制和调节免疫,控制炎症,减少复发;对进展型MS:一方面控制复发,一方面神经保护和神经修复。

3. 对症治疗 疲劳常用金刚烷胺或莫达非尼;行走困难使用中枢性钾通道拮抗剂,如达方吡啶;痛性痉挛常用巴氯芬、卡马西平;膀胱功能障碍可使用抗胆碱药物解除尿道痉挛、改善储尿功能,如索利那新、托特罗定等;尿液排空功能障碍患者,可间歇导尿,3～4次/d;抑郁焦虑可应用选择性5-羟色胺再摄取抑制剂。

4. 康复治疗 伴有肢体、语言、吞咽等功能障碍的患者应早期进行相应的功能康复训练。

【护理】

一、护理常规

按神经系统疾病护理常规。

二、与本病相关的其他护理

（一）评估要点

1. 健康史及相关因素

（1）有无病毒感染史。

（2）有无家族遗传史。

（3）有无环境因素，是否生活在高纬度寒冷地区、有无日照减少和维生素D缺乏等。

2. 症状体征

（1）肢体无力，以不对称性痉挛性瘫痪最为常见，而且下肢比上肢明显。早期腱反射正常，后发展为亢进，腹壁反射消失，病理反射阳性。

（2）感觉异常，常见肢体、躯干或面部针刺麻木感，异常的肢体发冷、蚁走感、瘙痒感、定位不明确以及尖锐、烧灼样疼痛。

（3）视力障碍，常表现为急性视神经炎或球后视神经炎，多为急性起病的单眼视力下降，约30%病例有复视及眼肌麻痹，眼球震颤多为水平性或水平加旋转性。

（4）共济运动障碍，30%～40%患者有不同程度的共济运动障碍，部分晚期患者可出现Charcot三主征，即眼球震颤、意向性震颤、吟诗样语言。

（5）发作性症状，是指持续时间短暂、可被特殊因素（如过度换气、焦虑等）诱发的感觉或运动异常。强直痉挛、感觉异常、构音障碍、共济失调、癫痫和疼痛不适是较常见发作性症状。局限于肢体或面部的强直性痉挛，常伴放射性异常疼痛，为痛性痉挛，发作时一般无意识丧失和脑电图异常。莱尔米特征（Lhermitte sign）即被动屈颈时会诱导出刺痛感或闪电样感觉，自颈部沿脊柱放散至大腿或足部。

（6）精神症状，较常见，多表现为抑郁、易怒、脾气暴躁，部分患者出现欣快、兴奋，也可表现为淡漠、嗜睡、强哭强笑、反应迟钝、记忆力减退、重复言语、被害妄想等等。

（7）其他症状，如膀胱功能障碍，男性患者出现原发性或继发性性功能障碍。

3. 辅助检查

（1）脑脊液检查，鞘内IgG寡克隆区带（OB）阳性率可达95%以上，应同时检测CSF和血清，只有CSF中存在OB而血清缺如才可支持MS诊断。

（2）影像学检查，头颅磁共振表现为白质内多发长 T_1、T_2 异常信号，散在分布于脑室周围、胼胝体、脑干和小脑。

（3）诱发电位包括视觉诱发电位（VEP）、脑干听觉诱发电位（BAEP）、体感诱发电位（SEP）等，50%～90%的MS患者可有一项或多项的异常。

4. 心理社会支持状况 了解患者对疾病的认知及其心理情绪、家庭经济状况、医疗费用支出和家庭成员支持程度。

（二）护理措施

1. 安全护理 防止视力障碍和平衡障碍的患者受伤。精神障碍的患者应有专人看护，防止发生意外。

2. 用药护理 遵医嘱用药,观察药物的疗效及不良反应,如β干扰素有无注射部位疼痛、流感样症状、肝功能损害等;特立氟胺常见不良反应有腹泻、呕吐、头发稀疏、丙氨酸氨基转移酶(ALT)水平升高,应监测ALT至少持续6个月。

3. 心理护理 注意观察患者的心理、情绪变化等。

4. 康复护理 参见第十章第一节神经系统疾病护理常规概述之运动障碍和感觉障碍护理。

【出院指导】

1. 自我监测 若出现发热、视力障碍加重、肢体麻木无力等,应及时就诊。

2. 日常生活指导 患者常因感冒、发热、外伤、手术、拔牙、过度紧张、药物过敏、劳累、过度活动、寒冷及长时间洗热水澡等诱发因素而发病。因此指导患者避免这些诱发因素,保证充足的睡眠,游泳是最理想的运动方式。

3. 用药指导 遵医嘱用药,不可擅自停药或随意增减剂量,服用激素患者注意有无腹痛、黑便、血糖增高等情况;服用特立氟胺需定期监测ALT,有腹泻呕吐症状可给予对症处理,妊娠或有妊娠计划者禁用特立氟胺。

4. 定期复诊 携带出院记录定期门诊复查,当有肢体麻木无力、视力下降、尿便障碍等情况发生时需及时到医院就诊。

第九节 帕金森病护理

【定义】

帕金森病(Parkinson disease,PD)又称震颤麻痹(paralysis agitans),是一种中老年人常见的神经系统变性疾病,以黑质多巴胺能神经元的变性缺失和路易小体形成为病理特征的运动障碍疾病,临床表现为静止性震颤、肌强直、运动迟缓及姿势步态异常等,属于锥体外系统疾病。

【治疗原则】

综合治疗,以药物为主,改善症状、延缓病程、提高生活质量。

1. 药物治疗 常用有多巴胺替代疗法、多巴胺受体激动剂、抗胆碱药、金刚烷胺、单胺氧化酶B抑制剂等。

用药原则:①掌握好用药时机,疾病已影响患者的日常生活和工作时再用药,早期尽量采取体育锻炼等方法为宜;②坚持"细水长流,不求全效"的用药原则;③尽可能维持低剂量,增加剂量需缓慢;④个体化治疗。

2. 外科手术治疗 手术方法主要有神经核毁损术和脑深部电刺激术(DBS),后者因相对微创、安全和可调控而作为主要选择,手术靶点包括苍白球内侧部、丘脑腹中间核和丘脑底核。

3. 康复治疗 在专业治疗师的指导下,对患者进行语言、进食、行走及各种日常生活训练和指导,日常生活帮助如设计房间和卫生间的扶手、防滑橡胶桌垫、大把手餐具等,可改善生活质量。

【护理】

一、护理常规

按神经系统疾病护理常规。

二、与本病相关的其他护理

(一)评估要点

1. 健康史及相关因素

(1)有无高血压、糖尿病、感染、脑动脉硬化等疾病。

(2)有无长期接触毒素、除草剂、杀虫剂或某些工业化合物等。

(3)有无遗传因素。

2. 症状体征

(1)运动症状

1)静止性震颤为本病的首发症状,静止时明显,精神紧张时加重,做随意动作时减轻,睡眠时消失。

2)肌强直患者的伸肌和屈肌张力同时增高,出现"铅管样肌强直"或"齿轮样肌强直"现象。

3)运动迟缓表现为多种动作的缓慢,随意运动的减少,日常生活自理困难,出现"写字过小征"和"面具脸"等。

4)姿势步态异常,出现"冻结"现象、"慌张步态"。

(2)非运动症状

1)感觉障碍,疾病早期可出现嗅觉减退。

2)自主神经功能障碍,如便秘、多汗,吞咽活动减少导致流涎。后期可出现性功能减退、排尿障碍等。

3)精神障碍,如常伴有焦虑、抑郁,晚期有认知障碍乃至痴呆,幻觉等。

4)睡眠障碍,尤其是快速眼动期睡眠行为异常,有些患者可伴有不安腿综合征。

3. 辅助检查 了解经颅黑质超声检查、正电子发射断层显像(positron emission tomography,PET)或单光子发射计算机化断层显像(single-photon emission computerized tomography,SPECT)进行特定放射核素检测的阳性结果。

4. 心理社会支持状况 了解患者对疾病的认知及其心理情绪、家庭经济状况、医疗费用支出和家庭成员支持程度。

（二）护理措施

1. 运动障碍护理

（1）疾病早期，鼓励患者积极参与家居活动和社交活动，坚持适当运动锻炼，注意保持身体和各关节的活动强度与最大活动范围。

（2）疾病中期，进行有计划、有目的的锻炼，如反复多次练习起坐动作，正确练习走路、转身等。

（3）疾病晚期，做好患者的生活护理，预防长期卧床并发症的发生。

2. 饮食管理 宜高热量、高维生素、高纤维素、低盐、低脂、适量优质蛋白、易消化饮食，戒烟酒，避免食用槟榔，吞咽困难者注意预防误吸。

3. 用药护理 本病需长期或终身服药，应严密观察药物疗效及不良反应。告诉患者长期服药过程中可能会突然出现某些症状加重或疗效减退，让患者了解用药过程中可能出现的"开关现象""剂末现象"以及应对方法。

【出院指导】

1. 自我监测 若出现步态慌张、动作迟缓、肌肉震颤等症状加重或药物疗效减退时，应及时就诊。

2. 安全指导

（1）注意饮食安全，选择易消化、富营养、柔软、易吞咽的食物，少量多餐，避免呛咳。

（2）日常生活、动作受到影响的患者，日常生活用品和设施应方便取用，谨防烧伤、烫伤等。精神错乱、意识模糊或智能障碍的患者应由专人陪护。记忆力差、反应迟钝者随身携带信息卡，写明姓名、地址、联系人电话及疾病史等。

（3）预防跌倒的发生

1）告知患者步行时思想放松，尽量跨大步伐。

2）向前走时脚要抬高，双臂要摆动，眼睛看前方，不要看地面。

3）转弯不要过快、过猛，最好有扶持，否则易失去平衡。

4）协助患者行走时，不可强行拉着患者走。

5）当患者感到无法向前迈脚时，告诉患者先后退一步再往前走。

3. 康复指导

（1）疾病早期进行适度的活动和体育锻炼，如养花、下棋、散步、打太极拳、练体操等，注意控制身体和各关节的活动强度与最大活动范围，尽量参加有益的社交活动。

（2）疾病中期已出现某些功能障碍，要有计划、有目的地锻炼，做力所能及的家务，如叠被子、扫地等。

（3）劳逸结合，避免过度劳累。

4. 用药指导 本病需长期或终身服药，帮助患者了解药物种类、用法、服药注意事项、疗效及不良反应的观察和处理。

5. 定期复诊 帕金森病是一种缓慢进展的神经系统变性疾病，疾病初期如果能得到及时诊断和正确治疗,多数患者发病数年内仍能继续工作和维持较好的生活质量,因此需定期门诊复诊,根据症状的波动或变化进行药物剂量或种类的调整以及康复训练,延缓疾病的进程。

第十节　癫痫护理

【定义】

癫痫(epilepsy)是一组多种原因导致的大脑神经元突发高度同步化异常放电所致的临床综合征。由于异常放电神经元所涉及的部位不同,导致患者的发作形式不一,可表现为发作时运动、感觉、植物神经障碍、意识及精神障碍。临床以短暂性、发作性、刻板性和反复发作为主要特征。

【治疗原则】

目前仍以药物治疗为主,药物治疗应达到三个目的:控制发作或最大限度地减少发作次数;长期治疗无明显不良反应;使患者保持或恢复其原有的生理、心理和社会功能状态。

1. 病因治疗　避免诱因,对因治疗。

2. 药物治疗　对于病因未明或病因已明而暂不能行病因治疗者一般均需行药物治疗。抗癫痫药物使用原则如下:①正确选择用药时机。半年内发作两次以上者,一经确诊,原则上应及早用药;但仅有一次发作或间隔半年以上发作一次,告知药物的不良反应和不经治疗可能发生的后果,根据患者及其家属的意愿酌情选用或不用药。②正确选择药物。按癫痫发作类型、癫痫及癫痫综合征类型选药　如部分性发作首选卡马西平,阵挛性发作首选丙戊酸,癫痫持续状态首选地西泮。③尽可能采用单一药物治疗。小剂量开始服用,缓慢增量至最低有效剂量,长期按时定量服药。④合理的联合治疗。两种单一药物治疗后仍不能控制发作的,可考虑合理的联合治疗。⑤遵循缓慢和逐渐减量的原则停药。一般说来,全身强直-阵挛性发作、强直性发作、阵挛性发作完全控制4~5年后,失神发作停止半年后可考虑停药,但停药前应有1~1.5年的缓慢减量过程。有自动症的患者可能需要长期服药。

3. 手术治疗　对药物治疗无效的难治性癫痫,可考虑手术治疗。手术方式有脑深部电极植入定位后行热凝术或者病灶切除术等。

【护理】

一、护理常规

按神经系统疾病护理常规。

二、与本病相关的其他护理

(一)评估要点

1. 健康史及相关因素

(1)患者有无脑外伤、脑肿瘤、脑血管意外等疾病。

(2)有无近亲结婚,是否有遗传倾向。

(3)有无疫水接触史及动物喂养史等。

(4)有无生吃食物的习惯等。

(5)有无长时间玩游戏、看恐怖惊险电影、过度换气、过度饮水、饮酒、强烈的声光刺激、受惊吓等,有无不规律服用抗癫痫药及合用异烟肼、利多卡因、氨茶碱、抗抑郁药等。

2. 症状体征

(1)全身性发作

1)全身强直-阵挛性发作,早期出现意识丧失、跌倒,随后出现强直期-阵挛期-发作后期。从发作到意识恢复,历时5~15分钟,醒后患者感头痛、全身酸痛、嗜睡,部分患者有意识模糊。

2)强直性发作,全身骨骼肌强直性收缩,常伴有明显的自主神经症状,如面色苍白等。

3)阵挛性发作,几乎都发生在婴幼儿,特征是重复阵挛性抽动伴意识丧失,之前无强直期。

4)失神发作,突发、突止的意识丧失,活动突然停止、发呆、呼之不应、手中的物体落地,每次发作持续数秒钟,每天可发作数十、上百次,发作后立即清醒,醒后不能回忆发作的情况。

5)肌阵挛性发作表现为快速、短暂、触电样肌肉收缩。

6)失张力发作,肌张力突然丧失可致患者跌倒,局限性的肌张力丧失可引起患者头或肢体的下垂。

(2)部分性发作

1)单纯部分性发作,发作时意识存在,发作后能复述,如运动性发作、感觉性发作、自主神经性发作和精神症状性发作等。

2)复杂部分性发作,发作时意识障碍,对外界刺激没有反应,发作后不能全部或部分复述,如自动症等。

3)部分继发全身性发作,先有部分性发作,继之全身性发作。

3. 辅助检查

(1)脑电图检查是诊断癫痫最重要的辅助检查方法,痫性放电是癫痫的重要特征。典型表现是棘波、尖波、棘-慢或尖-慢复合波。

(2)头颅CT、MRI确定脑结构异常或者病变;同位素脑扫描反映脑代谢变化,辅助癫痫灶的定位。

4. 心理社会支持状况 了解患者对疾病的认知及其心理情绪、家庭的经济状况、医疗费用支出和家庭成员支持程度。

（二）护理措施

1. 癫痫持续状态护理　2001年,国际抗癫痫联盟提出新的癫痫持续状态定义:"超过以往的发作时间后,发作仍然没有停止的临床征象,或反复发作,发作间期中枢神经系统的功能没有恢复到正常基线"。在无法确定"以往发作时间"的情况下,倾向性的看法是"连续发作超过5分钟就是癫痫持续状态"。

（1）控制发作,遵医嘱使用镇静、抗癫痫药,癫痫持续状态首选地西泮,难治性癫痫持续状态(是指持续的癫痫发作,对初期的一线药物地西泮治疗无效,连续发作1小时以上者)首选咪达唑仑。

（2）保持呼吸道通畅。立即平卧头侧位,解开衣领,及时清除口腔分泌物,给氧,必要时准备气管插管或气管切开,呼吸机辅助通气,定时进行血气分析。

（3）持续心电监护,建立两路静脉通道。值得注意的是葡萄糖溶液能使某些抗癫痫药物沉淀,尤其是苯妥英钠。

（4）安全防护,专人陪护。禁止向患者强行灌水喂药及暴力按压抽搐肢体,以免发生窒息、吸入性肺炎及骨折、脱臼等情况。躁动患者放置保护性床档,必要时给予适当约束,以防自伤、误伤、伤人、毁物等。

（5）病情监测,专人护理。评估发作经过、时间及主要表现等,严密监测脑电、呼吸、血压、心电图及血电解质、酸碱平衡情况,观察发作停止后患者意识是否完全恢复,有无头痛、疲乏及行为异常等。

（6）查找诱发癫痫持续状态的原因并予以解除。

（7）防治并发症。遵医嘱使用脱水剂、抗生素等药物,高热者予以物理降温;纠正代谢紊乱和酸中毒,给予营养支持治疗。

2. 饮食管理　发作清醒后进食易消化、富营养软食,多吃蔬菜、水果,避免辛辣刺激性食物,少量多餐,不宜过饱。戒烟酒。发作后未清醒的患者应禁止从口进食。

3. 用药护理　抗癫痫药物宜遵医嘱按时按量服用,服药期间监测肝肾功能、血尿常规及抗癫痫药物血药浓度,观察药物疗效及不良反应,避免与异烟肼、利多卡因、氨茶碱或抗抑郁药同时使用。

4. 安全护理　发作间歇期应为患者创造安全、安静的环境,清除床旁危险物品,必要时使用床栏保护。避免患者单独活动,出现先兆症状应立即卧床休息。

【出院指导】

1. 避免诱因　避免疲劳、饥饿、便秘、饮酒、过度饮水、过度换气、强烈的声光刺激等诱发因素,清淡饮食,保证充分休息,保持情绪稳定,注意保暖,预防感冒。

2. 活动与安全

（1）不宜参加剧烈运动、重体力劳动,避免从事危险性工作,如司机、电工、飞行员等。避免盆浴,不可单独游泳,以免溺水。

（2）睡低位的床,环境或家庭设施中避免有直角的家具,墙上不可有突出的东西,如衣服挂钩等。

（3）避免使用口温表。

（4）告知患者有前驱症状时,立即平卧于平坦的地方,最好是床上,并移走周围危险物品,如热水瓶等。

（5）指导家属癫痫发作时避免用力按压患者肢体,防止骨折或脱臼。

（6）发作后及恢复期应有人陪伴。患者外出时要随身携带写有自己姓名、家属电话、所患疾病和急救措施的小卡片,以便癫痫发作时路人实施急救。

3. 用药指导　遵医嘱服药,不可擅自停药或随意增减剂量、漏服药,观察药物的疗效及副作用。服药期间监测肝功能、血常规及抗癫痫药物的血药浓度,避免与异烟肼、利多卡因、氨茶碱或抗抑郁药同时使用。

4. 特殊阶段的指导

（1）告知育龄期女性患者口服避孕药和抗癫痫药物之间的相互作用。

（2）注意女性体内激素水平的变化对控制癫痫的影响。

（3）告知妊娠期间持续使用抗癫痫药物的重要性。

（4）让患者了解癫痫和抗癫痫药物对胎儿的影响及补充叶酸的好处。

（5）特发性癫痫且有家族史的女性患者,婚后不宜生育。

5. 定期复诊　出院后每2周复诊一次,半年后可3～6个月门诊复诊一次。定期检查血尿常规、肝肾功能和抗癫痫药物的血药浓度。出现症状发作频繁或加重应立即就诊。

第十一节　重症肌无力护理

【定义】

重症肌无力（myasthenia gravis,MG）是一种神经-肌肉接头处传递障碍的自身免疫性疾病,主要是神经-肌肉接头突触后膜上乙酰胆碱受体受损引起。临床主要特征是局部或全身骨骼肌极易疲劳,通常于活动后症状加重,休息后和胆碱酯酶抑制剂治疗后症状减轻。

【治疗原则】

1. 药物治疗　胆碱酯酶抑制剂、糖皮质激素、免疫抑制剂等。

2. 手术治疗　伴有胸腺肿瘤、胸腺肿大的患者,可行胸腺切除术。

3. 血浆置换疗法　该治疗起效快,近期疗效好,但不持久,适用于肌无力危象和难治性重症肌无力患者。

【护理】

一、护理常规

按神经系统疾病护理常规。

二、与本病相关的其他护理

(一)评估要点

1. 健康史及相关因素

(1)患者的病程,有无胸腺瘤病史。

(2)有无感染、过度劳累、妊娠、分娩等诱发因素。

(3)有无家族史。

2. 症状体征

(1)眼外肌麻痹表现为上睑下垂、复视、斜视等。

(2)受累骨骼肌病态疲劳表现为"晨轻暮重"现象(肌无力症状有波动,多于下午或傍晚、劳累后加重,晨起和休息后减轻)。

(3)重症肌无力危象可累及呼吸肌。

3. 并发症 肌无力危象、胆碱能危象、反拗性危象等。

4. 辅助检查 了解疲劳,试验、新斯的明试验、重复神经电刺激、乙酰胆碱受体抗体滴度测定、影像学检查等阳性结果。

5. 心理社会支持状况 了解患者对疾病的认知及其心理情绪、家庭的经济状况、医疗费用支出和家庭成员支持程度。

(二)护理措施

1. 病情监测 观察患者有无腹痛、出汗、唾液或喉头分泌物增多现象;密切监测呼吸频率和节律变化,保持呼吸道通畅,鼓励患者咳嗽和深呼吸,遵医嘱给氧,一旦发生呼吸肌麻痹,立即行气管插管或气管切开,呼吸机辅助通气。

2. 饮食管理 宜高热量、高蛋白、高维生素和易消化饮食,避免进食干硬、粗糙食物,进餐时尽量采取坐位,少量、慢咽,戒烟酒。吞咽困难者尽早留置胃管鼻饲营养液,保障机体的能量需求。

3. 用药护理

(1)正确给药,餐前口服溴吡斯的明或肌注新斯的明,以改善吞咽功能,帮助患者进食。

(2)重症肌无力患者禁用和慎用部分抗感染药物(如氨基糖苷类抗生素、喹诺酮类等以及两性霉素等抗真菌药物)、部分心血管药物(如利多卡因、奎尼丁、β受体阻滞剂、异搏定等)、部分抗癫痫药物(如苯妥英钠、乙琥胺等)、部分抗精神病药物(如氯丙嗪、碳酸锂、地西泮、氯硝西泮等)、部分麻醉药物(如吗啡、哌替啶等)、部分抗风湿药物(如青霉胺、氯喹等),以免加重病情。

（3）观察药物疗效及不良反应,口服溴吡斯的明可引起腹痛、腹泻等;肌注新斯的明可引起毒蕈碱样反应(瞳孔缩小、心动过缓、流涎、多汗、腹痛、腹泻等),可用阿托品对抗。使用糖皮质激素期间须严密观察病情变化,40%～50%的患者肌无力症状会在4～10天内一过性加重并有可能促发肌无力危象。因此,对病情危重、有可能发生肌无力危象的患者,应慎重使用糖皮质激素;同时应注意类固醇肌病,补充钙剂和双磷酸盐类药物预防骨质疏松,使用抑酸类药物预防胃溃疡。长期服用糖皮质激素可引起食量增加、体重增加、向心性肥胖、血压升高、血糖升高、白内障、青光眼、内分泌功能紊乱、精神障碍、骨质疏松、股骨头坏死、消化性溃疡等,应引起高度重视。

使用免疫抑制剂的患者应注意肝肾功能的变化,当出现血白细胞、血小板减少、脱发、胃肠道反应、出血性膀胱炎时应告知医生,并予以处理。

4. 安全护理 注意环境安全,去除障碍物,避免单独活动,防止坠床跌倒等。

5. 避免诱发因素 避免感染、外伤、疲劳和过度紧张等诱发肌无力危象的因素。

（三）并发症护理

1. 肌无力危象 表现为呼吸微弱、发绀、烦躁、吞咽和咳痰无力、腹胀、心率加快等。一旦发生,应立即行气管插管,呼吸机辅助通气,保持呼吸道通畅,遵医嘱使用抗胆碱酯酶药物及激素,静脉营养支持,纠正水电解质酸碱失衡,预防感染。

2. 胆碱能危象 表现为瞳孔缩小、焦虑、失眠、心率减慢、肌肉震颤及汗液、唾液、呼吸道分泌物大量增加等。遵医嘱停用抗胆碱酯酶药,使用拟胆碱药,如阿托品,并适当加大激素用量,及时清除口腔内分泌物,保持呼吸道通畅。

3. 反拗危象 表现为全身肌肉无力、呼吸困难,增加或减少抗胆碱酯酶药物剂量无效。一旦发生,应立即气管插管,呼吸机辅助通气,停用抗胆碱酯酶药物。

【出院指导】

1. 疾病知识指导及自我监测 帮助患者认识疾病,指导患者建立健康的生活方式,若出现肌无力症状加重、呼吸困难、恶心、呕吐、腹痛、大汗等,应立即就诊。

2. 避免诱因 避免感染、精神创伤、外伤、疲劳、过度紧张等,育龄期女性患者应避免妊娠;生活规律,保证充足休息和睡眠,尽量少去公共场所,注意保暖,预防感冒。

3. 饮食指导 宜高热量、高蛋白、高维生素和富含钾、钙及易消化饮食,避免进食干硬、粗糙食物,进餐时尽量采取坐位,少量慢咽,禁烟酒。

4. 用药指导 遵医嘱使用抗胆碱酯酶药物,宜从小剂量开始,不可擅自停药或随意增减剂量。若咀嚼或吞咽无力,应在餐前30分钟服用。门诊就诊应告知正在服用的药物,便于医生合理选择药物。

5. 定期复诊 该病为体液免疫介导的疾病,需定期门诊复诊,根据病情变化和检查化验结果予以治疗方案的调整。如出现肌无力症状加重或伴有吞咽困难时应立即就诊。

第十二节 低钾型周期性瘫痪护理

【定义】

低钾型周期性瘫痪(hypokalemic periodic paralysis)是周期性瘫痪中最为常见的类型,以周期性反复发作的骨骼肌短暂性弛缓性瘫痪、伴血清钾降低、补钾后能迅速缓解为特征。该疾病呈常染色体显性遗传,又称家族性周期性瘫痪,我国以散发多见。

【治疗原则】

1. **对症治疗** 补钾治疗。

2. **病因治疗** 伴有甲状腺功能亢进或肾上腺皮质肿瘤者,应进行相应的药物治疗或外科手术治疗。

【护理】

一、护理常规

按神经系统疾病护理常规。

二、与本病相关的其他护理

(一)评估要点

1. 健康史及相关因素

(1)有无甲状腺功能亢进或肾上腺皮质肿瘤等疾病。

(2)有无饱餐(尤其是碳水化合物进食过多)、酗酒、剧烈运动、过劳、寒冷、情绪激动等诱因。

2. 症状体征

(1)发病前可有口渴、尿少、出汗、面色潮红、肢体酸胀、疼痛、麻木感等前驱症状,多在饱餐后或激烈活动后的休息中发病。

(2)肢体肌肉对称性无力或瘫痪,一般从下肢开始,下肢重于上肢,近端重于远端,伴有肢体酸胀、针刺感,瘫痪肢体肌张力低、腱反射减弱或消失。极少累及颈肌、膈神经和脑神经支配的肌肉,患者无意识障碍,病理征阴性。严重者累及呼吸肌而危及生命。

(3)有反复发作倾向,发作频率不等。

3. 并发症 呼吸肌麻痹、心律失常等。

4. 辅助检查 了解血电解质($<3.5mmol/L$)、心电图检查(呈低钾表现)、肌电图检查等阳性结果。

5. 心理社会支持状况 了解患者对疾病的认知及其心理情绪、家庭经济状况、医疗费用支出和家庭成员支持程度。

(二)护理措施

1. 活动与安全 发作期卧床休息,肌力恢复初期应避免过急、过猛的活动,防止意外伤害。协助生活护理,防止跌倒和意外损伤。

2. 饮食管理 宜高钾、低钠饮食,忌高糖、高碳水化合物饮食,避免进食辛辣刺激性食物。少量多餐,不宜过饱。

3. 用药护理 遵医嘱补钾。严重心律失常者应在持续心电监护下补钾,高浓度补钾应选择深静脉,外周静脉补钾时,应防止药液外渗,观察有无静脉炎发生,注意补钾的浓度与速度。观察心律变化、药物疗效、肢体活动恢复等情况,动态监测血清钾及尿量变化,发现异常及时报告医生。

(三)并发症护理

1. 呼吸肌麻痹 表现为胸闷、呼吸困难甚至呼吸停止、窒息而危及生命。应及时气管插管,呼吸机辅助通气,保持呼吸道通畅。

2. 心律失常 参见第三章心律失常护理常规。

【出院指导】

1. 自我监测 若出现口渴、出汗、肢体酸胀、疼痛、麻木感等,应及时就诊。

2. 避免诱因 指导患者建立健康的生活方式。避免激烈活动、寒冷刺激、情绪激动等。

3. 饮食指导 宜高钾、低钠饮食,忌高糖和高碳水化合物饮食,避免进食辛辣刺激性食物。少量多餐,避免饱餐。

4. 用药指导 遵医嘱用药,不可擅自停药或随意增减剂量。慎用或禁用肾上腺素、胰岛素、激素类等药物。

5. 定期复诊 当患者出现肢体无力、感腹胀等不适时及时就诊。

第十三节 单纯疱疹病毒性脑炎护理

【定义】

单纯疱疹病毒性脑炎(herpes simplex virus encephalitis,HSE)是由单纯疱疹病毒引起的中枢神经系统最常见的病毒感染性疾病,又称急性坏死性脑炎。病变主要侵犯颞叶、额叶及边缘系统,引起脑组织出血性坏死和(或)变态反应性脑损害。

【治疗原则】

抗病毒,抑制炎症,降低颅内压,防治并发症。

【护理】

一、护理常规

按神经系统疾病护理常规。

二、与本病相关的其他护理

(一)评估要点

1. 健康史及相关因素

(1)是否有口唇或生殖道疱疹史,或此次发病有无皮肤、黏膜疱疹。

(2)是否有上呼吸道感染的前驱症状,如卡他症状、发热、头痛和咳嗽等。

2. 症状体征

(1)常见临床症状,如急性起病,发热、全身不适、头痛、呕吐、肌痛等。

(2)部分患者精神和行为异常为首发症状或唯一症状,如行动懒散、反应迟钝、记忆力下降、情感淡漠,甚至出现缄默、行为奇特以及有冲动行为等。

(3)不同程度的意识障碍,严重者可发生昏迷。意识障碍的程度提示着病情的轻重。

(4)不同程度的神经功能受损表现,如偏瘫、失语、偏盲、手足徐动或舞蹈样动作等。

(5)不同形式的癫痫发作。1/3的患者出现癫痫发作,多为全身强直阵挛性发作,严重者呈癫痫持续状态。

(6)颅内压增高症状。

(7)轻度脑膜刺激征。

3. 辅助检查 了解血常规、脑脊液常规及病原学检测、脑电图、头颅 MRI 检查等阳性结果。

4. 心理社会支持状况 了解患者对疾病的认知及其心理情绪、家庭的经济状况、医疗费用支出和家庭成员支持程度。

(二)护理措施

1. 病情监测 严密观察意识、瞳孔、生命体征、语言、肌力、肌张力情况以及有无颅内压增高征象等。

2. 意识障碍护理 参见第十章第一节神经系统疾病护理常规概述。

3. 发热护理 参见第一章常见护理措施。

4. 癫痫护理 参见第十章第十节癫痫护理。

5. 颅内高压护理

(1)卧床休息,避免剧烈活动,病情许可时抬高床头 15°～30°。

(2)保持呼吸道通畅,遵医嘱及根据病情选择合适的氧疗工具,机械通气者可适当过度通气。

(3)遵医嘱使用脱水剂、激素、白蛋白等,并注意药物疗效及不良反应。

（4）遵医嘱记录24小时出入量，保持大便通畅，必要时使用缓泻剂通便，尿潴留者及时导尿，禁止按压膀胱。

（5）高热者及时降温，癫痫者遵医嘱控制癫痫发作，躁动者遵医嘱适当镇静，注意安全防范措施的落实。

（6）控制补液速度，一般每分钟＜60滴，量出为入。一般情况下补液量不超过2500ml。

（7）防止颅内压升高的诱因，注意保暖，防止感冒，保持情绪稳定及大便通畅，避免用力咳嗽、用力排便、过度曲颈等。

（8）密切观察意识、瞳孔、血压、脉搏、呼吸及肢体活动变化，重视患者主诉，注意脑疝前驱症状如头痛加重、剧烈呕吐、烦躁不安、血压升高、脉搏缓慢洪大、呼吸深慢等，应及时通知医生，警惕脑疝的发生。

6. 安全护理 观察患者有无行为异常，一旦出现，设专人护理，予以心理疏导、床栏保护，必要时采取约束措施，防止自伤及伤人。

7. 康复锻炼 针对不同程度的神经功能受损进行相应的康复训练。

8. 用药护理 遵医嘱用药，观察药物的疗效与不良反应。如阿昔洛韦等抗病毒药使用时应避免药液外渗，注意有无皮疹、震颤、血尿、血清转氨酶增高等药物副作用。

【出院指导】

1. 自我监测 若出现精神和行为的异常、突发意识丧失、肌肉抽搐等情况，应立即就诊。

2. 用药指导 遵医嘱用药，不可擅自停药或随意增减剂量。

3. 休息与活动 生活规律，劳逸结合。注意保暖，预防感冒。有神经功能损伤的患者继续进行康复锻炼。精神异常的患者注意安全，避免登高、游泳等。

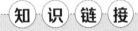
知 识 链 接

腰椎穿刺术护理

【定义】

腰椎穿刺术是指通过穿刺第3、4腰椎或第4、5腰椎间隙，进入蛛网膜下腔放出脑脊液的技术。通过腰椎穿刺可了解脑脊液成分和压力的变化，有助于诊断和治疗。其适应证为中枢神经系统炎症、肿瘤、外伤、脑血管疾病。

【护理】

一、术前护理要点

（一）评估要点

1. 评估患者是否有穿刺禁忌证，如穿刺部位感染，脑脊液漏，明显的颅内压增高及脑疝、垂危、休克、衰竭、腰椎骨折及脱位，极度烦躁不安、不合作患者。

2. 评估意识、瞳孔及生命体征。

3. 评估患者是否能耐受穿刺体位。

(二)护理措施

1. 宣教腰椎穿刺术的目的及相关注意事项。

2. 练习床上大小便。

3. 过度紧张、躁动、精神症状患者遵医嘱使用镇静剂。

4. 穿刺环境、器械、急救物品和药品准备,遵医嘱备好术中用药。

二、术中护理要点

(一)评估要点

1. 评估意识、瞳孔、生命体征、表情、面色等。

2. 注意可能出现的并发症:脑疝等。

(二)术中配合

1. 完成患者核查,告知术中配合注意事项。

2. 协助患者取侧卧位,抱头、屈髋、屈颈。

3. 配合医生完成手术。

4. 注意患者的安全,防止坠床。

5. 落实标本送检。

三、术后护理要点

(一)评估要点

1. 评估意识、瞳孔、生命体征、表情、面色等。

2. 评估穿刺处有无出血,敷料是否清洁干燥。

3. 注意可能出现的并发症:脑疝、颅内感染、低颅压头痛。

(二)护理措施

1. 卧床休息4~6小时,必要时去枕平卧。

2. 24小时内不能沐浴。

3. 鼓励患者全身放松,多饮水。

第十一章

皮肤病护理常规

第一节　皮肤病护理常规概述

一、入院护理

1. 病区接到入院通知后,做好新患者入院准备。

2. 热情接待新患者,双人核对患者身份,正确佩戴腕带,责任护士进行自我介绍,并向患者介绍病区环境。

3. 通知主管医生接诊新患者。

4. 进行入院护理评估,包括患者心理、生理、疼痛、坠床/跌倒、生活自理能力及社会状况的评估,测量生命体征、体重等,并按要求书写入院护理记录。

5. 给予入院指导,并进行安全告知。

6. 保持病房安静、整洁、舒适、安全。

二、病情观察

1. 全身情况　评估意识、生命体征,评估心、肺、肝、肾等重要脏器的状况及水电解质酸碱平衡、全身营养状况等。加强特殊患者的观察(如小儿、老人、有多种基础疾病及情绪异常的患者等)。

2. 专科情况　评估患者的自觉症状(主要有瘙痒、疼痛、灼热、麻木、干燥、蚁行感和感觉迟钝等)和伴随症状(常见有畏寒、发热、乏力、食欲减退及关节疼痛等);评估客观体征,即原发和继发的皮疹变化。

3. 辅助检查　了解血常规、血生化全套、变应原、组织病理、肌电图检查等阳性结果。

三、用药护理

掌握皮肤科常用药物的剂量、方法、作用及副作用。使用类固醇皮质激素时,应观察患者血糖、血压情况及有无应激性溃疡、精神异常、失眠及水电解质酸碱平衡失调等;使用抗组胺药物时,应观察患者有无嗜睡、头晕、乏力及记忆力减退等;使用抗胆碱药物时,观察患者有无口干、心悸、尿潴留等。

掌握外用药物的选用原则。

1. 正确选用外用药物的种类 根据皮肤病的病因与发病机制正确选择外用药物。细菌性皮肤病宜选抗菌药物,真菌性皮肤病可选抗真菌药物,超敏反应性皮肤病选择糖皮质激素或抗组胺药,瘙痒者选用止痒剂。

2. 正确选用外用药物的剂型 急性皮炎仅有红斑、丘疹而无渗液时,可选用粉剂或洗剂;炎症较重,糜烂、渗出较多时,宜用溶液湿敷;亚急性皮炎渗出不多者,宜选用糊剂或油剂;慢性皮炎可选用乳剂、软膏、硬膏等。

四、瘙痒护理

1. 评估要点

(1)评估瘙痒的原因及诱因。

(2)评估瘙痒的性质、部位、程度、发生时间、持续时间等。

(3)评估局部皮肤状况。

2. 护理措施

(1)去除刺激因素,帮助患者尽可能寻找该病发生的原因,如情绪紧张、生活不规律和避免各种外界刺激(如日光照射、不适当热水烫洗、频繁搔抓等)。寻找并避免过敏食物(如海鲜、酒类等)。

(2)保持情绪稳定,以良好的心理状态接受治疗。

(3)保持皮肤清洁,及时更换污染的衣物和被服,禁用碱性肥皂、热水烫洗;皮肤干燥者减少洗澡次数;穿着柔软宽松的棉质衣物。

(4)剪短指甲,切忌搔抓皮肤。

(5)瘙痒难忍者可局部轻轻拍打或遵医嘱使用外用药、抗组胺药、镇静剂等,密切关注用药后反应。

五、疼痛管理

1. 评估要点

(1)评估疼痛的原因及诱因。

(2)评估疼痛的性质、部位、程度、持续时间、发生频率及有无伴随症状。

(3)疼痛引起的生理反应,如心率加快、出汗等。

(4)疼痛对生活品质所造成的影响,如睡眠、食欲、活动、认知、情绪、人际关系、工作表现及角色责任等方面。

(5)患者对疼痛的认知反应,如焦虑、恐惧、疼痛的危害性、应对方式等。

(6)文化因素对疼痛认知和疼痛反应的影响。

2. 护理措施

(1)去除诱发因素。

(2)健侧卧位,保持环境安静,光线柔和,温度适宜,尽量减少声音刺激,设法分散患者注意力以减轻疼痛程度。

（3）选择合适的物理疗法,如湿热敷、热喷、针灸等。

（4）根据疼痛评估结果,遵医嘱选择使用止痛药。

六、皮损护理

1. 评估要点

（1）评估皮损发生的原因及诱因。

（2）评估皮损的发生时间、部位、特征、形态、大小、数目以及次序进展、演变过程。

（3）评估有无伴随症状及体征,如发热、瘙痒、全身浅表淋巴结肿大、扁桃体肥大等。

2. 护理措施

（1）去除诱发因素。

（2）穿着柔软宽松的棉质衣物,保护皮损部位,避免摩擦,防止水疱破损。

（3）皮损表面有分泌物或污物时,应将其清除;有大疱时用消毒空针抽出疱液;有脓疱者可用消毒剪刀剪去疱壁,以引流脓液并遵医嘱使用外用药膏。

（4）遵医嘱正确使用外用药。

（5）光敏性皮炎、红斑狼疮、皮肌炎患者须防止日光和紫外线照射,个别敏感者甚至应避免强人工光线的照射。

（6）药物性皮炎患者应建立药物禁忌卡,详细告知患者不能使用的药物。

七、休息与活动

急性期卧床休息,缓解期可适当活动,注意劳逸结合,避免过度劳累。

八、饮食护理

饮食宜清淡,忌食辛辣刺激性食物,戒烟酒。变态反应性及瘙痒性皮肤病患者,应避免食用某些动物蛋白质食物,如虾、蟹、牛羊肉等;大面积糜烂渗出或表皮剥脱患者应给予高热量、高蛋白质、高维生素易消化饮食;脂溢性皮炎患者应少食脂肪和甜食;光疗期间避免食用无花果、香菜、芹菜、芥末等光敏性食物,以免引起新的皮损。

九、排便护理

保持大便通畅,养成良好的排便习惯,避免用力排便。便秘或大便干结者,及时遵医嘱处理。

十、心理护理

评估患者的心理状况,给予个性化的心理疏导及干预。

十一、出院指导

宣教自我监测、休息与活动、饮食、服药及复诊等注意事项。

第二节　药疹护理

【定义】

药疹又称药物性皮炎,是指药物通过口服、注射、吸入、栓剂、灌注、外用药吸收等途径进入人体后引起的皮肤、黏膜炎症反应。本病严重者可累及多个系统,甚至危及生命。

【治疗原则】

停用或更换可疑药物,促进体内药物代谢,对症支持治疗,防治并发症。

1. 全身治疗　轻者一般给予抗组胺药物、维生素C、钙剂,重症者需加用皮质类固醇,特别重者治疗原则:①及早、足量使用糖皮质激素;②防治继发感染;③加强支持疗法;④静脉注射人血丙种免疫球蛋白;⑤血浆置换。

2. 局部治疗　根据病情选择各类外用药。

【护理】

一、护理常规

按皮肤病护理常规。

二、与本病相关的其他护理

(一)评估要点

1. 健康史及相关因素

(1)是否过敏体质,有无既往过敏史。

(2)有无家族史。

(3)明确服药史、药疹史及此次用药与发病的关系

(4)了解起病时间、治疗经过及病情控制等情况。

2. 症状体征　患者在用药过程中及用药后出现原因不明的红斑、丘疹、风团、全身瘙痒。药疹临床表现多种多样,常见类型如下。

(1)固定性药疹皮损可发生于全身任何部位,尤好发于口腔和生殖器皮肤黏膜交界处。典型皮损为局限性圆形或类圆形边界清楚的水肿性暗紫色或鲜红色斑疹、斑片。

(2)荨麻疹型药疹临床表现与急性荨麻疹相似,风团可泛发全身,皮损表现为大小不等的潮红肿胀、风团,部分患者有血清样表现,如发热、关节疼痛、淋巴结肿大、血管性水肿。

（3）麻疹型药疹、猩红热型药疹，又称发疹型药疹，是药疹中最常见的类型。皮损多在首次用药一周内出现，发病突然，可伴发热等全身症状。麻疹型药疹的皮损为针尖至米粒大小的红色斑丘疹，密集对称分布，可泛发全身，以躯干为多。猩红热型药疹的皮损呈弥漫性鲜红斑，或呈米粒至豆大红斑斑疹，斑丘疹，泛发全身，以皱褶处或四肢屈侧明显，瘙痒明显。

（4）湿疹型药疹皮损表现为大小不等的红斑、丘疹、丘疱疹及水疱，常融合成片，泛发全身，可继发糜烂、渗出。

（5）紫癜型药疹好发于双下肢，两侧对称，严重者可累及躯干四肢。轻者表现为针尖至豆大瘀点或瘀斑，可伴风团或血疱，病情严重者可伴关节肿痛、腹痛、血尿、便血等表现。

（6）多形红斑型药疹皮损表现为黄豆至蚕豆大小圆形或椭圆形水肿性红斑或丘疹，中央常有水疱，边缘带紫色，对称性发生于四肢，部分累及口腔、外阴黏膜出现糜烂，常伴有全身症状。

（7）大疱性表皮松解型药疹是药疹中最严重的类型，特点是发病急骤。皮损初起于面、颈、胸部，部分患者发病初可似多形红斑型、麻疹型或猩红热型药疹，之后皮损迅速发展为弥漫性紫色或暗红及略带铁灰色斑片，并迅速波及全身，在红斑处出现大小不等的松弛性水疱和表皮松解（尼氏征阳性），稍受外力即形成糜烂面，出现大量渗液，如烫伤样外观。皮损触痛明显。可累及口腔、眼、呼吸道、胃肠道黏膜。可伴有显著内脏损害，全身中毒症状较重，严重者可继发感染、肝肾衰竭、电解质紊乱或内脏出血等而死亡。

（8）剥脱性皮炎型或红皮病型药疹首次发病潜伏期为20天左右，发病前先有全身不适、发热等前驱症状。皮损初期多呈麻疹样或猩红热样，如继续用药或治疗不当，亦可一开始即表现为泛发性损害。皮损表现为全身弥漫性潮红、肿胀、尤以面部及手足为重，可伴水疱、糜烂、渗出、结痂，渗液有特异性异味，继之全身出现大量鳞片状或落叶状脱屑。可累及口腔黏膜和眼结膜，出现糜烂、充血、水肿等。病程可长达一个月以上。全身症状明显，常伴有畏寒、发热、恶心、呕吐等全身症状，部分患者伴淋巴结肿大、蛋白尿、肝大、黄疸等。本型药疹病程长，如不及时治疗，严重者常因全身衰竭或继发感染而死亡。

（9）痤疮型药疹多见于面部及胸背部，表现为毛囊性丘疹、脓丘疱疹等痤疮样皮损，病程进展缓慢。

（10）光感性药疹分为两类：①光毒反应性药疹：多发生于曝光后7～8小时，仅在曝光部位出现与晒斑相似的皮损，任何人均可发生，发病与药物剂量与照射剂量均相关，停药后消退较快；②光变态反应性药疹：仅少数人发生，有一定的潜伏期，表现为曝光部位出现湿疹样皮损，同时累及非曝光部位，病程较长。

（11）药物超敏反应综合征常见于首次用药后2～6周内发生，再次用药后可在1天内发生。初发表现为发热，高峰可达40℃，停用致敏药物后仍可持续数周；皮损早期表现为面部、躯干上部及上肢的红斑、丘疹或麻疹样皮损，逐步变为暗红色，可融合并进行性演变为剥脱性皮炎样皮损或红皮病，面部水肿具有特征性。内脏损害以肝损伤常见，爆发性肝坏死及肝衰竭是主要死亡原因。

临床上将病情严重，病死率较高的重症多形红斑型药疹、大疱性表皮松解型、剥脱性皮炎型药疹及药物超敏反应综合征称为重型药疹。此外,药疹还可表现为黄褐斑样、皮肤色素沉着、系统性红斑狼疮样、扁平苔藓样、天疱疮样和脓疱样皮损等。

3. 并发症　窒息、感染、肝功能衰竭、肾功能衰竭、应激性溃疡、水电解质紊乱等。

4. 辅助检查　了解血生化全套、药物过敏试验、过敏原测试等阳性结果。

5. 心理社会支持状况

了解患者社会家庭背景、精神状态、家庭关系情况,患者及家属对疾病重视程度。

(二)护理措施

1. 病情观察　严密监测生命体征、24小时出入量,注意观察全身皮肤黏膜损害。严密监测电解质、血常规、药物性肝炎情况。

2. 休息与活动　急性期或重症患者绝对卧床休息。

3. 饮食护理　鼓励消化道黏膜未受损的患者多进食,宜高热量、高蛋白、高维生素、易消化、清淡流质饮食,病情控制后改为半流质,忌粗糙、坚硬食品。避免进食易致敏的食物及辛辣刺激性食物。鼓励多饮水,促进过敏药物代谢。

4. 用药指导　遵医嘱用药,观察药物尤其是糖皮质激素的疗效和不良反应。避免内服、外用致敏药物,防止交叉过敏,禁用与致敏药物构造相似的药物。

5. 预防感染　重症患者安置于单人房间。室内保持清洁,定时消毒,每日更换无菌被服及衣裤,渗出、脱屑多时应及时更换。暴露疗法使用半圆形支架保护患者,注意保暖,落实消毒隔离,防止交叉感染。有条件者可安置在层流病房。

6. 心理护理　由于药疹起病急,病情重,自理能力受限,过于担心病情或糖皮质激素药物的副作用等情况,患者易出现精神紧张、焦虑、烦躁、情绪不稳定等情况。因此,心理护理尤其重要,针对患者病情及心理状态,加强心理疏导。

7. 发热护理　对于发热的患者,根据皮损的情况选用温水擦浴、冰袋物理降温、药物降温及对症支持补液等措施;密切观察体温的变化,及时记录。出汗多时及时更换衣物,保持清洁干燥。

8. 皮损及黏膜护理

(1)面积较大的药疹,应保持皮损部位干燥;若皮损面广、糜烂渗出严重者局部可用雷夫奴尔溶液或生理盐水湿敷,或以暴露干燥创面、红蓝光照射等交替治疗。

(2)累及眼部时,可能会发生眼裂,宜每日用生理盐水清洗,遵医嘱定时滴眼药水及涂眼药膏,鼓励患者多眨眼,以防结膜粘连;避免揉搓眼睛,以免发生睑缘炎;闭眼困难者可用凡士林纱布覆盖,以防止角膜长久暴露受损。

(3)累及外耳道、鼻腔时,可用生理盐水湿润清洗,如有结痂,遵医嘱使用外用抗生素软膏于鼻腔。

(4)做好口腔护理,鼓励患者多漱口,外涂制霉菌素甘油,观察口腔黏膜情况。

(5)做好会阴部、脐部及皱褶处皮肤护理,大小便后保持局部清洁。会阴部黏膜糜烂渗出严重时,可遵医嘱局部冲洗或湿敷,严重者予以留置导尿。

(6)做好压疮评估,定时翻身,皮肤受压处用软垫。

（三）并发症护理

1. 窒息 表现为烦躁不安、口唇发绀、鼻翼煽动、呼吸困难、出汗、出现"三凹征"、经皮血氧饱和度低于90%或持续下降等。应立即吸氧,取半卧位或坐位,遵医嘱使用糖皮质激素、肾上腺素等药物,如有呼吸道梗阻症状可考虑行气管插管或气管切开机械通气,并做好相应护理。

2. 感染 常见为肺部感染和口腔感染,做好相应护理。

3. 肝功能衰竭 表现为黄疸、腹腔积液、凝血功能障碍、肝性脑病等。应绝对卧床休息,饮食清淡易消化,限制蛋白质摄入,保持大便通畅,做好安全护理,遵医嘱使用护肝药物,必要时行人工肝治疗或肝脏移植治疗。

4. 肾功能衰竭 参见第五章第五节急性肾损伤护理。

5. 应激性溃疡 参见第四章第二节消化性溃疡护理。

6. 水电解质紊乱 参见第一章常见护理措施。

【出院指导】

1. 疾病知识宣教 向患者及其家属介绍药疹的相关知识,告知不可盲目用药,禁用已明确的致敏药物。宜高蛋白、高维生素、易消化、清淡饮食。劳逸结合,适当体育锻炼,避免过度劳累。近期内避免使用烫水、肥皂洗澡,避免暴晒。如有药疹再发生,应及时就诊,切忌自行用药处理,以防病情加重。

2. 定期复诊 遵医嘱按时复诊,如病情有进展或其他变化,应立即复诊。

第三节 荨麻疹护理

【定义】

荨麻疹俗称"风疹块",是皮肤黏膜由于暂时性血管通透性增加而发生的局限性水肿。

【治疗原则】

去除病因,抗过敏和对症治疗

1. 系统药物治疗 急性荨麻疹首选镇静作用较轻的第二代H_1受体拮抗剂治疗,维生素C及钙剂有协同作用。伴有腹痛可给予解痉类药物;脓毒血症或败血症引起者立即使用抗生素控制感染。慢性荨麻疹首选第二代H_1受体拮抗剂,一种抗组胺药无效时,可2～3种联用或交替使用。

2. 外用药物治疗 使用炉甘石洗剂等。

【护理】

一、护理常规

按皮肤病护理常规。

二、与本病相关的其他护理

(一)评估要点

1. 健康史及相关因素

(1)了解发病与食物、感染、药物、呼吸道吸入物及皮肤接触物、物理因素、精神及内分泌因素、系统性疾病、其他因素的关系。

(2)有无既往病史。

(3)了解起病时间、治疗经过及病情控制等情况。

2. 症状体征　皮肤瘙痒,继而出现大小不等风团,颜色为淡红或苍白色,持续时间不等,可自行消退,不留痕迹,此起彼伏,划痕征阳性。病情严重者可伴有心慌、烦躁、血压降低等过敏性休克症状;胃肠道黏膜受累时,可出现恶心、呕吐、腹痛、腹泻等;累及喉头、支气管时,可出现胸闷、呼吸困难、喉头梗阻感甚至窒息;感染引起者可出现寒战、高热、脉速等全身中毒症状。

3. 辅助检查　了解血常规、皮肤变应原检测等阳性结果。

4. 心理社会支持状况　了解患者社会家庭背景、精神状态、家庭关系情况,患者及家属对疾病重视程度。

(二)护理措施

1. 瘙痒护理　参见第十一章第一节皮肤病护理常规概述。

2. 皮损护理　参见第十一章第一节皮肤病护理常规概述。

3. 饮食护理　忌烟酒、浓茶、咖啡等,饮食宜清淡,忌食辛辣刺激性食物和鱼、虾、羊肉等发物,避免病情加重。腹型荨麻疹患者避免食用坚硬、粗糙、带壳的食物。

4. 避免接触过敏原及可疑致敏物　病室内禁止摆放花卉、使用杀虫剂等。注意日常接触物品与皮损之间的关系,一旦明确因果关系,应避免接触。

5. 用药护理　遵医嘱用药,注意药物疗效及不良反应。使用抗组胺药物时,应根据风团发生的时间调整给药时间,一般临睡前给药,如睡前风团多,则晚饭后即给药。同时,向患者交代用药注意事项,落实安全措施,以防意外事件发生。

6. 心理护理　稳定患者的情绪,避免患者精神紧张造成组胺、5-羟色胺、乙酰胆碱等过敏性物质释放加重病情。

【出院指导】

1. 避免过敏原　指导患者注意发病时间、方式及与饮食、药物、环境、情绪等因素的关系,以利于发现和避开致病因素。避免食用刺激性食物和可以致病的食物。养成良好的生活习惯,保持健康的心理状态。

2. 用药护理　遵医嘱用药,不可擅自停药或随意增减剂量,服药期间避免从事驾驶及高空作业等工作,以免发生意外。

第四节　银屑病护理

【定义】

银屑病(psoriasis)又称牛皮癣,是一种慢性复发性炎症性皮肤病。是免疫介导的多基因遗传性皮肤病,多种环境因素如外伤、感染及药物等均可诱导易感患者发病。

【治疗原则】

1. 外用药物治疗　糖皮质激素霜剂或软膏有明显疗效。

2. 系统药物治疗　如维A酸类药物,免疫抑制剂,糖皮质激素等。

3. 生物制剂　靶向免疫调节剂等。

4. 物理治疗　如光化学疗法、UVB光疗。

5. 中医治疗　可根据临床表现辨证施治,如中医内服,中医外治疗法等。

【护理】

一、护理常规

按皮肤病护理常规。

二、与本病相关的其他护理

(一)评估要点

1. 健康史及相关因素

(1)有无情绪紧张或精神创伤史。

(2)有无咽喉部感染史。

(3)有无外伤史、手术史。

(4)皮疹发生的时间,与饮食、妊娠、分娩、哺乳或经期的关系,有无畏寒、发热、头痛、瘙痒等。

(5)有无银屑病家族史。

(6)了解起病时间、治疗经过及病情控制等情况。

2. 症状体征　典型的皮肤损害为红色丘疹或斑块上覆有多层银白色鳞屑,伴有不同程度的瘙痒。常见类型有寻常型银屑病、关节病型银屑病、红皮病型银屑病和脓疱型银屑病。

（1）寻常型银屑病初起皮损为红色丘疹或斑丘疹,逐渐发展成为边界清楚的红色斑块,可呈多种形态(如点滴状、斑块状、钱币状、地图状等),皮损可发生于全身各处,但以四肢伸侧和尾骶部最为常见。上覆厚层银白色鳞屑。刮除最上层的银白色鳞屑,可观察到鳞屑成层状的特点,就像在刮除蜡滴一样(蜡滴现象)刮去银白色鳞屑可见淡红色发光半透明薄膜(薄膜现象),刮除薄膜后出现点状出血(即奥斯皮茨征,Auspitz sign)。蜡滴现象、薄膜现象和Auspitz征是本病的临床特征。

急性点滴状银屑病又称发疹型银屑病,常见于青年人。发病前常有咽喉部链球菌感染病史。

（2）关节病型银屑病除表现为银屑病皮损外,还伴有大小关节病变,可表现为关节肿胀、疼痛和活动受限,任何关节均可累及,并可发展为关节畸形。

（3）红皮病型银屑病表现为全身皮肤弥漫性潮红、浸润肿胀并伴有大量糠状鳞屑,其间可有片状正常皮肤,可伴有全身症状如发热、浅表淋巴结肿大等,病程较长,易复发。

（4）脓疱型银屑病主要有泛发性和局限性两型,也有罕见类型,如连续性肢端皮炎。

1)泛发性脓疱型银屑病临床表现为在原有寻常型银屑病的基础上出现针尖至粟粒大小的黄色无菌小脓疱,皮损可弥漫分布于全身,有肿胀和疼痛感,全身症状明显。

2)局限性脓疱型银屑病皮损位于手掌和足跖,好发于大小鱼际,呈对称性红斑,反复周期发作,经久不愈,自觉瘙痒,一般无全身症状。

3)连续性肢端皮炎临床可见银屑病发生在指端、趾端,是一种罕见类型。

3. 辅助检查 了解关节X线、血常规、血生化等检查、皮肤病理检查等阳性结果。

4. 心理社会支持状况 了解患者社会家庭背景、精神状态、家庭关系情况,患者及家属对疾病重视程度。

(二)护理措施

1. 饮食护理 宜高热量、高蛋白、高维生素、低脂肪饮食,忌烟酒及辛辣刺激性食物,以及牛羊肉等发物。

2. 休息与活动 急性期避免日光照射,减少户外活动时间。重症患者应卧床休息,避免劳累。关节型银屑病患者,因关节肿痛下蹲困难,排便时应准备可搬动的椅式或凳式厕坐架;关节肿大时应垫棉垫或棉圈保护。

3. 预防感染 红皮病患者必要时应住单人房间,注意保护性隔离。

4. 皮损护理 见本章第一节皮肤病护理常规。

5. 瘙痒护理 见本章第一节皮肤病护理常规。

6. 用药护理

（1）局部用药前应先清洗,淋浴或中药浴,去屑后再擦药。

（2）遵医嘱用药,急性期避免使用刺激性药物。

（3）首次用药时,应遵医嘱从低浓度、小面积开始,皮损范围较大时,可分批分区用药,防止药物吸收过多,发生中毒。

7. 功能锻炼 关节病型银屑病患者应加强患肢功能锻炼,以改善关节活动度。

【出院指导】

1. **自我监测** 若出现鳞屑面积迅速扩大、关节活动受限、畏寒、发热等,应及时就诊。

2. **疾病知识宣教** 避免各种可能的诱发因素,如刺激性饮食、过度疲劳、外伤等,及时治疗咽喉部感染及其他感染病灶。保持心情舒畅,避免精神创伤。生活规律,劳逸结合,适当体育锻炼,以增强体质。

3. **用药指导** 遵医嘱用药,不可擅自停药或随意增减剂量,注意有无高血压、剥脱性唇炎、脱发或皮损加重等不良反应。

4. **定期复诊** 遵医嘱按时复诊,如病情有进展或其他变化,应立即复诊。

第五节 天疱疮护理

【定义】

天疱疮(pemphigus)是一组由表皮细胞松解引起的自身免疫性慢性大疱性皮肤病。

【治疗原则】

控制新皮疹的发生,防止继发感染;治疗关键在于糖皮质激素等免疫抑制剂的合理应用,同时防止并发症。

1. **一般治疗** 加强支持疗法,给予富于营养的易消化饮食;预防和纠正低蛋白血症;防止发生水、电解质失衡与酸碱平衡紊乱。

2. **全身治疗** 糖皮质激素(是治疗的首选药物)、免疫抑制剂、静脉注射人血丙种免疫球蛋白、血浆置换疗法等。

3. **局部护理** 对皮肤和黏膜糜烂面进行护理、防止继发感染是降低病死率,提高疗效的重要环节。每天用生理盐水棉球擦拭糜烂黏膜处,对皮肤损害广泛者采用暴露疗法,注意房间温度和清洁、通风、干燥;如病房条件差,可用凡士林纱布遮盖糜烂面;糜烂面感染者,可外用或全身给予敏感抗生素。

【护理】

一、护理常规

按皮肤病护理常规。

二、与本病相关的其他护理

(一)评估要点

1. 健康史及相关因素

(1)有无高龄、疲劳、肿瘤疾病、服用免疫抑制剂等免疫功能低下的情况。

(2)有无家族史。

2. 症状体征

临床常将天疱疮分为寻常型天疱疮、增殖型天疱疮、落叶型天疱疮、红斑型天疱疮和特殊类型天疱疮。

(1)寻常型天疱疮是最常见和最严重的天疱疮类型,多见于中年人,儿童罕见。好发于口腔、胸、背、头部,严重者可泛发全身。口腔黏膜受累几乎出现于所有患者,多为首发表现。典型皮损为外观正常皮肤上发生水疱或大疱,或在红斑基础上出现大疱,疱壁薄,尼氏征(尼科利斯基征,Nikolsky sign)阳性,易破溃形成糜烂面,渗液较多,可结痂,若继发感染伴有臭味。

(2)增殖型天疱疮少见,是寻常型天疱疮的"亚型"。好发于腋窝、乳房下、腹股沟、外阴、肛门周围、鼻唇沟及四肢等部位,口腔黏膜损害出现较迟且轻。皮损最初为薄壁水疱,尼氏征阳性,破溃后在糜烂面上出现乳头状的肉芽增殖。皱褶部位易继发细菌、真菌感染,常有臭味。

(3)落叶型天疱疮多见于中老年人。好发于头面及胸背上部,口腔黏膜受累少。水疱常发生于红斑基础上,尼氏征阳性,疱壁更薄,更易破裂,在表浅糜烂面上覆有黄褐色、油腻性痂和鳞屑,如落叶状,痂下分泌物被细菌分解可产生臭味。

(4)红斑型天疱疮是落叶型天疱疮的"亚型"。好发于头面、躯干上部与上肢等暴露或皮脂腺丰富部位,一般不累及下肢与黏膜。皮损更多见的是红斑鳞屑性损害,伴有角化过度。

(5)特殊类型天疱疮,如副肿瘤性天疱疮、药物性天疱疮、IgA型天疱疮、疱疹样天疱疮等。

3. 并发症 感染、肾功能不全等。

4. 辅助检查 了解血常规、血生化全套及细胞学、血清学、皮肤组织病理学检查,免疫荧光检查等阳性结果。

5. 心理社会支持状况 正确评估患者心理状况,主动关心、安抚,讲解疾病相关知识、治疗方案、注意事项及预后等;保证各项治疗护理操作正确、及时、到位,以增强患者的安全感和对疾病治疗的信心。

(二)护理措施

1. 休息与活动 适当活动,避免劳累。重症者卧床休息,定时翻身。

2. 饮食管理 加强营养,宜高热量、高蛋白、高维生素、低盐、易消化、清淡饮食。

3. 皮损护理 参见第十一章第一节皮肤病护理常规概述。

4. 瘙痒护理 参见第十一章第一节皮肤病护理常规概述。

5. 疼痛管理 参见第十一章第一节皮肤病护理常规概述。

6. 黏膜护理 做好口腔护理,遵医嘱予合适类型漱口液,鼓励患者多漱口,观察口腔黏膜情况。做好会阴部、脐部及皱褶处皮肤护理,大小便后保持局部清洁。

7. 预防感染 重症患者安置于单人房间。室内保持清洁,定时消毒,保持室温 21～25℃,湿度 50%～70%,每日更换无菌被物及衣裤,渗出、脱屑多时应及时更换。暴露疗法使用半圆形支架保护患者,注意保暖,做好保护性隔离,落实手卫生,严格执行无菌技术操作,防止交叉感染,有条件者可安置在层流病房。

8. 用药护理 遵医嘱用药,观察药物疗效及不良反应,使用环孢素等免疫抑制剂时应严密监测肾功能情况。

（三）并发症护理

感染以肺部感染和口腔感染最为常见,应做好相应护理。

【出院指导】

1. **自我监测** 若出现新生水疱、胸闷、气促、咳嗽、咳痰、尿少等,应及时就诊。

2. **休息和活动** 注意休息,适当锻炼,避免过度劳累。

3. **饮食指导** 加强营养,宜高热量、高蛋白、高维生素、低盐、易消化、清淡饮食。

4. **用药指导** 遵医嘱用药,不可擅自停药或随意增减剂量。

5. **皮肤护理** 剪短指甲,避免搔抓皮肤,保持皮肤清洁,预防皮肤感染。

6. **定期复诊** 遵医嘱按时复诊。如病情有进展或特殊变化,应立即复诊。

第六节 湿疹护理

【定义】

湿疹(eczema)是由多种内、外因素引起的真皮浅层及表皮炎症,临床瘙痒剧烈、急性期以丘疱疹为主,有渗出倾向,慢性期以苔藓样变为主,易复发。

【治疗原则】

1. **去除病因** 详细询问病史,进行必要的系统检查,尽量找出可能病因加以去除。

(1)内部因素,如过敏体质、慢性感染病灶、内分泌及代谢紊乱、血液循环障碍、神经精神功能紊乱、消化道功能紊乱等。

(2)外部因素,如食物(鱼、虾、牛羊肉等)、吸入物(如花粉、尘螨等)、生活环境、动物皮毛、各种化学物质等。

2. **药物治疗** 抗炎、抗过敏、止痒。

(1)系统药物治疗,如抗组胺药物、钙剂、普鲁卡因静脉封闭疗法、抗生素。

(2)外用药物治疗,遵循外用药使用原则。

【护理】

一、护理常规

按皮肤病护理常规。

二、与本病相关的其他护理

(一)评估要点

1. 健康史及相关因素

(1)有无情绪紧张或精神创伤史。

(2)有无慢性病灶感染、代谢和内分泌紊乱、末梢循环障碍等因素存在。

(3)有无过敏物质接触史,如食物、吸入物、化学物品等。

(4)有无家族史。

(5)了解起病时间、治疗经过及病情控制等情况。

2. 症状体征

湿疹按皮疹表现分为急性湿疹、亚急性湿疹和慢性湿疹。

(1)急性湿疹以丘疹、水疱为主,有渗出倾向。往往表现为红斑基础上的针头至粟粒大小丘疹,严重时可出现小水疱,边界不清楚,病变中央较重,周边皮疹逐渐稀疏,有明显浆液性渗出;自觉瘙痒剧烈。合并感染时则形成脓疱、脓痂、毛囊炎及淋巴结肿大;如合并单纯疱疹病毒感染,可形成严重的疱疹性湿疹。

(2)当急性湿疹炎症减轻后或急性期末及时适当处理,拖延时间较久而发生的亚急性湿疹。皮疹以小丘疹、鳞屑和结痂为主,仅有少数水疱或轻度糜烂,亦可有轻度浸润,自觉瘙痒仍剧烈。

(3)慢性湿疹以苔藓样变为主。主要表现为皮肤浸润性暗红斑,其上有丘疹、抓痕及鳞屑,局部皮肤肥厚粗糙,有不同程度的苔藓样变,色素沉着或色素减退,瘙痒明显。病情反复迁延。

3. 辅助检查 血常规,注意嗜酸性细胞有无增加,血 IgE 检测、斑贴试验。

4. 心理社会支持状况 了解患者社会家庭背景、精神状态、家庭关系情况,患者及家属对疾病重视程度。

(二)护理措施

1. 饮食护理 避免辛辣刺激性食物及海鲜类菌菇类食物,忌烟酒、咖啡、浓茶,注意观察饮食与发病的关系。

2. 皮肤护理

(1)保护皮损部位皮肤,避免搔抓。婴儿及儿童患者睡前适当约束双手,以防抓伤引起皮损泛发。

(2)尿布皮炎患儿应及时更换尿布,保持臀部皮肤清洁干燥。

（3）手部湿疹患者应加强双手保护,避免接触洗衣粉、肥皂、洗涤灵等消毒清洗剂。

（4）渗出性皮疹采用冷湿敷时,将纱布浸湿拧干以不滴水为宜,约5分钟更换1次,保持纱布湿冷,湿敷时间以15～20分钟为宜,湿敷后轻轻擦干皮肤,外用油剂,大面积应用时避免吸收中毒。

（5）皮肤护理方法指导。修复皮肤屏障和保湿,清洁和沐浴时,以盆浴更佳,水温以32～37℃为宜,时间5分钟,最后2分钟可加入润肤油。应做到足量和多次使用润肤油,每日至少两次。

3. 瘙痒护理 参见第一章第一节皮肤病护理常规。

4. 预防继发感染 保持皮肤清洁干燥,有糜烂、渗出者,遵医嘱在外用药中加入抗生素后局部使用。

5. 消毒隔离 湿疹患儿避免与单纯疱疹患者接触,防止交叉感染,以防卡布斯（Kaposi）水痘样疹。

【出院指导】

1. 疾病知识宣教 养成良好的个人卫生习惯,注意劳逸结合。饮食应清淡,多食新鲜蔬菜水果,少食或不食辛辣食品及海鲜。选用柔软、宽松的棉质内衣。嘱患者保持心情舒畅,规律生活;注意休息,避免劳累;远离花粉、动物皮毛及高甲醛释放环境;遵医嘱按时服药,定期复查,如有不适,及时就诊

2. 用药指导 遵医嘱用药,不可擅自停药或随意增减剂量,服药期间避免从事驾驶及高空作业等工作,以免发生意外。

第七节　接触性皮炎护理

【定义】

接触性皮炎（contact dermatitis）是接触某些外源性物质后,在皮肤黏膜接触部位发生的急性或慢性炎症反应。

【治疗原则】

1. 寻找病因、迅速脱离接触物并积极对症处理 超敏反应性接触性皮炎治愈后应尽量避免再次接触致敏源,以免复发。

2. 对症治疗

（1）视病情轻重,根据病情选用抗组胺药物,严重者可短期应用皮质类固醇。

（2）可按急性、亚急性、慢性皮炎的治疗原则采用外用药治疗。

【护理】

一、护理常规

按皮肤病护理常规。

二、与本病相关的其他护理

(一)评估要点

1. 健康史及相关因素

(1)有无接触明确或可疑的刺激物、过敏物史,如动物皮毛、昆虫、植物性物质(生漆、荨麻、无花果、银杏、芒果等)等。

(2)有无接触化学性物质,如香水、染发剂、农药、橡胶或塑料等。

(3)有无既往史(过敏史及类似发作史)。

(4)有无家族史。

(5)了解起病时间、治疗经过及病情控制等情况。

2. 症状体征　接触部位皮肤可出现红斑、丘疹、水疱、大疱、坏死或溃疡,皮损范围与接触物接触面积有关;局部有瘙痒或烧灼感。可伴有发热、畏寒、恶心、呕吐等症状。

3. 辅助检查　了解斑贴试验、过敏原检测等阳性结果。斑贴试验是诊断接触性皮炎的最简单可靠的方法。

4. 心理社会支持状况　了解患者社会家庭背景、精神状态、家庭关系情况,患者及家属对疾病重视程度。

(二)护理措施

1. 去除病因　及时清洗皮肤上的接触物,避免接触致病物质。必要时输液过程中使用脱敏胶布。

2. 皮损护理　参见第一章第一节皮肤病护理常规概述。

3. 瘙痒护理　参见第一章第一节皮肤病护理常规概述。

4. 用药护理　遵医嘱用药,注意药物疗效及不良反应。使用抗组胺药物时,给药时间应根据皮疹发生的时间进行调整,一般临睡前给药,如睡前皮疹多,则晚饭后即给药,同时向患者交待用药注意事项,落实安全措施,以防意外事件发生。

5. 饮食护理　宜清淡、易消化饮食,避免食用辛辣刺激性食物,戒酒。

6. 心理护理　保持良好的心态,积极配合治疗。

【出院指导】

1. 疾病知识宣教　避免接触已知的致病因素。避免食用刺激性食物。保持皮肤清洁干燥。

2. 用药护理　遵医嘱服药,不可擅自停药或随意增减剂量,服药期间避免从事驾驶及高空作业等工作,以免发生意外。

第八节 带状疱疹护理

【定义】

带状疱疹(herpes zoster)是由潜伏在体内的水痘-带状疱疹病毒(varicella-zoster virus，VZV)再激活所致,表现以沿单侧周围神经分布的簇集性小水疱为特征,常伴显著的神经痛。

【治疗原则】

本病具有自限性,治疗原则为抗病毒、止痛、消炎、防治并发症。

1. 系统药物治疗

(1)早期、足量予以抗病毒治疗。

(2)镇静止痛,如三环类抗抑郁药物或非甾体类抗炎药。

(3)糖皮质激素应用有争议,主要用于病程7天以内,无禁忌证的老年患者。

2. 外用药物治疗

(1)疱液未破时可用炉甘石洗剂、阿昔洛韦乳膏或喷昔洛韦乳膏;破溃后可酌情用3%硼酸溶液湿敷或外用2%莫匹罗星乳膏。

(2)合并眼部损伤需请眼科医生协同处理。

3. 物理治疗　如紫外线、红外线等局部照射,可促进水疱干涸和结痂,缓解疼痛。

【护理】

一、护理常规

按皮肤病护理常规。

二、与本病相关的其他护理

(一)评估要点

1. 健康史及相关因素

(1)有无水痘、带状疱疹病毒感染史。

(2)有无高龄、劳累、使用免疫抑制剂等免疫力低下的情况。

(3)患者是否特异体质。

(4)了解起病时间、治疗经过、病情控制等情况。

2. 症状体征

(1)典型表现

①前驱症状:低热、全身乏力、食欲不振等全身症状。

②基本损害:红斑及簇集性水疱。

③皮损分布：皮损沿某一周围神经呈带状单侧分布，排列呈带状，发生于身体一侧，一般不超过中线，好发部位为肋间神经、颈神经、三叉神经及腰骶部神经。

④自觉症状：神经痛是本病的特征之一。

⑥病程：有自限性，2～3周，水疱结痂、脱落。

（2）全身可伴随发热、食欲不振、疲倦无力、疼痛、精神不佳等。

（3）特殊表现

①眼带状疱疹：可侵犯三叉神经眼支、上颌支和下颌支。三叉神经中以眼支最常受累，可表现为眼睑红肿，结膜充血，可累及角膜形成溃疡性角膜炎，疼痛剧烈。

②耳带状疱疹：系病毒侵犯面神经及听神经所致，表现为外耳道或鼓膜疱疹。可出现面瘫、耳痛及外耳道疱疹三联征，称为亨特氏（Ramsay-Hunt）综合征。

③带状疱疹后遗神经痛：带状疱疹皮损消退后，神经痛可持续1个月以上，称为带状疱疹后遗神经痛。

④其他：顿挫型、不全型、大疱型、出血型、坏疽型、泛发型等。

3. 辅助检查　了解血常规、病毒检测、免疫荧光、组织培养检查等阳性结果。

4. 心理社会支持状况　了解患者社会家庭背景、精神状态、家庭关系情况，患者及家属对疾病重视程度。

（二）护理措施

1. 休息与活动　急性期卧床休息，取健侧卧位。

2. 饮食护理　营养丰富、富含维生素、易消化饮食，多饮水，避免摄入刺激性食物。

3. 皮损护理　见本章第一节皮肤病护理常规。

4. 疼痛管理　见本章第一节皮肤病护理常规。

5. 其他　特殊类型带状疱疹如眼带状疱疹、耳带状疱疹等参照各相应疾病护理。

【出院指导】

1. 自我监测　若出现疼痛加剧、皮疹反复等，应及时就诊。

2. 疾病知识宣教　适当锻炼，提高自身抵抗力，注意保暖，预防感染，保持局部皮肤清洁、干燥。劳逸结合，放松心情。

3. 用药指导　遵医嘱用药。

4. 定期复诊　遵医嘱按时复诊。如病情有进展或特殊变化，应立即复诊。

第九节　梅毒护理

【定义】

梅毒（syphilis）是由梅毒螺旋体（又称苍白螺旋体）引起的一种慢性传染病，主要通过性接触和血液传播。本病可侵犯全身各组织器官或通过胎盘传播引起死产、流产、早产和胎传梅毒。

【治疗原则】

1. 系统药物治疗

(1)早期、足量、规则治疗。

(2)药物选择:

1)青霉素类:为首选药物,常用苄星青霉素、普鲁卡因水剂青霉素 G、水剂青霉素 G。

2)头孢曲松钠:近年来证实为高效的抗梅毒螺旋体药物,可作为青霉素过敏者优先选择的替代治疗药物。

3)四环素类和大环内酯类:疗效较青霉素差,通常作为青霉素过敏者的替代治疗药物。

2. 对症治疗

(1)尽可能避免心血管梅毒、神经梅毒及严重并发症的发生

(2)性伴侣同时接受治疗,治疗期间禁止性生活,避免再感染及引起他人感染

(3)治疗后应定期随访,进行体格检查、血清学检查及影像学检查以考察疗效

(4)病程 1 年以上的患者、复发患者、血清固定患者及伴有视力、听力异常的患者均应接受脑脊液检查以了解是否存在神经梅毒;复发患者应加倍量复治;应用泼尼松防治吉-海反应。

【护理】

一、护理常规

按皮肤病护理常规。

二、与本病相关的其他护理

(一)评估要点

1. 健康史及相关因素

(1)有无与梅毒患者直接接触(接吻、哺乳等)、间接接触(餐具、剃刀等)或性接触史。

(2)有无外伤、手术、输血史等。

(3)有无吸毒史。

(4)有无母婴传播史。

(5)有无家族史。

2. 症状体征

一期梅毒:硬下疳(最具传染性)。

二期梅毒:流感样综合征,全身皮肤黏膜皮疹,皮疹呈多形性。

三期梅毒:各个系统慢性渐进性的炎症反应,侵犯心脏、血管,导致主动脉炎和血管瘤;侵犯神经系统产生神经系统症状,如麻痹性痴呆。

3. 辅助检查 了解梅毒螺旋体、梅毒血清试验、脑脊液检查等阳性结果。

4. 心理社会支持状况 了解患者社会家庭背景、精神状态、家庭关系情况,患者及家属对疾病重视程度。

（二）护理措施

1. 用药护理

（1）首次使用青霉素后数小时至24小时,患者表现为寒战、发热、头痛、呼吸加快、心动过速、全身不适及原发疾病加重等,应考虑发生吉海反应,立即报告医生处理。

（2）心血管梅毒患者使用青霉素时,应遵医嘱从小剂量开始使用,逐渐增加剂量,直至第四天起按正常剂量治疗;治疗过程中如发生胸痛、心力衰竭加剧或心电图ST-T段变化较治疗前明显,则应暂停治疗。

2. 消毒隔离 在标准预防的基础上,还应采用接触隔离的方式。

3. 皮损护理 参见第十一章第一节皮肤病护理常规。

【出院指导】

1. 自我监测 若出现发热、胸闷、出汗、全身不适、反应迟钝等,应及时就诊。

2. 疾病知识宣教 加强性卫生宣传,告知性传播疾病的危害性,治疗期间严禁性生活,与其他家庭成员分床、分居、分用生活用具,劝说性伴侣同时接受治疗。注意休息,劳逸结合。洁身自爱,加强自我保护。

3. 用药指导 遵医嘱用药,不可擅自停药或随意增减剂量。

4. 定期复诊 遵医嘱按时复诊。如病情有进展或特殊变化,应立即复诊。

第十二章

放射治疗护理常规

　　放射治疗简称放疗,是利用高能射线的电离辐射作用来杀伤癌细胞的方法,是目前治疗恶性肿瘤的主要手段之一。放疗分为体外和体内两种方式,其基本治疗形式按目的分为根治性放疗、姑息性放疗和综合性放疗。根据患者具体情况,可选择常规放疗、三维适形放疗、调强适形放疗、立体定向体部放疗等。放射线能使肿瘤体积缩小、杀灭肿瘤外围散在的癌细胞,同时对正常组织亦有较大的损害。因此,对于围放疗期患者必须做好全面的护理。

【入院护理】

　　1. 病区做好新患者入院接待准备。

　　2. 热情接待新患者,双人核对患者身份,正确佩戴腕带,责任护士进行自我介绍。

　　3. 通知主管医生接诊新患者。

　　4. 进行入院护理评估,包括患者营养、心理、生理及社会状况的评估,测量生命体征、身高、体重等,并按要求书写入院护理记录。

　　5. 给予入院健康指导和环境介绍,并进行安全告知。

　　6. 保持病房安静、整洁、舒适、安全。

【放疗前护理】

一、病情观察

　　1. **全身情况**　评估心、肺、肝、肾等重要脏器的状况及水电解质酸碱平衡、全身营养状况等。评估患者有无手术史、过敏史、慢性病用药史等。

　　2. **专科情况**　首先了解患者治疗时间、方案(照射剂量和部位);评估照射区域有无皮肤疾病、局部有无感染、手术切口愈合是否良好,如患者已经行 CT 定位,应检查定位线是否清晰;全脑全脊髓放疗患者,评估有无头痛、头晕、恶心、呕吐,四肢肌力下降等情况;头颈部放疗患者评估口腔黏膜是否完整,有无义齿、龋齿、口腔炎症等;胸部放疗患者评估有无咳嗽、咳痰、胸闷、气急、心悸等;腹部盆腔放疗患者评估有无腹痛、腹胀、腹泻、便血、便秘、尿频、尿急、尿痛等。

　　3. **辅助检查**　了解血常规、肝肾功能、肿瘤标志物、MRI、CT、病理检查等阳性结果。

二、健康教育

根据患者情况采取多种健康教育的形式,如口头讲解、多媒体宣教、同伴教育等。

1. 宣教放射治疗的目的及相关注意事项,简述放疗流程及方法,告知可能出现的并发症和后遗症等。

2. 宣教疾病相关知识。

3. 宣教放疗期间营养管理、皮肤护理、口腔护理、功能锻炼等重要性。

4. 指导患者预防感染,以免影响放疗的进度。

三、营养管理

根据病情及医嘱有针对性地做好饮食指导,给予高热量、高蛋白、高维生素、清淡饮食,少量多餐,避免过冷过热、辛辣刺激性等食物。保证充足的水分摄入,戒烟酒。建立全程营养管理登记表,为放疗前做好充足的营养储备。

四、口腔护理

头颈部肿瘤放疗患者,应加强口腔卫生,用软毛牙刷刷牙,选用刺激性小的牙膏,勤漱口,放疗前需进行全面的口腔检查,对残根龋齿、牙周炎或牙龈炎等应予以相应处理后再行放射治疗。

五、皮肤护理

保持照射区域皮肤清洁、干燥,减少刺激,保持放疗定位线清晰。腹部、盆腔肿瘤放疗患者,应保持肛周皮肤清洁,便后温水坐浴,必要时遵医嘱使用肛周皮肤保护剂。如有腹部造口的患者,应做好造口周围皮肤的护理。

六、心理护理

与患者建立良好的护患关系,通过交谈指导患者适应环境变化和疾病带来的心理压力,如让患者参观放疗流程、机房及设备,消除患者对放疗的陌生和紧张恐惧感,提高患者的应对能力和认知水平;促进患者与亲友间的沟通,帮助患者争取社会支持,以积极、稳定的心理状态接受诊治和康复。可以根据不同的对象选择适宜的方法,其中以支持疗法最常用,其次为松弛疗法、认知疗法、音乐疗法等。

【放疗护理】

一、病情观察

1. 全身情况 评估心、肺、肝、肾等重要脏器的状况及水电解质酸碱平衡、全身营养状况等。

2. **专科情况** 观察照射野皮肤有无发红、瘙痒、水肿、破损等;头颈部肿瘤放疗患者观察口腔黏膜是否完整,有无发红、水肿、破溃、疼痛等;胸部肿瘤放疗患者观察患者有无心悸、胸闷、气促、咳嗽、咳痰、进食困难、疼痛等;腹部、盆腔肿瘤放疗患者观察大小便频次、颜色、量、性状以及有无腹痛、腹胀、腹泻、便秘等。

3. **辅助检查** 了解血常规、血生化全套检查、影像学检查等阳性结果。

二、疼痛管理

参见第一章常见护理措施。

三、皮肤护理

1. 保持照射野皮肤清洁、干燥,内衣宜柔软、宽大、吸湿性强,照射部位忌用肥皂和粗糙毛巾擦洗,局部不可粘贴胶布、涂抹酒精及刺激性油膏,避免冷热刺激,夏日外出要防止日光直射。

2. 保持定位线清晰,每天检查定位线,如有模糊不清立即通知医生。

3. 为预防和减轻放射性皮炎,在放疗期间和放疗结束后至少1月遵医嘱正确使用皮肤保护剂。

4. 保持会阴部及肛周皮肤清洁,遵医嘱予以阴道冲洗、使用肛周皮肤保护剂等。

四、口腔护理

头颈部肿瘤和食管肿瘤放疗患者,放疗期间口腔、咽部黏膜反应较明显,应严密观察口咽部黏膜情况,餐前餐后漱口,必要时根据口腔黏膜情况选择合适的漱口液。

五、鼻腔护理

一般放疗开始1周左右,根据患者情况用生理盐水250ml冲洗鼻腔,以减少鼻咽分泌物。患者如无出血倾向,为预防误吸脓涕及脱落的坏死组织引起感染,可每天冲洗2次。鼻腔干燥者,可使用石蜡油湿润鼻腔。如有少量鼻出血,可以生理盐水清洁鼻腔后再遵医嘱予1%麻黄素及0.25%氯霉素溶液交替滴鼻。避免抠鼻、用力擤鼻等。

六、营养管理

1. 每周进行营养监测,关注患者体重变化以及进食情况等。

2. 宜高热量、高蛋白、高维生素、无刺激、清淡饮食。如病情允许,鼓励患者多饮水。不能进食者遵医嘱肠内营养或静脉营养支持。

3. 吞咽困难或口腔溃疡者用吸管吸食,避免食物刺激黏膜,也可于进食前遵医嘱予以1%利多卡因稀释液口服,以减轻进食时的疼痛。

4. 头颈部肿瘤放疗患者避免进食过冷、过热、过硬、过酸或过甜的食物,减少对口腔黏膜的刺激。放疗后出现味觉改变,可适当通过饮食调节来缓解症状。

5.胸部肿瘤放疗患者宜少量多餐,严格根据放疗的进程、患者吞咽和进食情况选择合理的饮食,如流质、半流质或软食等,进食后可饮少量温开水冲洗食管,以减少食物对黏膜的刺激。恶心、呕吐明显者,进食前后尽量少饮水,以免引起胃肠道反应。

六、排泄护理

腹部、盆腔肿瘤患者每次放疗时,应注意放疗时的膀胱充盈度与定位时保持基本一致。

七、健康指导

告知患者放疗期间保持定位线清晰,每周遵医嘱复查血常规,每两周复查血生化全套,注意保暖,防止感冒等。

八、休息与活动

注意休息,循序渐进加强活动。头颈部放疗患者练习张口锻炼与转颈运动;肺癌患者坚持呼吸功能锻炼和患侧肩部抬举运动;乳腺癌患者要坚持患肢的功能锻炼,如患肢"爬墙"等。

九、心理护理

在放疗期间,患者因知识缺乏而出现不遵医嘱行为时,应及时分析原因,做好解释;出现严重并发症时,患者会表现出急躁、缺乏信心,应及时给予情感支持,让接受同样治疗方案的患者现身说法,鼓励坚持治疗,讲解治疗的安全性、有效性;对于一些治疗后身体的相关改变和功能降低,做好宣教、锻炼指导和应对。

十、并发症护理

1.**胃肠道反应**　常表现为食欲不振、恶心、呕吐、腹痛、腹泻等,严重者会造成肠穿孔或大出血。随时评估患者恶心、呕吐发生的时间、次数、性状和量,有无脱水表现等。

2.**骨髓抑制**　可引起不同程度的骨髓抑制,常以白细胞、血小板及血红蛋白减少较为常见。

3.**放射性皮炎**　按RTOG急性放射损伤分级标准分为5级。

0级　皮肤无变化。

1级　滤泡样暗红色红斑;脱发;干性脱皮;出汗减少。

2级　触痛性或鲜色红斑,片状湿性脱皮;中度水肿。

3级　皮肤皱褶以外部位的融合的湿性脱皮;凹陷性水肿。

4级　溃疡、出血、坏死。

0~1级:充分暴露,保持清洁干燥,涂抹皮肤保护剂,如比亚芬、伯格曼等。

2级:暴露创面,根据渗液情况使用0.9%生理盐水清洗皮肤,同时使用重组人表皮生长因子、康复新等外用溶液促进皮炎愈合。避免涂抹油脂类、粉剂制剂。

3级:症状为湿性反应时,对症处理措施为局部皮肤清洁暴露,清理渗液及痂皮,使用亲水纤维、藻酸盐、泡沫敷料等吸收渗液,保持干燥;症状为放射性溃疡时,暂停放疗,局部用0.9%生理盐水清洗每天2～3次,清除坏死组织,促进肉芽生长和愈合,若同时并发感染时使用抗生素。

4级:严重者需要植皮治疗。

4. 放射性黏膜炎 按RTOG急性放射损伤分级标准分为5级。根据不同部位的黏膜放射损伤,遵医嘱采用不同的处理方法,一般可使用促进黏膜修复药物。

0级:无变化。

1级:充血;可有轻度疼痛,无需镇痛药。

2级:片状黏膜炎,或有炎性血清血液分泌物;中度疼痛,需要镇痛药。

3级:融合的纤维性黏膜炎;可伴有中度疼痛,需要麻醉药。

4级:溃疡、出血、坏死。

5. 颅内压增高 常见于脑部肿瘤或颅内转移患者。表现为头痛、恶心、呕吐等。应严密观察病情变化,特别是意识、瞳孔、生命体征变化,遵医嘱使用利尿剂、脱水剂、激素等药物并观察药物副反应。

6. 腮腺急性反应 常见于鼻咽癌放疗1～2次后,放疗3～4次后可能消失。表现为腮区肿胀、疼痛、张口受限、局部压痛等,轻者不需特殊处理,可自行消失,饮食宜清淡,保持口腔清洁。严重者积极对症处理。

7. 口咽、鼻咽黏膜急性反应 鼻咽癌患者放疗总量至20～30Gy时可发生口咽、鼻咽黏膜急性反应,并会随着放疗剂量增加而出现症状加重。表现为鼻咽、口腔、口咽充血或糜烂、出血、白膜形成。患者应加强口腔卫生,每次饭后用软毛牙刷刷牙,用漱口水漱口;保持鼻腔清洁,每天用生理盐水冲洗鼻咽1～2次;鼻腔干燥可滴石蜡油湿润,鼻塞可遵医嘱滴用麻黄素;口咽疼痛明显者,遵医嘱予以雾化吸入、激素、抗生素、镇痛药等。

8. 放射性食管炎 见于食管癌、肺癌及纵隔肿瘤放疗1周或数周,主要表现为吞咽时疼痛、烧灼感、进食困难。应向患者做好解释工作,进食细、碎、软的食物,进食后饮温开水冲洗食管,以减轻炎症和水肿。轻者观察,使用黏膜保护剂,如康复新等,口服营养制剂等;重者补液、激素、抗生素、营养支持等,做好相关护理。

9. 放射性肺炎 见于肺癌、乳腺癌、食管癌或其他胸部恶性肿瘤放疗后,表现为刺激性干咳,伴有气急、心悸和胸痛,不发热或低热,偶有高热。一旦发生,可取半卧位休息,保持室内清洁及空气新鲜,遵医嘱予以对症治疗,必要时予以吸氧,使用抗生素、激素等药物。

10. 放射性直肠炎 多出现在放疗开始后1～2周内,是盆腔放射治疗的常见并发症。早期出现腹痛、腹泻、黏液便或血便等消化道症状,累及直肠者伴有里急后重,便秘较少见,肠镜检查可见黏膜水肿、充血,严重者可有糜烂或溃疡。指导患者卧床休息,宜高热量、高蛋白等营养丰富的饮食,限制脂肪和膳食纤维的摄入,鼓励少量多餐。保持大便通畅,便后可温水坐浴,每天2次,以减少局部刺激。必要时遵医嘱用药。

11. 鼻咽大出血 是鼻咽癌放疗过程中出现的最严重的并发症。出血量可多可少,严重者几分钟内大量血液从鼻腔或口腔涌出。一旦发生,应立即通知医生,置患者于半卧位,休克患者取休克卧位,头偏向一侧,保持呼吸道通畅,床边备吸引器。开放静脉通路,遵医嘱补液及用药。密切观察意识及生命体征变化,吸氧,冰袋局部冷敷止血,必要时协助医生行后鼻孔填充止血或介入治疗。

12. 放射性膀胱炎　轻者仅有镜下血尿或肉眼血尿,严重者可表现为大量血尿,亦可为顽固性反复血尿。一旦发生,应鼓励患者多饮水,勤排尿,保持排尿通畅,严密观察病情,遵医嘱膀胱冲洗、使用止血药及抗生素等,必要时停止放疗。

13. 放射性阴道炎　表现为阴道黏膜水肿、粘连,严重者可表现为黏膜坏死、脱落;放疗晚期,则可出现纤维组织增生,造成器官狭窄等。放疗期间每天行阴道冲洗1~2次,以清除坏死脱落的组织,减少和预防感染,避免阴道粘连,同时提高放疗敏感度。月经期及阴道大出血时暂缓。

14. 放射性颞颌关节障碍、颈部强直　放疗后数年会出现一些不可恢复的慢性反应,如鼻咽癌等头颈部根治性放疗所致的张口困难、颈部强直。因此,放疗中、放疗后应及时有效地进行早期预防性功能训练,如张口锻炼、颈部"米"字操等。

【出院指导】

1. 自我监测　观察局部肿块、局部反应及全身反应的消退情况。若出现发热、咳嗽、咳痰、出血、黏膜反应加重等,应及时就诊。

2. 疾病知识宣教　在放疗结束后,照射部位的皮肤仍可发生放射性皮炎,所以放疗结束后照射野皮肤需保护至少1个月,避免摩擦和强烈的理化刺激。头颈部放射治疗后3年内禁止拔牙。

3. 休息与活动　放疗结束后一般至少休息2~3个月。继续坚持放疗区的功能锻炼,保持乐观心情,参与社会活动,生活有规律,注意劳逸结合。

4. 用药指导　出院带药者,指导药物正确使用方法。

5. 定时复诊　首次于放疗结束后1个月复查,肿瘤消退不满意有残留,有远处转移者或严重早期放射性损伤者应密切观察。治疗后2年内,每3个月复查1次。2~5年内,每6个月复查1次。5年后,每年复查。复查内容包括临床查体、实验室指标、影像学检查等。

第十三章

化学治疗护理常规

化学治疗（chemotherapy）简称化疗，是指应用化学药物治疗恶性肿瘤的方法，通过化疗杀死肿瘤细胞、抑制肿瘤细胞生长繁殖和促进肿瘤细胞分化，从而达到治愈或延长生存时间的目的。化疗的方式有根治性化疗、姑息性化疗、辅助化疗及新辅助化疗等。化疗常采用静脉、动脉、肌肉、皮下、腔内、鞘内注射及口服途径给药。

【护理】

一、入院护理

1. 病区接到入院通知后，做好新患者入院准备。

2. 热情接待新患者，双人核对患者身份，正确佩戴腕带，责任护士进行自我介绍。

3. 通知主管医生接诊新患者。

4. 进行入院护理评估，包括患者生理、心理及社会状况的评估，测量生命体征、体重等，了解手术史、肿瘤的病理类型及有无远处转移情况，并按要求书写入院护理记录。

5. 给予入院指导，并进行安全告知。

6. 保持病房安静、整洁、舒适、安全。

二、化疗前护理

1. 病情观察

（1）评估全身情况。评估意识、生命体征，评估心、肺、肝、肾等重要脏器的状况及水电解质酸碱平衡，全身营养状况，患者的精神、心理状况，家庭经济情况，患者及家属的配合情况，对疾病、治疗的认知情况，家族史等。

（2）了解专科情况。肿瘤病史、既往治疗情况（手术、放疗、化疗等），是否存在肿瘤急症或因肿瘤引起的不适症状，如疼痛、发热、呼吸困难等，既往治疗中曾出现过的不良反应、严重程度，所应用的药物及其控制效果。

（3）了解血常规、血生化全套、肿瘤标志物、B超、CT、MRI、ECT、PET-CT检查等阳性结果。

2. 健康教育

（1）根据患者的情况,结合病情进行多种形式的健康教育。戒除烟酒,加强营养,指导功能锻炼,保证充足的休息与睡眠,减少探视,预防感染等。

（2）根据治疗方案,介绍抗肿瘤药的主要作用、给药途径、给药方法、输注药物时的注意事项、主要不良反应及应对方法等。

（3）介绍合理选择静脉通路的意义。

（4）化疗患者的呕吐物、排泄物均含有化疗药物,处理时应避免沾染,且使用后的水池、抽水马桶用后要（加盖）反复冲洗,至少两遍。

3. 饮食管理

（1）评估患者的营养状况。

（2）指导患者进食高热量、高维生素、优质蛋白、清淡、易消化饮食,多吃新鲜蔬菜水果,注重食物的色、香、味、形,以增进食欲,必要时按需进食,少量多餐,保证营养,提高机体的抗病能力。

4. 心理护理 评估患者的心理状态,及时、有针对性地做好心理疏导。给予化疗的心理教育,耐心向患者讲解化疗目的、化疗计划、化疗效果、化疗可能出现的不良反应,以及预防或解决的方法。必要时请治疗效果好的病友现身说法,给予其治愈的希望和信心。

三、化疗护理

（一）静脉的评估与观察

1.化疗前做好静脉评估,根据药物对静脉的刺激程度合理选择输注静脉。持续使用刺激性药物、发疱剂、pH低于5或高于9的液体或药物以及渗透压＞600mOsm/L的液体或药物,不可使用外周静脉输注,应使用PICC导管,必要时选择深静脉置管或输液港给药。对于上腔静脉综合征患者,应避免上肢静脉输液。

2.外周静脉给药时,避免使用头皮钢针,成人应用上肢的背侧和桡侧进行置管,避免使用下肢血管和桡静脉腕关节部位。如发现药液外渗,应及时另选注射部位,避免使用同一侧肢体的远端静脉。

（二）用药过程护理

1. 必须由经过专门培训的注册护士给药,检查医嘱的正确性与合法性,保证给药正确。

2. 注射化疗药物前,应根据药物配伍禁忌,先输注生理盐水或5%葡萄糖液,检查回血是否通畅。

3. 正确执行医嘱,按照药物特性,严格遵医嘱用药,如给药时间、速度、顺序等。

4. 两次给药之间及输注完毕,均应用生理盐水或5%葡萄糖液冲洗静脉通路。

5. 输注过程中,严密观察静脉通路情况;输入不畅时,及时排查原因;出现局部红肿、疼痛等情况时,应立即停止输注,根据药物性质选择不同的拮抗剂,并采取局部封闭、冷（热）敷、药物湿敷等处理。如出现静脉炎,可沿静脉走向涂抹喜疗妥软膏或其他药物。

6. 根据药物性质予以心电监护,监测生命体征变化,重视患者主诉,严密观察化疗的急性毒副反应,及时报告医生并做好对症护理。

(三)化疗防护

1. 化疗药物应由静脉配置中心配置,若无静脉配置中心,应在生物安全操作柜内配置。

2. 给予化疗药物时,应戴手套,操作完毕后脱掉手套,用流动水彻底洗手。

3. 静脉滴注药物应采用密闭式静脉输液法,注射溶液以软包装输液袋为宜。

4. 所有污物包括手套、防护衣、帽子、口罩、消毒用物、注射及输液用具等,均应放入专用污物袋中,按化疗废弃物集中统一处理。

(四)毒副反应的观察和护理

1. 胃肠道反应

(1)评估食欲减退的程度及有无恶心、呕吐、腹痛、腹泻、便秘、口腔炎、舌炎等情况。

(2)保持病房环境整洁,无异味,减少不良刺激。

(3)清淡易消化饮食,指导患者合理进食,保持口腔清洁。

(4)提供个体化预防呕吐的措施。呕吐严重者,根据脱水情况遵医嘱给予静脉营养支持,维持水电解质酸碱平衡。

(5)腹泻患者进食低纤维素食物,补充足够的液体和电解质,避免进食对胃肠道有刺激性的食物,必要时遵医嘱使用止泻药,并做好肛周护理。

(6)便秘患者进食高纤维素食物,多饮水,鼓励患者适当活动,必要时遵医嘱使用缓泻剂。

(7)发生消化道黏膜炎或溃疡的患者,进食温凉的流质或半流质,避免食用刺激性的食物,并注意维生素和蛋白质的摄入。遵医嘱局部用药,并做好口腔护理。

2. 骨髓抑制

(1)评估骨髓抑制的程度(见表12-1)。

表12-1 骨髓抑制分度

项目	0度	Ⅰ度	Ⅱ度	Ⅲ度	Ⅳ度
血红蛋白(g/L)	≥110	95~109	80~94	65~79	<65
白细胞($\times 10^9$/L)	≥4.0	3.0~3.9	2.0~2.9	1.0~1.9	<1.0
粒细胞($\times 10^9$/L)	≥2.0	1.5~1.9	1.0~1.4	0.5~0.9	<0.5
血小板($\times 10^9$/L)	≥100	75~99	50~74	25~49	<25

(2)高热量、高蛋白、高维生素饮食。

(3)监测血常规变化,遵医嘱给予升血细胞的药物,必要时遵医嘱输血。

(4)白细胞计数<4.0×10^9/L时,减少探视,注意体温变化。当白细胞计数<1.0×10^9/L时,需进行保护性隔离,注意保暖,避免接触上呼吸道感染患者,有条件的可安置于层流床,必要时遵医嘱使用抗生素。

（5）当血小板计数<50×10⁹/L时,有出血的危险;当血小板下降至<10×10⁹/L时,易发生中枢神经、消化、呼吸系统等出血,应严密观察病情变化。协助患者做好生活护理,用软毛牙刷刷牙、电动剃须刀剃须,避免碰撞及挤压鼻子等,拔针后增加按压时间,静脉注射时止血带不宜过紧、时间不宜过长。必要时遵医嘱使用止血药。

（6）贫血患者护理参见第六章第一节血液和造血系统疾病护理常规。

3. 泌尿系统毒性反应

（1）评估尿液颜色、性状,有无尿频、尿急、尿痛、血尿等出血性膀胱炎的表现,记录24小时出入量或尿量,监测肾功能、电解质。

（2）根据药物性质,遵医嘱进行水化或碱化尿液,使用化学保护剂,维持水电解质酸碱平衡。告知患者多饮水,维持尿量在2500ml/d以上。

（3）尿酸性肾病患者应忌食高嘌呤食物。

4. 肝脏毒性

（1）评估皮肤巩膜黄染程度及有无乏力、食欲不振、肝区疼痛等情况,监测肝功能变化。

（2）遵医嘱使用护肝药物,必要时停用化疗药。

（3）饮食宜低脂、清淡,增加维生素的摄入。

5. 心脏毒性

（1）评估有无胸闷、胸痛、心悸、气短、呼吸困难等情况。

（2）卧床休息,遵医嘱予以吸氧、心电监护,监测心率、心律、血压等变化。

（3）遵医嘱对症处理及使用保护心脏的药物。

6. 肺脏毒性

（1）评估呼吸频率、节律、深浅度,有无咳嗽、咳痰、胸痛、呼吸困难等,听诊呼吸音变化,了解胸片、肺功能检查等阳性结果。

（2）取半卧位休息,必要时遵医嘱予以吸氧。

（3）遵医嘱使用激素、抗生素等药物。

7. 神经毒性

（1）评估有无四肢麻木、感觉异常、肌无力、腱反射减弱或消失、尿潴留、腹胀、便秘、听力下降、耳鸣等情况。

（2）有些药物（如依托泊苷）可引起体位性低血压,故在用药过程中应卧床休息、活动宜缓慢,告知患者改变体位的注意事项,严密监测血压变化。

（3）鼓励患者进食富含B族维生素的饮食,多饮水,多进食新鲜蔬果,以防便秘。

（4）指导患者避免冷刺激,注意保暖,出现肢体活动或感觉障碍时,可给予按摩、针灸、被动运动等,促进康复。

（5）做好安全教育,避免烧伤、烫伤等意外发生。

8. 皮肤毒性反应

（1）评估有无脱发、皮肤色素沉着、斑丘疹或荨麻疹等情况。

（2）建议佩戴假发,以改善患者形象,增强患者治疗信心,并做好相关解释。

（3）保持皮肤清洁,用温水清洗,不用过热的水或有刺激性的肥皂、浴液,避免局部搔抓及乱用药物涂抹,避免阳光暴晒。

9. 过敏反应

（1）评估过敏反应的程度,有无皮疹、瘙痒、皮肤黏膜水肿、胸闷、气急、喘鸣、低血压等情况。

（2）若出现严重过敏反应,应立即停药,并给予对症处理。

（五）预防感染

限制探视,保持病室内空气新鲜、流通,餐具、日用品应保持清洁;注意保暖,预防感冒,保持口腔清洁,注意口腔黏膜反应,预防口腔溃疡等,尽量避免出入人群密集处。

（六）营养支持

高热量、高蛋白、清淡、易消化饮食,少量多餐,多食新鲜蔬菜水果。必要时遵医嘱行肠内或胃肠外营养支持。

（七）休息与活动

创造良好的病区环境,保证充足的休息和睡眠,根据病情适当活动。

（八）心理护理

评估化疗后反应,出现烦躁、缺乏信心时,护士应及时给予信心和情感上的支持,给予更多的关心和理解,同时请成功完成同样治疗方案的病友谈治疗过程中的感受,鼓励患者坚持治疗。增加家人、亲朋好友的心理支持。

【出院指导】

1. 自我监测 若出现发热、严重恶心、呕吐、腹泻等,应及时就诊。

2. 休息与活动 保证充足的休息与睡眠,鼓励患者做有氧活动,如散步、练习广播操、打太极拳等。体力恢复后可以进行力所能及的家务活动及日常工作,但应避免疲劳。鼓励患者参与社会活动,参加各地的抗癌俱乐部及病友自发组织的活动,互相鼓励,交流经验。

3. 饮食指导 宜高热量、高蛋白、高维生素饮食,多食新鲜蔬菜水果。

4. 静脉维护 如患者有 PICC 或输液港,应定期维护,并做好维护宣教。

5. 用药指导 遵医嘱用药,观察药物疗效及不良反应。

6. 定期复诊 遵医嘱每周复查血常规和肝肾功能。

知 识 链 接

常用化疗药物主要毒性反应和使用注意事项

类别		名称	主要毒性反应	使用注意事项
作用于DNA化学结构的药物	烷化剂	氮芥	1. 骨髓抑制； 2. 胃肠道反应； 3. 静脉外渗后皮肤坏死； 4. 栓塞性静脉炎	1. 用药前应用强止吐剂； 2. 必须由中心静脉给药； 3. 临用前配制，药物开封后10分钟内注射完毕
		苯丁酸氮芥	1. 胃肠道反应； 2. 骨髓抑制； 3. 脱发、皮疹	2～8℃避光储存
		环磷酰胺	1. 骨髓抑制； 2. 胃肠道反应； 3. 脱发、皮肤色素沉着； 4. 中毒性肝炎； 5. 出血性膀胱炎	1. 临用前用NS溶解，水溶液仅能稳定2～3小时； 2. 治疗期间多饮水，至少每日2000ml，可减少出血性膀胱炎，大剂量使用时应水化利尿，有肝肾功能损害者慎用； 3. 药物加热温度＜60℃，完全溶解后才能注射
		异环磷酰胺	1. 出血性膀胱炎； 2. 骨髓抑制； 3. 中枢神经系统毒性； 4. 胃肠道反应； 5. 脱发、低钠血症	使用化学保护剂美司钠可减轻泌尿系统损害
		白消安	1. 骨髓抑制； 2. 胃肠道反应； 3. 高胆红素血症； 4. 水肿； 5. 感染/发热； 6. 心律失常	1. 必须中心静脉给药； 2. 每6小时给药一次，每次持续输注2小时，连续4天，共16次
		洛莫司汀	1. 骨髓抑制； 2. 胃肠道反应； 3. 轻度肝功能损害	1. 口服后6小时内可发生恶心、呕吐，预先用镇静药或甲氧氯普胺并空腹服用可减轻，或夜间睡前服用； 2. 2～8℃避光储存
		替莫唑胺	1. 骨髓抑制； 2. 胃肠道反应； 3. 肝肾功能损害； 4. 嗜睡、头晕、感觉异常； 5. 呼吸困难； 6. 皮疹、瘙痒、脱发	1. 必须经静脉给药（除胶囊口服），不能经其他途径给药，如肌内注射等； 2. 只与NS相容，禁用GS； 3. 不得使用含有邻苯二甲酸二酯的PVC输液装置； 4. 给药时间为90分钟
		达卡巴嗪	1. 剧吐为最主要毒性反应，常用剂量下骨髓抑制较轻； 2. 流感样症状； 3. 注射部位血管刺激反应； 4. 肝肾功能损害	1. 需冷藏、避光使用，现配现用，稀释后应避光且在30～60分钟内滴完； 2. 必须中心静脉给药

续表

类别		名称	主要毒性反应	使用注意事项
作用于DNA化学结构的药物	铂类	顺铂	1. 肾毒性； 2. 胃肠道反应； 3. 骨髓抑制； 4. 耳毒性； 5. 神经毒性：末梢神经障碍	1. 用NS稀释，现化现用； 2. 为预防肾脏毒性，需充分水化，使化疗期间的24小时尿量达到3000ml/d以上
		卡铂	1. 骨髓抑制； 2. 胃肠道毒性和肾毒性均较顺铂轻	用5%GS稀释
		奈达铂	1. 骨髓抑制为剂量限制性毒性； 2. 胃肠道反应； 3. 肾功能损害	用NS溶解后再稀释至500ml静滴，滴注时间不应少于1小时，滴完后需继续点滴输液1000ml以上
		奥沙利铂	1. 过敏反应； 2. 神经毒性：感觉迟钝、感觉异常，遇冷加重； 3. 胃肠道反应； 4. 轻微血液学毒性； 5. 发热、肝功能异常、静脉炎等	1. 用5%GS稀释，避免与碱性药物及碱性溶液同用； 2. 在配置药液及输注时，应避免接触铝制品； 3. 应注意神经毒性反应，用药期间要避免冷刺激（低温可致喉痉挛），如不可进冷食或用冷水漱口
	抗生素类	博来霉素	1. 发热； 2. 胃肠道反应； 3. 皮肤反应； 4. 脱发； 5. 注射局部硬结； 6. 肺毒性	1. 首次用药需做过敏试验； 2. 密切观察肺部症状和体征，严密观察体温变化，体温＞38.5℃时应停药； 3. 肌内注射，部位宜深
		丝裂霉素	1. 骨髓抑制； 2. 肝肾功能损害； 3. 胃肠道反应； 4. 药液外渗可引起组织疼痛、坏死及溃疡	1. 用注射用水或NS稀释，溶解后6小时内用完； 2. 必须中心静脉给药
	蒽环类	柔红霉素	1. 心脏毒性； 2. 骨髓抑制； 3. 胃肠道反应	1. 必须中心静脉给药； 2. 成人累积量超过550mg/m²时，药物引起充血性心力衰竭的发生率增加
		多柔比星	1. 骨髓抑制； 2. 心脏毒性； 3. 胃肠道反应； 4. 脱发； 5. 皮肤色素沉着，以往照射过的皮肤的"回忆反应"； 6. 外渗可引起组织坏死	1. 需避光使用，必须中心静脉给药； 2. 给药时最好心电监护，观察急性毒性反应； 3. 应告知患者使用本品后1～48小时可能会出现红色或粉红色尿

续表

类别		名称	主要毒性反应	使用注意事项
蒽环类		多柔比星脂质体	1. 骨髓抑制； 2. 胃肠道反应； 3. 脱发； 4. 输液相关的急性反应； 5. 可致手掌-足底红斑性感觉异常	1. 2～8℃储存； 2. 用5%GS 250ml稀释,静滴30分钟以上； 3. 第一次输注期间心电监护,观察输液反应
		阿柔比星	1. 心脏毒性； 2. 骨髓抑制； 3. 胃肠道反应	1. 用NS或5%GS稀释滴注； 2. 必须中心静脉给药
		表柔比星	与阿霉素相类似,但一般较轻,尤其是心脏毒性	与阿霉素相似
		吡柔比星	1. 骨髓抑制； 2. 脱发和心脏毒性比阿霉素轻,胃肠道反应； 3. 外渗可引起组织坏死	1. 静脉注射应用5%GS或蒸馏水稀释,不能用NS稀释(难溶于NS)； 2. 需避光使用,必须中心静脉给药
		伊达比星	1. 严重骨髓抑制； 2. 心脏毒性； 3. 胃肠道反应； 4. 脱发、皮疹、瘙痒； 5. 肝酶及胆红素升高	NS稀释后在5至10分钟内注入静脉
		米托蒽醌	1. 骨髓抑制； 2. 胃肠道反应； 3. 脱发； 4. 肝肾功能损害； 5. 心脏毒性是阿霉素的1/5	1. 将本品溶于50ml以上的NS或5%GS中滴注,时间不少于30分钟； 2. 注射液在低温时可能会析出晶体,须溶解后再使用； 3. 避免药物直接与皮肤和黏膜接触
作用于核酸代谢的药物	二氢叶酸还原酶抑制剂(叶酸类似物)	甲氨蝶呤	1. 胃肠道反应； 2. 骨髓抑制； 3. 肝肾功能损害； 4. 间质性肺炎	1. 治疗前一天到治疗后共4天每天予以大量补液,同时口服或静脉用碳酸氢钠碱化尿液,以保证尿量每天3000ml以上、尿pH值>7； 2. 治疗期间,如条件允许,可进行甲氨蝶呤血药浓度和尿pH值监测,以确保及时使用亚叶酸钙救援
		培美曲塞	1. 骨髓抑制； 2. 发热、感染、口腔炎/咽炎、皮疹/脱皮	1. 用NS溶解,静滴超过10分钟。第一次给予本品治疗开始前7天至少服用5次日剂量的叶酸,一直服用整个治疗周期,在最后1次本品给药后21天可停服； 2. 患者还需在第一次本品给药前7天肌内注射维生素B₁₂一次,以后每3个周期肌注一次,以后的维生素B₁₂给药可与本品用药在同一天进行

续表

类别		名称	主要毒性反应	使用注意事项
作用于核酸代谢的药物	嘌呤类似物	羟基脲	1. 骨髓抑制（主要为白细胞和血小板减少）； 2. 胃肠道反应	服用本品时应适当增加液体的摄入量，以增加尿量及尿酸的排泄
		氟达拉滨	1. 神经毒性； 2. 骨髓抑制； 3. 自身免疫现象； 4. 肾毒性	1. 如是静脉内快速推注，需用 10ml NS 稀释； 2. 如是静脉输注，则用 100ml NS 稀释后，静滴 30 分钟。 3. 片剂必须用水、整片吞服
		巯嘌呤	1. 骨髓抑制； 2. 胃肠反应； 3. 肝功能损害； 4. 高尿酸血症	用药期间定期检查血常规及肝、肾功能
	嘧啶类似物	阿糖胞苷	1. 胃肠道反应； 2. 骨髓抑制； 3. 发热、皮疹、脱发； 4. 偶可引起肝功能异常； 5. 鞘内注射可引起神经毒性	1. 本品不宜采用快速推注，不应与 5-FU 一起用； 2. 鞘内注射后平卧 6 小时
		阿扎胞苷	1. 胃肠道反应； 2. 骨髓抑制； 3. 注射部位红肿	1. 2～8℃避光储存； 2. 充分混悬后皮下注射给药； 3. 药液量＞4ml 时应当等分至两支注射器，注射至两个不同部位
		吉西他滨	1. 骨髓抑制（主要为血小板减少）； 2. 胃肠道反应； 3. 肝肾功能损害； 4. 皮肤毒性：斑疹及斑丘疹； 5. 流感样症状	1. 必须用 NS 溶解该药，配制的最大浓度为 40mg/ml（即 1000mg 用 NS 25ml，200mg 用 NS 5ml），超过该浓度可能造成不完全溶解； 2. 静脉滴注 30～60 分钟； 3. 外周静脉输液时偶有刺激性疼痛，建议由中心静脉给药
		地西他滨	1. 骨髓抑制； 3. 咳嗽、发热； 4. 恶心、便秘、腹泻等胃肠道反应； 5. 高血糖	1. 输注 3 小时以上； 2. 无菌注射用水溶解，如果不能在 15 分钟内使用，则应当贮存在 2～8℃，不超过 4 小时
		氟尿嘧啶	1. 局部刺激、皮肤及指甲色素沉着； 2. 胃肠道反应； 3. 骨髓抑制； 4. 肝功能损害； 5. 脱发	1. 腹泻每日 5 次以上或有血性腹泻者须停药； 2. 用药后避免日光照射

续表

类别	名称	主要毒性反应	使用注意事项
作用于核酸代谢的药物	嘧啶类似物 卡培他滨	1. 胃肠道反应; 2. 手足综合征; 3. 骨髓抑制	1. 每日总剂量分早晚于饭后半小时用水吞服; 2. 老年人(65岁以上)比年轻人更易对卡培他滨产生毒性,故应密切监测
	替吉奥	1. 胃肠道反应; 2. 色素沉着、红斑、皮炎、光敏性皮炎、甲沟炎、手足综合征、皮疹; 3. 骨髓抑制; 4. 肝肾功能损害	早晚餐后服用
	雷替曲塞	1. 胃肠道反应; 2. 骨髓抑制; 3. 肝功能损害; 4. 乏力	用NS或5%GS稀释,静滴15分钟
作用于核酸转录的药物	放线菌素D	1. 骨髓抑制; 2. 胃肠反应; 3. 脱发	必须中心静脉给药
作用于拓扑异构酶的药物	羟基喜树碱	1. 剂量限制性毒性为骨髓抑制和腹泻; 2. 肝肾功能影响轻微; 3. 轻度胃肠道反应	用NS稀释,用药期间鼓励患者多饮水,以避免刺激膀胱
	伊立替康	1. 乙酰胆碱综合征; 2. 迟发性腹泻; 3. 骨髓抑制; 4. 胃肠道反应; 5. 脱发、皮疹、肝功能异常	1. 用药期间避免食用可能引起腹泻的食物和饮料,禁用增加肠蠕动的药物; 2. 需避光使用,持续静脉滴注30~90分钟; 3. 使用本品后24小时内的腹泻,可用阿托品0.5mg皮下注射治疗。24小时后的腹泻(迟发性腹泻)主要采用补液和盐酸洛哌丁胺(易蒙停)治疗。盐酸洛哌丁胺首剂4mg,然后每2小时2mg,连续用药不得少于12小时,腹泻停止后12小时停药,但总的服药时间不得超过48小时
	拓扑替康	1. 骨髓抑制; 2. 其他有恶心、呕吐、脱发、腹泻、发热、疲倦、皮疹、呼吸困难等	1. 本品不可与碱性药物同时使用; 2. 静脉滴注时间为30分钟

续表

类别		名称	主要毒性反应	使用注意事项
作用于拓扑异构酶的药物		依托泊苷	1. 骨髓抑制； 2. 胃肠道反应； 3. 脱发； 4. 过敏反应、周围神经毒性、低血压、肝功能损害	1. 必须用 NS 稀释，在 5%GS 中不稳定，可形成细微沉淀； 2. 静滴时速度不宜过快，至少半小时，否则易引起低血压
		替尼泊苷	1. 骨髓抑制； 2. 胃肠道反应； 3. 脱发； 4. 快速滴注易引起低血压； 5. 过敏反应	1. 加入 NS 中静滴 1.5～2 小时，用药期间严密监测血压； 2. 稀释液出现沉淀迹象时禁止使用
作用于微管的药物	紫杉类	紫杉醇	1. 过敏反应； 2. 骨髓抑制； 3. 神经毒性：周围神经病变； 4. 关节痛及肌肉痛； 5. 胃肠道反应； 6. 脱发、肝功能异常	1. 用 5%GS 或 NS 稀释，用非聚氯乙烯材料的输液瓶和输液器，静脉输注 3 小时； 2. 为防止发生过敏反应，接受本品治疗前需预防性用药：用药前 12 小时和 6 小时分别口服地塞米松 20mg，用药前 30 分钟肌内注射或口服苯海拉明 50mg，并同时静脉注射西咪替丁 300mg 或雷尼替丁 50mg
		白蛋白结合型紫杉醇	1. 脱发； 2. 中性粒细胞减少； 3. 感觉神经毒性	1. 不需要抗过敏预处理； 2. 不需要使用特殊输液器； 3. 用 NS 稀释，静脉滴注 30 分钟
		多西他赛	1. 骨髓抑制，尤其是中性粒细胞减少； 2. 脱发、皮肤毒性反应和过敏反应，液体潴留； 3. 乏力、黏膜炎、感觉神经异常和胃肠道反应	1. 需冷藏，应以所提供的溶媒溶解； 2. 静脉滴注 1 小时左右完成； 3. 地塞米松在本品给药前 1 天就开始给予，每天 16mg，连用 3 天，有助于防止 Ⅲ 型和 Ⅳ 型变态反应的发生，还可以降低输注本品引起的水钠潴留
	长春碱类	长春碱	1. 骨髓抑制； 2. 胃肠道反应； 3. 周围神经毒性； 4. 局部刺激； 5. 偶见脱发和体位性低血压	1. 需冷藏，使用时避免日光直接照射； 2. 保持大便通畅； 3. 必须由中心静脉给药
		长春新碱	1. 剂量限制性毒性是神经系统毒性，主要引起外周神经症状； 2. 骨髓抑制和胃肠道反应轻； 3. 局部刺激； 4. 偶见脱发和血压改变	1. 需冷藏，仅用于静注，用 NS 稀释至 30ml 以上； 2. 使用时避免日光直接照射； 3. 保持大便通畅，注意观察有无便秘、腹胀等肠梗阻迹象； 4. 必须由中心静脉给药
		长春地辛	1. 骨髓抑制； 2. 神经系统毒性； 3. 偶见胃肠道反应和脱发	与长春碱相同

续表

类别	名称	主要毒性反应	使用注意事项
作用于微管的药物 — 长春碱类	长春瑞滨	1. 骨髓抑制; 2. 神经毒性:可见肠麻痹引起的便秘,罕见麻痹性肠梗阻; 3. 偶见呼吸困难、支气管痉挛、肝功能受损等; 4. 恶心、呕吐、进行性中度脱发	1. 必须由中心静脉给药; 2. 需冷藏,用NS稀释,并在短时间内静脉输入(10分钟),注药后至少输等量盐水冲洗静脉。一旦外渗,局部注射透明质酸酶; 3. 避免任何的眼球污染,因可产生严重的刺激性和眼球溃疡,污染后应立即冲洗
高三尖杉酯类	高三尖杉酯碱	1. 心脏毒性(窦速、早搏等); 2. 骨髓抑制; 3. 胃肠道反应; 4. 低血压	1. 静脉滴注或肌内注射 2. 每日1~4mg,加5%GS 250~500ml,缓慢滴入3小时以上,速度应控制在每小时1mg
其他抗微管药物	艾日布林	1. 中性粒细胞减少; 2. 外周神经病变; 3. 贫血、疲劳; 4. 脱发; 5. 胃肠道反应	抽取所需剂量至注射器后,2~5分钟内静脉注射,或者稀释于100ml NS中静滴
其他细胞毒药物	维A酸	1. 皮肤黏膜干燥; 2. 口角破裂; 3. 胃肠道反应; 4. 头晕; 5. 关节痛; 6. 肝损害; 7. 维甲酸综合征(重)	1. 服用期间减少阳光直射; 2. 服本品出现不良反应时,应控制剂量或与谷维素、维生素B_1、维生素B_6等同服,可使头痛等症状减轻或消失
	门冬酰胺酶	1. 过敏反应; 2. 发热; 3. 神经毒性表现为头痛、头晕、嗜睡、抑郁、情绪激动及精神错乱,可诱发或加重胰腺炎; 4. 胃肠道反应	1. 用药前应先做皮试,观察3小时,有过敏反应者慎用或禁用。使用间隔超过1周者应重新做皮试; 2. 静脉滴注连用10天,以避免发生过敏反应,因过敏反应常发生在用药10天以后
	三氧化二砷	1. 肝功能损害; 2. 胃肠道反应; 3. 体液潴留	用5%GS或NS 500ml溶解,稀释后静脉滴注3~4小时
	硼替佐米	1. 周围神经病变; 2. 骨髓抑制	1. 两次给药至少间隔72小时; 2. 如静推给药,用3.5ml NS溶解后5秒内静推完成;如皮下注射给药,每个注射部位不能超过2ml

注:
NS:生理盐水
GS:葡萄糖注射液
5-FU:5-氟尿嘧啶

第十四章

康复护理常规

第一节　康复护理常规概述

康复护理(rehabilitation nursing)是以护理学、康复医学为理论基础,通过护理人员的引导、鼓励、帮助和训练,帮助患者发挥其身体残余功能和潜在功能,以替代丧失的部分功能,使患者最终部分或全部照顾自己,为患者重返社会积极创造条件。

【对象】

1. 急性病、创伤及术后的患者。

2. 慢性疾病患者。

3. 老龄带来的功能障碍患者。

4. 先天性发育障碍的残疾者。

【目标】

1. 维持患者健侧部分的身体功能。

2. 协助患者进行患侧的康复训练。

3. 帮助家属了解患者的需要。

4. 协助患者掌握独立的自我照顾。

【特点】

1. 帮助患者由没有能力自护过渡到有部分自理能力,直至有能力完成全部自理活动。

2. 康复护理是康复治疗在病房的延续。

3. 具有长期性和延伸性。

【原则】

1. **早期同步**　早期预防,早期介入,与临床护理同步。

2. **主动参与**　变"被动护理"为"主动护理",变"替代护理"为"自我护理"激发患者独立完成活动。

3. 功能重建 残疾后按照复原、代偿、适应的原则重建功能。

4. 整体全面 从生理、心理、职业和社会各方面,运用各种康复护理的方法,实现全面康复。

5. 注重实用 功能活动的引发应与日常生活活动相结合,与患者的家庭、社区环境相结合,以促进患者生活自理能力的提高。

【内容】

以减轻功能障碍为核心,帮助解决功能维持、重组、代偿、替代、适应和能力重建的有关问题,在伤、病、残的各个阶段,工作重点有所不同。

1. 急性期 避免并发症和二次残疾。

2. 功能恢复期 激发潜在能力,保持和强化残余功能,日常生活能力的再训练,康复辅助用具的使用指导,防止并发症及做好心理支持。

【康复护理人员的角色】

1. 照顾者(care-giver)。

2. 健康教育者(educator)。

3. 督促康复治疗的继续执行者(manager)。

4. 协调者(coordinator)。

5. 早期康复的执行者(partner)。

6. 出院时患者与家属的咨询者（consultant）。

第二节 体位摆放及体位转移护理

体位一般指人的身体位置,应用在临床上通常指的是根据治疗、护理及康复的需要采取并能保持的身体姿势和位置。在康复中,良肢位是指为防止或对抗痉挛姿势的出现,保护肩关节及早期诱发分离运动而设计的一种治疗体位。良肢位能抑制上肢屈肌、下肢伸肌的典型痉挛模式,有利于患者恢复正常的运动模式。良肢位,又称为抗痉挛体位。

【目的】

预防或减轻痉挛的出现或加重,预防并发症。

【方法】

一、偏瘫患者的良肢位摆放

在脑卒中患者疾病初期尤为重要。

（一）仰卧位（平卧位）

用枕头给头部以良好支持，不能使胸椎屈曲。在患侧肩胛下放一个枕头，使上肢前伸，抬高位置，伸肘，掌心向上，手指伸展。在患侧臀部及大腿外侧垫枕，使骨盆前伸，防止患肢外旋，膝下垫一软枕，膝关节微屈，足底避免放任何支撑物，以免增加不必要的伸肌模式反射活动（见图 13-2-1）。仰卧位容易受紧张性颈反射的影响，极易激发异常反射活动，从而强化了患者上肢的屈肌痉挛和下肢的伸肌痉挛。因此，应尽量缩短仰卧位的时间或与其他体位交替使用。

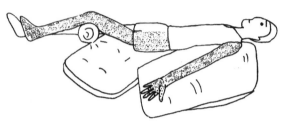

图 13-2-1　仰卧位

（二）健侧卧位

健侧在下，患侧在上，枕头不宜过高，躯干与床面成直角，胸前垫一软枕。患侧上肢肩前伸，肘、腕、指各关节伸展，放于胸前枕上。健侧上肢自然屈曲，放置胸腹前。患侧下肢在前，稍屈曲放于软枕上。健侧下肢在后自然屈曲（见图 13-2-2）。

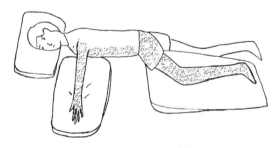

图 13-2-2　健侧卧位

（三）患侧卧位

患侧卧位是所有体位中最重要的体位，又称第一体位或首选体位。该体位增加了知觉刺激，并使整个患侧肢体被拉长，从而减少痉挛；另一明显好处是健手能自由活动。头部由枕头支持，感觉舒适，躯干稍向后旋转，后背用枕头稳固支持，患侧在下，健侧在上。患侧上肢前伸，肘伸直，前臂旋后，腕伸展，掌心向上，手指伸开；健肢在前，髋、膝屈曲，用枕头支持；患肢在后，踝背伸（见图 13-2-3）。

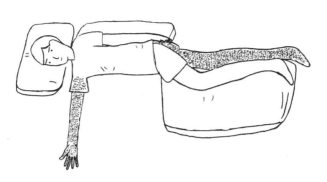

图 13-2-3　患侧卧位

二、体位转移

体位转移包括床上运动和转移技术。

1. 床上运动　主要包括床上撑起运动,床上横向运动,床上坐位向前后移动。

(1)床上撑起运动　协助患者坐起患者在床上取伸膝坐位,身体前倾,两手掌平放在床上。患者肘关节伸直,用力撑起,使臀部离床并向上抬起。保护好患者,让患者作前后左右移动。此方法适用于截瘫患者。

(2)床上横向运动　移向右侧时,患者健侧下肢伸向患侧下肢的下方,用健足勾住患足向右移动。健侧下肢屈曲,用健足和肩支撑起臀部,同时将下半身移向右侧;将头缓慢移向右侧。向左移动与此类似。此方法适用于偏瘫患者。

(3)床上坐位向前后移动　患者在床上取坐位,身体前倾,两手掌交叉向前;辅助患者抬高一侧臀部,将重心放在另一侧臀部上;辅助患者将抬起一侧的臀部向前或者向后移动,犹如患者用臀部行走。

2. 床上翻身

(1)伸肘摆动翻身法　①伸肘。②双手十指交叉,双掌对握,患手拇指放在健手拇指上方。③屈膝。④先将伸握的双手摆向健侧,再反方向摆向患侧,借摆动的惯性翻向患侧(见图 13-2-4)。

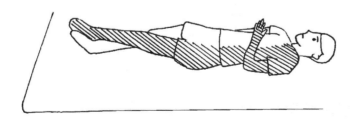

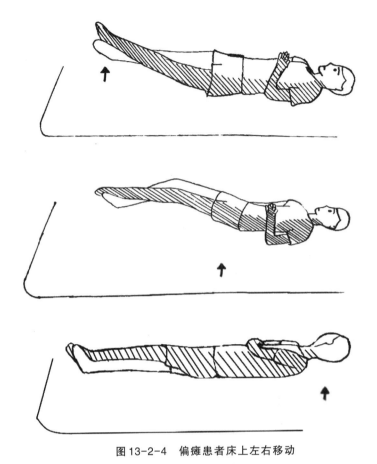

图 13-2-4　偏瘫患者床上左右移动

（2）健腿翻身法　①屈肘，用健手前臂托住患肘。②将健腿插入患腿下方。③在身体旋转的同时，用健腿搬动患腿，翻向健侧（见图 13-2-5）。

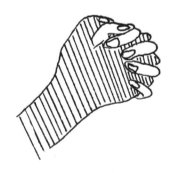

Bobath 握手

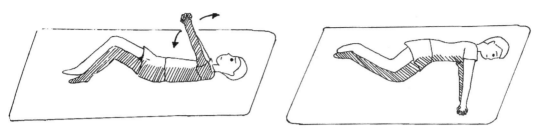

伸肘屈膝摆动翻向患侧

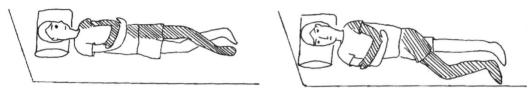

屈肘抱胸伸膝转体翻身向健侧

图 13-2-5　偏瘫患者床上翻身方法

3. 床上坐起　患者仰卧位,双手交叉抓握,向健侧翻身,健足置于患足下并利用健侧下肢将患侧下肢移至床边,利用健手支撑坐起,护理者可扶持患侧肩和骨盆,帮助患者坐起(见图 13-2-6)。

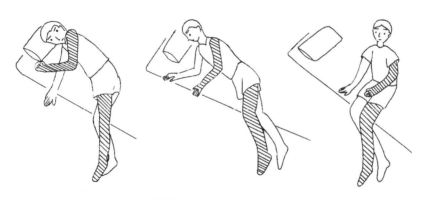

图 13-2-6　床上坐起训练

(二)轮椅转移

1. 轮椅与床之间的转移　以单人帮助下站立位转移为例(见图 13-2-7)。

(1)轮椅斜置床边,与床呈 30°~45°角,刹住车闸,翻起脚踏板。

(2)帮助患者坐于床边,双脚着地,躯干前倾。

(3)操作者直背屈髋站立,面向患者,双下肢分开,双膝夹紧患者双膝外侧并固定,双手抱住患者臀部或腰带,让患者双臂抱住操作者的颈部,并将头放在操作者靠近轮椅侧的肩上。

(4)患者站稳后,操作者以足为轴慢慢旋转躯干,使患者背部转向轮椅,将一只手移至患者的肩胛部,然后慢慢屈髋将患者轻轻平放到轮椅上。

(5)帮助患者调整好位置,翻下脚踏板,将患者双脚放于脚踏板上。

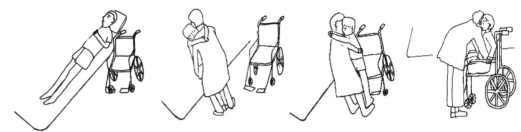

图 13-2-7 从床到轮椅站立位转移方法

2. 轮椅与座椅之间的转移 以侧方成角转移为例(见图 13-2-8)。

(1)将轮椅斜置,与座椅呈 60°角并固定。

(2)卸下轮椅一侧扶手,患者一手支撑在座椅的远侧角,手、足用力抬臀移至座椅,将双腿移至座椅正前面,调整臀部及背的位置。

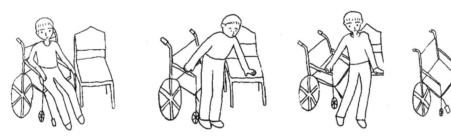

图 13-2-8 轮椅与座椅之间侧方成角转移方法

3. 轮椅与坐便器之间转移 通常采用侧方成角转移法,方法同轮椅与座椅之间的转移。

4. 轮椅与浴盆之间转移 以正面转移为例。

(1)盆内放一矮凳,将轮椅与浴盆对置,刹住车闸。

(2)护理者直背屈髋面向患者,让患者健手钩住护理者颈部,护理者抱住患者上肢,用一只脚顶住患者的膝部。

(3)患者健腿着地,同时用力,护理者挺直背后仰将患者拉起,呈站立位。

(4)护理者缓慢转身,让患者背向浴盆,将一手移到患者肩胛部使其上肢稳定,然后慢慢屈髋屈膝,将患者轻轻放到盆内凳上。

第三节 呼吸功能康复护理

【目的】

1. 通过对呼吸运动的控制和调节来改善呼吸功能。

2. 通过增加呼吸肌的随意运动,使呼吸容量增加,从而改善氧气的吸取和二氧化碳的排出。

3. 通过主动训练改善胸廓的顺应性,有利于肺部及支气管炎症的吸收及肺组织的修复。

【方法】

一、腹式呼吸

1. 取坐位或卧位(前倾依靠位),两膝半屈式,膝下垫小枕。也可采用前倾站位,嘱患者正常呼吸,尽量放松身体。

2. 一手置腹部,另一手置于胸部,感受胸部及呼吸肌运动。

3. 鼻缓慢吸气,吸气至不能再吸时屏息2～3秒,然后逐渐延长屏息时间至5～10秒。尽力挺腹,吸入的气流达到肺底部,腹部手感向上抬起,胸部手原位不动,抑制胸廓运动。

4. 口均匀呼气,上腹部回缩,腹部手感下降,膈肌松弛,胸廓保持最小活动幅度。

5. 放松呼吸,同时配合缩唇呼吸,每分钟8～10次,每次训练3～5分钟,每天数次。训练时间由短而长,逐步增加。

二、缩唇呼吸

1. 取坐位,头胸部抬高,双肩后倾。

2. 用鼻深吸气,紧闭嘴,默数"1、2",并作短暂停顿。

3. 用口呼气,嘴唇缩成吹口哨状,让气流缓慢呼出,默数"1、2、3、4"。吸气与呼气的时间比为1:2或1:3。

4. 深吸慢呼,7～8次/min,每次训练10～20分钟,2次/d,可配合腹式呼吸。

三、呼吸肌训练

1. **吸气阻力训练** ①患者持手握式阻力训练器吸气,训练器有各种不同直径的管子。②不同直径的管子在吸气时气流的阻力不同,管径愈窄则阻力愈大。③在患者可接受的前提下,首先选取管径较粗的进行吸气训练,开始每次训练3～5分钟,每天3～5次,以后训练时间可逐步增加至每次20～30分钟。

2. **呼气肌训练** 患者取仰卧位,上腹部放置1～2kg的沙袋,吸气时肩和胸部保持不动并尽力挺腹,呼气时腹部内陷。取仰卧位,患者做双下肢屈髋屈膝,两膝尽量贴近胸壁的训练,以增强腹肌力量。

【注意事项】

1. 训练时选择放松体位,避免情绪紧张。

2. 避免憋气和过分减慢呼吸频率。

3. 严格遵循循序渐进的原则,动作逐渐增加,次数由少到多,时间由短到长,锻炼后以不疲劳、身体舒适、呼吸自然为宜。

第四节　维持关节活动度的被动运动护理

被动运动(passive movement)是指治疗时肢体依靠外力的帮助来完成的身体活动。如借助康复运动器械、康复治疗师、患者家属或患者本身健康肢体的运动等,其中依靠患者本身健康部位进行的被动运动叫自我被动运动。其作用是预防挛缩和粘连的形成,刺激伸屈反射,增加本体感,为主动运动作准备。

【方法】

一、徒手训练

（一）上肢被动运动

1. 借助他人完成　从肩部开始,操作者一手扶住患者的肩部,另一手托住患者的肘部,将上臂做外展、内收及向上、向下运动。动作宜轻柔,防止因肩关节周围肌肉松弛造成关节损伤或脱位。进行前臂运动时,操作者一手托住患者的手腕,掌心向上,另一只手托住肘关节,将前臂做屈、伸及内旋运动。进行手部被动运动时,操作者一手握住患者的手腕,另一手握住患者手指,进行腕关节屈、伸及手指的屈伸运动。

2. 患者自助完成　如偏瘫患者双手手指交叉握在一起,患侧大拇指在上,肘关节伸直,用健侧上肢带动患侧上肢上举,进行被动运动。

（二）下肢被动运动

1. 借助他人完成　从髋关节的被动运动开始。将患肢膝关节屈曲,操作者一手扶住患肢膝关节,一手扶住髋部,做左右动作。小腿的运动方法是操作者一手扶住踝部,另一手握住膝部,做膝关节的伸屈运动。进行足部活动时,操作者一手握住踝部,另一手握住脚趾,使足做背屈及向左右旋转运动。

2. 患者自助完成　如偏瘫患者进行的单桥运动、双桥运动,床上夹腿、摆髋、屈髋训练。

二、器械训练

(一)关节功能性牵引

将挛缩关节的近端肢体用支架或特制的牵引器稳定地固定于适当姿势,然后在远端肢体上按需要方向用沙袋作重力牵引,要求充分放松关节周围肌群。沙袋重量以引起一定的紧张或轻度的疼痛感觉,且患者可以耐受。1次牵引持续10~20分钟,1~2次/d。

(二)持续性被动运动

运用专用器械进行。运动前充分放松肌肉,根据病情酌情设定关节活动速度、幅度及持续时间。设定关节活动幅度时,应先从无痛的活动范围开始,以后逐渐增大,以产生轻微疼痛为度。其特点是作用时间长、运动缓慢、稳定、可控,更安全。关节术后尽早采用该方法。

【注意事项】

1. 活动的肢体应充分放松,置于舒适的位置,活动的关节要充分支持好。

2. 活动时应从大关节到小关节。动作缓慢、柔和、有节律,避免冲击性动作。活动范围要逐步增加。

3. 运动时应以不引起明显的疼痛为宜。当关节有明显粘连时,应避免暴力强行运动。

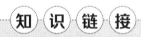
知 识 链 接

正常人体主要关节的活动及活动范围

名称	关节活动	活动范围
肩关节	前屈,后伸,外旋,内旋,外展,内收	前屈70°~90°,后伸40°;外展90°,内收20°~40°;上臂紧贴胸壁,外旋45°,内旋70°
肘关节	屈曲,伸直	屈曲135°~150°;过伸10°
腕关节	背伸,掌屈,尺偏,桡偏	背伸50°~60°,掌屈50°~60°;桡偏25°~30°,尺偏30°~40°
髋关节	屈曲,后伸,内收,外展,内旋,外旋	屈曲130°~140°,后伸10°;外展30°~45°,内收20°~30°;内旋30°~45°,外旋40°~50°
膝关节	屈曲,过伸	屈曲120°~150°,过伸5°~10°
踝关节	背屈,跖屈	背屈20°~30°,跖屈40°~50°

第五节　吞咽障碍康复护理

【目的】

1. 改善吞咽功能。

2. 恢复经口进食的方式,早日拔除鼻饲管、食管造瘘、胃或空肠造瘘管等。

3. 预防和减少并发症,如误吸食物导致的肺部感染。

4. 改善患者的营养状态,增强患者康复的信心,有利于其他功能障碍的恢复。

【方法】

一、间接训练

(一)口腔周围肌肉训练

口腔周围肌肉训练包括口唇闭锁训练(改善口唇闭合的力量和对称性)、下颌开合训练(通过牵伸疗法或振动刺激,使咬肌紧张度恢复正常)、舌部运动训练(改善舌上下、左右、伸缩功能)等。鼓励患者做发音练习,从单音节开始康复训练,再到词、句,逐渐增大难度,鼓励大声发"啊"音,促进口唇肌肉运动和声门的关闭功能。一般在晨晚间护理后,在康复护理人员的指导下让患者对着镜子或家属进行,每日4~5次,每次5~10分钟,要求其发声、发音正确,渐进式训练言语肌群运动和力量协调运动。

(二)头、颈、肩部放松训练

放松头、颈、肩部可以防止患者发生误吸。前后左右放松颈部,或者左右旋转颈、提肩沉肩。

(三)颊肌与喉部训练

嘱患者闭紧口唇鼓腮,然后轻轻呼气,反复5次,每日2次。喉部训练时,操作者可将拇指和食指轻置于患者喉部适当位置或者让患者自己将手指置于甲状软骨上,让患者照镜子,反复做吞咽动作练习,每日2次。

(四)感官刺激

1. **冰刺激**　①吞咽反射减弱或消失时,用头端呈球状的不锈钢棒蘸冰水或用冰棉签棒接触咽颚弓为中心的刺激部位,左右相同部位交替刺激,然后嘱患者做空吞咽动作。冷刺激可以提高软腭和咽部的敏感度,改善吞咽过程中必需的神经肌肉活动,增强吞咽反射,减少唾液腺的分泌。

2. **触觉刺激**　用手指、棉签、压舌板等刺激面颊部内外、唇周、整个舌部等,增加其敏感度。

3. **味觉刺激**　用棉棒蘸酸、甜、苦、辣的果汁或菜汁,刺激舌部味觉,增加味觉敏感性及食欲。

4. 吸吮动作和喉上抬训练　让患者模仿吸吮动作和喉头上抬动作,指导患者在吸吮后立即上抬喉头,这两个动作的协调一致可以产生吞咽动作,对于喉上抬不够、食管入口处扩张有困难的患者,还可以选用门德尔松手法来强化喉上抬。

二、直接训练

(一)环　境

尽量让患者在安静舒适的环境下专心进行吞咽训练,减少一切分散患者注意力的环境因素,降低吞咽训练中发生危险的可能。

(二)进食体位

一般采取半卧位或坐位,颈部前倾,严禁水平卧位或侧卧位进食。不能坐起的患者,可取床头抬高30°的半卧位,头部前屈,偏瘫侧肩部垫枕。康复护理人员站在患者的健侧,从侧喂食,尽量把食物放在舌根,使食物不容易从口中漏出,有利于食物向舌根部运送,还可以减少咽部食物的残留,降低误咽风险。在这些体位下,可选择低头、头旋转、侧头、仰头等姿势进食。

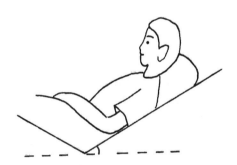

图 13-5-1　头部前屈,床头抬高30°

(三)食物形态

根据吞咽障碍的程度及阶段,本着先易后难的原则来选择。容易吞咽的食物特点是密度均匀,黏性适当,不易松散,通过咽和食管时易变形且很少在黏膜上残留。稠的食物比稀的安全,因为它能较满意地刺激触觉和唾液分泌,使吞咽变得容易。此外,要兼顾食物的色香味及温度等。根据食物的性状,一般将食物分为五类,即稀流质、浓流质、糊状、半固体如软饭,固体如饼干、坚果等。临床实践中,应首选糊状食物。

(四)餐　具

选择匙面小、边缘钝厚、难以沾上食物的汤匙,匙柄较长、容量为5~10ml的匙羹为宜,便于准确放置食物及控制每匙食物量。也可以对自己进食的患者餐具进行一定的改造。饮水用汤匙不用吸管。

(五)一口量

包括调整进食的一口量和控制速度的一口量,即最适于吞咽的每次摄食入口量。正常人约为20ml。一般先以少量试之(3~4ml),然后酌情增加,如5ml、10ml。

(六)咽部残留食物清除法

吞咽无力时,食物常不能一次吞下,残留在口腔和咽部。出声有湿性嘶哑时,应怀疑有食物、唾液、痰液残留在咽部。

可以选择以下几种方法清除残留物:①空吞咽:每次进食吞咽后,反复做几次空吞咽,将食物全部咽下,然后再进食。②交互吞咽:每次进食吞咽后饮少量的水(1~2ml),这样有利于刺激诱发吞咽反射,又能达到除去咽部残留食物的目的。③侧方吞咽:让患者头部分别左、右转,做侧方吞咽,可除去咽部两侧梨状隐窝的残留食物。④点头式吞咽:会厌是另一处容易残留食物的部位。当颈部后屈时,会厌变窄,可挤出残留食物,然后颈部尽量前屈,形似点头,同时做空吞咽动作,便可去除残留食物。

(七)饮水训练

饮水训练时,将茶杯边缘靠近患者的下唇,鼓励患者饮一小口,或使用缺口杯,开始阶段饮少量水。

(八)呼吸配合

正常吞咽需要瞬间暂停呼吸(喉入口0.3~0.5秒),让食物通过咽腔,咀嚼时用鼻呼吸;如果患者在吞咽过程中呼吸急促,咀嚼时用口呼吸或吞咽时瞬间呼吸,容易引起误吸,应避免此类情况发生。

(九)培养良好的进食习惯

定时,定量进食,能坐起来的患者不要躺着进食,能在餐桌上进食的患者不要在床边进食。

第六节 膀胱的康复护理

【目的】

预防泌尿系统并发症,有利于保持膀胱容量和恢复膀胱的收缩舒张功能。

【方法】

一、间歇导尿

(一)间歇导尿的时机和频率

间歇导尿时机:病情稳定、无须大量输液、饮水规律、无尿路感染、压疮等并发症。间歇导尿频率:导尿间隔时间取决于残余尿量,一般为4~6小时,根据尿流动力学检测结果评估,每次导尿量以不超过患者的膀胱最大安全容量为宜。一般每日导尿次数不超过6次,随着残余尿量的减少可逐步延长导尿的间隔时间。两次导尿之间能自行排尿100ml以上,残余尿量在300ml以下,每日间歇导尿4次。两次导尿之间自行排尿200ml以上,残余尿量200ml以下,每日导尿3次。

（二）饮水计划

由于患者的饮水量或进食量直接影响其排尿次数及容量，甚至影响膀胱及肾功能等，所以正确实施饮水计划至关重要。

1. 膀胱训练期间饮水量应限制在 1500～2000ml，并于 6:00—20:00 平均分配饮水量，每次不超过 400ml。入睡前 3 小时尽量避免饮水。可将饮水计划表放置于床边，以便患者及家属参考。

2. 在限水的同时应特别注意患者有无脱水或意识不清等情况，脱水会使尿液浓缩，加重对膀胱黏膜的刺激，导致尿频或尿急等症状。

3. 教育患者尽量避免饮用茶、咖啡、酒精等利尿性饮料，尽量避免摄入酸辣等刺激性食物等。

4. 患者口服抑制膀胱痉挛的药物时会有口干的不良反应，教育患者不要因此而大量进水，只需间断少量饮水，湿润口腔即可。

5. 进食或进饮后，及时准确地记录水分量。每天的出入量须保持平衡，如未能达到目标，需根据情况做出适当的调整。

6. 正确规律饮水：早、中、晚餐各 400ml，10:00、16:00、20:00 各 200ml，晚上 8:00 至次日早 6:00 期间尽量不要饮水，使膀胱有规律的充盈。

二、膀胱功能训练

（一）排尿习惯训练

排尿习惯训练是建立可预见的膀胱排空模式，防止有认知缺陷并有急迫性、压力性或功能性尿失禁的患者出现尿失禁。该训练方法能帮助患者养成有规律的排尿习惯，不仅能提醒患者定时排尿，还可以保持患者会阴部的皮肤干燥清洁。应鼓励患者避免在安排时间以外排尿，但这在尿急时常会难以控制。

排尿习惯训练方式包括：①利用条件反射诱导排尿：能离床的患者，协助患者到洗手间，坐在坐厕上，让患者听流水声。对卧床患者，放置便盆，用温热毛巾外敷膀胱区域或用温水冲洗会阴部，边冲洗边轻轻按摩患者膀胱膨隆处，禁止按压。②开塞露塞肛诱导排尿，利用开塞露塞肛，促使逼尿肌收缩，内括约肌松弛导致排尿。

排尿间隔时间的选择：①如果 24 小时内尿失禁次数＞2 次，将排尿间隔时间减少半小时。②如果 24 小时内尿失禁次数＜2 次，保持排尿间隔时间不变。③如果患者 48 小时内都没有出现尿失禁，将排尿间隔时间增加半小时，直至达到 4 小时排尿一次的理想状态。

（二）盆底肌肉训练

参见第一章常见护理措施之尿失禁护理。

（三）反射性排尿训练

在导尿前半小时，通过寻找患者的排尿扳机点进行不同方法的刺激，促进排尿功能的恢复。如轻轻敲打耻骨上区、牵拉阴毛、摩擦大腿内侧、捏掐腹股沟、听流水声等。适用于反射性尿失禁患者。

(四)代偿性排尿训练

代偿性排尿训练包括Valsalva屏气法和Crede手法。这两种手法辅助排尿,适用于逼尿肌和括约肌均力量不足患者。需要行尿流动力学检查后方可安全操作。

当患者出现以下情况禁止使用代偿性排尿训练方法:①括约肌反射亢进;②逼尿肌括约肌失协调;③膀胱出口梗阻;④膀胱输尿管-肾脏反流;⑤颅内高压;⑥尿道异常;⑦心律失常或心功能不全不适合行屏气动作者。

1. Valsalva屏气法 患者取坐位,身体前倾,腹部放松,训练患者收缩腹肌,从而增加膀胱及骨盆底部的压力,促使尿液排泄。适用于尿潴留导致的充盈性尿失禁的患者。

2. Crede手法 双手拇指置于髂嵴处,其余手指放在下腹部膀胱区,用力向盆腔压迫,帮助排尿。也可用单拳代替手指加压,动作缓慢柔和,同时嘱患者增加腹压帮助排尿,适用于尿潴留的患者。

知识链接

Barthel指数记分法

日常活动项目	独立	部分独立需部分帮助	需极大帮助	完全不能独立
进食	10	5	0	
洗澡	5	0		
修饰(洗脸、刷牙、刮脸、梳头)	5	0		
穿衣(包括系鞋带等)	10	5	0	
控制排便	10	5(偶尔失控)	0(失控)	
控制排尿	10	5(偶尔失控)	0(失控)	
用厕(包括拭净、整理衣裤、冲水)	10	5	0	
床椅转移	15	10	5	0
平地行走45米	15	10	5(需轮椅)	0
上下楼梯	10	5	0	

Barthel指数分级是通过对进食、洗澡、修饰、穿衣、控制排便、控制排尿、用厕、床椅转移、平地行走及上下楼梯十项日常活动的独立程度打分来区分等级。计分为0~100分。0分表示功能很差,没有独立能力,全部日常生活皆需帮助。100分表示患者日常生活活动功能良好,不需要他人帮助,能够控制大小便,能自己进食、穿衣、床椅转移、洗澡、行走至少一个街区,可以上下楼梯。

根据Barthel指数记分,将日常生活活动能力分成差、中、良三个等级。

差:≤40分,有重度功能障碍,大部分日常生活活动不能完成或需他人服侍。

中:41~60分,有中度功能障碍,需要极大的帮助才能完成日常生活活动。

良:>60分,有轻度功能障碍,能独立完成部分日常生活,需要部分帮助。

参考文献

Barrym. Brenner. The Kidney. Sixth Edition.Volume 1-2.

Kottner J, Cuddigan J, Carville K, et al. Prevention and treatment of pressure ulcers/injuries：The protocol for the second update of the international Clinical Practice Guideline 2019 [J]. J Tissue Viability,2019,28(2)：51-58.

Peng F, Yu S, Peng L, et al. Transplantation of en bloc kidneys from cardiac deceased small pediatric donors：2 case reports and literature review. Journal of Central South University (Medical Sciences),2014,39(2):204-208.

Ronco C., Brendolan A., Levin N. W.. Cardiovascular Disorders in Hemodialysis. Vol.149

The VCU Pressure Ulcer Summit. The Search for a Clearer Understanding and More Precise Clinical Definition of the Unavoidable Pressure Injury. J Wound Ostomy Continence Nurs，2016, 43(5):E1.

Wollenberg A, Barbarot S, Bieber T, et al. Consensus-based European guidelines for treatment of atopic eczema (atopic dermatitis) in adults and children：part Ⅱ. J Eur Acad Dermatol Venereol,2018,32(6):850-878.

Yancy C W, Jessup M, Bozkurt B, et al. 2017 ACC/AHA/HFSA Focused Update of the 2013 ACCF/AHA Guideline for the Management of Heart Failure：A Report of the American College of Cardiology/American Heart Association Task Force on Clinical Practice Guidelines and the Heart Failure Society of America. J Card Fail,2017,23(8):628-651.

曹淑玲,高妹花.儿科实用护理手册.上海:第二军医大学出版社,2010.

陈灏珠,林果为,王吉耀.实用内科学.14版.北京:人民卫生出版社,2013.

陈灏珠.实用内科学.12版.北京:人民卫生出版社,2005.

陈江华,王子明.泌尿系统疾病.北京:人民卫生出版社,2015

陈士俊,李强.传染科临床实践(习)导引与图解.北京:人民卫生出版社,2014.

陈香美.血液净化标准操作规程.北京:人民军医出版社,2010.

陈征,李春梅.实用传染科护理及技术.北京:科学出版社,2008.

崔燕萍,于丽莎.现代传染病护理学.北京:人民军医出版社,2011.

樊洁.儿科疾病.北京:中国医药科技出版社,2005.

冯志仙,黄丽华.内科护理常规.杭州:浙江大学出版社,2012.

葛均波,徐永健.内科学.8版.北京:人民卫生出版社,2013.

胡雁,陆箴琦.实用肿瘤护理.上海:上海科学技术出版社,2007.

蒋琪霞.伤口护理实践原则.3版.北京:人民卫生出版社,2017.

蒋琪霞.伤口护理实践原则.3版.北京:人民卫生出版社,2017.

凯普兰.Caplan脑卒中——临床实践:第4版.王拥军,主译.北京:北京大学医学出版社,
　　2010.

黎磊石,刘志红.中国肾脏病学.北京:人民军医出版社,2008

李春雨.肛肠病学.北京:高等教育出版社,2013.

李兰娟.传染病学.3版.北京:高等教育出版社,2017.

李兰娟.手足口病.浙江:浙江科学技术出版社,2008.

李庆印,李峥,康晓凤,等.成人急性心力衰竭护理实践指南.中国护理管理,2016,16(9):
　　1179-1188.

李树贞,赵曦光.康复护理学.北京:人民军医出版社,2001.

李兆坤,金震东,邹多武.胃肠道疾病内镜诊断与治疗学.北京:人民卫生出版社,2009.

廖二元,莫朝晖.内分泌学.人民卫生出版社.2007.

廖二元.内分泌代谢病学.人民卫生出版社.2016.

林果为,王吉耀,葛均波.实用内科学.15版.北京:人民卫生出版社,2017.

林桐榆,于世英,焦顺昌.恶性肿瘤靶向治疗.北京:人民卫生出版社,2016

卢洪洲,胡雁.实用艾滋病护理.上海:上海科学技术出版社,2014.

卢洪洲.艾滋病及其相关疾病临床路径.2版.上海:上海科学技术出版社,2015.

卢玲,葛求芹,朱霞明等.碘伏稀释液肛周坐浴对恶性血液肿瘤化疗患者肛周感染的防控效
　　果研究.中华医院感染学杂志,2019,29(22):3453-3493.

罗邦尧.肾上腺疾病诊断与治疗学.上海:上海科技教育出版社,1995.

马亦林,李兰娟.传染病学.5版(医师文库).上海:上海科学技术出版社,2011.

梅长林,叶朝阳,赵学智.实用透析手册.北京:人民卫生出版社,2003.

潘家华.实用手足口病诊疗指南.合肥:安徽科学技术出版社,2010.

潘敏,吴建贤.康复护理学.合肥:安徽科学技术出版社,2010.

綦迎成,孟桂云.结核病感染控制与护理.北京:人民军医出版社,2013.

强万敏,姜永亲.肿瘤护理学.天津:天津科技翻译出版有限公司,2016.

乔安妮·K.艾塔诺.肿瘤护理学核心教程.5版.天津:天津科技翻译出版有限公司,2018.

绍文,埃米利奥,菲施,等.癫痫治疗学.2版.肖波,刘献增,龙小艳,等,主译.北京:人民卫生
　　出版社,2010.

石宏,石雪松,江智霞.传染病护理学.2版.上海:第二军医大学出版社,2010.

唐神结,高文.临床结核病学.北京:人民卫生出版社,2011.

滕艳华,马宁.跌倒危险因素评估的研究进展.护士进修杂志,2016,31(19):1748-1750.

田华琴.常见恶性肿瘤综合治疗学.北京:人民卫生出版社,2017

万学红,卢雪峰.诊断学.8版.北京:人民卫生出版社,2013.

汪晖,曾铁英,吴欣娟,等.重型危重型新型冠状病毒肺炎患者整体护理专家共识.中华护理杂志,2020,55(3):337-342.

王辰,王建安.内科学.人民卫生出版社.2015

王海燕.肾脏病临床概览.北京:北京大学医学出版社,2010.

王吉耀.内科学.8版.北京:人民卫生出版社,2014.

王建荣.输液治疗护理实践指南与实施细则.北京:人民军医出版社,2010

王泠,郑小伟,马蕊,等.国内外失禁相关性皮炎护理实践专家共识解读.中国护理管理,2018,18(1):3-6.

王玲娣.实习护士手册.上海:上海科学技术出版社,2016.

王珊珊,刘彦慧,Shake Ketefian,等.中文版老年住院患者跌倒风险评估量表的信效度研究.中华护理杂志,2012,47(10):927-929.

王秀华.现代结核病护理学.北京:中国医药科技出版社,2017.

王拥军.哈里森内科学:神经系统疾病分册.19版.北京:北京大学医学出版社,2016.

王拥军.血管神经病学.北京:科学出版社,2015.

王质刚.血液净化学.北京:北京科学技术出版社,2010.

威廉·L.亨里奇.透析原理与实践.姜埃利,韩瑞发,译.2版.沈阳:辽宁科学技术出版社,2007.

吴惠平,付方雪.现代临床护理常规.第一版.北京:人民卫生出版社,2018.

吴江,贾建平.神经病学.3版.北京:人民卫生出版社,2015.

吴欣娟,李艳梅.神经内科护理工作指南.北京:北京人民卫生出版社,2015.

谢贞,黄恒吉.INS输液治疗实践标准.中华护理杂志,2017(1):110.

徐凯进,蔡洪流,沈毅弘,等.2019冠状病毒病(COVID-19)诊疗浙江经验.浙江大学学报(医学版),2020,49(2):147-157.

燕铁斌,梁维松,冉春风.现代康复治疗学.2版.广州:广东科技出版社,2012.

燕铁斌.康复护理学.3版.北京:人民卫生出版社,2012.

杨蓉,冯灵.神经内科护理手册.2版.北京:科学出版社,2015.

杨绍基,李兰娟,任红.传染病学.8版.北京:人民卫生出版社,2013.

杨莘.实用神经内科护理及技术.北京:科学出版社,2008.

尹航,胡小鹏.简明肾移植.北京:人民卫生出版社,2009.

尤黎明,无瑛.内科护理学.人民卫生出版社.2006.8

尤黎明,吴瑛.内科护理学.5版.北京:人民卫生出版社,2012.

尤黎明,吴瑛.内科护理学.6版.北京:人民卫生出版社,2017.

尤黎明.内科护理学.4版.北京:人民卫生出版社,2010.

张聪聪.Hendrich跌倒风险评估量表的汉化及信效度评价.中国协和医科大学,2010.

张澍,霍勇.内科学:心血管分册.人民卫生出版社,2016.

张学军.皮肤性病学.8版.北京:人民卫生出版社,2016.

章梅云,冯志仙,邵凤玲,等.约翰霍普金斯跌倒风险评估量表应用于住院患者的信效度分析.护理与康复,2015,14(3):203-206,210.

郑彩娥,李秀云.实用康复护理学.北京:人民卫生出版社,2012.

中国高血压防治指南修订委员会.中国高血压防治指南2010.中国医学前沿杂志(电子版),2011,3(5):42-93.

中国心肌炎心肌病协作组中华医学会心血管病学会.中国扩张型心肌病诊断和治疗指南.临床心血管病杂志,34(5):421-434.

中国医学会糖尿病学分会编写.中国糖尿病护理及教育指南.2009年版

中国卒中吞咽障碍与营养管理专家组,等.中国卒中吞咽障碍与营养管理手册.中国卒中杂志2017,12(9):951-967.

中华护理学会团体标准.化疗药物外渗预防及处理:T/CNAS 05—2019.

中华人民共和国国家卫生和计划生育委员会.肺结核诊断标准:WS 288—2017.

中华人民共和国国家卫生和计划生育委员会.结核病分类:WS 196—2017.

中华人民共和国国家卫生和计划生育委员会.经空气传播疾病医院感染预防与控制规范:WS/T 511—2016.

中华人民共和国国家卫生健康委.国家卫生健康委办公厅关于印发常见动物致伤诊疗规范(2021版)的通知.(2021-07-29)[2022-02-17].

中华人民共和国国家卫生健康委.国家卫生健康委办公厅关于印发血液净化标准操作规程(2021版)的通知.(2021-11-01)[2022-02-17].

中华人民共和国国家卫生健康委员会.国家卫生健康委办公厅关于印发新型抗肿瘤药物临床应用指导原则(2021版)的通知.(2021-12-28)[2022-02-17].

中华人民共和国国家卫生健康委员会.关于印发医疗机构内新型冠状病毒感染预防与控制技术指南(第三版)的通知.(2021-09-13)[2022-02-17].

中华人民共和国国家卫生健康委员会.新型冠状病毒肺炎诊疗方案(试行第九版)[2022-03-15].

中华人民共和国卫生部.医院隔离技术规范:WS/T 311—2009.

中华人民共和国卫生部.医院消毒卫生标准:GB 15982—2012.

中华人民共和国卫生行业标准.2017.

中华人民共和国卫生和计划生育委员会.肺结核诊断:WS 288—2017.

中华人民共和国卫生和计划生育委员会.结核病分类:WS 196—2017.

中华人民共和国卫生和计划生育委员会.经空气传播疾病医院感染的预防与控制规范:WS/T 511—2016.

中华心血管病杂志编辑委员会中华医学会心血管学分会.急性ST段抬高型心肌梗死诊断和治疗指南.中华心血管病杂志,2015,43(5):380-393.

中华医学会.临床诊疗指南(肾脏病学分册).北京:人民卫生出版社,2011.

中华医学会感染病学分会.隐球菌性脑膜炎诊治专家共识.中华内科杂志,2018,57(5):

317-323.

中华医学会感染病学分会.中华医学会肝病学分会.慢性乙型肝炎防治指南(2019年版)中华肝脏病杂志,2019,27(12):938-961.

中华医学会感染病学分会.中华医学会肝病学分会.慢性乙型肝炎防治指南(2019年版)中华肝脏病杂志,2019,27(12):938-961.

中华医学会感染病学分会艾滋病学组.艾滋病诊疗指南.中华临床感染病杂志,2015,08(5):385-401.

中华医学会感染病学分会肝衰竭与人工肝学组.非生物型人工肝治疗肝衰竭指南.中华临床感染病杂志,2016,9(2):97-103.

中华医学会内分泌学分会肾上腺学组.原发性醛固酮增多症诊断治疗的专家共识.中华内分泌代谢杂志,2016,32(3):188-195.

中华医学会神经病学分会,等.中国脑卒中早期康复治疗指南.中华神经科杂志,2017,50(6):405-411.

中华医学会神经病学分会.中国蛛网膜下腔出血诊治指南2015.中华神经科杂志,2016,49(3):182-193.

中华医学会神经病学分会编.中国脑血管病诊治指南与共识(2016).北京:人民卫生出版社,2016.

中华医学会神经病学分会脑电图与癫痫学组.非惊厥性癫痫持续状态的治疗专家共识.中华神经科杂志,2013,46(2):133-137

中华医学会神经病学分会帕金森病及运动障碍学组.中国帕金森病治疗指南.3版.中华神经科杂志,2014,47(6):428-433.

中华医学会神经病学分会神经免疫学组,中国免疫学会神经免疫分会.多发性硬化诊断和治疗中国专家共识2014版.中华神经科杂志,2015,48(5):362-367.

中华医学会神经病学分会神经免疫学组.重症肌无力诊断和治疗指南2015.中华神经科杂志,2015,48(11):934-940.

中华医学会神经病学分会神经重症协助组.惊厥性癫痫持续状态的监护与治疗(成人)中国专家共识.中华神经科杂志,2014,47(9):661-666.

中华医学会神经外科学分会.自发性脑出血诊断治疗中国多学科专家共识.中华神经外科杂志,2015,31(12):1189-1194.

中华医学会糖尿病学分会编写.中国2型糖尿病防治指南(2017年版).中国实用内科杂志,2018,38(4):292-344.

中华医学会外科学分会胰腺外科学组.急性胰腺炎诊治指南(2014).中华普通外科学文献(电子版),2015(2):86-89.

中华医学会心电生理和起搏分会中国医师协会心律专业委员会.心房颤动:目前的认识和治疗的建议G2018.中国心脏起搏与心电生理杂志,2018,32(4):315-368.

中华医学会心血管病学分会,中华心血管病杂志编辑委员会.2014中国心力衰竭诊断和治疗指南.中华心血管病杂志,2014,42(2):98-122.

中华预防医学会感染性疾病防控分会,中华医学会感染病学分会.肾综合征出血热防治专家共识.中华传染病杂志,2021,39(5):257-265.

中华中医药学会皮肤科分会.皮肤科分会银屑病中医治疗专家共识(2017年版).中国中西医结合皮肤性病学杂志,2018,17(3):273-277.

钟南山,刘又宁.呼吸病学.2版.北京:人民卫生出版社,2014.

周际昌.实用肿瘤内科学.2版.北京:人民卫生出版社,2016.

周君桂.中文版Morse跌倒评估量表用于住院老年患者跌倒风险评估的初步研究.广州:南方医科大学,2010.

朱海英,徐红,杨怡菁等.Humpty Dumpty儿童跌倒风险量表的初步评价.护理研究,2012,26(19):1817-1820.

朱色,王瑾瑾,吴娟.中文版托马斯跌倒风险评估工具在我国老年住院患者中应用的信效度评价.中国实用护理杂志,2014,30(33):67-70.

朱有华,石炳毅.肾脏移植手册.北京:人民卫生出版社,2010.

诸福棠.实用儿科学.7版.北京:人民卫生出版社,2002.